AF563846

TRAITÉ

DES

MALADIES DES ARTICULATIONS.

IMPRIMERIE DE DUMOULIN, RONET ET SIBUET,
QUAI SAINT-ANTOINE, 33.

TRAITÉ DES MALADIES

DES

ARTICULATIONS

ACCOMPAGNÉ

D'UN ATLAS DE 16 PLANCHES,

PAR

A. BONNET,

Professeur de clinique chirurgicale à l'École de médecine de Lyon,
ex-Chirurgien en chef de l'Hôtel-Dieu de la même ville,
Membre correspondant de l'Acad. royale de médecine de Paris.

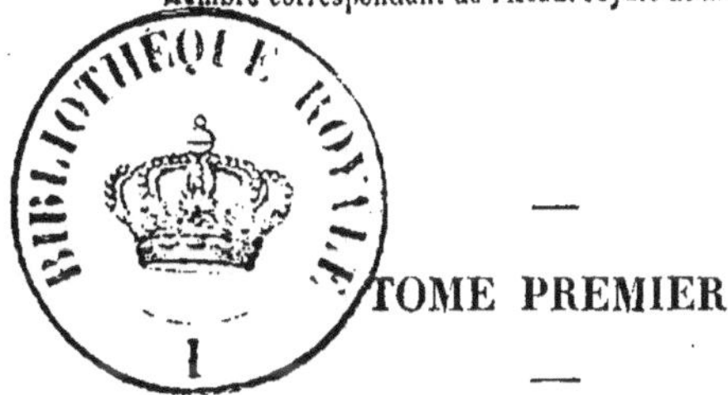

TOME PREMIER.

PARIS,

J. B. BAILLIÈRE, LIBRAIRE, rue de l'École de Médecine. | GERMER BAILLIÈRE, LIBRAIRE, rue de l'Ecole de Médecine.

LYON,

CHARLES SAVY JEUNE, LIBR.-ÉDITEUR,
Place Louis-le-Grand, 14.

1845.

INTRODUCTION.

A toutes les époques de la science, les hommes qui se sont livrés à des recherches sur l'état morbide et qui n'étaient pas soutenus par le génie ou égarés par la témérité, ont concentré leurs efforts et publié des travaux sur des questions limitées de la pathologie; mais s'ils ont compris la nécessité de diviser le champ de la science et de cultiver spécialement quelques-unes de ses parties, les principes qui les ont dirigés dans cette division ont varié suivant les temps et suivant les idées médicales régnantes. En général, il existe sous ce rapport deux grandes époques : l'une, antérieure aux premières découvertes et aux progrès de l'anatomie pathologique; l'autre, postérieure au temps où cette science a exercé une si grande domination sur la pathologie. Dans la première, qui s'étend jusqu'à la fin du dix-huitième siècle, les auteurs se sont principalement occupés d'étudier une classe de maladies; ils ne tiennent pas compte de leur siége, ou ils en suivent les manifestations quel que soit l'organe dans lequel elles se développent; leurs monographies traitent des fièvres, des hémorrhagies, du scorbut, du rhumatisme, de la goutte, etc. Dans la seconde époque, le théâtre où se passent les phénomènes pathologiques préoccupe surtout les esprits; on ne se pose plus pour problème la connaissance de telle ou telle classe de maladies, mais celle des maladies de tel ou tel organe; alors apparaissent successivement des traités sur les lésions du cerveau, de la moelle épinière, des yeux, de l'oreille, des voies urinaires, de la matrice, etc.

Ce n'est pas ici le lieu de discuter sur la valeur de ces deux principes de division; qu'il nous suffise de dire que, semblables à toutes les limites que l'on trace dans un ordre de phénomènes qui, tout nombreux et variés qu'ils sont, s'accomplissent dans une merveilleuse et inaltérable unité, elles se prêtent au développement de certaines propositions et n'en admettent d'autres que difficilement dans leur cadre. En général, les monographies sur un ordre de maladies sont celles où le côté médical des questions est présenté sous le jour le plus favorable, et c'est dans les monographies sur les maladies d'un organe ou d'un ordre d'organes que viennent se placer le plus naturellement les études sur l'état local et sur le traitement mécanique.

Quoi qu'il en soit, dans le quart de siècle qui vient de s'écouler, l'idée de classer les maladies suivant leur siége n'a pas seulement dominé la chirurgie, où, par la force des choses, elle a toujours été généralement appliquée, elle a envahi la médecine elle-même, et il est à peine un organe dont les maladies n'aient été pendant cette époque le sujet de traités spéciaux.

On peut croire qu'au milieu d'un mouvement si général, la fréquence comme la gravité de la plupart des maladies articulaires ont fixé sur elles l'attention des auteurs, et qu'elles ont leur monographie, comme les maladies des yeux ou celles des voies urinaires. Cependant, tandis que la première période du travail scientifique est riche en travaux nombreux sur le rhumatisme et sur la goutte, la seconde période n'est marquée par aucun traité qui embrasse l'ensemble des arthropathies. Il est impossible d'assigner cette valeur à la collection de Mémoires sur quelques points très-bornés d'anatomie pathologique et de diagnostic que Brodie a publiée sous le nom de Traité des maladies des articulations, et les publications les plus récentes qui touchent à la question, comme celles de MM. Chomel et Bouillaud, sont encore des Traités du rhumatisme. Ces dernières reproduisent en quelque sorte dans la science ce qui s'observe dans les arts, lorsque certaines formes des monuments qui appartiennent à une période donnée se retrouvent encore dans les périodes subséquentes, bien que l'art se soit transformé sous tous les autres rapports.

A quelle cause faut-il attribuer cette lacune dans les publications médicales? Certes ce n'est pas à la tendance des esprits; nous avons vu qu'elle était dirigée vers les spécialités, et surtout vers celles dont le siége des maladies marque la circonscription. Ce n'est pas à la rareté des sujets d'études, on les rencontre tous les jours dans les hôpitaux et dans la pratique civile; ce n'est pas enfin à l'étendue de la question, chaque année les compilateurs en embrassent de plus vastes. Les deux raisons principales qui me paraissent avoir empêché jusqu'à ce jour la publication d'un Traité des maladies articulaires sont, d'une part, *l'insuffisance des recherches dont elles ont été le sujet et le peu d'efficacité des moyens thérapeutiques dirigés contre elles*; de l'autre, *les rapports intimes qui les lient aux affections générales de l'organisme*. Pourquoi ces motifs ont-ils arrêté nos devanciers? Pourquoi ne nous ont-ils point empêché d'entreprendre et de poursuivre le travail que nous publions aujourd'hui? ce sont là les questions que je me propose surtout d'examiner dans cette introduction. Leur étude me conduira naturellement à dire quelles sont les recherches spéciales que contient cet ouvrage et dans quel esprit il a été rédigé.

Toutes les fois que des découvertes ont été faites, précises, nombreuses et s'appliquant à un certain nombre de maladies d'un organe, elles n'ont pas tardé à être recueillies et exposées dans des monographies. Leurs auteurs ont subi en quelque sorte la nécessité de les publier, car il y a une force irrésistible qui entraîne celui qui a découvert un ensemble de vérités à les faire connaître. Aussi, supposez que le diagnostic des maladies articulaires se soit enrichi de méthodes précises et spéciales, comme le sont, par exemple, la percussion ou l'auscultation dans les maladies de poitrine ; lors même que ces méthodes de diagnostic n'eussent influé sur le traitement, qu'en faisant mieux connaître les cas où certaines médications réussissent, et en permettant d'en mieux apprécier les effets, vous auriez vu paraître un ouvrage dans lequel on eût montré l'application de ces méthodes à chaque variété de maladies articulaires. Il en eût été de même, et à bien plus forte raison, si l'on eût ajouté au traitement de ces maladies des moyens spéciaux, puissants, d'un résultat prompt et calculable à l'avance, comme le sont certaines opérations dans les maladies des yeux, par exemple, ou dans celles des voies urinaires.

Mais s'il est évident que l'insuffisance des recherches scientifiques ou le peu de puissance des moyens de traitement ont dû arrêter les auteurs dans l'idée d'entreprendre une monographie des maladies articulaires, pourquoi avons-nous passé outre? Ma réponse à cette question, c'est qu'en profitant des travaux des anciens, en y joignant ceux d'un grand nombre de nos contemporains, et, qu'on me permette de le dire, ceux qui me sont propres, le sujet est assez éclairé et la thérapeutique rendue assez puissante pour que l'on puisse composer un traité des maladies articulaires, sinon complet, du moins semblable à ceux qui ont été publiés sur les lésions les mieux étudiées d'un organe ou d'un appareil organique.

Ce n'est pas ici le lieu de citer les travaux de nos contemporains, j'aurai soin de les apprécier à leur valeur et de leur accorder la place qu'ils méritent dans les articles spéciaux consacrés à chacun des genres de maladie auxquels ils se rapportent. Qu'il nous suffise pour le moment de dire que parmi les auteurs dont les recherches ont le plus enrichi la science, il faut compter parmi les étrangers Rust, Brodie, et parmi nos compatriotes Delpech, Velpeau, Lisfranc, J. Guérin, Gendrin, Bouillaud, Cruveilhier, Malgaigne, Nélaton, Humbert de Morley; n'oublions pas de mentionner aussi nos confrères de Lyon, MM. Viricel, Martin, Gensoul, Pravaz, Nichet et Teissier, dont nous avons mis souvent à profit les conversations ou les travaux.

Quant aux recherches qui nous sont propres, qu'il nous soit permis de les analyser ici. Leur exposition rapide nous justifiera d'avoir entrepris l'œuvre que nous publions aujourd'hui, et donnera une idée de l'ensemble de notre travail; je la résumerai sous trois chefs, *anatomie pathologique*, *diagnostic*, et *traitement*.

Pendant les années que nous avons passées dans les hôpitaux, nous n'avons négligé aucune des occasions qui se sont présentées à nous d'étudier les lésions anatomiques des maladies articulaires; mais, nous devons le dire, cette méthode de recherches ne nous a guère conduit qu'à vérifier les observations des auteurs, et en particulier, celles de MM. Brodie, Gendrin, Velpeau et Cruveilhier, sur les altérations et sur la structure des synoviales et des cartilages articulaires; celles de M. Bouillaud, sur les suppurations à la suite des rhumatismes aigus; de MM. Delpech, Nichet et Nélaton, sur les maladies des os, etc., etc. Si nous avons ajouté quelque chose à l'anatomie pathologique des articulations, c'est moins en faisant usage des procédés ordinaires de dissections, qu'en employant des méthodes de recherches incomplètement ou rarement appliquées.

Qu'on le remarque bien, ce n'est pas en considérant certains faits plus longtemps et plus souvent que nos devanciers, mais toujours avec les instruments dont ils ont fait usage, que nous pouvons apercevoir ce qui leur a échappé; c'est en ayant recours à d'autres moyens d'observer, c'est en nous plaçant, si je puis dire ainsi, autrement qu'ils ne l'ont fait, par rapport aux objets à examiner. Guidé par ces principes, j'ai cherché à joindre dans l'étude des lésions articulaires d'autres méthodes de recherches à celles que nous fournit l'observation clinique et la dissection. Dans ce but, j'ai eu recours à l'analyse chimique des produits sécrétés, à la production artificielle sur le cadavre des diverses lésions physiques et à l'étude comparée des maladies articulaires sur l'homme et sur les animaux.

L'analyse chimique combinée avec les observations cliniques et le résultat des autopsies, m'a conduit à résoudre quelques problèmes qui jusqu'alors restés sans solution, laissaient dans une profonde obscurité l'anatomie pathologique des articulations. C'est ainsi que je suis parvenu à déterminer la nature des fongosités et du tissu lardacé, et à établir les rapports de ces productions nouvelles avec les autres tissus organisés qui s'observent si fréquemment dans les arthropathies. Une analyse rapide de ce travail servira à faire comprendre à quel point de vue nous avons envisagé un certain nombre de questions obscures d'anatomie pathologique.

En profitant des travaux de J. Hunter et de ses successeurs sur la matière organisable, on peut assigner quatre périodes à l'organisation de cette matière. Dans la première, étant composée comme la couenne inflammatoire du sang, de fibrine et de sérosité, elle est blanche, molle et sans vaisseaux; dans la seconde, elle est rouge, pénétrée de vaisseaux capillaires; dans la troisième, elle est devenue celluleuse, fibreuse ou cartilagineuse, conditions dans lesquelles sa forme est différente, mais sa composition identique, puisqu'alors, quelle que soit sa forme, elle est convertie en colle par la décoction dans l'eau; dans la quatrième enfin, elle devient osseuse.

Pénétré de ces idées sur les diverses phases de la matière organisable, j'étudiai les fongosités des articulations; en les disséquant, je vis qu'elles étaient formées d'une matière molle, facile à écraser entre les doigts, sémi-transparente, et parcourue par de petits vaisseaux capillaires. L'analyse chimique ne me démontra dans leur composition que de la fibrine et de la sérosité, et j'arrivai par là à reconnaître qu'elles étaient semblables aux bourgeons charnus des plaies par leur structure et par leurs éléments chimiques. Cette solution avait évidemment un côté vrai, mais d'une autre part il était aisé de pressentir qu'il y avait, entre les deux produits que je comparais l'un à l'autre, des différences qu'il s'agissait de saisir.

Je remarquai que lorsque des corps étrangers, des pois à cautères, par exemple, séjournent dans une solution de continuité, cette solution ne se cicatrise pas; que les bourgeons charnus persistent; en d'autres termes, que la matière organisable, arrivée à cet état où elle est pénétrée de vaisseaux capillaires, est arrêtée dans son organisation, et ne passe point à l'état de tissu fibreux qui doit être le dernier terme de son évolution. Cette permanence d'un état qui devait être transitoire me frappa vivement, et je compris que les fongosités articulaires pouvaient bien être, comme les bourgeons charnus qui entourent les pois des cautères, une matière organisée, mais arrêtée dans son organisation.

Pour vérifier la justesse de mes présomptions, je suivis les phases que parcourent ces deux ordres de produits, et de même que lorsque les pois des cautères sont enlevés, les fongosités qui les entourent s'affaissent, se raffermissent et finissent par se convertir en un tissu de cicatrices, qui est du tissu fibreux, de même les fongosités articulaires, quand elles tendent à la guérison, éprouvent diverses transformations dont le dernier terme est la production d'un tissu fibreux qui établit des adhérences.

L'anatomie, l'analyse chimique, l'étude des phases successives que parcourent les fongosités articulaires, me permettent donc d'établir que ces fongosités, rangées jusqu'à présent parmi les tissus nouveaux, sans analogue dans l'économie, ont un caractère parfaitement déterminé, et qu'elles sont formées par de la fibrine organisée, arrivée et arrêtée à cette période d'organisation où elle est pénétrée de vaisseaux capillaires.

Ce point établi, si l'on se rappelle que parmi les produits de sécrétion qui s'épanchent dans l'état morbide, les uns s'organisent régulièrement, comme les fausses membranes sécrétées chez les hommes bien constitués, et que les autres ne s'organisent pas du tont, comme le pus et la matière tuberculeuse, on voit que parmi les produits de sécrétion qui se forment dans les lésions articulaires, il en est de trois ordres. Les premiers, qui s'organisent régulièrement; les seconds, qui sont arrêtés dans leur organisation; les troisièmes, qui ne s'organisent pas du tout. C'est sur l'existence et les diverses proportions de ces produits morbides que je base surtout le pronostic des maladies articulaires, autant du moins qu'on peut le faire en ne tenant compte que de l'état local. Le degré le plus grave est celui où il n'y a que des matières inorganisables, comme la matière purulente ou la matière tuberculeuse. Un état moins grave est celui où il n'y a que des fongosités, et dans le cas où des fongosités et du pus se trouvent mélangés il y aura d'autant plus à craindre que la proportion du pus sera plus considérable, d'autant plus à espérer que la proportion des fongosités sera plus grande.

Enfin, dans le cas où des fongosités, matière organisée, mais arrêtée dans son organisation seront combinées avec du tissu fibreux et du tissu osseux de nouvelle formation, lesquels sont organisés et ont parcouru leur période régulière d'organisation, le pronostic sera d'autant plus favorable que le tissu fibreux ou les tissus osseux seront en plus grande proportion.

On voit par cet aperçu comment l'anatomie pathologique des articulations, étudiée, non pas seulement au point de vue des formes extérieures dont la plupart des auteurs se sont presque exclusivement préoccupés, mais à l'aide de diverses méthodes combinées, éclaire les questions les plus obscures du pronostic, et comment elle détermine les rapports et les différences des divers produits morbides. Je montrerai par la suite qu'en suivant les conséquences de ces idées, on peut saisir avec plus de précision les indications thérapeutiques elles-mêmes.

Les expériences cadavériques nous ont surtout servi à étudier les lésions que produisent les mouvements forcés imprimés aux jointures. Cette étude a été faite sur chaque articulation ; elle a été appliquée à tous les mouvements simples et composés ; elle a été suivie chez les enfants, les adultes et les vieillards, chez les individus de bonne et de mauvaise constitution. A l'aide de ces expériences, répétées un grand nombre de fois, nous avons pu jeter quelque jour sur la question encore si obscure de l'anatomie pathologique des entorses, et nos recherches n'ont pas été sans influence sur le diagnostic et sur le traitement de cette lésion traumatique; sur son diagnostic, car elles en ont précisé l'objet, en faisant connaître les déchirures et les déplacements de fibro-cartilages, de tendons ou de muscles, auxquels peut donner lieu chaque espèce de mouvement forcé; sur le traitement, parce qu'elles nous ont donné la raison théorique de certaines manœuvres qui se conservent dans la pratique vulgaire, dont l'efficacité est souvent incontestable et qui n'étaient point encore appréciées scientifiquement.

Un autre ordre d'expériences pratiquées sur le cadavre nous a conduit à des résultats entièrement nouveaux, nous voulons parler des injections forcées de liquides dans les articulations. En essayant ces injections, dans le but d'étudier quelques phénomènes obscurs de la fluctuation que nous avions observés dans des hydarthroses, nous découvrîmes une série de faits qui ne doivent qu'être indiqués ici; tels sont les rapports nécessaires dans lesquels les injections forcées placent les os d'une jointure, les mouvements qu'elles leur impriment, les variétés de forme qu'elles donnent aux capsules articulaires, la direction que prennent les liquides qui s'échappent de ces capsules rompues par la violence de l'injection, etc., etc. Tous ces résultats mécaniques de l'expérimentation ont jeté une vive lumière sur les phénomènes physiques des hydarthroses, sur la marche des abcès hors des jointures, sur les positions favorables à l'ankylose, et sur celles qui, dans les plaies des articulations, préviennent ou favorisent la pénétration de l'air, etc., etc. Il suffit de jeter les yeux sur les premières planches de l'atlas, pour se faire une idée des résultats que nous ont donnés ces curieuses expériences.

Convaincu de l'utilité qu'il peut y avoir à comparer un même ordre de maladies dans plusieurs espèces d'animaux, nous avons fait, à l'École vétérinaire de Lyon, un grand nombre d'autopsies des maladies articulaires des solipèdes ; ces autopsies nous ont d'abord montré à quel point sont rares, chez ces derniers, les lésions les plus fréquentes sur l'homme. Les productions nouvelles de fongosités et de suppuration qui constituent dans l'espèce humaine l'immense majorité des lésions graves, de celles qui résistent obstinément à nos moyens de guérison, sont extrêmement rares chez es chevaux ; on ne les rencontre pas une seule fois sur vingt. Les hydarthroses sont, au contraire, très-fréquentes ; mais ce qu'on observe de plus spécial, ce sont des productions nouvelles d'os, de cartilages et de tissus fibreux, qui entourent les articulations, et qui, le plus souvent, forment autour de celles-ci des viroles circulaires de plusieurs centimètres d'épaisseur. En comparant ces hydarthroses et ces tissus nouveaux régulièrement organisés avec les lésions du même genre que l'on a quelquefois, mais rarement, l'occasion de disséquer chez l'homme, nous avons trouvé entre elles une très-grande analogie, et comme, par une heureuse coïncidence, les altérations des jointures qui n'entraînent pas la mort et sur lesquelles l'anatomie pathologique humaine est restée à peu près muette, sont celles qu'on observe le plus fréquemment sur les chevaux. Nous avons pu suppléer par les observations faites chez ces derniers à l'insuffisance de celles qui ont pu être recueillies jusqu'à présent sur l'homme.

Tandis que les moyens de reconnaître, durant la vie, les altérations matérielles ont reçu de si remarquables perfectionnements des travaux modernes, en ce qui regarde les maladies du poumon, du cœur, de la vessie, de l'œil, etc., le diagnostic précis des maladies des articulations est resté dans une déplorable infériorité, et, malgré les travaux, du reste très-remarquables, de MM. Brodie et Velpeau, sur la détermination précise des tissus altérés, il reste beaucoup à faire pour apprécier avant la mort tout ce que la dissection met en évidence.

L'imperfection de l'anatomie pathologique, surtout en ce qui regarde les produits des diverses transformations de la matière organisable, est la première cause de cette insuffisance des moyens connus de diagnostic. J'ai tâché de la faire disparaître, autant qu'il était en moi, par des études plus précises sur le siége et la nature de ces altérations. Je me suis appliqué également à tracer la marche à suivre dans le diagnostic de chaque genre de lésions, dans celui des changements éprouvés par chacun des tissus élémentaires, et dans la comparaison de l'état local et de l'état général; mais ces questions de méthodes ne peuvent être résumées avec la concision nécessaire, et je dois me borner à signaler quelques remarques de détails qui donneront une idée des résultats auxquels nous sommes arrivé sur le diagnostic des maladies articulaires.

Ayant eu l'occasion de pratiquer l'autopsie d'un genou dans lequel la crépitation, après avoir été perçue pendant près d'une année, avait disparu depuis plusieurs mois, sans que la mobilité des os en eût été détruite, nous trouvâmes que les cartilages absorbés étaient remplacés par une couche de fongosités qui adoucissaient tous les frottements; dans d'autres cas, nous avons trouvé à la place des cartilages détruits, des membranes fibreuses adhérentes aux os, et nous avons pu établir que lorsque la crépitation a duré un certain temps, et qu'elle disparaît, l'on ne peut douter que les cartilages n'aient été absorbés, et qu'on ne trouve à leur place une couche molle, formée par des fongosités ou par du tissu fibreux. Nous avons montré par là comment on peut éviter l'erreur que l'on commet en regardant comme pourvues de leurs cartilages toutes les articulations dont les mouvements s'exécutent sans produire de crépitation.

Lorsque, explorant par le toucher une articulation superficielle, comme l'est celle du genou, on reconnaît un certain nombre de tumeurs dans lesquelles on sent de la fluctuation, et que ces fluctuations sont isolées les unes des autres, ou, en d'autres termes, qu'en pressant l'une de ces tumeurs, l'on ne produit point de saillie dans une autre, l'on considère que le liquide dont la fluctuation révèle l'existence n'est pas dans la membrane synoviale, ou tout au moins, que la cavité de cette membrane est séparée par des adhérences en plusieurs cavités distinctes. J'ai reconnu que cette idée était fausse et que ces fluctuations isolées pouvaient très-bien dépendre d'un liquide placé dans une synoviale dont la cavité était parfaitement libre. Ainsi, au genou, qu'il y ait, sur chacun des côtés du ligament rotulien, et sur chacun des côtés du tendon du crural antérieur, des tumeurs offrant des fluctuations indépendantes les unes des autres, ces fluctuations pourront paraître isolées tant que la jambe sera fléchie sur la cuisse; mais, sitôt que le genou sera étendu, l'on ne reconnaîtra plus qu'une fluctuation générale, telle, qu'une pression exercée au-dessous de la rotule soulève parfaitement le liquide placé au-dessus de cet os, et réciproquement. Pourquoi ces différences, suivant que le genou est fléchi ou étendu? C'est que, dans la flexion, la rotule et les ligaments pressant avec force contre la partie antérieure du fémur, isolent en quelque sorte les unes des autres les diverses parties de la cavité synoviale; dans l'extension, toutes ces parties communiquent librement les unes avec les autres, par suite du soulèvement de la rotule et du relâchement du ligament rotulien.

Parmi les questions obscures de la pathologie articulaire, on doit sans doute placer au premier rang le diagnostic des maladies de la hanche, et en particulier la détermination des causes qui produisent l'allongement ou le raccourcissement. Les incertitudes et les erreurs que l'on trouve dans tout ce qui a été écrit jusqu'à présent sur ces questions dépendent principalement, suivant moi, de l'ignorance où l'on était de l'un des éléments les plus essentiels de la question. Personne n'avait même soupçonné que la position antérieure ou postérieure du côté du bassin correspondant à la hanche malade pût influer sur l'allongement ou le raccourcissement. Cependant, toutes les fois que la cuisse est fléchie sur le bassin, ce qui est presque constant dans les coxalgies, l'épine iliaque du côté altéré ne peut être placée en avant de celle du côté sain sans qu'il n'y ait allongement, ou en arrière sans que le raccourcissement n'en soit la conséquence.

Ce premier aperçu nous a conduit à reprendre complètement la question du diagnostic des maladies de la hanche, et nous avons été assez heureux, nous le pensons du moins, pour donner la solution de quelques-uns des nombreux problèmes qui se rattachent à ce sujet si complexe, si difficile à bien saisir, et sur lesquelles tant de travaux contradictoires se heurtent dans la science. L'on a négligé complètement dans l'étude des coxalgies, du moins quand il n'y a pas de déplacement des os, l'appréciation des rapports dans lesquels se placent la cuisse et le bassin. L'on a négligé de rechercher quels étaient les rapports des axes et des plans de ces deux parties, ou en termes plus clairs, quand il y avait flexion, adduction ou abduction de la cuisse, rotation en dedans ou en dehors. J'ai fait une étude spéciale des divers modes suivant lesquels ces positions s'établissent ; j'ai recherché comment elles s'associent et de quelle manière elles produisent les allongements ou les raccourcissements sans luxation, dont les causes sont bien loin d'être connues. Ce n'est pas ici le lieu d'exposer le résultat de ces recherches de détail ; qu'il nous suffise de dire qu'elles aident puissamment à reconnaître si la hanche est ou non altérée, à distinguer si les différences de longueur entre les membres sont apparentes ou réelles, à determiner à l'avance quel espoir on peut fonder sur les moyens thérapeutiques, et à donner un guide dans l'emploi de ceux qui peuvent servir à rendre leur forme normale aux membres inférieurs. Embrassant, si je ne me trompe, tous les éléments de la difficulté, ce travail permet d'apprécier les opinions si diverses qu'ont émises les auteurs sur les causes de l'allongement et du raccourcissement dans les coxalgies ; il fait comprendre la raison de chacune de leurs théories et montre la limite dans laquelle elle doivent être admises ou rejetées. Comme il est assez difficile à expliquer et à comprendre, j'ai cru devoir en faciliter l'exposition et l'intelligence par la publication d'un grand nombre de dessins. Plusieurs de ces derniers sont destinés à montrer les positions dans lesquelles se placent les malades affectés de coxalgies ; quelques-uns servent à expliquer les divers modes suivant lesquels se produisent la flexion, l'abduction, la rotation en dedans ou en dehors ; d'autres, à faire comprendre comment ces positions diverses, rendues permanentes par certaines lésions anatomiques, peuvent produire des différences dans la longueur des membres.

Nous pourrions citer encore quelques recherches sur la marche des abcès et sur leur trajet quand, formés dans les jointures, ils en ulcèrent les parois et arrivent graduellement jusqu'à la peau, nous pourrions exposer d'après quels principes nous jugeons de la signification des douleurs sans lésions matérielles appréciables à l'extérieur; mais nous glissons sur ces particularités, et nous nous bornons à émettre cette proposition générale, à savoir que le diagnostic des maladies articulaires peut être considéré aujourd'hui comme aussi avancé que celui des affections de quelque organe que ce soit. Dans les cliniques nombreuses que nous avons faites sur ces questions, nous avons souvent démontré, en portant un diagnostic précis sur les altérations profondes d'articulations soumises plus tard à la dissection, qu'il est possible de déterminer à l'avance le siége, la nature et l'étendue de leurs lésions, avec autant d'exactitude qu'on le fait dans les maladies des voies urinaires, de l'œil, du cœur ou des poumons, etc.

Quelle que soit l'importance d'une étude approfondie des lésions matérielles des organes et des moyens de les reconnaître durant la vie, ce n'est là qu'une science insuffisante et secondaire. Les questions qu'il importe surtout d'éclairer sont celles qui se rapportent au traitement des maladies; ce sont aussi celles qui m'ont le plus préoccupé, et sans prétendre avoir aplani toutes les difficultés que présente la thérapeutique des arthropathies, j'ose croire l'avoir enrichie d'un certain nombre de méthodes nouvelles, avoir perfectionné quelques-unes de celles qui étaient connues, et porté plus de précision dans le choix que l'on peut faire entre elles.

Si l'on examine généralement les moyens employés dans les hôpitaux contre les maladies articulaires, l'on est frappé de leur pénurie et de leur insuffisance. Pour ne parler d'abord que du traitement local, il semble que tout ait été fait, lorsqu'au repos dans le lit l'on a joint quelques applications extérieures en frictions, en cataplasmes ou en emplâtres, qu'on a placé des vésicatoires, administré des douches, et qu'après avoir constaté l'insuffisance de ces moyens, l'on a eu recours à une cautérisation plus ou moins énergique.

Les principes de traitement exposés et soutenus dans cet ouvrage diffèrent essentiellement de ceux qui dirigent ordinairement les praticiens, et qui sont vantés dans les traités classiques. J'ai été conduit à reconnaître que ce que l'on regarde généralement comme le repos des articulations, savoir le séjour permanent dans le lit, n'est dans l'immense majorité des cas que la permanence dans une situation vicieuse, telle que la synoviale et les ligaments sont distendus sur l'un des côtés de l'articulation, que les surfaces osseuses sont comprimées de l'autre, et qu'un effort permanent tend à altérer les rapports naturels des os.

Cette appréciation des effets produits par les positions que choisissent les malades a été suivie dans le genou, dans la hanche, dans le pied et en général dans toutes les articulations. Partout l'observation a démontré la justesse des principes que de premiers aperçus m'avaient conduit à établir; j'ai pu trouver des indications thérapeutiques que l'expérience démontre d'une haute importance, soit pour combattre les inflammations aiguës qu'entretiennent les distensions de la synoviale et des ligaments, soit pour prévenir des luxations spontanées qu'il était impossible d'arrêter dans leur marche incessamment croissante , tant que l'on ignorait les causes mécaniques qui déterminent tout à la fois leur production et le sens dans lequel elles s'accomplissent.

Il n'est pas une seule maladie articulaire, si l'on en excepte celles dans lesquelles il n'existe aucune lésion matérielle appréciable, dont le traitement n'ait été perfectionné par cette théorie des positions que nous ne nous sommes pas contenté d'étudier en général, mais dont nous avons cherché l'application au traitement de chaque espèce de lésion et à celui des maladies de chaque articulation en particulier.

Mais il ne suffisait pas de poser les règles qui doivent guider dans le traitement mécanique, il fallait donner les moyens d'appliquer ces principes, ou, en d'autres termes, décrire des appareils qui permissent de ramener les membres d'une mauvaise à une bonne position, et, suivant le besoin, de les assujettir dans cette dernière.

L'art possède des appareils nombreux pour le redressement des genoux, des pieds, du coude, etc. Je ne me suis pas contenté d'en faire une histoire aussi complète que possible; éclairé par l'expérience sur les effets qu'ils produisent, j'ai pu en apprécier la valeur ou en montrer les imperfections. Pour suppléer à l'insuffisance de quelques-uns d'entre eux, j'ai fait construire des machines qui sans doute pourront rendre quelques services dans les cas où celles que l'on connaît viendraient à échouer. Je signalerai surtout les gouttières munies d'accessoires convenables, qui sont destinées à exercer des tractions continues sur le genou ou sur la hanche déformés. Dans ces appareils, le tourniquet qui sert à opérer les tractions faisant partie de la gouttière solide qui embrasse les membres, et dont l'extrémité supérieure retient le bassin, les membres ne peuvent échapper à l'action qui est exercée sur eux, et, si la puissance d'extension est augmentée, celle qui opère la contre-extension s'accroît toujours proportionnellement ; les choses sont combinées de manière à rendre ces deux actions solidaires en quelque sorte l'une de l'autre.

Quant aux moyens d'assurer l'immobilité dans une bonne position, l'expérience comme le raisonnement m'a conduit à préférer des gouttières à tout autre système d'appareils. J'ai profité de celles qu'avaient fait construire les auteurs qui m'ont précédé, et, afin d'établir clairement quel est l'état de la science sur cette question, j'ai fait reproduire dans l'atlas de cet ouvrage toutes les gouttières dont j'ai trouvé les dessins dans les auteurs. Cependant, aucune de celles qui ont été publiées ne réunissant l'ensemble des conditions qu'exige le traitement des maladies articulaires, et l'art manquant de gouttières qui pussent s'appliquer aux jointures qui avoisinent le tronc, comme la hanche et l'épaule, ou à celles du tronc lui-même, j'ai été conduit à perfectionner ou à créer un système complet d'appareils qui pût assurer l'immobilité sans exercer de compression, et qui pût s'appliquer à quelque articulation que ce soit.

Il suffit de jeter un coup d'œil sur l'atlas de cet ouvrage pour se faire une idée de tout ce système ; je ferai seulement remarquer ici que les gouttières destinées aux pieds et aux genoux sont préférables à celles de M. Mayor, parce qu'elles se moulent plus exactement sur les formes du membre, et qu'elles sont munies de trépieds qui les empêchent de se renverser en dedans ou en dehors ; modification peu importante en apparence, et sans laquelle cependant l'immobilité que l'on se propose d'obtenir ne saurait être stable. La gouttière pour le poignet, seule entre toutes celles qui ont été proposées, assure l'immobilité dans une position moyenne entre la pronation et la supination ; celle du coude fixe le membre supérieur au tronc et prévient tout ébranlement douloureux dans l'articulation malade ; la gouttière destinée à la colonne vertébrale remplit avec une parfaite simplicité les indications auxquelles on n'avait satisfait que par des moyens compliqués ; mais de tous ces appareils il n'en est pas qui me paraisse devoir plus attirer l'attention et qui soit appelé à rendre plus de services, que celui qui est destiné à immobiliser la hanche. Les gouttières qui le composent embrassent le bassin et les deux membres inférieurs et tendent à ramener ceux-ci à une bonne direction. A l'aide d'une moufle, le malade qui y est placé peut se soulever et satisfaire à toutes les exigences de la propreté, sans qu'aucun mouvement se passe dans l'articulation elle-même.

L'ensemble de ces recherches sur le traitement mécanique des maladies articulaires offre une coordination que l'on saisit au premier coup d'œil; tout s'enchaîne des principes aux conséquences; la théorie des positions guide dans la détermination des indications mécaniques à remplir. Certains appareils aident à éloigner les membres des positions défavorables où ils se sont placés, et d'autres appareils spéciaux les immobilisent dans ces bonnes positions. Et qu'on ne croie pas que ces perfectionnements dans le traitement mécanique soient d'une importance secondaire; il suffit de voir ce grand nombre d'estropiés que l'on rencontre chaque jour, guéris de maladies plus ou moins graves du genou, du pied ou de la hanche, et dont les articulations se sont enraidies dans des flexions vicieuses, ou avec des luxations incomplètes: leur marche sera toujours difficile et leurs difformités irrémédiables. Cependant ils avaient en eux toutes les conditions nécessaires à la guérison, ou du moins, ils avaient été placés dans des conditions propres à la produire. Si, dès le début du mal, leurs membres eussent été placés dans des conditions mécaniques convenables, ils auraient également guéri, mais ils ne seraient point estropiés. Sans doute aussi, le nombre des guérisons dont nous parlons serait bien plus considérable, car des causes physiques et locales qui aggravent l'état des malades n'agissant plus sur eux, des inflammations persistantes se seraient arrêtées dans leur cours et des déplacements consécutifs ne se seraient point opérés.

Si l'immobilité est indispensable dans des inflammations aiguës, si elle est utile dans les cas rares où l'on est obligé de chercher l'ankylose, elle est nuisible sitôt qu'elle est trop prolongée, et, loin de favoriser la guérison des maladies qui l'avaient réclamée à une époque, elle ne fait que les entretenir et les aggraver. Cette opinion sur les dangers de l'immobilité trop prolongée des articulations, et sur la nécessité de substituer comme règle générale, dans les maladies chroniques des jointures, le mouvement au repos, tend à s'établir de plus en plus dans la science.

M. Lugol, le premier, dans ces dernières années, s'est élevé contre l'opinion généralement répandue d'assujettir au repos des tumeurs blanches scrofuleuses. Deux de ses élèves, MM. Voisin et Barthez, ont cité les faits les plus concluants en faveur de la pratique de leur maître. Depuis longtemps, M. Gensoul, de Lyon avait été également conduit par son expérience à reconnaître la nécessité du mouvement dans les affections chroniques des jointures, mais ces préceptes restaient sans démonstration rigoureuse et scientifique jusqu'à l'époque ou notre ami, M. Teissier, démontra par des autopsies nombreuses d'articulations auparavant saines et condamnées au repos pour des traitements de fracture, quelles graves lésions déterminait l'immobilité prolongée dans les synoviales et dans les cartilages. Depuis la publication du Mémoire de M. Teissier, M. Malgaigne a cité des faits pratiques qui démontrent quels succès l'on peut obtenir des mouvements artificiels imprimés aux articulations affectées de tumeurs blanches, et que pendant une certaine période l'on avait été obligé de soumettre au repos.

Nous avons profité avec soin de cet ensemble de recherches que l'on trouvera exposées dans divers chapitres de cet ouvrage, nous nous sommes appliqué à préciser l'indication des cas dans lesquels le mouvement doit être substitué au repos; nous avons ajouté de nouveaux faits à ceux qui sont répandus dans la science, démontré l'utilité des mouvements artificiels et spontanés dans le traitement de l'immense majorité des maladies articulaires qui passent à l'état chronique ou qui y sont arrêtées.

Cependant, comme les mouvements qu'on imprime à des jointures malades peuvent se passer dans des articulations voisines, et qu'il importe que le frottement se fasse directement entre les surfaces articulaires, nous avons cherché à perfectionner les moyens mécaniques par lesquels on assure la fixité du bassin, lorsque, dans les maladies de la hanche, on imprime des mouvements à la cuisse, ou la fixité de l'omoplate lorsqu'on meut le bras dans les scapulalgies.

Qu'on se le persuade bien, ce qu'il y a de plus spécial dans le traitement des maladies articulaires, c'est l'art de disposer convenablement de l'immobilité et des mouvements, de régler ainsi les conditions en quelque sorte hygiéniques dans lesquelles on place les organes souffrants. Dans les maladies de l'estomac, le premier soin doit être de prescrire à propos la diète, les boissons, les aliments, de faire reposer l'organe ou de régler son activité, en un mot, d'en diriger l'hygiène; il en est de même pour les maladies articulaires. Quand on se rappelle quels principes vicieux règnent généralement dans la science sur toutes les questions relatives au mouvement ou au repos des jointures, de quel moyens insuffisants on a disposé jusqu'à présent pour remplir les indications que l'on avait en vue, dans quel degré d'importance secondaire on a laissé ce point capital de la thérapeutique, on cesse de s'étonner du peu de succès qu'on obtient en général dans le traitement de maladies, toujours très-rebelles par leur propre nature, et dont la tendance réfractaire ne tient pas moins, surtout à leur début, à l'insuffisance de l'art qu'à leur propre gravité.

Il y a un tel rapport entre les lésions physiques et les moyens de même ordre qui peuvent y remédier, que les unes étant données, on peut en conclure rigoureusement à l'emploi des autres; nous ne saisissons pas aussi bien les rapports des lésions vitales, des congestions sanguines, des douleurs, des sécrétions de diverse nature, avec les médications locales qui peuvent les modifier, telles que les applications d'huiles, de baumes, de cataplasmes et de vésicatoires, les douches, les agents de compression, moyens externes qui n'intéressent pas la continuité des tissus et qui font la base de la thérapeutique ordinaire. Comme pour ajouter à notre embarras, les mêmes moyens, suivant quelques nuances dans leur mode d'administration, produisent les effets les plus variés ; ainsi, les douches de vapeur ou d'eau, médication si puissante et aussi indispensable que le sont l'immobilité ou les mouvements, peuvent être, suivant le choix des substances dissoutes, l'énergie plus ou moins grande de la percussion, la température des vapeurs ou des liquides, propres à diminuer ou à rendre plus actives les congestions inflammatoires, à augmenter ou à diminuer l'impressionnabilité au froid. Quoi qu'il en soit, nous avons fait tous nos efforts pour apprécier la valeur de ces médications externes, et nous avons insisté sur le parti si puissant et si négligé que l'on peut tirer d'un emploi habile du calorique et du froid, agents naturels qui, semblables au mouvement et au repos, doivent être mis à profit avant de recourir aux médicaments proprement dits. Nous avons exposé les travaux de M. Guyot, sur l'incubation artificielle des tumeurs blanches dans l'air chaud, et les études approfondies de notre respectable maître, M. Viricel, sur le traitement de certaines tuméfactions des jointures par les bains prolongés de sable ou de cendres chaudes. Cette dernière méthode, par la facilité de son emploi et par l'activité qu'elle imprime à la résolution des engorgements indolores, mérite de recevoir dans la pratique de nombreuses applications.

A côté des états morbides qui réclament l'emploi de la chaleur sèche, il en est qui exigent une médication toute différente, telles sont ces arthrites chroniques autour desquelles les malades ressentent une impression continue de froid. Dans les parties qui avoisinent les articulations affectées, la transpiration ne s'établit qu'avec difficulté, la peau est pâle, et, sous l'influence d'excitants divers, elle rougit plus difficilement que celle qui recouvre les articulations saines. Préoccupés de la nécessité de faire disparaître ce sentiment de froid glacial, si pénible pour les malades et qui semble accroître toutes leurs souffrances, les médecins ont l'habitude d'entourer les articulations avec des corps mauvais conducteurs du calorique, tels que la flanelle, le coton, etc., et de retenir la transpiration par des enveloppes plus ou moins imperméables. Cependant des recherches modernes ont conduit à signaler, comme moyen de rétablir localement les fonctions cutanées, non plus les corps mauvais conducteurs du calorique ou de l'humidité, mais les agents qui, après avoir momentanément produit une réfrigération, déterminent une réaction active, durable et franchement vitale. En songeant combien sont erronées les idées de ceux qui, assimilant les corps vivants aux corps inertes, prétendent rappeler la chaleur dans les premiers par le contact de corps chauds, nous avons été conduit *à priori* à préférer les méthodes de ceux qui empruntent aux forces mêmes de la vie le rétablissement des fonctions normales. L'expérience nous a prouvé combien la méthode de ces derniers était plus efficace, avec quelle sûreté elle remplissait l'ensemble des indications, en ranimant tout à la fois la calorification languissante, la force de résistance au froid, et en activant la circulation capillaire et la transpiration.

Il est des cas malheureusement trop nombreux dans lesquels la régularisation du mouvement et du repos, ou des applications extérieures, sont insuffisantes pour procurer la guérison. Ce sont ceux où des lésions matérielles, plus ou moins graves, réclament des médications directes. On ne peut plus se borner alors à agir simplement sur la peau ; il est nécessaire d'intéresser la continuité des tissus, et diverses opérations peuvent devenir indispensables.

Écrivant à une époque où des opérations nouvelles ont été inventées, où la valeur de celles qui étaient connues a été plus rigoureusement appréciée, nous avons dû nous demander et rechercher avec soin quel pouvait être le rôle de la médecine opératoire dans le traitement des lésions matérielles des articulations.

On le devine sans peine, en se rappelant les principes qui tendent de plus en plus à prédominer dans la médecine opératoire, nous n'avons pas été conduit à étendre le champ des opérations dans lesquelles on pratique, comme dans les ouvertures d'abcès ou dans les résections, des solutions de continuité, des incisions avec l'instrument tranchant. S'il est des parties du corps où cet ordre d'opérations entraîne de funestes conséquences, ce sont surtout les articulations ; aussi nous sommes-nous plus appliqué à en rétrécir qu'à en élargir le cercle. En ce qui regarde l'ouverture des abcès, des études chimiques sur les altérations du pus et sur le transport dans la circulation des produits de sa décomposition putride, nous ont permis d'apporter de nouvelles preuves scientifiques à l'appui des faits qui avaient conduit, depuis si longtemps, tous les praticiens attentifs à proscrire les ouvertures étendues des collections de liquide renfermées dans les synoviales ou de celles qui communiquent avec les articulations. Nous avons pu reconnaître qu'à la suite de ces opérations imprudentes, il se formait du sulfhydrate d'ammoniaque dans le pus qui a été soumis au contact de l'air, et nous avons retrouvé ce sulfhydrate jusque dans les urines, qui paraissent l'une des voies importantes par lesquelles se fait son élimination. Nous avons trouvé également à l'autopsie des malades une supersécrétion bilieuse, et ces recherches, en nous éclairant sur la nature intime des altérations qui suivent l'ouverture étendue des abcès articulaires, nous ont permis de réfuter l'idée, encore trop généralement répandue aujourd'hui, sur la nature inflammatoire de ces accidents, et sur la valeur que l'on prétend assigner aux antiphlogistiques dans les traitements destinés à les combattre.

Une médication plus efficace et plus rationnelle a été la conséquence d'une notion plus approfondie de la nature du mal. En ce qui regarde les résections, nous avons cherché également à en montrer l'abus, et nous avons pu prouver par des faits pratiques qu'il est des cas heureux où, à la suite d'abcès chauds des articulations, la lame superficielle des extrémités articulaires se nécrose, se détache, et où il suffit d'ouvrir les jointures et d'extraire, avec des pinces, des parties nécrosées sans recourir à la dissection des extrémités osseuses et sans employer la scie, comme on le fait dans les résections pratiquées suivant les procédés connus.

Cependant, si nous avons cherché à circonscrire, autant que possible, les opérations avec l'instrument tranchant, nous avons multiplié, dans les limites toutefois que traçait la prudence, les applications de la méthode sous-cutanée, les injections irritantes et la cautérisation.

L'idée de rechercher jusqu'à quel point la méthode sous-cutanée peut ajouter à la thérapeutique des maladies articulaires, devait se présenter naturellement, à une époque où l'innocuité de cette méthode est mise chaque jour en évidence par des essais nombreux, et où les principes qui doivent diriger dans son application ont été formulés avec tant de généralité par M. J. Guérin. Sans parler de la section des tendons, dont l'histoire ne rentre point dans notre sujet, et qui peut aider, quoiqu'incomplètement, à la guérison des difformités suites de maladies articulaires, nous avons à signaler les travaux si remarquables, quoique trop peu imités, de M. Goyrand d'Aix. C'est à lui que l'on doit le traitement des hydarthroses par la méthode sous-cutanée, traitement ingénieux, qui n'expose à aucune suite fâcheuse et auquel probablement l'on ne peut reprocher que l'insuffisance de ses effets. C'est au même auteur que l'on doit l'extraction des corps étrangers, suivant la même méthode; son procédé, qui consiste à faire glisser le fibro-cartilage que contenait l'articulation dans le tissu cellulaire où il séjourne quelque temps, et à ne l'extraire que quand l'ouverture de la synoviale doit être cicatrisée, est sans doute une application aussi nouvelle qu'utile des principes généraux qui règlent les opérations sous-cutanées.

Je regrette de ne pas avoir eu des occasions plus nombreuses de vérifier par l'expérience la valeur de ces divers procédés, mais j'ai eu soin de tenir compte de tout ce qui a été fait dans cette direction et de constater quels étaient, sous ce rapport, les progrès de la médecine opératoire.

Nous avons plus ajouté par nos travaux à la question des injections irritantes à travers une étroite piqûre dans les cavités articulaires. Ces injections se rapprochent des opérations sous-cutanées, en ce sens qu'elles ne supposent qu'une étroite perforation des ligaments, et qu'elles n'entraînent aucune suppuration à leur suite. Application nouvelle des méthodes usitées dans le traitement des hydrocèles, elles méritent de fixer au plus haut degré l'attention de ceux qui s'intéressent aux progrès de la pathologie articulaire ; sans doute, ces injections sont loin de procurer dans les hydarthroses des résultats aussi complets et aussi constants que dans les hydrocèles; leur insuffisance dans un grand nombre de cas est prouvée par les faits dus à M. Velpeau et par ceux que j'ai recueillis moi-même, mais elles n'ont jamais aggravé l'état des malades, et souvent elles ont procuré des guérisons complètes et remarquables.

Dans les abcès articulaires ces injections irritantes trouvent aussi, dans des cas déterminés, d'heureuses applications ; elles donnent une marche aiguë à des affections qui ne tendent qu'avec une extrême lenteur à une terminaison quelconque. Des faits nombreux, rassemblés dans cet ouvrage, serviront à éclairer le jugement que l'on doit porter sur leur valeur, comme à décider la part jusqu'ici controversée qu'ont eue à lenr découverte M. Velpeau et l'auteur de cet ouvrage.

Si l'expérience comme le raisonnement conduisent chaque jour à étendre les applications de la méthode sous-cutanée ou des injections irritantes dans les cavités closes, elles ne conduisent pas à attacher moins de valeur à la cautérisation. Dans un autre travail, nous avons cherché à démontrer la différence profonde qui sépare les solutions de continuité produites par la cautérisation des solutions de continuité par l'instrument tranchant. Tandis que ces dernières exposent à des érysipèles qui de la plaie se propagent rapidement aux parties environnantes, à des phlébites qui peuvent gagner le tronc, à des résorptions putrides ou purulentes, en un mot, à des lésions qui de la partie blessée s'étendent aux parties saines, la cautérisation n'expose ni aux érysipèles ambulants, ni aux phlébites qui se propagent au tronc, ni à la résorption putride, ni à la résorption purulente. Elles enflamment sans doute toutes les parties qui entourent les tissus détruits, mais cette inflammation reste locale et ne se propage point le long des veines ni des canaux médullaires, etc. Bien plus, lorsqu'une plaie par l'instrument tranchant a produit les accidents qui lui sont propres, la cautérisation pratiquée convenablement et à temps peut arrêter ces accidents et substituer une altération locale à l'altération qui menaçait l'organisme tout entier.

Ces lois générales reposent sur des faits vraiment innombrables; en les formulant, je crois avoir fait pour la méthode cautérisante, si je puis m'exprimer ainsi, ce que d'autres ont fait pour la méthode sous-cutanée. On avait trouvé quels sont les caractères spéciaux des plaies faites au-dessous de la peau, à travers une piqûre étroite, j'ai fait le même travail pour celles qui dépendent de l'action des caustiques.

On conçoit qu'après avoir reconnu par les essais les plus nombreux quelles ressources puissantes la cautérisation fournit à la thérapeutique, après avoir formulé en lois générales les caractères de cette méthode, nous avons dû rechercher jusqu'à quel point elle pouvait s'appliquer utilement à la guérison de certaines lésions articulaires. Malheureusement, la nature osseuse d'une partie des parois articulaires, les anfractuosités et la profondeur de leur cavité ne permettent pas d'en détruire toute la surface par la cautérisation. Et, si celle-ci se borne à produire une perte de substance dans une étendue bornée et à pratiquer une ouverture béante, elle perd ce caractère d'immunité qui ne lui est propre qu'autant qu'elle détruit toutes les parties qu'elle met à découvert. J'ai pu cependant faire des applications utiles de la cautérisation au traitement des abcès qui avoisinent les articulations et, dans certains cas, aux trajets fistuleux qui en partent; j'ai surtout cité les cas remarquables de ces applications dans l'article consacré aux abcès de la hanche.

Tout ce que je viens de dire sur la cautérisation s'applique à celle qui agit directement sur les parties malades, en un mot, à la cautérisation inhérente. La cautérisation qui se borne à la peau saine et qui agit comme dérivative est loin d'avoir la même puissance; on sait cependant qu'elle constitue l'une des méthodes les plus efficaces dans la thérapeutique articulaire. En nous appliquant à démontrer tout le parti qu'on en peut tirer, nous avons prouvé, par des expériences précises, à quel point la cautérisation par le feu différait de celle qui est due à l'emploi des caustiques.

La chaleur produite dans le premier cas pénètre jusque dans la profondeur des articulations, elle agit directement sur leurs parois elles-mêmes, et, comme nous l'avons prouvé, son effet est d'autant plus puissant que les procédés mis en usage favorisent davantage la pénétration du calorique.

Quelle que soit l'attention que l'on doive accorder aux traitements locaux dans les maladies articulaires, l'on ne doit pas moins se préoccuper des agents qui modifient l'ensemble des fonctions, et qui ont pour but de détruire les affections générales dont les lésions locales sont la conséquence. Nous avons pris ces moyens généraux dans la plus sérieuse considération; nous avons cherché à les faire connaître avec soin, en insistant toutefois sur ceux auxquels l'expérience assigne la plus grande valeur. Nous avons été conduit à préconiser spécialement les médications générales qui agissent sur l'économie par les voies les plus multipliées ; telles sont les eaux minérales qui, prises en boisson, en bains et en douches administrées sous forme de vapeurs ou de liquides, modifient si puissamment la constitution tout entière ; tel est aussi le traitement hydro-thérapeutique, évitant tout à la fois, dans l'examen de cette question, de nous laisser entraîner par l'enthousiasme exagéré des uns, et arrêter par l'opposition irréfléchie des autres.

Les faits que nous avons cités prouveront que les bains froids précédés de sueurs, et employés suivant les procédés hydro-thérapeutiques, sont puissants par eux-mêmes et indépendamment des conditions hygiéniques au milieu desquelles on les emploie. Nous en avons obtenu des résultats remarquables dans l'Hôpital même et dans la pratique particulière, sans avoir eu besoin de changer l'air que respiraient les malades, et sans les placer dans cette vie nouvelle qu'adoptent ceux que réunissent les établissements hydro-thérapeutiques. Ce n'est point que nous ne jugions d'une haute importance ces modifications dans les conditions hygiéniques, nous voulons seulement dire que la méthode est assez puissante par elle-même pour réussir quelquefois sans ces accessoires utiles. Quoi qu'il en soit, elle avait besoin d'être jugée par des hommes désintéressés ; il fallait déterminer les cas qui l'admettent et ceux qui la repoussent, les constitutions qui en rendent l'emploi plus efficace et celles qui pourraient en ressentir quelque atteinte : c'est ce que nous avons tâché de faire, en nous éclairant des matériaux rassemblés sur la question et des faits que nous avons observés nous-même.

Nous avons établi au début de cette introduction que deux raisons principales avaient dû s'opposer à la publication d'un traité des maladies articulaires : l'insuffisance des recherches dont ces maladies ont été le sujet, et les connexions intimes qui les unissent aux affections générales de l'organisme. J'ai discuté la valeur du premier motif, il me reste à examiner le second.

Lorsqu'on se rappelle que la plupart des maladies articulaires sont la manifestation d'un état général, qu'un grand nombre d'entre elles dépendent des diathèses rhumatismales, scrofuleuses, purulentes, qu'elles peuvent être une conséquence du scorbut ou de la syphilis constitutionnelle, on comprend qu'il ait paru très-naturel et très-logique d'en rattacher l'histoire à celle de ces diverses affections générales. Ce mode d'exposition me paraît même si impérieusement commandé par la nature des choses, que s'il n'eût pas été mis en pratique, une lacune profonde existerait dans la science et que cette lacune devrait être comblée.

Mais de ce qu'il est utile de signaler l'influence que les scrofules, le rhumatisme ou la syphilis, exercent sur la production des maladies des jointures, il ne s'en suit point qu'un traité spécial sur ces dernières ne soit pas nécessaire. Semblables par les éléments anatomiques qui les composent, par les usages auxquels elles sont destinées, les articulations ne se ressemblent pas moins par les affections dont elles peuvent être le siége. Les rapports qu'elles présentent entre elles, au triple point de vue de l'anatomie, de la physiologie et de l'état morbide, sont si intimes et si nombreux, qu'il n'est pas un système d'organes dont les maladies forment un groupe plus naturel. Du reste, pour se convaincre de la nécessité de consacrer à ce groupe un ouvrage spécial, il suffit d'avoir présents à l'esprit les travaux que nous avons résumés dans les pages qui précèdent.

Quelle place naturelle pourrait-on assigner dans un traité du rhumatisme, des scrofules, ou de la goutte, à des dissertations sur la structure et les altérations des cartilages, sur la composition ou la nature des fongosités et du tissu lardacé? Y a-t-il un autre ouvrage qu'un traité des arthropathies où l'on puisse exposer les principes du diagnostic précis des maladies du genou, de la hanche ou du pied, et dont le cadre embrasse naturellement l'histoire des effets que produisent sur les jointures le mouvement ou le repos trop prolongé, les positions instinctivement adoptées par les malades? Où placer ailleurs que dans un ouvrage de ce genre la description des difformités et des luxations consécutives aux maladies articulaires, et celle des opérations ou des appareils qui peuvent servir au traitement de ces difformités ou de ces déplacements? Evidemment, prétendre que plusieurs des maladies articulaires étant scrofuleuses, rhumatismales ou syphilitiques, leur histoire ne doit être présentée que comme un appendice à celle de ces états généraux ; se refuser, pour ce motif, à écrire sur elles un traité spécial, serait aussi déraisonnable que de condamner les traités des maladies des yeux ou des voies urinaires, parce qu'un certain nombre de ces dernières ne peuvent être considérées comme locales, et qu'elles ne sont qu'un des effets multiples de certaines affections générales.

Cependant, si les motifs dont j'examine ici la valeur ne doivent pas arrêter dans l'idée d'entreprendre un travail comme celui que nous publions aujourd'hui, ils doivent influer sur l'esprit dans lequel il est rédigé. Cette pensée n'a cessé de nous servir de guide, et dans toutes les parties de cet ouvrage, nous avons pris en très-sérieuse considération, soit les lésions qui peuvent coexister dans d'autres organes avec celles des articulations, soit les états généraux dont celles-ci sont un effet, ou qu'elles peuvent entraîner à leur suite. Nous avons été conduit par là à toucher aux questions obscures des diathèses scrofuleuses, rhumatismales et purulentes, qui jouent un si grand rôle dans la production des lésions des jointures. En considérant que ces diverses diathèses font sentir leur influence sur toute l'économie, que les mêmes causes les produisent, que les mêmes traitements sont conseillés pour les guérir, nous sommes demeuré convaincu que si l'examen de leurs manifestations extérieures tend à les placer à de grandes distances les unes des autres, une étude plus approfondie les rapproche et fait saisir de nombreuses analogies entre elles. Mais tout en reconnaissant que ces affections ont des points de contact extrêmement nombreux, nous n'avons pas méconnu les différences profondes qui les séparent; bien plus, convaincu que le vague et l'incertitude qui règnent sur l'histoire de la plupart d'entre elles, doit être attribué à ce que l'on a confondu sous les dénominations de scrofules, de rhumatisme, des états trop différents pour que les descriptions ou les idées qui conviennent à l'un d'eux, puissent s'étendre également aux autres, nous avons établi des distinctions basées en général sur la nature des produits sécrétés, et qui nous paraissent assez précises et assez claires, pour que l'on puisse, au lit du malade, spécifier avec rigueur en quoi les faits que l'on a sous les yeux se rapprochent ou diffèrent de ceux que nous avons décrits.

Pour ajouter à la clarté et à la précision, si difficiles à atteindre toutes les fois qu'il s'agit des affections générales, nous avons soigneusement distingué les faits et les hypothèses, les propositions accessibles à un examen positif, et celles en trop grand nombre qui touchent aux phénomènes intimes de l'état morbide, et qui occupent, si je puis dire ainsi, des régions si vaporeuses, que l'on peut en nier ou en soutenir la justesse, sans pouvoir s'assurer si l'on est dans le vrai ou dans le faux. Nous avons négligé d'exposer les théories si nombreuses qui encombrent la science sur le rhumatisme, la goutte et les scrofules, et qui ne servent qu'à jeter la confusion dans l'esprit, et à faire perdre de vue les faits bien observés et les réflexions qui en découlent logiquement. Sans doute il est nécessaire de se renfermer dans une sévérité en quelque sorte exagérée, vis-à-vis des hypothèses et des explications, après l'excès de suppositions de tous genres auxquelles se sont laissés entraîner presque tous les auteurs qui ont traité des dernières questions qui viennent d'être soulevées.

On voit, par l'analyse que nous venons de présenter des recherches spéciales que contient cet ouvrage, et des principes qui nous ont dirigé dans sa rédaction, que ce sont les maladies vitales, si je puis m'exprimer ainsi, les altérations organiques des articulations, qui en forment le sujet. Les lésions traumatiques, telles que les entorses, les contusions et les plaies, y sont étudiées; mais principalement dans leurs rapports avec les douleurs, les inflammations, les abcès auxquels elles peuvent donner naissance.

Notre sujet, circonscrit de la sorte, est encore extrêmement étendu. Quoique nous n'ayons cité qu'avec beaucoup de réserve des observations particulières, la multiplicité des questions et la nécessité que nous nous sommes imposée d'étudier chaque espèce morbide, les inflammations aiguës, les luxations spontanées par exemple, d'abord d'une manière générale, puis dans chaque articulation en particulier, ont rendu nécessaire la publication de deux volumes.

Nous n'avons abordé ni l'histoire des luxations et

des fractures articulaires, ni celle des difformités qui ne sont pas consécutives aux lésions locales des jointures, telles que les pieds bots, les luxations congénitales du fémur et les déviations de la taille. De deux choses l'une, ou nous nous serions contenté de présenter en résumé les acquisitions de la science sur ces sujets divers, et alors nous n'aurions fait que reproduire ce que l'on trouve dans un grand nombre de dictionnaires ou d'ouvrages classiques; ou bien, nous aurions discuté les questions avec détail, examiné les opinions des auteurs, cité des observations, en un mot, traité le sujet avec autant de développement que nous l'avons fait pour les maladies organiques; mais alors nous aurions été entraîné à de tels développements qu'un troisième volume fût devenu indispensable. Une aussi longue addition n'aurait pas été d'une grande utilité pour la science; si les questions que nous avons examinées dans cet ouvrage n'ont été résolues jusqu'à présent que d'une manière presque toujours incomplète et souvent erronée, il n'en est pas de même de celles qui se rapportent aux luxations traumatiques et aux pieds bots, etc. Celles-là ont été l'objet des recherches les plus fructueuses, et si quelques points de l'histoire des luxations congénitales et des déviations de la taille restent encore obscures, les travaux des hommes spéciaux et le mouvement général de la science peuvent seuls les éclaircir; du reste, n'eût-il pas été à craindre que l'unité de notre sujet, réelle, quoique difficile à exprimer par un seul mot, n'eût été altérée par l'examen de toutes les questions qui s'y rattachent de loin, et dont quelques-unes réclament à leur tour des monographies spéciales? Sans aucun doute, les limites que nous nous sommes imposées et les éliminations que nous avons faites, tout en diminuant la longueur de ce travail, n'enlèvent rien à son utilité.

Pour rassembler les matériaux que nous avons mis en œuvre, compléter nos observations ou répéter nos expériences, nous avons eu besoin du concours de plusieurs de nos amis ou de nos élèves; nous nous plaisons surtout à citer ici notre parent, M. Eugène Bonnet et MM. Martin du Pont-de-Beauvoisin, Jules Garin et Pommiès, anciens internes des hôpitaux de Lyon. Les deux premiers nous ont surtout secondé dans nos recherches chimiques sur les fausses membranes, les fongosités, les tissus lardacés, les décompositions que le pus éprouve au contact de l'air, et le transport dans le sang des produits de sa décomposition. M. Eugène Bonnet nous a fourni en outre plusieurs des expériences qui nous ont permis d'étudier la pénétration de la chaleur dans les tissus profonds, lorsque l'on cautérise la peau avec le moxa ou avec le fer rouge.

M. Garin a répété toutes nos expériences sur les effets que produisent les injections forcées dans les articulations; il a préparé toutes les pièces qui ont servi de modèles aux dessins destinés à faire connaître les effets de ces injections; il nous a fourni également d'utiles matériaux pour les articles consacrés aux positions des membres et aux appareils.

M. Pommiès, aujourd'hui chef de clinique médicale à l'Ecole secondaire de médecine de Lyon, a bien voulu se charger de revoir tout le travail que nous avions commencé sur les lésions que produisent, après la mort, les mouvements forcés imprimés aux articulations; il a multiplié, varié à l'infini ses expériences; il les a répétées sur des enfants, des adultes et des vieillards, sur des sujets de constitutions très-diverses, et c'est en nous aidant de ses recherches que nous avons pu composer les articles étendus qui sont consacrés à l'anatomie pathologique des entorses.

Nous devons aussi des remercîments à nos amis MM. Teissier et Paul Brun, qui nous ont secondé dans cet ouvrage, comme dans tous ceux que nous avons publiés jusqu'à présent.

En terminant ce travail auquel nous avons consacré plus de six années d'efforts persévérants, nous croyons devoir exprimer cette pensée, que notre but ne serait point atteint, que nos désirs ne seraient pas satisfaits, si les observateurs ne s'appliquaient point à vérifier les résultats que nous avons obtenus dans nos expériences, et si les praticiens ne jugeaient point au lit des malades la valeur des méthodes de diagnostic ou de traitement que nous avons proposées. Nous serons heureux si l'examen et la vérification que nous nous plaisons à provoquer complètent nos travaux imparfaits, et s'il en résulte des controverses qui éclairent les questions restées encore obscures. Déjà nous pouvons annoncer que M. Rey, professeur de clinique chirurgicale à l'Ecole vétérinaire de Lyon, qui a bien voulu nous seconder dans toutes les études que nous avons faites sur les questions de pathologie comparée, travaille à un traité des maladies articulaires des animaux domestiques. Nous ne doutons pas que le travail de ce jeune et savant professeur, tout en éclairant le sujet spécial auquel il est consacré, ne fournisse des matériaux qui réagissent utilement sur la science des maladies articulaires chez l'homme.

Lyon, janvier 1845.

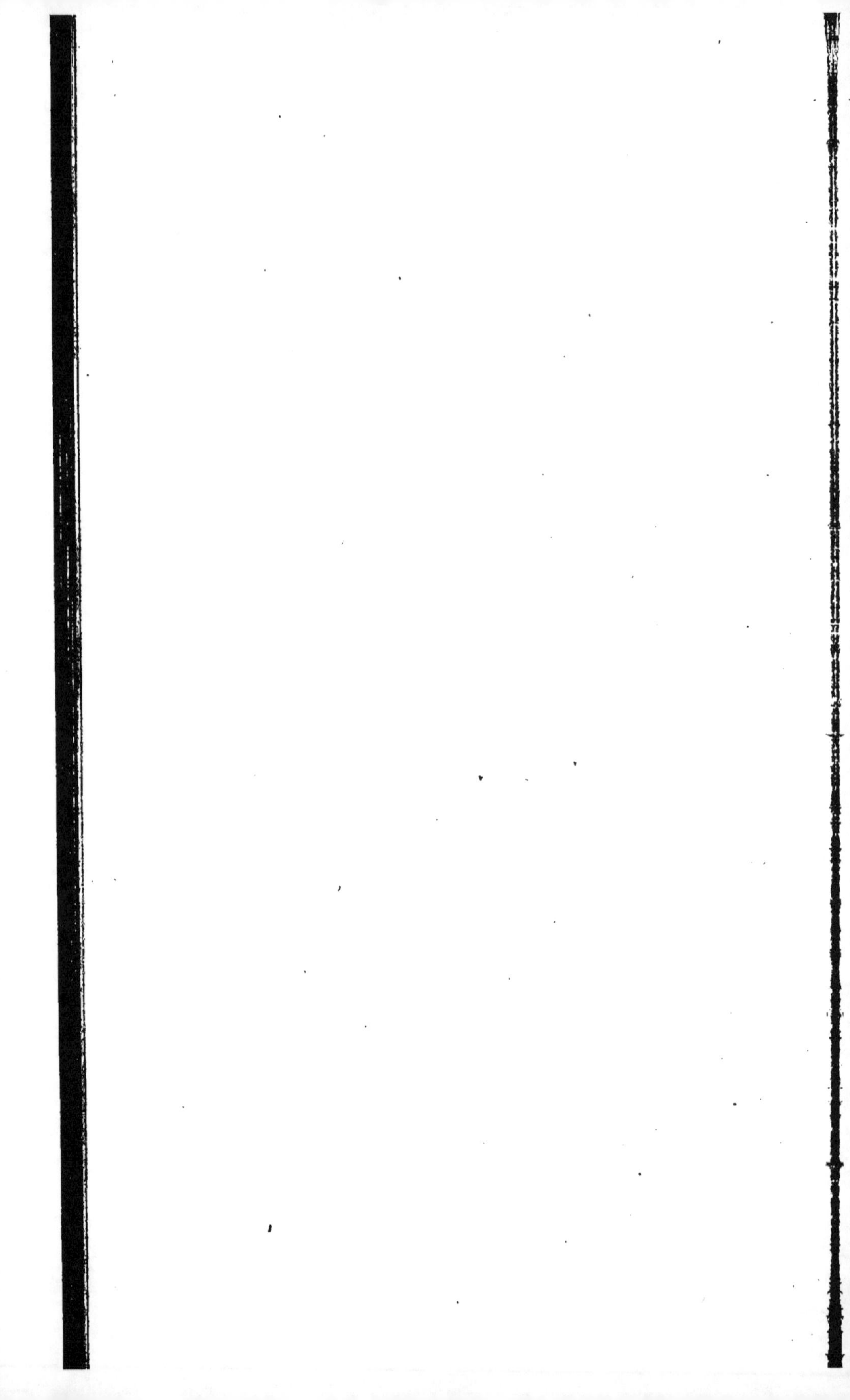

TRAITÉ

DES MALADIES

DES

ARTICULATIONS.

Les maladies des articulations sont fréquentes ; elles rendent difficiles ou même empêchent entièrement les mouvements des membres ; souvent elles sont assez graves pour nécessiter des amputations ou pour entraîner la mort ; dans l'immense majorité des cas, elles ne tendent pas à guérir et réclament les ressources les plus actives de la thérapeutique. A tous ces titres, elles exigent les études les plus spéciales, et elles ont appelé dans tous les temps l'attention des observateurs.

Parmi ceux qui en ont fait le sujet de leurs travaux, les uns ont surtout étudié leurs rapports avec les affections générales de l'organisme et l'influence qu'exercent sur elles les traitements qui modifient toute la constitution ; les autres se sont surtout préoccupés de leurs altérations matérielles, de leurs causes et de leurs traitements locaux. Les premiers, et ce sont les plus anciens, appartiennent à l'école vitaliste ; les seconds, et parmi eux l'on doit citer les auteurs de la fin du dernier siècle et du commencement de celui-ci, ont observé dans l'esprit de l'école anatomique.

Ce serait mal comprendre les besoins de la science, ce serait négliger les enseignements que donnent les erreurs du passé, que de suivre les tendances exclusives de ces deux écoles : leurs efforts doivent être associés, et l'on doit embrasser dans son ensemble le sujet dont elles n'ont envisagé qu'une des faces multiples.

Si l'on s'occupe, en traitant des maladies articulaires, de l'arthritis, de la goutte et du rhumatisme, à la manière des anciens médecins, et spécialement de ceux des deux derniers siècles, on oublie ce qu'il y a de matériel dans les lésions anatomiques, de rigoureusement démontrable dans le diagnostic, de précis dans le traitement local. Si, au contraire, comme les chirurgiens modernes, on ne s'occupe que des lésions locales sans étudier leurs rapports, soit avec les troubles fonctionnels que peuvent éprouver les organes internes, soit avec les diathèses rhumatismales, goutteuses, et purulentes, on néglige l'ordre d'étude qui jette le plus de jour sur l'étiologie, le pronostic et le traitement des maladies articulaires. Manifestations fréquentes d'affections générales, ces maladies ne peuvent être comprises dans leur développement qu'autant que l'on tient compte des causes qui modifient toute la constitution, et elles guérissent bien plus sous l'influence de traitements généraux, que par l'action des moyens qui agissent directement sur les parties lésées.

Mais s'il est évident que dans un ouvrage de la nature de celui-ci on doit envisager la question tout à la fois au point de vue qu'avaient spécialement adopté les anciens médecins, et à celui qu'ont choisi les modernes, on peut rester incertain sur l'ordre dans lequel les faits qu'on peut recueillir par leurs diverses méthodes doivent être présentés. J'avais d'abord eu le projet de commencer par le rhumatisme, la goutte, les diathèses scrofuleuse et purulente, et de passer ensuite aux maladies locales des articulations. Cette marche avait plusieurs avantages : je commençais par les questions les plus générales et je descendais ensuite graduellement à des sujets de plus en plus spéciaux. Les matériaux de cet ouvrage étaient disposés à peu près dans l'ordre où se sont succédé les travaux que la science possède sur les maladies articulaires. Je traitais des causes avant de m'occuper des effets, et j'insistais avant tout sur les problèmes dont la solution importe le plus à la thérapeutique.

Mais je n'ai pas tardé à me convaincre que cet ordre, malgré ses avantages, ne devait pas être conservé. En le suivant, je commençais par ce qui est le plus obscur, le plus hypothétique dans les maladies articulaires, et je ne répondais pas à l'attente du lecteur qui cherche ici bien plus des connaissances spéciales sur le sujet de cet ouvrage que des dissertations sur les diathèses dont l'étude appartient à un traité de pathologie générale. J'ai donc préféré suivre un autre ordre et appeler d'abord l'attention sur les altérations locales des jointures. Quel que soit le degré d'importance que l'on assigne à ces lésions, c'est par leur étude qu'il faudra toujours commencer, parce qu'elle constitue la partie de nos connaissances en pathologie la plus positive et la plus susceptible de vérification.

Chaque espèce de maladie articulaire, l'inflammation aiguë, l'hydarthrose, par exemple, offre des caractères communs, quelle que soit l'articulation dans laquelle on l'observe, et cependant dans chaque jointure elle a quelque chose de spécial. D'après cette considération, on pourrait diviser cet ouvrage en deux parties : l'une dans laquelle on traiterait des arthropathies (1), abstraction faite de leur siége dans telle ou telle articulation, et l'autre où l'on s'occuperait des particularités de chacune de ces maladies dans le genou, la hanche, le coude, le poignet, etc. J'ai cru devoir adopter cette division ; mais, remarquant que les diverses espèces de maladies articulaires ont plusieurs caractères communs, sous le rapport des lésions qui les constituent, des causes qui les produisent, des traitements qu'elles réclament, j'ai cru devoir séparer de leur description individuelle les considérations générales que j'avais à présenter à leur sujet. En conséquence j'ai divisé cet ouvrage en trois parties.

La première est consacrée aux maladies articulaires en général ; la deuxième, à chaque espèce d'arthropathie en particu-

(1) Je me servirai de ce mot *arthropathie*, introduit dans la science par M. Velpeau, aussi bien que de celui d'*arthralgie*, proposé par M. Guérin, comme synonyme de maladie articulaire.

lier ; la troisième, aux caractères spéciaux de chacune de ces espèces dans le genou, la hanche, le poignet, etc., etc.

Je ferai rentrer dans la deuxième partie l'histoire du rhumatisme et de la goutte. Avec l'inflammation aiguë des jointures, je traiterai du rhumatisme aigu; avec l'inflammation chronique, du rhumatisme chronique; avec les concrétions goutteuses, de la goutte. J'espère que de ce rapprochement résultera quelque lumière. Les observations d'anatomie et de diagnostic local donneront plus de précision à la connaissance du rhumatisme et de la goutte, et les rapprochements que nécessite l'exposition de cette dernière, entre l'état des articulations et celui de l'ensemble de l'économie, donnera plus de portée à l'étude des lésions locales.

PREMIÈRE PARTIE.

MALADIES DES ARTICULATIONS EN GÉNÉRAL.

Les considérations générales que comprend cette première partie sont relatives :

1° A l'Anatomie pathologique ;
2° A l'Étiologie ;
3° Au Diagnostic ;
4° Et à la Thérapeutique des maladies articulaires.

CHAPITRE PREMIER.

ANATOMIE PATHOLOGIQUE GÉNÉRALE DES MALADIES ARTICULAIRES.

Les chimistes, avant de traiter des corps composés, exposent les propriétés des corps simples ; les anatomistes, depuis Bichat, étudient les tissus élémentaires avant de décrire les organes formés par la combinaison de ces tissus. Je vais essayer pour l'anatomie pathologique un travail analogue. Je rechercherai quelles sont les lésions primitives des articulations, et, après avoir étudié chacune d'elles séparément, je montrerai quelles sont les lésions complexes qu'elles peuvent former en s'associant entre elles.

En distinguant et décrivant à part chacune des lésions élémentaires dont les articulations peuvent être affectées, je ne négligerai point une autre méthode d'analyse, conséquence directe des travaux de Bichat, et qui depuis longtemps a pris rang dans la pathologie articulaire; je veux parler des distinctions qui sont fondées sur le siége des lésions dans tel ou tel tissu. Depuis la publication de l'*Anatomie générale*, on a soin, en décrivant une maladie des articulations, de dire quels changements ont éprouvés les cartilages, les synoviales, les ligaments, le tissu cellulaire, etc. Brodie (1) a eu surtout le mérite d'avoir fait cette distinction dans un grand nombre de cas. En décrivant à part les inflammations des synoviales, les ulcérations des cartilages, les maladies des extrémités osseuses, il a contribué à débrouiller le chaos que présentait avant lui l'anatomie pathologique des articulations. J'avais d'abord eu le projet de tenir compte de cette analyse des tissus en consacrant une suite d'articles aux lésions des synoviales, des cartilages, des fibro-cartilages, du tissu cellulaire et des os; mais ces distinctions multipliées m'entraînaient à de nombreuses répétitions. Elles m'ont paru en partie inutiles pour résoudre les questions que je soulève dans cet article; j'ai été conduit à traiter seulement dans des paragraphes séparés :

1° De l'anatomie pathologique des parties molles des articulations;

2° De l'anatomie pathologique des extrémités des os;

3° De l'anatomie pathologique des cartilages d'incrustation.

Les lésions élémentaires que l'on observe dans les synoviales ou dans le tissu cellulaire sont les mêmes que dans les ligaments et les fibro-cartilages; on peut donc les décrire dans un seul article. Les caractères particuliers de celles des extrémités osseuses sont assez nombreux pour qu'on ne puisse se dispenser de les exposer à part. Quant aux lésions des cartilages, elles ne

(1) *Traité des maladies des articulations.*

peuvent être confondues sous aucun rapport avec celles des parties molles et des os; plus que toute autre elles demandent une étude spéciale.

§ 1. ANATOMIE PATHOLOGIQUE GÉNÉRALE DES PARTIES MOLLES DES ARTICULATIONS.

J'ai dit que j'examinerais d'abord les lésions élémentaires que l'on peut observer dans les parties molles qui composent les articulations. Si je me guidais sur les principes généralement admis en anatomie pathologique, je dirais que ces lésions élémentaires sont : les congestions sanguines, les sécrétions de sérosité, de pus, de tubercules, de fausses membranes, les concrétions goutteuses, les ulcérations, les formations accidentelles de tissus fibreux, cartilagineux et osseux, de fongosités et de tissus lardacés, et enfin les ramollissements et les indurations. Considérant que les indurations et les ramollissements ne sont pas des lésions élémentaires, car elles ne sont que la conséquence des lésions antécédentes; que les tissus fibreux, lardacés, fongueux, ne sont que des produits divers de l'organisation de la lymphe plastique, j'admettrai seulement comme lésions élémentaires des parties molles dans les articulations :

A. La congestion sanguine;

B. La sécrétion de sérosité;

C. La lymphe plastique et les divers produits de son organisation;

D. La sécrétion de pus;

E. Celle de tubercules;

F. Les épanchements de sang;

G. La sécrétion d'urate de soude et de chaux;

H. L'ulcération.

A. *Congestion sanguine.*

La congestion sanguine est la lésion qu'on observe le plus fréquemment dans les maladies articulaires; elle s'observe surtout dans les synoviales et le tissu cellulaire lâche, qui, dans quelques parties, en double la surface externe; elle offre, comme dans tous les tissus plus directement accessibles à l'observation, deux états bien distincts : celui dans lequel le sang est sans adhérence avec les vaisseaux, et celui dans lequel il a contracté avec ceux-ci des adhérences plus ou moins intimes (1). Sans doute, c'est le premier de ces états que l'on observe dans le rhumatisme inflammatoire aigu, lorsque la rougeur, qui de l'articulation s'étend quelquefois jusqu'à la peau, paraît et disparaît avec promptitude ; et c'est le second qui est propre aux inflammations chroniques des synoviales en général si difficiles à guérir.

C'est par la rentrée du sang dans la circulation, et par le retour des vaisseaux à leur contraction normale que s'opère la guérison de la congestion sanguine. Il est aisé de prévoir que, lorsqu'elle est récente, les phénomènes de guérison peuvent s'accomplir avec facilité, si la cause qui a produit la congestion cesse d'agir. Mais lorsque les vaisseaux sont depuis longtemps distendus, et que le sang est plus ou moins adhérent à leurs parois, le retour à l'état normal offre de grandes difficultés.

B. *Sécrétion de sérosité.*

La sécrétion de sérosité est presque aussi fréquente que la congestion sanguine dans les maladies articulaires ; accumulée dans les synoviales, elle forme les hydarthroses aigus et chroniques ; infiltrée dans le tissu cellulaire, des œdèmes plus ou moins consistants ; on la retrouve fréquemment aussi faisant partie des tissus lardacés et des masses fongueuses.

La sérosité a dans les articulations les mêmes caractères physiques et chimiques que dans les autres parties du corps ; elle y est transparente, d'une teinte légèrement citrine ; semblable, par ses apparences extérieures comme par sa composition, à la sérosité du sang. Comme celle-ci, elle est incapable de s'organiser, mais elle forme l'un des éléments de la matière organisatrice. Par le premier de ces caractères, elle diffère de la lymphe plastique, qui est susceptible d'organisation ; par le second, elle

(1) On peut consulter sur ce sujet les observations microscopiques dues à Astings, Kaltenbrunner, Wilson Philips, Gendrin, etc.

se distingue du pus et des tubercules qui troublent l'organisation des produits vivants au milieu desquels ils peuvent être déposés.

Les épanchements de sérosité se guérissent par résolution. Cette résolution est d'autant plus difficile que la circulation est plus gênée dans les vaisseaux capillaires et que les tissus qui l'entourent sont plus épais et plus rapprochés de l'état fibreux.

C. *Lymphe plastique et divers produits de son organisation.*

Les questions relatives à la lymphe plastique et aux produits de son organisation sont les plus importantes et les plus difficiles entre celles qui se rattachent à l'anatomie pathologique des articulations. Leur connaissance est très-peu avancée, surtout en ce qui concerne les tumeurs fongueuses et les tissus lardacés ; j'en traiterai avec détail, et, pour résoudre les problèmes que je soulève, je remonterai aux principes les plus généraux de l'anatomie pathologique. Malgré les travaux de Hunter, d'Abernethy, de MM. Gendrin, Velpeau, etc., les phases diverses que suit la lymphe plastique dans son organisation sont encore trop peu connues pour que l'on puisse traiter un des sujets qui s'y rapportent, sans aborder la question dans toute sa généralité.

La lymphe plastique est une matière qui, placée dans des conditions favorables, se pénètre de vaisseaux et suit diverses phases d'organisation. On en choisit, en général, le type dans les fausses membranes sécrétées à la surface interne des séreuses ; là elle est parfaitement distincte des tissus qui la sécrètent, et l'on peut suivre ses changements sans craindre de les confondre avec ceux que subit l'organe sécréteur lui-même. Mais quoique les fausses membranes offrent le type de la matière organisable, je ne la désignerai pas par l'expression de fausse membrane. Cette expression ne réveille qu'une idée de forme, elle peut induire en erreur en laissant croire que la matière organisable est toujours sous forme membraneuse, tandis que souvent on l'observe à l'état d'infiltration ; je me servirai, pour désigner cette matière, tantôt du mot *fibrine*, qui en indique l'élément organisateur, tantôt du mot *lymphe plastique*, qui rappelle qu'elle est formée par un liquide spontanément coagulable.

A l'état de fausse membrane, la matière organisable offre les caractères suivants : elle est molle, d'un blanc jaunâtre, légèrement transparente, sans trace de vaisseaux et formée de parties intimement adhérentes entre elles ; lorsqu'on veut la broyer dans un mortier, ou la déchirer entre les doigts, on ne peut réussir à en former une masse grumeleuse ; ses diverses parties restent adhérentes entre elles, comme celles de la fibrine extraite du sang par le battage. Soumise à l'action de la chaleur et des réactifs propres à constater la présence de l'albumine, elle se comporte comme si elle était imprégnée de sérosité. L'analyse chimique fait mieux connaître, au reste, quelle est sa composition.

Si on lave les fausses membranes avec de l'eau distillée, on en extrait une solution albumineuse, contenant les mêmes principes immédiats que la sérosité, savoir : de l'albumine, de l'extrait aqueux et alcoolique de viande, des chlorhydrates de soude et d'ammoniaque.

La décoction dans l'alcool de la partie épuisée par l'eau froide en extrait une petite quantité de graisse qui a les mêmes caractères que les graisses du sang.

Lorsque l'on a épuisé les fausses membranes par l'eau froide, si l'on fait bouillir la partie restante dans de l'eau, il n'y a point de dissolution ; il en est de même si l'on emploie la macération à froid et à chaud dans l'acool. Cette insolubilité dans l'eau froide, l'eau chaude et l'alcool, de la partie fibreuse solide des fausses membranes, prouve qu'elles sont constituées par la fibrine. Cette conclusion est fortifiée par les observations suivantes.

Si l'on fait macérer une fausse membrane blanche et épuisée par l'eau froide, dans une solution saturée de chlorhydrate de soude, de chlorhydrate d'ammoniaque, d'iodure de potassium, elle se dissout peu à peu, et disparaît enfin complètement au bout de deux ou trois jours. Lorsqu'elle a été dissoute dans ces réactifs, elle ne se coagule pas par la chaleur, elle précipite par la teinture de noix de galle et par les acides ; elle se comporte, en un mot, de la même manière que la fibrine du sang dissoute dans les chlorhydrates de soude et d'ammoniaque et dans l'iodure de potassium.

Il résulte de ces expériences que la matière organisable est composée de sérosité et de fibrine, qu'elle a dès-lors la même composition que la couenne inflammatoire du sang.

Lorsque la lymphe plastique est dans les conditions physiques et chimiques qui permettent son organisation, elle commence à se pénétrer de vaisseaux capillaires remplis de sang rouge, et qui, par leur développement graduel, font passer la teinte jaunâtre qu'elle avait au moment de sa sécrétion à une teinte semblable à celle de la chair musculaire. L'époque où elle est pénétrée de vaisseaux capillaires, où la circulation commence à s'y établir, est celle où sa vie se manifeste. On peut l'étudier distinctement, à cette époque, soit dans les fausses membranes des séreuses, soit à la surface des plaies ; celles-ci se recouvrent dans le début d'une couche de lymphe plastique blanchâtre qui, en se pénétrant de vaisseaux, devient rouge, et présente l'aspect des bourgeons charnus. Dans les cas les plus ordinaires, on voit les fausses membranes ou les bourgeons charnus des plaies se convertir en tissu de cicatrice qui n'est, comme on le sait, que du tissu fibreux.

On peut dans ces cas ordinaires admettre trois périodes dans les phases successives que parcourt la matière organisable. Dans la première elle est blanche, molle et sans vaisseaux. C'est l'état dans lequel elle est sécrétée. Dans la seconde, elle est pénétrée de vaisseaux capillaires. Dans la troisième, elle est devenue celluleuse ou fibreuse; elle peut être aussi cartilagineuse, comme les maladies du périoste en offrent des exemples; mais, qu'on le remarque bien, si les tissus cellulaire, fibreux ou cartilagineux, n'ont pas la même disposition anatomique, ils sont identiques sous le rapport de leur composition. Tous se convertissent en gélatine par leur décoction dans l'eau, et ils ne diffèrent entre eux que comme les diverses formes cristallines d'un sel diffèrent les unes des autres.

J'admets, d'après ces considérations, que les tissus cellulaire, fibreux, cartilagineux, de nouvelle formation, représentent la même période d'organisation de la lymphe plastique; il est seulement à remarquer que lorsque c'est du tissu cartilagineux qui est formé, ce tissu se pénètre de phosphate de chaux, il passe à une quatrième période d'organisation, qui est l'organisation osseuse. Si bien que, dans les cas ordinaires, c'est à sa troisième période que s'arrête la lymphe plastique, c'est-à-dire au tissu cellulaire et fibreux, et qu'elle passe quelquefois à une quatrième, qui est la période osseuse. Ces principes établis, on voit nettement dans quelle limite se trouvent circonscrits les produits que forme la lymphe plastique par son organisation ; il n'y en a pas d'autres que ceux que nous venons de signaler, et l'on voit que pour compléter l'étude de la matière organisable, nous devons la suivre dans ces quatre périodes : 1° celle où elle est sans vaisseaux ; 2° celle où elle est pénétrée de vaisseaux capillaires ; 3° la période où elle s'est convertie en un tissu qui, par sa décoction dans l'eau, fournit de la gélatine ; 4° la période osseuse.

Première période d'organisation de la lymphe plastique. — On sait que, dans l'état normal, le sang tient la fibrine en dissolution ; si, par un procédé quelconque, celui de Muller, par exemple, on sépare les globules rouges et qu'on les laisse en repos, la fibrine se sépare de la sérosité, et forme un caillot de même apparence que la couenne inflammatoire du sang, et de même composition que la lymphe plastique.

Pour comprendre la formation de cette dernière, il suffit donc d'admettre qu'il s'épanche dans la trame des tissus une sérosité fibrineuse, et que, l'épanchement produit, la fibrine se dépose comme elle le fait dans l'expérience précitée. Cette fausse membrane n'a donc pas été séparée du sang à l'état demi-solide où on l'observe, mais elle était primitivement dissoute dans la sérosité, et elle s'en est précipitée en adhérant aux parois de la séreuse dans laquelle elle s'est produite. Il est nécessaire de se rappeler ces faits pour se rendre compte des distinctions que j'ai établies, en regardant l'état où les fausses membranes sont encore sans vaisseaux, comme la première période de leur organisation. Cet état, comme on le voit, n'est pas celui où la sécrétion s'est faite, c'est celui où les molécules se sont associées dans ces rapports déterminés et fixes qui constituent la condition indispensable de toute organisation.

La production de la lymphe plastique est toujours accompagnée de quelques-uns des phénomènes qui caractérisent l'inflammation ; mais, pour la produire, celle-ci ne doit être ni trop faible, car alors il n'y a que sécrétion de sérosité, ni trop intense, car ses produits tendent dans ce cas à devenir purulents. Une bonne constitution tend, du reste, à faire prédominer la matière qui s'organise dans tous les produits de l'état morbide.

Deuxième période d'organisation de la lymphe plastique. — Nous avons vu que cette période est celle où la lymphe plastique est pénétrée de vaisseaux remplis de sang. On a beaucoup discuté sur la question de savoir si ces petits vaisseaux se forment primitivement dans les fausses membranes, et ne se mettent que plus tard en communication avec les tissus vivants, ou s'ils ne sont que la prolongation des capillaires de ces derniers. Ces questions, qui se rapportent à des phénomènes intimes qui échappent à nos moyens d'observation, ne peuvent être résolues avec une précision parfaite. On ne peut que préjuger ce qui a lieu dans ces cas ; il me paraît probable que la formation de ces petits vaisseaux a lieu dans la fausse membrane elle-même, laquelle est douée d'un mouvement spontané d'organisation semblable à celui dont l'œuf est animé pendant l'incubation.

Quoi qu'il en soit, ces petits vaisseaux sont mous ; le sang qu'ils contiennent est rouge, et sa présence apporte un nouvel élément dans la composition de la fausse membrane. Elle ne contient plus seulement de la sérosité et de la fibrine, elle contient de plus de la matière colorante du sang. L'analyse ne m'a pas permis d'y reconnaître d'autres différences.

Troisième période d'organisation de la lymphe plastique. — Je prendrai pour type de cette troisième période celle où il y a formation de tissus fibreux, comme on le voit, par exemple, dans toutes les cicatrices, dans toutes les adhérences des parties molles. Nous voyons bien distinctement dans la cicatrisation des plaies que le tissu fibreux succède à la fausse membrane pénétrée de vaisseaux ; mais cet ordre de succession est le seul phénomène que nous puissions saisir; le mode intime suivant lequel il s'accomplit nous échappe entièrement.

Lorsque le tissu fibreux est formé, une nouvelle composition chimique est produite. Au lieu de trouver, par l'analyse, de la sérosité et de la fibrine, on ne trouve plus qu'un tissu qui fournit de la gélatine par sa décoction dans l'eau ; il ne contient par conséquent plus de fibrine, celle-ci étant insoluble dans l'eau bouillante. La matière colorante du sang a également disparu, et l'on ne reconnaît plus de trace des vaisseaux si apparents à la seconde période.

L'analyse anatomique des fongosités des plaies, à une époque où elles étaient rouges depuis longtemps, et n'étaient pas encore complètement devenues fibreuses, m'a démontré que l'on y trouvait une trame celluleuse au milieu de couches de fibrine encore molles et parcourues de vaisseaux capillaires. L'analyse chimique a fait voir, dans cet état intermédiaire à la deuxième et à la troisième période, les éléments chimiques de la seconde, c'est-à-dire la fibrine et la matière colorante du sang, et les éléments chimiques de la troisième, c'est-à-dire le tissu qui, par sa décoction dans l'eau, fournit la gélatine.

Quatrième période d'organisation de la lymphe plastique. — J'ai dit que cette quatrième période s'observait rarement et qu'elle n'avait lieu que dans les cas où la lymphe plastique avait déjà subi la transformation cartilagineuse. C'est ordinairement au voisinage des os que se produit ce degré d'organisation. Le cartilage se pénètre de phosphate de chaux, la composition chimique change donc, de même qu'elle avait changé à chacune des périodes précédentes.

Altérations que peut éprouver la lymphe plastique à ses diverses périodes d'organisation. — Une fois que la lymphe plastique a revêtu les caractères de l'organisation, elle est sujette à toutes les maladies que peuvent présenter les tissus normaux. L'étude de ces altérations est d'une grande importance, et je ne doute pas que le peu d'attention que l'on a porté aux maladies des produits accidentels, défaut d'attention qui résultait du reste de la connaissance imparfaite que l'on avait de ces produits, n'ait été une des causes les plus puissantes de la confusion qui règne encore dans l'anatomie pathologique.

Les altérations que peut éprouver la matière organisable doivent être étudiées à chacune de ses périodes d'organisation ; elles ont pour résultat commun de détruire l'organisation commencée ou de la fixer à la période où elle se trouve, sans lui permettre un développement plus avancé.

Altérations de la lymphe plastique à la première période de son organisation. — La lymphe plastique, à cette première période, étant extrêmement molle, semblable en quelque sorte à la matière organisable qui forme les premiers rudiments de l'embryon, on conçoit sans peine que les causes les plus légères puissent la détruire, et empêcher son organisation ultérieure.

Ces causes sont physiques ou vitales.

Les causes physiques l'altèrent, en détruisant les rapports qu'ont entre elles ses diverses parties ; telles sont des pressions exercées sur les fausses membranes, des efforts tendant à désunir les deux bords d'une plaie récemment affrontés, les frictions que l'on ne pratique que trop souvent en essuyant la surface des solutions de continuité qui commencent à se recouvrir d'une couche fibrineuse, etc. Toutes ces causes agissent en isolant la lymphe plastique des tissus vivants auxquels elle adhère, et en séparant ses diverses parties les unes des autres. Évidemment, elle ne peut s'organiser après ces altérations, car l'organisation d'un produit accidentel suppose nécessairement qu'il a des rapports fixes avec les tissus vivants, et que ses diverses parties elles-mêmes ont des rapports fixes entre elles. Sans ces conditions, les vaisseaux ne peuvent s'y développer et y apporter le sang.

Lorsque les fausses membranes sont déchirées, elles ressemblent au pus crémeux. Je me suis assuré de ce fait en les broyant dans une petite quantité d'eau ; le liquide était laiteux, et, à la vue, comme à l'analyse chimique, on l'aurait confondu avec la suppuration ; le microscope seul permettait de découvrir la différence en montrant l'absence de globules réguliers dans ce produit artificiel.

Les causes vitales sont beaucoup plus difficiles à apprécier dans leur mode d'action que les causes physiques; un exemple fera comprendre ma pensée à cet égard.

Une plaie est réunie par première intention; l'agglutination s'établit entre ses bords, et pendant plusieurs jours on peut penser que la lymphe plastique, qui établit l'adhésion, va régulièrement s'organiser. Tout-à-coup survient un érysipèle, l'adhésion est rompue et les deux bords de la plaie s'écartent; évidemment la matière organisable a été détruite, elle l'a été par une inflammation, en un mot, par une cause vitale. Sans doute, dans ces cas, l'inflammation produit des sécrétions de sérosité ou des sécrétions de pus qui ont agi en séparant la lymphe plastique des tissus vivants auxquels elle adhérait, et en séparant ses diverses parties les unes des autres. Ce mode d'action, tout probable qu'il est, n'est pas toutefois aussi rigoureusement démontré que celui que nous attribuions plus haut aux causes physiques. Quoi qu'il en soit, on voit que la lymphe plastique peut être arrêtée dans son organisation avant qu'elle ait reçu des vaisseaux, et qu'elle a dès-lors, même à son origine, des altérations semblables à celles des tissus régulièrement organisés.

Altérations de la lymphe plastique à la seconde période de son organisation. — La lymphe plastique, arrivée à la seconde période de son organisation, forme les bourgeons charnus des plaies, les fongosités des articulations, et en général les tumeurs charnues. Ces productions peuvent être altérées de diverses manières. Des causes physiques peuvent les lacérer, les broyer, ce qui arrive, par exemple, dans des frottements trop rudes exercés sur des plaies, dans des mouvements trop prolongés de deux surfaces articulaires l'une contre l'autre. Des altérations inhérentes à la vie peuvent aussi s'y développer; ainsi elles deviennent quelquefois le siége d'une congestion trop active, qui amène la rupture de leurs vaisseaux et un écoulement de sang. Elles peuvent s'infiltrer de sérosité; on les voit alors devenir pâles, molasses et fongueuses. Rien de plus ordinaire, surtout dans les maladies articulaires, que de trouver des fongosités criblées de petites taches blanches sans vaisseaux et dont l'aspect est celui du pus ou des tubercules.

Quelle que soit, parmi les altérations que nous venons de décrire, celle qu'éprouve la matière fongueuse, elle ne suit plus les phases régulières de son organisation, et ne passe pas à l'état fibreux ; si elle a été broyée par une cause physique, elle se désorganise; si elle est infiltrée de sérosité, de pus, ou de matière tuberculeuse, elle reste à cet état où elle constitue les bourgeons charnus des plaies, les fongosités des articulations, elle ne passe pas à la troisième période d'organisation, c'est-à-dire à l'état fibreux, elle est frappée d'un véritable arrêt de développement.

Les causes qui arrêtent ainsi les fongosités dans leur organisation ne sont pas seulement les maladies dont elles peuvent être le siége, ce sont aussi celles des parties qui les entourent; ainsi lorsque des fongosités se sont produites autour de corps étrangers, elles sont frappées d'un véritable arrêt d'organisation, et elles ne suivent leurs périodes qu'après la soustraction de ce corps étranger. On a la preuve de ce phénomène dans ce qui se passe autour des pois des cautères : tant que ceux-ci ne sont pas enlevés, les fongosités persistent indéfiniment; sitôt qu'on les enlève, ces fongosités achèvent de s'organiser, et deviennent fibreuses , même phénomène autour de tous les corps étrangers qui s'introduisent dans les tissus, ou qui s'y forment accidentellement, comme le sont, par exemple, les os nécrosés. Dans l'immense majorité des cas, tant que ces corps ne sont pas éliminés, la matière organisable qui s'épanche autour d'eux reste fongueuse, et ne se convertit pas en tissu de cicatrice.

Altérations de la lymphe plastique à sa troisième et quatrième période d'organisation. — Décrire les altérations de la lymphe plastique à sa troisième période d'organisation, c'est décrire les altérations des tissus fibreux, cartilagineux et osseux de nouvelle formation; mais les altérations de ces tissus accidentels ne différant point de celles des mêmes tissus normaux, je crois inutile de les décrire ici.

La sécrétion de matière organisable indique toujours un effort réparateur, et tout ce que l'on a dit sur la nature médicatrice, sous le rapport de la guérison des maladies locales, se rapporte incontestablement à cette sécrétion ; c'est elle qui, en s'organisant, produit la guérison des solutions de continuité, quelles qu'elles soient, plaies, ulcères, fistules, etc., etc.

Mais pour que cette sécrétion soit réparatrice il faut qu'elle puisse s'organiser jusqu'à l'état fibreux ou à l'état osseux, suivant les tissus où elle est déposée. Le but de l'art, dans le traitement d'une lésion produite par la sécrétion d'une matière organisable, ne doit donc pas être de produire la résorption de cette matière, sauf quelques cas exceptionnels, les taches des yeux, par exemple ; on doit avoir pour but d'en activer l'organisation, en éloignant les causes physiques ou vitales qui empêchent ou ralentissent cette organisation.

Des fongosités et des tissus fibreux, lardacés, cartilagineux et osseux.

Après les considérations générales que nous venons de présenter sur la matière organisable et ses transformations, nous pouvons aborder la question du rôle que jouent dans les lésions articulaires les produits principaux de son organisation ; ces produits sont les fongosités, les tissus fibreux, lardacé, cartilagineux et osseux.

Fongosités. — On donne le nom de *fongosités* à une matière molle, rouge, pénétrée de vaisseaux ; on la trouve presque constamment dans les maladies des articulations désignées jadis sous le nom de *tumeurs blanches* ; tantôt elle est étendue à la surface des synoviales, à laquelle elle adhère plus ou moins, et qui présente alors un aspect velouté ; tantôt elle est accumulée en masse dans le tissu cellulaire et tapisse les trajets fistuleux. Elle est constituée par un produit nouveau déposé au milieu des parties normales. Toujours on peut l'en détacher par la dissection, qu'elle soit étendue sous forme membraneuse ou qu'elle soit infiltrée. En examinant sa structure, on trouve qu'elle est parcourue par un nombre plus ou moins considérable de petits vaisseaux remplis d'un sang rouge et communiquant avec ceux des tissus environnants. Cette première observation prouve qu'elle est organisée.

Si, après avoir amputé une articulation qui contient des fongosités, on détache celles-ci et qu'on les soumette à l'analyse chimique, on les trouve composées de sérosité et de fibrine ;

l'eau froide leur enlève une sérosité contenant, comme celle du sang, de l'albumine et des chlorhydrates de soude et d'ammoniaque. Si, après les avoir épuisées par l'eau froide, on les presse et qu'on les fasse sécher entre des linges, elles se dissolvent comme la fibrine du sang dans les solutions concentrées de chlorhydrate d'ammoniaque, de nitrate de potasse, d'iodure de potassium et de chlorure de sodium. Enfin, lors même qu'on les fait bouillir dans l'eau, elles ne fournissent point de gélatine, à moins qu'on ne les ait pas bien séparées des tissus fibreux, avec lesquels elles peuvent être mélangées.

Ces diverses observations prouvent que les fongosités sont formées par la sérosité et la fibrine pénétrées de vaisseaux, en un mot, qu'elles sont constituées par la lymphe plastique à cet état que j'ai considéré comme la seconde période de son organisation. Si, comme il arrive souvent, elles restent stationnaires, elles sont arrêtées par une cause quelconque dans leur évolution. Dans le cours régulier de celle-ci elles devraient se convertir en tissu fibreux. Cette conversion constitue le mode de guérison qui leur est propre, comme la formation d'une cicatrice est le terme naturel des changements que doivent subir les bourgeons charnus des plaies.

Tissu fibreux. — La production morbide de tissu fibreux s'observe dans toutes les maladies graves des articulations qui tendent à guérir ou qui sont arrivées à la guérison. On trouve ce tissu à la surface articulaire des os privés de cartilages, tantôt passant d'un os à l'autre, tantôt étendu en couche distincte sur l'un d'eux. Quelquefois il unit les deux faces opposées d'une membrane synoviale ; le plus souvent, placé en dehors de l'articulation, il augmente l'épaisseur des ligaments, du périoste et du tissu cellulaire profond ; il forme ainsi une virole qui passe d'un os à l'autre, et en rend les mouvements plus ou moins difficiles. La production accidentelle de tissu fibreux en dedans ou en dehors des articulations, est une des causes principales de ces fixités de rapport entre les os que l'on désigne sous le nom d'*ankylose*.

Tissu lardacé. — Le tissu lardacé, dont je place la description immédiatement après celle du tissu fibreux qui concourt à le former, constitue, avec les fongosités et le pus, la plupart des altérations que l'on a confondues sous le nom de *tumeurs blanches*. Son nom indique son apparence extérieure ; il est blanc, flexible, résiste en général à la pression du doigt. On l'observe ordinairement dans le tissu cellulaire qui entoure les articulations, mais on peut le retrouver, soit dans les ligaments, soit dans les synoviales. Son étude est plus difficile que celle du pus ou des fongosités, car on ne peut le séparer distinctement des tissus cellulaire ou fibreux au milieu desquels il se trouve mélangé. Il est toujours à craindre qu'on ne confonde ce qui lui appartient avec ce qui appartient à ces tissus.

L'examen anatomique n'y démontre qu'un très-petit nombre de vaisseaux. Par la pression entre les doigts ou par la macération dans l'eau froide, on en extrait un liquide incolore, transparent, qui contient tous les éléments de la sérosité, albumine soluble, chlorhydrate d'ammoniaque et de soude.

Lorsqu'on a épuisé le tissu lardacé de la solution albumineuse qu'il contient, une décoction prolongée dans l'eau le convertit partiellement en gélatine, preuve qu'il contient du tissu cellulaire ou du tissu fibreux. Cependant il ne se dissout pas en totalité dans l'eau bouillante, il en reste une portion qui me paraît être de la fibrine ; car si, avant d'avoir fait bouillir le tissu lardacé, on le fait macérer dans une solution saturée de chlorhydrate d'ammoniaque ou de nitrate de potasse, il se dissout en partie, comme le fait la fibrine ; sa dissolution, comme celle de cette dernière, dans les réactifs que je viens d'indiquer, précipite par les acides et la teinture de noix-de-galle.

L'analyse anatomique et chimique du tissu lardacé démontre donc qu'il est formé par des tissus fibreux et cellulaire, dans les mailles desquels est infiltrée de la sérosité et de la fibrine. Si, dans les tissus cellulaire ou fibreux qui entrent dans sa composition, il est des portions qui appartiennent à l'état normal, il en est dont la production est nouvelle : ces cas s'observent lorsque le tissu lardacé forme des masses très-épaisses, très-dures, et que ne pourraient constituer les tissus de la partie où on l'observe. Il est donc formé par de la sérosité, par de la matière organisable pénétrée de vaisseaux, et enfin par du tissu fibreux.

Ces éléments y sont mélangés dans des proportions très-diverses : tantôt c'est la sérosité qui y prédomine, il est alors mou et comme infiltré ; tantôt la fibrine pénétrée de vaisseaux le constitue en certaine proportion, sa consistance diminue alors et il est plus ou moins rouge ; tantôt enfin, le tissu fibreux en forme la plus grande proportion. Dans ce cas, il est blanc, serré, d'une grande résistance.

Le tissu lardacé se rapproche des fongosités en ce sens qu'il est formé par une matière qui s'organise. Mais tandis que, dans les fongosités, cette matière organisable s'arrête à sa seconde période, dans le tissu lardacé elle arrive en grande partie à une organisation complète et définitive, l'organisation fibreuse. En fait, comme en théorie, le tissu lardacé indique un état de la constitution beaucoup moins fâcheux que les fongosités. Une tumeur formée par son association avec des fongosités est d'autant moins grave qu'il y prédomine davantage (1).

(1) S'il m'est permis de signaler ce qui m'appartient dans les recherches que je viens d'exposer sur la matière organisable et sur les diverses phases qu'elle parcourt, je les résumerai dans cette note.

J'ai montré dans la matière organisable, telle qu'on l'observe dans les fausses membranes, non seulement la sérosité et la fibrine que plusieurs auteurs y avaient signalées, mais les matières grasses et les sels du sang. J'ai ajouté aux démonstrations si incomplètes que l'on possédait sur les rapports de la fibrine des fausses membranes et de celle du sang, l'observation que l'une et l'autre se dissolvent à la longue dans des solutions de chlorhydrate de soude et d'ammoniaque, de nitrate de potasse et d'iodure de potassium. La solubilité de la fibrine du sang avait été reconnue dans le chlorhydrate d'ammoniaque par Arnold, dans le chlorhydrate de soude et le nitrate de potasse par Denis.

Quant aux diverses phases que parcourt la matière organisable une fois sécrétée, on s'en était fait une idée juste pour les fausses membranes des séreuses et pour celles qui, sécrétées à la surface des plaies, se convertissent en bourgeons charnus et deviennent la base des cicatrices ; Abernethy, dans son *Traité des tumeurs*, avait bien rattaché les productions nouvelles d'os et de cartilages à celles que peut former la lymphe plastique par son organisation, mais on avait négligé les fongosités et le tissu lardacé. On ne connaissait que leurs caractères physiques ; on n'avait pas pénétré dans leur structure et déterminé leur signification.

En suivant les phases diverses de la lymphe plastique, je suis arrivé à comprendre qu'il pouvait y avoir dans les organisations accidentelles de la vie extra-utérine des arrêts de développement semblables à ceux que l'on a signalés dans

Tissu cartilagineux. — La formation accidentelle de tissu cartilagineux est l'une des plus rares entre celles que l'on observe dans les maladies articulaires. L'exemple le plus connu que l'on en puisse citer est celui des corps étrangers qui, le plus souvent, sont cartilagineux. Nous verrons, dans l'article spécial qui leur est consacré, qu'ils se forment surtout dans le tissu cellulaire lâche, placé au-dessous de certaines parties des membranes synoviales, et qu'on ne doit pas les attribuer à la séparation des cartilages d'incrustation, ou à un épanchement de sang, mais bien à l'organisation de la lymphe plastique.

Le tissu cartilagineux concourt aussi à former certaines tumeurs dures, en partie osseuses, en partie fibreuses, qui se forment quelquefois autour des articulations, et qui donnent à celles-ci un aspect noueux tel, que l'on pourrait croire qu'elles sont affectées de concrétions goutteuses.

Tissu osseux. — La production d'os nouveaux dans les parties molles des articulations s'observe tantôt en dedans, tantôt en dehors des capsules ; en dedans de l'articulation, elle peut unir l'une à l'autre deux surfaces osseuses privées de cartilages. Dans ces cas, la couche de tissu compacte placée au-dessous des cartilages s'absorbe, et les os communiquent entre eux par un tissu celluleux de nouvelle formation. Il y a dans ces cas ankylose osseuse.

J'ai dit que des formations nouvelles d'os se faisaient aussi à l'extérieur des articulations. Ces cas s'observent surtout dans les tumeurs fongueuses et purulentes que l'on appelle en général *tumeurs blanches*. En examinant avec attention celles du genou, j'ai trouvé le périoste qui avoisine l'articulation devenu osseux dans une étendue de 5 à 10 centimètres au-dessus et au-dessous de la jonction des os. Si les parties ossifiées sur le tibia et sur le fémur se fussent confondues l'une avec l'autre, il en serait résulté une virole autour de l'articulation. Cette dis-

la vie intra-utérine, et le lecteur a sans doute remarqué cette conception qui, appliquée aux tumeurs fongueuses, fait si bien comprendre leur point de départ, la sécrétion de lymphe plastique, et le point où elles doivent arriver pour qu'il y ait guérison, c'est-à-dire la transformation en tissu fibreux.

position, que je n'ai jamais observée sur l'homme, est très-fréquente chez les chevaux. En étudiant les maladies des articulations chez ces animaux, avec M. Rey, professeur de clinique à l'école vétérinaire de Lyon, j'ai été frappé de la fréquence des productions osseuses et cartilagineuses autour des jointures malades; tandis que chez l'homme les articulations tuméfiées le sont ordinairement par du pus ou des fongosités, chez les chevaux elles le sont par des os et des cartilages de nouvelle formation; ceux-ci recouvrent les extrémités articulaires, y adhèrent intimement, passent de l'une à l'autre, et forment un cercle épais et solide autour des jointures. Ce qu'il y a de singulier dans ces cas, c'est qu'après avoir coupé ces cercles osseux et cartilagineux, ce qui nécessite le plus souvent l'emploi de la scie, on trouve que la cavité articulaire subsiste encore et que les cartilages sont conservés. Nous reviendrons sur ces faits en traitant de l'inflammation chronique avec induration.

D. *Pus.*

Le pus est un élément anatomique des maladies articulaires, presque aussi fréquent que les fausses membranes et leurs divers produits. On le trouve accumulé en masse, soit dans les cavités synoviales, soit dans le tissu cellulaire environnant; infiltré dans les tissus normaux, ou dans les productions nouvelles de tissus fongueux ou lardacé. Dans des cas nombreux, on le voit s'écouler en dehors, à travers les trajets fistuleux; il a les caractères du pus crémeux dans les abcès chauds, celui du pus séreux dans les abcès froids; il offre, en un mot, dans les articulations les caractères communs et différentiels qu'il présente dans d'autres parties du corps.

Ce n'est pas ici le lieu de l'étudier avec détail, sous le rapport physique et sous le rapport chimique, qu'il me suffise de dire qu'il est formé des mêmes principes immédiats que le sang, moins la matière colorante, et que cependant il est inorganisable, quelles que soient les conditions où il se trouve placé.

Ce n'est que dans des cas exceptionnels qu'il peut être absorbé; encore, lorsque cette absorption paraît avoir lieu, c'est la sérosité, c'est-à-dire l'un de ses éléments, qui rentre seule dans la circulation. Son élimination à travers une ouverture spontanée ou artificielle est le seul mode de guérison sur lequel on puisse compter quand il a été produit (1).

(1) Je me borne à ce peu de mots sur le pus, considéré comme élément des maladies articulaires. Il n'en est pas du pus comme de la matière organisable; les connaissances que l'on possède sur lui sont assez complètes pour que nous n'ayons pas besoin d'en traiter avec détails, je renvoie ceux qui voudraient connaître d'une manière précise ce produit de sécrétion à l'article si remarquable que M. le professeur Frédéric Berard lui a consacré dans le Dictionnaire en 25 volumes.

Qu'il me soit permis de rappeler ici qu'en 1837 j'ai publié, dans la *Gazette médicale*, un Mémoire sur le pus, dans lequel se trouvent exposées plusieurs découvertes qui depuis ont pris rang dans la science. Dans ce Mémoire j'ai fait connaître : 1° les matières grasses et émulsives qui entrent dans la composition du pus; jusqu'alors on avait négligé de tenir compte de ces matières grasses, et cependant ce sont elles qui donnent au pus la plupart de ses propriétés physiques, entre autres, son aspect laiteux, et qui, par leurs diverses proportions, concourent à en former les variétés. Faute de les connaître, on ne pouvait apprécier les rapports et les différences du pus avec le sang. Du moment où il a été prouvé que les matières grasses du pus sont les mêmes que celles du sang, on a fait un pas vers la connaissance de ces rapports, et on est arrivé en partie à cette conclusion que j'ai le premier formulée, savoir : que le pus se compose des mêmes principes immédiats que le sang, moins la matière colorante.

2° Jourdan, Pearson, Gendrin, avaient bien signalé le chlorhydrate de soude dans le pus; Raspail avait bien conseillé d'y rechercher le chlorhydrate d'ammoniaque, mais il n'avait pas constaté la présence de sels. J'ai trouvé par l'observation que certains pus ne contiennent que du chlorhydrate de soude, d'autres que du chlorhydrate d'ammoniaque, quelques-uns l'un et l'autre de ces sels. J'ai fait voir que plusieurs variétés de pus se liaient à ces variétés dans les sels qui s'y trouvent; ces observations, en montrant dans le pus les sels trouvés jusqu'à présent dans le sang, ont contribué à faire saisir les rapports qui existent entre ces deux ordres de liquides, et à détruire l'erreur qui faisait regarder le pus comme un liquide à part, qui n'avait rien d'analogue dans l'économie animale.

Les diverses variétés de pus avaient été établies d'après des caractères purement physiques. J'ai pu faire connaître la raison chimique de ces variétés, et montré, par exemple, la prédominance des matières grasses et de la fibrine dans le pus crémeux, et la faible proportion de ces mêmes principes dans le pus séreux où domine d'une manière si remarquable le chlorhydrate d'ammoniaque.

Enfin, l'on savait bien que le pus décomposé au contact de l'air était alcalin et colorait le diachylon en noir, mais on ne connaissait pas les changements de composition chimique qu'il éprouvait alors. J'ai fait connaître la seule méthode de recherches qui puisse permettre d'apprécier ces changements, l'exposition

E. *Matière tuberculeuse.*

L'on ne trouve que rarement la matière tuberculeuse en masse dans les parties molles des articulations. Lorsqu'elle y existe, elle nage sous forme de grumeaux caséiformes dans le pus que contiennent les abcès froids des synoviales, ou bien elle est infiltrée au milieu des fongosités articulaires. Du reste, les caractères anatomiques et chimiques de la matière tuberculeuse ne diffèrent point, dans les articulations, de ceux qu'on observe dans les autres parties du corps. Là, comme ailleurs, elle a un aspect caséeux, elle est sans vaisseaux, et, à part une moindre proportion d'eau, elle a la même composition que le pus des abcès froids. Comme celui-ci, elle est inorganisable ; les parties qu'elle altère ne peuvent guérir qu'autant qu'elle est éliminée. Dans l'immense majorité des cas, elle tend à se frayer une route au dehors, et détermine l'absorption successive des tissus au milieu desquels elle est placée.

F. *Épanchements de sang.*

Je ne veux point parler ici des épanchements de sang qui surviennent à la suite des contusions ou des entorses ; je n'embrasse point dans cet article l'anatomie pathologique des lésions traumatiques ; je parle des épanchements de sang qui se font spontanément dans les articulations. On les observe dans presque tous les cas où l'on fait l'autopsie des malades affectés d'une dissolution scorbutique du sang ; mais c'est surtout à la suite de l'immobilité prolongée des articulations qu'on a l'occasion de l'étudier. Nous citerons des exemples nombreux de ce genre dans l'article consacré aux effets de l'immobilité. Le sang qu'on trouve dans ces cas est liquide, noir, et ne tend pas à se coaguler ; quelquefois il est infiltré dans le tissu cellulaire exté-

des papiers réactifs à la vapeur du pus. L'application réitérée de cette méthode a démontré dans le pus décomposé, tantôt l'ammoniaque sans acide sulfhydrique, tantôt l'acide sulfhydrique sans ammoniaque, tantôt enfin ces deux principes réunis à l'état de sulfhydrate d'ammoniaque. A l'aide de cette méthode, nous avons pu suivre le pus décomposé jusque dans le sang.

rieur à l'articulation; le plus souvent il est épanché dans la cavité synoviale elle-même.

G. *Sécrétions d'urate de soude et de chaux.*

Une lésion élémentaire bien différente de toutes celles que nous avons examinées jusqu'à présent, est celle des matières salines qui se produisent dans la goutte. Ces matières, qui se présentent sous la forme de concrétions blanches, friables, semblables à du plâtre, sont composées surtout d'urate de soude et d'urate de chaux, ainsi que l'ont démontré les premiers, Tennant et Vauquelin. On peut y trouver des chlorhydrates de soude et de potasse, des carbonates et des phosphates de chaux; mais ces sels y sont en proportion minime, et l'acide urique, combiné avec la soude ou la chaux, en forme toujours la partie fondamentale. On peut les observer dans tous les tissus des articulations, mais c'est surtout dans les ligaments et dans le tissu cellulaire profond qu'ils ont de la tendance à se manifester. Je me borne à indiquer ici ces productions si spéciales par leur aspect physique et par leur composition, j'en traiterai avec plus de détail à l'article consacré à la goutte.

H. *Ulcération.*

L'ulcération des parties molles articulaires ne s'observe qu'à une période avancée de ces maladies. Elle se manifeste surtout par l'établissement de trajets fistuleux; elle n'est jamais primitive, elle succède toujours à d'autres altérations. Les tissus dans lesquels on l'observe ont toujours subi des altérations préalables; ils sont lardacés, fongueux, infiltrés de pus et de tubercules. On doit en admettre autant de variétés qu'il y a de lésions élémentaires qui la précèdent et la préparent.

On trouve presque constamment, dans les parties molles des articulations gravement altérées, des ramollissements et des indurations. Mais ces ramollissements et ces indurations ne peuvent être considérés comme des lésions élémentaires indépendantes de celles que nous avons décrites jusqu'à présent. Elles ne sont qu'un effet tout physique d'autres lésions antécédentes; le sang, la sérosité, les fausses membranes, les fongosités, le pus, les tubercules, ramollissent les tissus dans lesquels ils s'infiltrent. La production accidentelle de tissus fibreux, cartilagineux ou osseux, en augmente la dureté; des résultats plus ou moins variés s'observent sous ce rapport, suivant la proportion des produits morbides qui augmentent la densité et de ceux qui produisent un ramollissement.

Si les ramollissements et les indurations sont des effets de lésions antécédentes, d'autres altérations en sont à leur tour la conséquence, telles sont les luxations spontanées et les ankyloses. Quelle que soit la cause d'un ramollissement, si celui-ci a diminué la force de résistance des liens qui unissent les os entre eux, les causes les plus légères suffisent pour en changer les rapports. Des luxations spontanées se produisent alors; les causes extérieures, comme nous le verrons plus tard, jouent bien un certain rôle dans leur développement, mais elles ne peuvent s'accomplir sans que les ligaments ramollis n'aient cessé de résister au déplacement articulaire. En traitant des formations accidentelles de tissus fibreux, cartilagineux ou osseux, nous avons déjà montré de quelle manière ces tissus concourent à produire des ankyloses par l'induration des parties au milieu desquelles ils se sont organisés.

Association des lésions élémentaires.

Les lésions élémentaires que nous avons décrites jusqu'à présent, sont rarement isolées. L'injection sanguine et la sécrétion de sérosité sont les seules que l'on puisse observer indépendamment de toute autre altération. Le plus souvent elles s'associent entre elles et forment des lésions complexes. Dans les inflammations légères, comme celles que produisent les rhumatismes aigus ou chroniques, on trouve simplement une injection sanguine et une sécrétion de sérosité dans les synoviales; lorsque l'inflammation est plus intense, à ces lésions se joignent des fausses-membranes dans la cavité articulaire, et l'infiltration de sérosité dans le tissu cellulaire environnant.

A l'autopsie des maladies graves et chroniques que l'on a

confondues sous le nom de *tumeurs blanches*, on trouve, en général, du pus, des tubercules, des tissus lardacés, fongueux, des parties ulcérées, etc., etc. Dans les unes, la suppuration prédomine; dans les autres, c'est la matière fongueuse; dans quelques-unes, le tissu lardacé. Comme chacun de ces tissus est complexe et offre des variétés dépendantes de la proportion de ses principes constituants, on conçoit quelles différences anatomiques elles peuvent présenter entre elles. Tant qu'on s'est obstiné à les considérer comme identiques les unes aux autres, ou comme n'offrant que quelques variétés, il a été impossible de les décrire avec précision. La description qui s'appliquait à l'une d'elles ne pouvait s'appliquer aux autres. Ce n'est qu'en partant de la connaissance des lésions élémentaires et en étudiant, dans chaque cas, le mode suivant lequel ces lésions s'associent, que l'on peut sortir de ce chaos.

§ 2. ANATOMIE PATHOLOGIQUE GÉNÉRALE DES EXTRÉMITÉS DES OS.

Les maladies organiques des os sont, à quelques différences près, les mêmes que celles des parties molles, et les détails dans lesquels nous sommes entré sur les altérations élémentaires que ces dernières peuvent présenter dans les articulations, nous permettent d'abréger ce que nous avons à dire sur les mêmes lésions étudiées dans les extrémités osseuses.

Quand on se rappelle combien est encore obscure l'histoire des maladies organiques des os ; combien les expressions de carie, de spina-ventosa, par lesquelles on les désigne, sont mal définies ; combien l'on connaît peu les différences et les rapports qu'elles ont entre elles ou avec les maladies des parties molles, on comprend la nécessité d'examiner avec détails les questions relatives à leur anatomie pathologique.

Nous n'avons pas à nous occuper des maladies de la diaphyse des os longs, ou, en d'autres termes, de celles du canal médullaire et du tissu compacte qui l'entoure. Les lésions du tissu celluleux des os courts et des extrémités des os longs, lesquels concourent à former les jointures, rentrent seules dans le sujet de cet ouvrage.

Parmi les lésions élémentaires que l'on observe dans le tissu celluleux des os, les unes se retrouvent également dans les parties molles : ce sont les congestions sanguines, les sécrétions de matière organisable, le pus, les tubercules, et enfin l'ulcération ; les autres n'ont point été décrites dans l'article consacré à l'anatomie pathologique des parties molles, ce sont les mortifications partielles, et les épanchements d'une matière semi-liquide, rougeâtre dont je ne puis mieux donner l'idée qu'en la comparant à celle que l'on trouve infiltrée dans la rate. A cause de cette ressemblance extérieure et à défaut d'autre nom, je l'appellerai *matière splénique*.

Si je ne connais rien dans les parties molles qui puisse être considéré comme analogue à cette matière dans les os, il serait facile de trouver dans la gangrène de ces parties des maladies analogues à la nécrose. Cependant je n'ai point signalé la gangrène parmi les lésions élémentaires des synoviales et du tissu cellulaire, car ces tissus ne se mortifient point à la suite des infiltrations de pus, de tubercules, tandis que dans les mêmes circonstances, la nécrose est fréquente dans les os et se traduit par des signes évidents.

Quant à la sérosité, elle ne forme jamais dans les os ces épanchements ou ces infiltrations, qui sont fréquents dans les synoviales ou le tissu cellulaire ; elle ne peut y être reconnue que par l'analyse, mélangée à d'autres produits, les fongosités ou le pus, par exemple.

Je suis entré dans ces considérations pour montrer que quoique spéciales sous plusieurs rapports, les lésions élémentaires des os sont moins différentes qu'on ne pourrait le penser, de celles des parties molles, et que les études que nous avons faites sur ces dernières nous dispensent d'entrer à leur sujet dans d'aussi longs développements.

A. *Congestion sanguine dans les os.*

La congestion sanguine des os n'a point encore été l'objet d'études spéciales : pouvant affecter le tissu osseux aussi bien que les parties molles, elle est ordinairement réunie à d'autres lésions, telles que la sécrétion de la matière organisable, la production des fongosités.

B. *Lymphe plastique, et produits de son organisation dans les os.*

La sécrétion de lymphe plastique est l'une de celles qui jouent le rôle le plus important dans les maladies organiques des os; cette matière et les produits de son organisation forment une grande partie des altérations qu'on y observe à l'état chronique. Nous avons vu plus haut que lorsqu'elle est sécrétée dans les parties molles, elle peut offrir trois périodes distinctes depuis sa sécrétion jusqu'à son organisation complète : dans la première, elle a la même composition chimique que la couenne inflammatoire du sang; dans la seconde, elle est pénétrée de vaisseaux capillaires; dans la troisième, elle est formée par un tissu qui, soumis à la décoction dans l'eau, se convertit en gélatine, et qui a l'apparence celluleuse ou cartilagineuse. Ces transformations se retrouvent également dans les os, avec cette différence, que dans la période où la matière organisable peut fournir de la gélatine par sa décoction dans l'eau, elle a presque constamment une forme cartilagineuse, et qu'elle ne s'arrête pas à cette période de son organisation. En suivant ses phases naturelles d'évolution, le cartilage se pénètre de phosphate de chaux et se convertit en os.

Tous les états de la lymphe plastique organisée peuvent s'observer dans les extrémités articulaires des os. Blanche et sans vaisseaux, elle est quelquefois mélangée à des fongosités; devenue fongueuse, elle forme les altérations que l'on a décrites sous le nom de *spina ventosa;* arrivée à l'état cartilagineux ou osseux, elle constitue le cal et les diverses variétés d'exostoses. Cependant parmi ces états il n'en est que deux sur lesquels il soit nécessaire de s'arrêter, parce que ce sont les seuls qui s'observent fréquemment et dont la connaissance soit indispensable pour bien comprendre les lésions organiques du tissu celluleux des os : ce sont les productions de fongosités et celles de matière osseuse.

Les fongosités s'observent tantôt à la surface, tantôt dans l'épaisseur des os. Dans le premier cas, fréquent surtout lorsque les cartilages d'incrustation ont été absorbés, elles les recouvrent d'une couche rouge, veloutée, et dont l'épaisseur est ordinairement de 3 à 4 millimètres. Dans le second, tantôt elles s'accumulent en masse, déterminent l'absorption des cellules au milieu desquelles elles sont placées, distendent et ulcèrent le tissu compacte et donnent lieu à la lésion connue sous le nom de *spina ventosa*, tantôt elles s'infiltrent dans les cellules. Les os ainsi infiltrés de matière fongueuse sont extrêmement mous; on peut les couper avec le bistouri; en les pressant entre les doigts, on les fait fléchir comme une éponge, et l'on en exprime une matière rouge, charnue, que j'ai trouvée, comme celle des parties molles, composée de fibrine, de sérosité et de petits vaisseaux. En faisant brûler les portions osseuses qui en sont infiltrées on trouve à peine dans le produit de la calcination quelques traces des lamelles osseuses; celles-ci ont presque complètement disparu, et les cavités qu'elles laissent entre elles sont très-agrandies.

La matière osseuse de nouvelle formation, que nous considérons comme la dernière des phases qu'atteint la lymphe plastique en s'organisant, s'observe souvent dans les maladies organiques des articulations; autour des extrémités osseuses, elle peut former une sorte de virole semblable à celle qui, à la suite des nécroses, entoure le corps des os longs, et quelquefois, quand une vertèbre est détruite, elle forme au devant du rachis des espèces de ponts qui réunissent les deux vertèbres restées saines.

Rien de plus ordinaire que de la voir infiltrée en quelque sorte dans le tissu celluleux, consécutivement à des sécrétions de pus ou de tubercules. Les os, dont l'intérieur est ainsi le siége d'une production osseuse nouvelle, sont durs, comme éburnés, et il semble que toutes leurs cellules ont disparu. C'est bien à tort que l'on a considéré cet état comme dépendant de l'infiltration de pus ou de tubercules; il peut coexister avec cette infiltration, mais il est d'une nature toute différente.

C. *Pus dans les os.*

Les caractères physiques et chimiques du pus que l'on retrouve dans les os sont les mêmes que ceux du pus qui se forme dans les parties molles ; c'est à tort que quelques auteurs ont cru que la faculté de colorer en noir les sels de plomb pouvait servir à le distinguer. Cette faculté appartient à tous les pus qui en se décomposant produisent de l'hydrogène sulfuré, quelle que soit leur origine. Si une observation superficielle a pu faire croire qu'elle est propre à la suppuration osseuse, c'est que la décomposition putride se fait surtout dans les abcès profonds, et que ceux qu'entretiennent des maladies des os ont en général ce caractère.

Le pus des os peut être le résultat d'une inflammation aiguë. Le plus souvent sa sécrétion se fait lentement et sous l'influence d'une altération constitutionnelle. Il est alors infiltré dans les cellules osseuses ; il produit l'une des variétés les plus graves et les plus fréquentes des lésions que l'on a confondues sous le nom de *carie*.

D. *Tubercules des os.*

Les tubercules, comme le pus, ont dans les os les mêmes caractères physiques et chimiques que dans les parties molles. On les trouve infiltrés dans les cellules osseuses, ou accumulés en masses ; c'est surtout dans les corps des vertèbres et dans les extrémités osseuses qui concourent à former l'articulation du coude et celle du genou, qu'on a l'occasion de les observer. A l'article consacré aux maladies de la colonne vertébrale, j'étudierai surtout les désordres physiques qu'ils peuvent entraîner.

E. *Matière splénique dans les os.*

Lorsque l'on examine les os de certains scrofuleux, même dans les parties où ils ne sont le siége d'aucune lésion apparente, on trouve leur canal médullaire et tous leurs tissus spongieux remplis d'une bouillie rougeâtre, parfaitement semblable, sous le rapport des apparences extérieures, à la matière qui remplit les cellules de la rate. Le tissu compacte des extrémités est si mince que, même chez des enfants de dix ans, il fléchit sous la pression du doigt, et qu'on le coupe sans peine avec un scalpel. Lorsqu'on y a fait une perforation, le doigt se promène aisément dans tout l'espace qu'il circonscrit, et l'on peut à son aide enlever toute la bouillie rougeâtre, et toutes les cellules de l'extrémité de l'os, de manière à le réduire à une coque osseuse extrêmement mince. Cet état s'observe tantôt dans quelques os seulement d'un membre, tantôt dans tous les os du sujet. M. Nichet est le premier auteur, à ma connaissance, qui l'ait décrit. (2e Mémoire sur le mal vertébral de *Pott*, *Gazette médicale*.)

Les os ainsi infiltrés de matière splénique peuvent s'ulcérer, et l'on a alors sous les yeux l'une des variétés de maladie qu'on a décrite sous le nom de *carie*; l'os n'est infiltré ni de pus, ni de tubercules, ni de fongosités, comme dans les cas qui nous ont occupé jusqu'à présent; il est rempli de cette matière rougeâtre. Souvent alors ses cellules sont épaissies, et si les trajets fistuleux pénètrent jusqu'à lui, quelques-unes de ses parties prennent une teinte noire.

F. *Ulcération des os.*

L'ulcération des os, comme celle des parties molles, est toujours consécutive; elle ne succède jamais à des sécrétions de lymphe plastique qui s'organisent régulièrement jusqu'à l'état de tissu fibreux, cartilagineux ou osseux. On ne la voit survenir qu'après les sécrétions de matière qui ne s'organisent pas, comme le pus et les tubercules, ou après la sécrétion des matières qui s'organisent incomplètement, comme les fongosités. Tandis que dans les parties molles, l'ulcération paraît surtout se faire par une absorption interstitielle; dans les os, l'ulcération se fait surtout par la mortification et l'élimination des parties mortifiées.

On peut se demander s'il existe des ulcérations indépendantes de toute suppuration, je crois qu'on peut répondre par l'affirmative; car, rien de plus ordinaire que de trouver des os dont les cellules ont disparu, et dont le tissu compacte s'est ulcéré après la formation de simples fongosités dans leur épaisseur.

G. *Nécrose.*

La mortification des os, comme leur ulcération, est toujours consécutive à d'autres maladies. Je suis incertain sur la question de savoir si elle peut succéder à une infiltration de matière fongueuse. Il arrive souvent qu'en disséquant des phalanges de doigts infiltrés de fongosités, on trouve des fragments d'os nécrosés sans qu'il y ait cependant de suppuration; mais je n'ai pas souvenir d'avoir vu de ces cas, sans qu'il n'y eut en même temps des trajets fistuleux, et il est probable qu'alors la suppuration avait été éliminée. Ce sont surtout les sécrétions de pus ou de tubercules qui entraînent les nécroses à leur suite. Les os infiltrés de ces matières ne tardent pas à se mortifier, probablement parce que le pus ou le tubercule isole la substance osseuse de ses vaisseaux nourriciers. Lorsqu'ils sont nécrosés, on les trouve tantôt isolés des parties environnantes, tantôt confondus avec elles; dans ce dernier cas, qui s'observe ordinairement chez les malades faiblement constitués, les altérations diminuent graduellement et d'une manière insensible, des parties où le mal est au plus haut degré jusqu'à celles où l'os a conservé sa structure normale.

Cette absence de ligne de démarcation entre la partie morte et la partie vivante, montre une réaction insuffisante et doit conduire à peu compter sur les efforts de la nature.

Lorsque les parties osseuses qui sont infiltrées de pus, sont nettement séparées des os environnants, la portion où s'est opérée l'infiltration purulente ne présente aucune trace de vaisseaux. Une matière rougeâtre, fongueuse, s'est formée autour d'elle et l'isole. Cette séparation spontanée permet d'espérer la guérison naturelle qui se fait par l'élimination du séquestre osseux, et elle encourage les tentatives de l'art, qui ont pour but l'extraction de ce séquestre.

Comme l'ulcération et la nécrose, le ramollissement et l'induration succèdent toujours à des sécrétions nouvelles dans les os, et à l'organisation plus ou moins avancée de celle de ces sécrétions qui peuvent devenir vivantes. *A priori*, l'on est conduit à penser que la sécrétion de pus, de tubercules, la production de fongosités, doivent être une cause de ramollissement. Car ces matières, dilatant les cellules où elles sont contenues, et faisant plus ou moins prédominer les parties molles sur les parties dures, doivent diminuer la résistance de l'os. On est de même disposé à croire que le passage à l'état osseux de la lymphe plastique déposée dans les os, doit en augmenter la densité et la cohésion. Enfin, l'on peut prévoir que si, avec une sécrétion de pus, il s'en produit une de matière qui devienne osseuse, on peut avoir divers résultats sous le rapport de la résistance des os; cette résistance diminuera si le pus prédomine; elle augmentera si c'est la matière osseuse qui est en plus grande proportion.

Les faits me semblent parfaitement conformes à ces inductions *à priori*, et ils confirment tout ce que l'on peut prévoir d'après les théories que j'expose. Dans quelques cas, les os infiltrés de pus sont beaucoup plus friables que dans l'état normal. Leurs cellules sont agrandies, et les parois de plusieurs d'entre elles absorbées; si on les brûle, on trouve que la masse de phosphate calcaire qu'ils contiennent est diminuée. Dans d'autres cas, au contraire, les os infiltrés de pus sont plus résistants que dans l'état normal, les parois de leurs cellules semblent épaissies, et lors même que la lame compacte a été enlevée, le stylet n'y pénètre qu'avec une extrême difficulté. Il m'a paru que le premier de ces états s'observait surtout chez des malades profondément détériorés, et le second chez ceux qui conservaient un reste de vigueur, et chez lesquels il se manifestait de la réaction.

Evidemment, chez les premiers, il n'y a eu que sécrétion de pus, sans production de la matière organisable qui se convertit en os; tandis que chez les seconds, il y a eu formation d'une substance interstitielle qui, se convertissant en matière osseuse, a produit l'induration. Lorsqu'à la suite de la sécrétion des tubercules, on observe également de l'induration, il ne faut pas l'attribuer à la matière tuberculeuse elle-même, mais bien à la sécrétion d'une matière organisable qui suit régulièrement ses périodes jusqu'à l'état osseux.

A l'aide de ces considérations, on peut résoudre la question si vivement agitée dans ces derniers temps, de savoir si les tubercules ramollissent ou s'ils indurent les os au milieu desquels ils se sont infiltrés.

Association des diverses lésions élémentaires dans les extrémités osseuses.

Ce n'est pas ici le lieu de décrire toutes les variétés d'altérations qui peuvent résulter des combinaisons diverses des lésions élémentaires des os. Nous aborderons ce sujet en traitant de chacune des maladies articulaires en particulier ; je me contenterai de citer ici quelques exemples pour donner une idée du mode suivant lequel les diverses altérations peuvent s'enchaîner entre elles.

Si du pus s'infiltre dans le tissu celluleux d'un os, autour de la partie où s'est faite l'infiltration de cette matière incapable de s'organiser, il se manifeste une réaction, et, sans doute, à la suite d'un épanchement de lymphe plastique qui s'organise, les cellules environnantes se remplissent de matière osseuse et s'indurent ; cependant, la partie infiltrée de pus, privée de ses vaisseaux, se mortifie et forme un séquestre. Autour de ce séquestre, si la réaction est convenable, l'on voit se former une couche de fongosités ; quelques portions d'os s'ulcèrent, et à travers ces ulcérations, les parties nécrosées s'échappent par fragments ; de sorte qu'à la suite d'une suppuration interstitielle, on voit se produire des fongosités, des ossifications, des nécroses et des ulcérations, altérations qui s'enchaînent les unes aux autres dans un ordre parfaitement régulier.

A la dissection, on trouve toutes ces lésions réunies ; leur interprétation offre peu de difficultés, si l'on emploie une méthode analytique ; elle est impossible, si l'on se demande, comme on le fait tous les jours : est-ce une nécrose, une carie, un spina-ventosa? et qu'on veuille trouver l'une ou l'autre de ces lésions, à l'exclusion des autres.

De la carie.

Les altérations des os, dont nous venons d'indiquer les principaux éléments et qu'on observe surtout dans les maladies scrofuleuses des articulations, ont été décrites par les auteurs classiques sous le nom de *carie.* On a confondu , sous cette dénomination, les états les plus divers; on a cherché à éviter la confusion en décrivant à part les tubercules des os et en les distinguant des autres lésions organiques de ces tissus ; mais ce n'est là qu'un premier pas de fait. Le mot de *carie* comprend encore toutes les vermoulures et les ulcérations des os, consécutives aux infiltrations de pus , de tubercules et de matières spléniques. Il est évident que, dans cet état, il est impossible de les décrire ou de formuler une opinion sur elles. Ce qui est vrai pour quelques-unes de leurs espèces, n'est pas vrai pour les autres.

Cette confusion de tant de lésions distinctes, sous le nom de *carie,* fait que les travaux des auteurs sur ce sujet échappent à l'analyse et à la discussion ; il est possible cependant d'examiner la valeur de quelques-unes des opinions qu'ils ont émises sur la nature de cette altération. Pour les uns , la carie est la vermoulure des os; pour les autres, c'est leur ulcération; pour ceux-ci, c'est une gangrène par petits fragments; pour ceux-là, une inflammation.

Au premier abord, on a peine à comprendre de telles divergences ; mais l'étonnement cesse, lorsque l'on remarque que chacun de ces auteurs a vu réellement l'une des faces de la question, mais qu'il a négligé les autres. Au lieu de considérer la carie comme une maladie formée par une succession, un enchaînement de phénomènes distincts , ils n'y ont vu qu'un seul phénomène. Pour nous qui nous plaçons à un point de vue différent, nous reconnaissons volontiers que chaque auteur a reconnu une partie de la vérité, mais qu'aucun d'eux n'embrasse la vérité tout entière.

Sachant que la sécrétion du pus est une suite fréquente de l'inflammation, et que cette sécrétion de pus est souvent le point de départ des maladies qu'on désigne sous le nom de carie, nous comprenons qu'on ait rapporté ces maladies à une inflammation.

Comme on observe à la suite de cette sécrétion purulente une mortification des os qui se détachent le plus souvent par parcelles, nous nous rendons compte de l'idée des auteurs qui ont défini la carie une nécrose partielle. Comme l'élimination de ces parties mortifiées entraîne une perte de substance, nous nous expliquons pourquoi l'on a vu dans la carie une ulcération des os. Enfin, comme après avoir incinéré des os infiltrés de pus, on les trouve plus poreux, plus légers que dans l'état normal, nous comprenons sans peine pourquoi quelques auteurs ont regardé la carie comme une vermoulure des os.

Tout en nous empressant de reconnaître ainsi ce qu'il y a de vrai dans chacune de ces opinions, ne devons-nous pas les regarder toutes comme incomplètes et n'exprimant qu'une des périodes de la maladie ?

Un fait général me frappe dans toutes ces opinions : c'est que tandis que nous tenons surtout compte, dans nos études d'anatomie pathologique, de la sécrétion qui s'est faite dans le tissu celluleux des os, il ne s'agit dans les auteurs que de vermoulure, d'ulcération, de nécrose partielles. Cette différence dépend surtout de ce que nous décrivons les maladies des os avec les éléments que nous ont fournis la dissection et l'analyse chimique; tandis que les auteurs qui ont conservé le mot de carie ont fait leurs observations au lit du malade. Là, on juge de l'état des os par les petits fragments osseux qui peuvent s'échapper à travers les trajets fistuleux; de là l'idée de nécrose partielle. On en juge également à l'aide du stylet, qui ne fait pas reconnaître quels sont les produits infiltrés, mais à l'aide duquel on peut juger si un os est rugueux à sa surface, c'est-à-dire ulcéré; s'il est poreux, s'il se laisse pénétrer facilement, s'il a éprouvé une espèce de vermoulure. Je ne veux pas dire pour cela que Jean-Louis Petit ou Boyer n'aient tenu compte que des observations cliniques (1); mais il est de fait que rien dans leurs écrits n'indi-

(1) Lobstein, dans le deuxième volume de son *Anatomie pathologique*, a traité

que une étude attentive de la structure anatomique des os malades.

Après avoir cherché à faire comprendre comment on doit interpréter ce qu'ont écrit les auteurs classiques sur la carie, je crois devoir aussi examiner une des questions relatives à cette maladie, qui les a le plus préoccupés : je veux parler de la différence de la carie et de la nécrose. Au premier abord, on ne comprend pas bien quel est le problème que l'on veut résoudre en cherchant quelles sont ces différences, et la question n'est guère plus claire lorsque, étudiant avec attention ce qu'écrivent Boyer et Sanson, par exemple, on voit qu'ils comparent la carie du tissu celluleux des os courts avec la nécrose du tissu compacte du milieu des os longs. Le problème ainsi posé est, toutefois, assez facile à résoudre, en appliquant la connaissance des lésions élémentaires des os et du mode suivant lequel ces lésions s'enchainent.

La carie des extrémités des os et la nécrose de leur partie moyenne, succèdent ordinairement à la suppuration ; dans le premier cas seulement, celle-ci est produite dans le tissu celluleux ; dans le second, dans le canal médullaire. Quel que soit celui de ces deux tissus qu'elle occupe, elle entraine la mortification des parties osseuses au milieu desquelles elle se produit. Autour de ces parties mortifiées, il se fait des sécrétions de matière organisable, dont une partie se convertit en os et dont l'autre reste à l'état de fongosité ; des sécrétions de pus, et enfin des ulcérations à travers lesquelles ce dernier liquide s'écoule.

S'il existe ainsi de grandes analogies entre les suites des suppurations du canal médullaire et celles des tissus celluleux, on

avec détail des altération des os, mais il ne me paraît pas avoir éclairé la question. Il admet un état dans lequel les cellules osseuses sont agrandies et leurs parois devenues plus minces (*osteo porose*) ; un autre état où les os sont devenus plus durs et plus denses (*osteo sclerose*). Il fait une classe à part de la fragilité, du ramollissement des os, en un mot, il ne tient compte que des changements très-secondaires qu'éprouvent les parties osseuses, et il néglige les sécrétions qui se font dans leur épaisseur. Sa classification me paraît reposer tout entière sur l'observation des pièces sèches que l'on trouve dans les cabinets d'anatomie pathologique.

ne peut méconnaître les différences qui les séparent. Ainsi, les parties mortifiées autour du canal médullaire en suppuration, sont solides comme le tissu compacte lui-même ; celles qui se forment dans le tissu celluleux sont poreuses et formées de petites parcelles comme ce tissu. Enfin, autour des mortifications qui succèdent aux maladies de la membrane médullaire, le périoste sain s'ossifie ; tandis que dans les maladies du tissu celluleux, le périoste étant altéré, ne s'ossifie qu'à une certaine distance de la lésion principale.

Je me borne à ces rapprochements. Les exemples que j'ai cités suffisent pour faire voir comment, en adoptant la méthode que je conseille, on trouve les solutions les plus claires, les plus satisfaisantes, à des difficultés insurmontables, tant qu'on se borne à diviser les maladies des os en carie et en nécrose, et que l'on s'obstine à comparer des choses qui ne sont nullement comparables entre elles.

Après les membranes synoviales, les os sont de tous les tissus articulaires, ceux qui sont le plus souvent le siége primitif du mal. Lorsqu'une lésion a débuté par leur tissu celluleux, tantôt elle se propage à l'extérieur du côté du périoste, tantôt elle s'étend du côté des articulations aux cartilages et à la membrane synoviale. Ce dernier mode de propagation est le plus rare. Le premier est le plus fréquent, ce qui explique l'indépendance si souvent observée entre les maladies du tissu celluleux des os et celles des surfaces articulaires. Quand les os sont infiltrés de pus ou de tubercules, la suppuration gagne de proche en proche, depuis le siége primitif du mal jusqu'à la peau, et il s'échappe par des trajets fistuleux. L'état des tissus qui entourent ces trajets fistuleux varie suivant diverses causes, et particulièrement suivant la vigueur des malades. Chez ceux qui sont bien constitués, il se forme surtout des sécrétions qui s'organisent régulièrement, et les parties molles sont indurées par des tissus fibreux, fibro-cartilagineux et même osseux. Lorsque la constitution est moins bonne, chez les scrofuleux sanguins, par exemple, les tissus que nous venons d'énumérer sont en moindre proportion, et on les trouve mélangés de fongosités et de tissus lardacés. Enfin, lorsqu'il existe une profonde détérioration de l'économie, une diathèse purulente ou tuberculeuse, l'on ne voit point de productions nouvelles autour des trajets fistuleux. Leur surface interne est seulement recouverte d'une légère couche fibrineuse, infiltrée de suppuration. Cette absence de réaction conduit à porter un pronostic grave.

§ 3. ANATOMIE PATHOLOGIQUE DES CARTILAGES D'INCRUSTATION.

Avant d'aborder le sujet spécial de cet article, nous devons examiner deux questions préalables :

1° La membrane synoviale tapisse-t-elle la surface libre des cartilages d'incrustation ?

2° Ces cartilages doivent-ils être assimilés aux tissus vivants ou à ceux qui ne jouissent pas de la vie, comme les ongles, les poils, et, en général, les productions épidermiques ?

Bichat admettait que les membranes synoviales formaient des sacs sans ouverture, et qu'elles tapissaient les cartilages aussi bien que la surface interne des capsules fibreuses. Cette opinion est généralement abandonnée aujourd'hui, et l'on pense, depuis les travaux de MM. Gendrin, Cruveilhier et Velpeau, que la membrane synoviale, arrivée au pourtour des cartilages, se comporte comme la peau par rapport aux ongles ; elle recouvre une petite portion de leur circonférence, et après s'être repliée sur elle-même, elle se continue avec le tissu cellulaire placé entre eux et les os. Cette disposition de la membrane synoviale me paraît un fait incontestablement acquis à la science. Les dissections les plus attentives ne permettent pas de suivre cette membrane au-delà de deux à trois lignes sur la face libre des cartilages ; jamais on ne la voit se prolonger sur ces tissus, lors même que ses vaisseaux sont très-dilatés et très-apparents. Ces preuves, empruntées à l'anatomie normale et à l'anatomie pathologique, sont convaincantes ; les expériences sur les animaux vivants donnent cependant des résultats plus propres encore à lever tous les doutes. Lorsqu'à l'exemple de M. Cruveilhier qui, le premier, a institué ces expériences, on pratique une désarticulation sur un animal vivant, on voit la synovie suinter, sous forme de gouttelettes, de toute la surface interne de l'articulation, à l'exception de celle qui est occupée par les cartilages. La synoviale, dès qu'on l'a essuyée, se recouvre d'un liquide séreux et transparent; les cartilages restent constamment secs; et tandis qu'au bout de peu de temps, la première devient extrêmement rouge, les seconds conservent leur blancheur, jusqu'à ce qu'ils aient disparu. Evidemment, s'ils étaient recouverts de la synoviale, leur surface libre laisserait suinter de la sérosité et s'injecterait de sang, ainsi que le font toutes les parties molles de l'articulation. Dans plusieurs expériences que j'ai répétées sur des chiens, avec M. Rey, professeur de clinique à l'école vétérinaire de Lyon, nous avons vérifié la justesse des faits annoncés par M. Cruveilhier.

La question de savoir si les cartilages sont vivants, et s'ils doivent être assimilés ou non aux productions épidermiques, est plus litigieuse que celle que nous venons d'examiner. Sa solution en faveur de l'idée que les cartilages sont analogues aux ongles est cependant déjà rendue probable par ce fait qu'ils ne sont recouverts d'aucune membrane, et que, comme les ongles et les dents, ils sont destinés à protéger certains organes et à les défendre des effets du frottement. L'étude attentive de leur structure, des phénomènes qu'ils présentent à diverses époques de la vie, et enfin les expériences sur les animaux vivants s'associent pour faire penser qu'ils ne doivent point être confondus, ainsi que le faisait Bichat, avec les cartilages des côtes, du larynx, etc. Ces derniers sont parcourus par des vaisseaux, et avec les progrès de l'âge ils passent fréquemment à l'état osseux. Dans les cartilages d'incrustation, on ne peut reconnaître aucun vaisseau, et l'on n'observe jamais aucune trace d'ossification. Cependant, si l'on examine avec soin leur structure, on reconnaît qu'ils sont formés de fibres juxtaposées, intimement unies entre elles et insérées perpendiculairement sur la surface des os. Cette structure est analogue à celle des ongles et de l'émail des dents.

Nous avons vu plus haut que, mis à nu par une désarticulation, ils ne s'injectent point de sang. Ils sont soulevés par des bourgeons charnus, et après s'être graduellement amincis, ils finissent par disparaître. Ces changements sont bien différents de ceux qu'éprouvent à l'air les cartilages costaux dénudés. Ceux-ci s'enflamment et se recouvrent directement de bourgeons charnus, ou bien ils se nécrosent, et la partie mortifiée se sépare des portions restées vivantes. Jamais ils ne disparaissent par absorption.

Les faits d'anatomie pathologique sont peut-être moins concluants que les expériences sur les animaux, pour démontrer l'absence de vie dans les cartilages d'incrustation. Ceux que l'on observe le plus fréquemment, et dont l'existence est la plus certaine, sont toutefois favorables, ainsi qu'on va le voir, à l'idée que conduisent à admettre les autres méthodes d'exploration.

Les lésions des cartilages d'incrustation jouent un grand rôle dans les maladies articulaires, elles y sont très-fréquentes, et plus que toute autre peut-être, contribuent à leur donner le caractère qui leur est propre. Je serais porté à croire qu'elles sont aux maladies des articulations, ce que sont les lésions des dents aux maladies de la bouche. Elles peuvent les produire, elles les entretiennent et les rendent douloureuses.

Quoi qu'il en soit, les lésions élémentaires que l'on observe le plus souvent et le plus incontestablement dans les cartilages, sont : 1° l'ulcération; 2° la disgrégation; 3° le décollement; 4° le gonflement; 5° le ramollissement.

On ne retrouve plus ici les lésions élémentaires que nous avons décrites comme appartenant aux parties molles, telles que les sécrétions de pus et de tubercules; et, faute de connaître la structure intime des altérations que peuvent éprouver les cartilages, nous parlons de ramollissement, de gonflement qui ne sont évidemment que secondaires. Mais pour ne pas sortir de la limite des faits bien observés, nous sommes obligés de nous en tenir à ces apparences extérieures.

Ulcération des cartilages.

L'ulcération des cartilages est, de toutes les lésions que peuvent éprouver ces tissus, celle qu'on observe le plus fréquemment; tantôt cette ulcération est complète, et les extrémités des os se montrent à découvert; tantôt elle ne comprend qu'une partie de l'épaisseur du cartilage. Dans ces cas, c'est la face adhérente ou la face superficielle qui a éprouvé une solution de continuité.

Le frottement n'est pas nécessaire pour que les cartilages disparaissent, et ce n'est pas à une dissolution chimique qu'il faut attribuer leur destruction. On en a la preuve dans les désarticulations que l'on pratique sur les animaux vivants. Les cartilages mis à nu dans ces expériences s'amincissent peu à peu, de manière à laisser voir de plus en plus distinctement les bourgeons charnus qui sont placés au-dessous d'eux, et finissent ensuite par disparaître tout-à-fait.

A la place des cartilages complètement absorbés, l'on trouve tantôt des bourgeons charnus, tantôt une couche de tissu fibreux qui peut être parfaitement lisse. Dans les cas où le mouvement des articulations se rétablit, bien que l'on ait eu lieu de croire à une absorption des cartilages, il est probable que ceux-ci ont été remplacés par cette couche fibreuse de nouvelle formation; il n'y a aucune raison de croire qu'ils peuvent se reproduire, quand une fois ils ont été absorbés.

Disgrégation des cartilages.

J'ai dit plus haut que les cartilages étaient formés de fibres adhérentes entre elles, et insérées perpendiculairement à la surface des os. On peut reconnaître aisément cette disposition, en détachant l'extrémité articulaire d'un os par un trait de scie qui passe à une ligne au-dessus du cartilage; que l'on casse la lamelle ainsi détachée, et l'on reconnaîtra distinctement les fibres juxta-posées du cartilage d'incrustation. Ces fibres peuvent se séparer les unes des autres, cesser de former un faisceau, se disgréger, en un mot. Cette altération s'observe, soit à l'état aigu, soit à l'état chronique; à l'état aigu, elle a été observée pour la première fois à ma connaissance, dans le rhumatisme articulaire aigu, par

M. Rodet, ancien interne des hôpitaux de Lyon, actuellement chirurgien en chef de l'Antiquaille. On l'observe fréquemment dans les maladies chroniques des articulations, et spécialement dans celles que produit l'immobilité. La surface des cartilages est alors inégale, et l'on peut en séparer les fibres qui les composent. Toujours, dans ces cas, la teinte blanche, qui appartient à l'état normal, disparaît et est remplacée par une teinte plus ou moins jaunâtre.

Décollement des cartilages.

Le décollement des cartilages s'observe dans des conditions aussi variées que les lésions dont la superficie des os peut être affectée; mais les deux états que j'ai remarqués spécialement sont le décollement par des fongosités développées entre les os et les cartilages, et le décollement par la suppuration ou par du sang placé entre ces deux parties; l'accumulation du pus acquiert quelquefois un volume considérable, et éloigne le cartilage de plusieurs millimètres de l'os. Souvent, dans ce décollement, l'on ne trouve aucune lésion à la surface libre du cartilage.

Gonflement des cartilages.

Jusqu'à ces dernières années l'on admettait le gonflement des cartilages comme une altération fréquente, et qui pouvait aller jusqu'à une augmentation de volume assez considérable pour remplir en partie la cavité cotyloïde. Larrey, Boyer, admettaient la possibilité d'un pareil gonflement. Des dissections attentives ont été loin de confirmer ces présomptions; elles ont prouvé que le gonflement des cartilages est très-rare et qu'il ne va jamais jusqu'à en doubler l'épaisseur. On l'observe surtout dans les articulations devenues malades à la suite d'une longue immobilité. Dans ces cas l'on ne peut douter de son existence, car la tuméfaction n'étant point générale, les parties qui en sont le siége forment un relief sur les parties environnantes. Toutes les fois que j'ai observé ces gonflements, les cartilages étaient ramollis, jaunâtres; ils avaient perdu leur blancheur.

Ramollissement des cartilages.

Les ramollissements des cartilages s'observent tantôt à la surface libre, tantôt dans toute leur épaisseur. En général, ces ramollissements coincident avec les disgrégations et les gonflements dont nous avons parlé.

Si l'on ne peut nier l'existence des lésions que nous venons d'examiner, il en est dont l'existence a été admise par les uns et rejetée par les autres. Je veux parler de la sécrétion de fausses membranes et de la production d'injection sanguine.

Rarement on trouve des fausses membranes blanches ou vasculaires à la surface des cartilages, si l'on en excepte toutefois leur circonférence. Il est des cas, rares à la vérité, où l'on en trouve sur leur partie centrale; ces cas ont été cités comme prouvant que la surface des cartilages est vivante et peut produire de la lymphe plastique. Le fait en lui-même, c'est-à-dire, la présence d'une couche de cette lymphe sur un cartilage d'incrustation, est incontestable; je l'ai observé plus d'une fois, mais les conclusions que l'on en tire sont erronées. Nous avons vu, page 12 et suivantes, que la lymphe plastique est tenue en dissolution dans la sérosité, et qu'elle s'en sépare à la manière d'un sel qui se cristallise; elle peut donc se répandre sur la surface d'un cartilage, sans que celui-ci l'ait sécrétée; rien ne prouve par conséquent que cet ordre de tissu puisse produire de la lymphe plastique.

La question de savoir si les cartilages peuvent se pénétrer de vaisseaux est plus contestée; depuis les travaux de MM. Gendrin, Cruveilhier, Velpeau, qui avaient nié complètement l'existence des injections sanguines, celles-ci ont été admises par MM. Nichet et Teissier, qui les ont décrites, le premier, dans son Mémoire sur le mal vertébral de Pott, le second, dans son Mémoire sur les effets de l'immobilité dans les articulations.

Il est incontestable qu'on peut observer une vascularisation très-évidente à la circonférence des cartilages, mais les vaisseaux qu'on aperçoit alors appartiennent à la synoviale, qui se prolonge sur cette partie des cartilages et non point au cartilage lui-même. Ces cas ne sont pas les seuls que l'on puisse observer. Dans la partie centrale des cartilages d'incrustation, l'on peut voir des rougeurs ponctuées très-évidentes, ainsi que je m'en suis assuré en répétant les observations des auteurs que je viens de citer. Considérant que dans ces cas les cartilages étaient toujours ramollis et désagrégés à leur surface ; qu'ainsi altérés, ils pouvaient prendre une teinte rouge ponctuée, s'ils baignaient dans du sang ; que les cas où ces rougeurs ont été observées sont ceux où des épanchements de sang existent ordinairement dans les articulations (celles-ci étaient restées longtemps immobiles) ; je suis porté à croire qu'il y avait simple imbibition sanguine de l'extrémité des fibres cartilagineuses.

Quoi qu'il en soit de cette opinion, que je ne présente que comme probable, on voit qu'en éliminant quelques observations exceptionnelles, on peut assurer que les cartilages ne sont sujets ni aux injections sanguines, ni aux sécrétions de pus, de tubercules, de fausses membranes, en un mot, à aucune des lésions primitives que nous avons signalées dans les parties molles. Leur anatomie pathologique est toute spéciale.

Je suis convaincu que si l'on connaissait bien les altérations que peuvent éprouver les ongles, on trouverait les plus grands rapports entre elles et celles qui sont propres aux cartilages.

Faisons remarquer que dans les unes et les autres on observe le décollement par des fongosités et par du pus, le gonflement, le ramollissement, la séparation des fibres constituantes ; la seule différence porte sur la fréquence de l'ulcération dans les cartilages comparée à sa rareté dans les ongles. Cette différence peut tenir à des circonstances accessoires.

Si ces rapprochements étaient justes, il en faudrait conclure que les altérations que l'on trouve dans les cartilages sont consécutives à celles qu'a éprouvées leur matrice, tissu placé entre eux et l'extrémité des os ; que, suivant la manière dont cette matrice les sécrète, ils sont durs ou mous, gonflés ou amincis, décollés ou adhérents ; mais nous devons nous contenter d'indiquer simplement ces manières de voir, ce serait sortir de la science positive que d'insister trop longtemps sur elles.

Quoi qu'il en soit, les lésions des cartilages peuvent précéder ou suivre celles des autres tissus des articulations ; dans certaines autopsies on les a trouvés rugueux à leur surface, ramollis et légèrement ulcérés, sans qu'aucune des parties environnantes offre des traces d'altération ; évidemment alors leurs lésions sont primitives, à moins que celles qui ont pu co-exister avec elles n'aient disparu. Cette indépendance de toute altération concomitante est rare ; le plus souvent les changements de structure qu'ont éprouvés les cartilages coïncident avec ceux des synoviales et de la superficie des os. Cette coïncidence s'observe toujours lorsqu'ils sont profondément ulcérés ; on en peut voir des exemples nombreux dans l'article que Brodie a consacré à l'ulcération des cartilages (*Traité des maladies articulaires*). Il est difficile de décider dans ces cas quel est celui des tissus malades qui a été affecté le premier ; il est à présumer que c'est celui qui a éprouvé les changements les plus profonds et les plus graves.

Méthode à suivre dans l'examen anatomique des articulations malades.

Nous venons de donner une idée générale des altérations élémentaires des articulations, des tissus qui peuvent en être le siége, et des combinaisons principales qu'elles peuvent former en s'associant entre elles. Ces connaissances d'anatomie pathologique seront complétées par les descriptions que nous donnerons plus tard des inflammations aiguës ou chroniques, des hydarthroses, des tumeurs fongueuses, etc., etc.; elles suffisent toutefois pour faire comprendre dès à présent quelle est la méthode à suivre dans l'examen anatomique d'une articulation malade. Dans cet examen, on doit avoir pour but de déterminer quels sont les tissus élémentaires qui ont perdu leurs caractères normaux, et quel est le genre d'altération que chacun d'eux a éprouvé.

Pour déterminer le siége des lésions, il faut examiner successivement la peau, le tissu cellulaire sous-cutané, les aponévroses, le tissu cellulaire sous-aponévrotique, les ligaments, la membrane synoviale, les cartilages, les fibro-cartilages, et enfin les os.

Pour déterminer le genre d'altération qu'ont éprouvé chacun de ces tissus, on doit chercher soigneusement à distinguer les tissus normaux de leurs produits de sécrétion. Cette distinction est assez facile quand le produit de sécrétion est inorganisé, comme le pus, et qu'il ne se confond point avec l'organe qui l'a sécrété ; mais lorsque le produit sécrété est une matière organisable, cette distinction est beaucoup plus difficile, elle n'est même rigoureusement possible qu'à une certaine période de la maladie. Ainsi, pour ne parler que de la membrane synoviale, dans laquelle ces distinctions sont plus faciles que partout ailleurs, il est très-aisé d'y reconnaître les fausses membranes sécrétées à sa surface interne, lorsque ces fausses membranes sont blanches et encore récentes ; on peut encore les en séparer quand elles sont devenues rouges et vasculaires, mais dès qu'elles sont passées à l'état fibreux, la distinction est impossible au moyen du scalpel.

Dans le tissu cellulaire cette distinction entre l'organe sécréteur et le produit sécrété est encore plus difficile que dans les membranes synoviales, et l'on ne peut guère l'établir qu'en se guidant sur l'analogie entre ce qui doit se passer dans chaque cellule du tissu cellulaire et ce qui se passe dans la grande cellule synoviale.

Pour déterminer le genre d'altération que chacun des tissus a pu subir, il faut en examiner avec attention les caractères physiques ; mais cette étude est insuffisante, et l'état de la science permet d'aller beaucoup au-delà du point où elle nous laisse. On doit y joindre l'observation microscopique et l'analyse chimique. Je dois me contenter d'indiquer l'utilité de ces méthodes d'observation, je n'ai point à décrire ici les procédés que l'on suit dans leur emploi.

DES INJECTIONS FORCÉES PRATIQUÉES APRÈS LA MORT DANS LES ARTICULATIONS (1).

Je place ici, comme appendice à l'anatomie pathologique des articulations, l'histoire des effets que produisent les injections de liquide pratiquées après la mort dans les cavités synoviales; ces effets sont, il est vrai, des altérations artificielles, mais leur histoire éclaire singulièrement celle des lésions qui se forment spontanément chez l'homme. Les symptômes des hydarthroses, le traitement des plaies pénétrantes des jointures, la marche des abcès qui ont percé les synoviales, plusieurs autres questions relatives à la pathologie articulaire en reçoivent une vive lumière. Aucun auteur ne les ayant fait connaître, j'en traiterai ici avec une étendue plus en rapport avec la nouveauté qu'avec l'importance du sujet.

Pour la première fois, en 1840 (2), j'ai appelé l'attention des chirurgiens sur les effets produits par les injections forcées dans les articulations.

« Rien de plus remarquable, disais-je alors, et de moins « connu que les effets produits par l'accumulation des liquides « dans les synoviales articulaires; lorsqu'on les pousse avec « force dans ces synoviales, les os qui forment les articulations « se meuvent, même sur le cadavre, jusqu'à ce qu'ils se soient « placés dans de certains rapports; ces rapports sont toujours « les mêmes dans chaque jointure, quelle que soit la position « des membres avant l'injection; ils agrandissent la cavité arti- « culaire au point de lui permettre de contenir la plus grande « quantité possible de liquide; ils sont fixes, et ne peuvent être « changés qu'autant qu'on donne issue à une partie de la subs- « tance injectée. »

Quelques expériences que je tentai en 1839, pour me rendre

(1) Voyez les 4 premières planches de l'atlas.

(2) Mémoire sur les positions des membres dans les maladies articulaires, considérées sous le rapport de leurs causes, de leurs effets et de leurs applications thérapeutiques. (*Gazette médicale*, 14 et 21 novembre 1840.)

compte de certains phénomènes obscurs de fluctuation, dans les hydarthroses du genou, devinrent le point de départ de mes recherches.

Le cadavre sur lequel je pratiquai ma première injection dans le genou, se trouvait amputé au tiers moyen de la jambe, de telle sorte que cette partie du membre inférieur, rendue moins pesante, pouvait obéir avec facilité aux impulsions qu'on lui communiquait. C'est à cette circonstance fortuite que je dus la première idée de mes observations, celle qui ouvrit la voie à toutes les autres. En poussant l'injection dans le genou, je vis celui-ci se fléchir dès que la synoviale fut distendue, et cette flexion augmenter à mesure que je poussais le liquide avec plus de force. Frappé de ces résultats inattendus, je m'empressai d'en rechercher d'analogues dans toutes les autres articulations mobiles et pourvues d'une cavité, comme l'est celle du genou. C'est en répétant ces expériences un grand nombre de fois sur chaque-articulation, en les faisant sur des enfants, des adultes et des vieillards, avec des liquides coagulables et non coagulables, en variant à l'infini les cas et les procédés de l'expérimentation, que je suis arrivé aux résultats que je vais exposer. MM. Garin, Eugène Bonnet et Martin, anciens internes de nos hôpitaux, m'ont utilement secondé dans la plupart de ces recherches, et ils en ont agrandi le champ par leurs observations. Je traiterai successivement dans trois paragraphes :

1° Des procédés que j'ai suivis pour pratiquer les injections forcées ;

2° Des effets qu'elles ont déterminés dans les articulations,

3° Des causes physiques auxquelles on doit attribuer ces effets.

Je me bornerai à faire connaître ce que les articulations, soumises aux injections forcées de liquide, présentent de commun sous les divers points de vue que je viens d'indiquer ; je renvoie aux articles *genou*, *hanche*, *etc.*, la description des phénomènes particuliers qu'y produisent les injections.

§ 1. *Des procédés opératoires dans les injections forcées des articulations.*

Les conditions générales à remplir pour arriver au but que nous nous sommes proposé, c'est-à-dire de déterminer la nature des mouvements que les injections forcées impriment aux articulations, et le degré de capacité qu'elles font acquérir aux cavités synoviales, peuvent se réduire à quatre seulement :

A. Il faut introduire le liquide à travers une perforation faite à l'os qui doit rester fixe.

Lorsque je fis ma première expérience sur le genou, j'injectai le liquide, en introduisant le tube d'une seringue à travers un trou fait au prolongement libre que la synoviale envoie sous la rotule. Mais le genou est presque la seule articulation qui permette de fixer ainsi le bec d'une seringue, et je fus un instant arrêté par la difficulté de l'exécution sur les autres jointures. Un peu de réflexion ne tarda pas à me montrer que cet obstacle était sans importance.

Il suffit, en effet, de pratiquer à l'un des os qui composent une articulation, une ouverture étroite, susceptible de recevoir exactement le bout de la seringue, pour qu'on puisse injecter avec toute la force dont on est capable, des liquides dans la cavité articulaire. C'est de ce procédé si simple que je me suis toujours servi depuis, dans toutes mes expériences sur l'accumulation des liquides dans les articulations.

En s'appliquant à l'étude des mouvements que doit déterminer la pression de ces liquides, il faut faire remarquer que l'un des os qui forment l'articulation mise en expérience reste fixe, tandis que l'autre se meut. C'est à travers le premier de ces os qu'il faut pousser l'injection ; car si on l'a fait à travers l'os mobile, on peut être incertain sur la cause et l'étendue des mouvements, ceux-ci pouvant dépendre en tout ou en partie de l'impulsion communiquée par l'intermédiaire de la seringue, et non de l'action du liquide sur les parois de l'articulation.

Je me sers, pour faire l'injection, d'une seringue ordinaire, munie d'un ajustage à robinet, afin de pouvoir à volonté empêcher ou faciliter l'issue du liquide hors de l'articulation; et pour percer l'os, j'emploie un foret à manche, ou mieux un trocart à ponction, muni de sa canule.

Les injections d'eau sont suffisantes, lorsqu'on ne veut déterminer que des mouvements ; mais lorsqu'on a besoin de conserver le moule de la cavité articulaire, on doit faire usage d'injections coagulables : une forte dissolution de colle de Flandre remplit assez bien ce but, mais elle a l'inconvénient, à cause de la condensation de volume dont elle est susceptible par la dessiccation, de ne pouvoir conserver longtemps aux articulations la forme qu'elles reçoivent du liquide injecté. L'injection ordinaire pour les artères, composée de suif, de colle et de noir de fumée, doit être employée de préférence.

Il est encore quelques précautions qui se rapportent au manuel opératoire, et qui doivent trouver ici leur place. Il faut, avant de pousser l'injection dans une articulation, assouplir ses parois par des mouvements étendus, afin de faciliter l'introduction du liquide et le développement des tissus qu'il doit dilater. Ensuite, il faut pousser l'injection avec une force modérée et progressive pour ne point rompre les parois articulaires par une trop brusque dilatation.

B. Il faut, pour que les mouvements dus à l'injection des liquides soient très-sensibles, que les parties à mouvoir n'aient qu'une pesanteur médiocre ou que leur poids ait été préalablement diminué.

Si l'on injecte des liquides dans les articulations du pied ou du poignet, les mouvements s'exécutent très-bien, sans précaution antérieure, car la force dont on dispose est plus que suffisante pour mouvoir une masse peu considérable, comme celle du pied ou de la main. Cette force suffit encore au succès de l'expérience, lorsqu'on agit sur le coude. Mais dans les injections qu'on pratique au genou, à l'épaule ou à la hanche, on ne peut obtenir d'effets sensibles, qu'autant que l'on coupe la jambe, le bras ou la cuisse vers leur tiers moyen.

Sans cette précaution, la pression des liquides, dans les capsules fibreuses, serait impuissante à soulever des membres aussi pesants. Pour éviter la même cause d'erreur, il est utile, dans le commencement de ces expériences, d'isoler complètement les os des parties molles qui les entourent; leurs déplacements sont alors beaucoup plus faciles.

C. Il faut placer les membres dans des positions telles, que leur poids tende à les entraîner dans un sens opposé au mouvement qu'on doit obtenir.

Lorsqu'un membre, dont une articulation est soumise à des injections forcées, trouve, dans le plan horizontal de la table sur laquelle il repose, un obstacle direct au mouvement qu'il doit exécuter, aucun mouvement ne peut se produire; si, pour obvier à cet inconvénient, on le tient suspendu en l'air pendant l'opération, sans changer la direction première de ses faces, la pesanteur agissant sur lui dans le sens où la résistance de la table l'empêchait tout à l'heure de se porter, on pourra douter de la part exacte que cette action laisse à la force impulsive des liquides sur les effets physiques obtenus. Tel est, par exemple, le cas d'un genou injecté, le cadavre étant couché sur le dos; de deux choses l'une, ou la jambe appuie sur la table par sa face postérieure, et alors la pression de celle-ci l'empêche de se fléchir (comme cela doit arriver par l'injection); ou elle est maintenue en l'air, et tend à se plier par son propre poids, et l'on ne sait, dans ce cas, si c'est le poids du membre ou la distension du genou qui en détermine la flexion.

Mais qu'on mette le cadavre dans le décubitus abdominal, la pesanteur tend à produire l'extension, et si, malgré ces circonstances, la flexion s'opère à mesure que le liquide pénètre dans l'articulation, on ne peut douter qu'elle ne soit l'effet de la distension capsulaire causée par le liquide.

D. Il est nécessaire de faire des injections solidifiables.

Lorsqu'on injecte l'eau dans les articulations, l'on ne peut savoir si ce liquide s'interpose ou non entre les surfaces osseuses, et l'on ne peut mesurer l'épaisseur des couches qu'il forme. Pour parer à ces inconvénients, j'ai pratiqué des injections faites avec des matières solidifiables, en employant tantôt la cire fondue, tantôt les substances dont on se sert ordinairement pour rendre plus facile l'étude des vaisseaux. Ces injections, liquides au moment où on les fait, et se solidifiant ensuite, permettent de reconnaître, par le moule qu'elles conservent des parties, la disposition que prennent les liquides, soit entre les surfaces articulaires en regard, soit dans la cavité de la synoviale placée autour des os.

Les injections coagulables offrent encore un autre avantage très-important et de la même nature ; lorsque les capsules fibreuses, par la pression des liquides sur leurs parois, viennent à se rompre, ces injections laissent partout la trace de leur passage, à travers la synoviale, entre les muscles, sous les aponévroses, dans la gaîne des vaisseaux. Nous verrons plus loin le parti qu'on peut tirer de ces faits pour éclairer la question des résistances qui s'opposent à la marche du pus provenant des articulations.

§ 2. *Des effets généraux produits sur le cadavre par les injections forcées de liquide dans les articulations.*

Les effets généraux des injections forcées, pratiquées après la mort dans les articulations, se rapportent à trois ordres de phénomènes : aux mouvements que les liquides injectés communiquent aux os ; à la capacité et à la forme que les capsules fibreuses des articulations peuvent acquérir sans se rompre pendant l'accomplissement des mouvements articulaires déterminés par les injections ; enfin, aux ruptures de ces capsules fibreuses et aux épanchements de liquide qui en sont la suite.

Ces faits, quoique distincts, dépendent d'une même cause, se succèdent dans leur apparition, et conservent entre eux la plus étroite liaison.

Mouvements que les injections de liquides dans les articulations communiquent aux os.

L'accumulation forcée d'un liquide dans une articulation, donne aux os qui forment celle-ci, des rapports qui sont toujours les mêmes, quelle que soit la position des membres avant l'injection.

Dans les premières expériences que je fis sur les injections forcées dans les jointures, je vis que le genou était légèrement fléchi, le pied étendu, le bras porté dans l'abduction combinée avec un léger mouvement en avant. D'après ces faits, je disais que l'injection du liquide dans les cavités articulaires fléchissait le genou, étendait le pied, portait l'humérus en avant et en dehors; mais en répétant les expériences dans les conditions les plus variées, je trouvai des cas où le genou fut étendu, au lieu d'être porté en avant. Je fus un moment déconcerté par cette contradiction apparente entre les résultats que j'obtenais. Mais en cherchant la cause de cette contradiction, je ne tardai pas à la trouver dans la position où se trouvaient les membres au moment de l'expérience. Ainsi, pour ne citer que le premier fait où je reconnus la raison de la variété des phénomènes, nous avions injecté l'articulation de l'épaule sur des cadavres assis et le bras pendant sur les côtés du tronc. L'humérus avait alors été porté un peu en avant et en dehors. Dans une autre expérience, le cadavre était couché sur le ventre, les bras pendants sur les côtés de la table, et faisant un angle droit avec l'axe du tronc. Ce fut dans ce cas que l'humérus se porta en arrière; mais s'il parut d'abord éprouver une impulsion différente de celle qu'il avait reçue dans les premières expériences, un peu de réflexion ne tarda pas à nous désabuser. Nous vîmes, M. Martin et moi, que dans l'un et l'autre cas, le bras était ramené à une position toujours la même par rapport à l'omoplate et au tronc, c'est-à-dire à une position presque parallèle à celui-ci, et qu'il se portait un peu en dehors et en avant de lui. Si, au moment de l'expérience, son extrémité inférieure était en arrière du tronc, l'injection la ramenait en avant; si, au contraire, cette extrémité regardait en avant, l'injection la ramenait en arrière; les résultats opposés en apparence, loin de se contredire, se confirmaient donc et se réunissaient pour montrer que, quelle que fût la position du bras avant l'injection, il était ramené par celle-ci à une position toujours la même. Les détails dans lesquels j'entrerai, en traitant de chaque articulation en particulier, montreront toute la généralité de la proposition que j'avance.

Les surfaces osseuses opposées cessent d'être en contact, et le liquide injecté s'interpose entre elles.

On sait que lorsqu'un liquide s'accumule dans une articulation, par suite d'une maladie, comme on le voit dans les hydarthroses, ou qu'il y est artificiellement injecté, comme dans nos expériences, il distend la cavité de la membrane synoviale, là où cette membrane recouvre la capsule fibreuse.

Mais, si l'on est assuré de l'accumulation du liquide dans cette partie de la synoviale, on peut douter de son interposition entre les surfaces cartilagineuses. Et ce doute même a conduit Sabatier et Boyer à rejeter l'opinion de J.-L. Petit, qui pensait que dans l'hydarthrose de la hanche, la sérosité épanchée entre les surfaces articulaires repousse du fond de la cavité cotyloïde la tête du fémur. Cependant, cette opinion se trouve aujourd'hui jusqu'à un certain point justifiée, et la possibilité du fait sur lequel elle est fondée, sinon son existence, est parfaitement démontrée par les injections solidifiables. Celles-ci conservant, par la coagulation des substances dont on les compose, l'empreinte qu'elles ont reçue à l'état fluide, montrent que les liquides s'interposent toujours entre les surfaces articulaires, et y forment, suivant les parties où on les examine, des couches plus ou moins épaisses, mais qui ne dépassent pas, en général, cinq à six millimètres.

L'interposition des liquides entre les surfaces articulaires est certainement un des faits les plus remarquables auxquels m'ait conduit l'étude des injections forcées dans les articulations. Mais ces faits, bien que nouveaux pour moi, lorsque l'expérience me les fit découvrir, n'étaient pourtant pas sans analogues dans la science.

M. Jules Guérin, dans son Mémoire sur l'intervention de la pression atmosphérique dans le mécanisme des exhalations séreuses (*Gazette Médicale* 1840), avait démontré que dans certains mouvements des articulations qu'il a spécifiés, quelques parties des surfaces articulaires cessent de se toucher, et que des espaces s'établissent entre elles. Ces observations ne sont point sans doute identiques à celles que j'ai faites sur l'interposition des liquides entre les surfaces cartilagineuses des articulations ; mais les deux ordres de faits que nous avons découverts, M. Guérin et moi, dépendent des mêmes causes et se confirment réciproquement. Si, dans certaines positions, les liquides s'interposent entre les os, c'est évidemment parce que ces os s'écartent les uns des autres.

Capacité et forme que la capsule synoviale peut acquérir sans se rompre pendant l'accomplissement des mouvements articulaires produits par les injections.

La position fixe que prennent les os d'une articulation dans les injections forcées est celle où la cavité articulaire est le plus spacieuse.

Je me suis convaincu de l'existence de cette disposition, en observant que, lorsqu'on a rempli une cavité articulaire d'un liquide poussé avec assez de vigueur pour faire mouvoir les os et les amener à une position fixe, il est impossible de faire exécuter aucun mouvement à l'articulation, sans qu'une partie du liquide ne soit chassée au dehors. Toutefois, le Mémoire de M. Jules Guérin, sur l'intervention de la pression atmosphérique dans le mécanisme des exhalations séreuses, m'a donné l'idée d'une méthode de recherches plus précise. Voici le passage de ce Mémoire où j'ai puisé cette idée :

« J'ai introduit, dit M. Guérin, dans l'intérieur des cavités « de la hanche et du genou, l'extrémité effilée d'un tube re- « courbé et gradué, de deux lignes de diamètre, analogue au « tube de Welther, dans lequel se trouvait un liquide coloré. « Le niveau des deux colonnes de liquide ne s'élevait qu'à la

« moitié de la hauteur des deux branches parallèles ascen- « dantes du tube. A chaque mouvement de flexion pour l'arti- « culation du genou, et de flexion et d'abduction pour l'articu- « lation de la cuisse avec la hanche, le liquide montait du côté « correspondant à l'articulation, et, sous l'influence de mouve- « ments un peu brusques, il se précipitait dans l'intérieur de « la cavité articulaire. »

J'ai répété ces expériences avec quelques légères modifications, rendues nécessaires par la différence des problèmes que je voulais résoudre. J'ai obtenu les mêmes résultats que M. Guérin. Après avoir injecté de l'eau dans une articulation à travers une perforation faite aux os, et avec assez de force pour que la synoviale eût été fortement distendue, et les os ramenés aux rapports que j'ai appelé fixes, je substituai à la seringue un tube de verre droit, de 40 à 50 centimètres de longueur, et j'essayai de faire exécuter au membre quelques mouvements ; il était impossible d'en produire un quelconque, sans que le liquide ne remontât dans le tube. Sitôt, au contraire, qu'on ramenait l'articulation dans les rapports où elle se trouvait au moment de la distension, le liquide descendait dans le tube, et rentrait même en totalité dans la cavité synoviale.

Ainsi, on le voit, bien que le but des recherches de M. Guérin et des miennes ait été différent, cet auteur expérimentant avec l'intention d'étudier les effets de la pression atmosphérique sur le mécanisme des exhalations séreuses, tandis que je recherchais comment l'accumulation des liquides dans les jointures modifie la position des os, nous avons été conduits à des observations qui se confirment les unes les autres. D'un côté, je trouve que les positions fixes auxquelles l'injection forcée d'un liquide ramène le genou et la hanche sont celles où ces articulations offrent à leur intérieur le plus de capacité, et que ces positions sont la flexion pour le genou, la flexion et l'abduction pour la hanche, de l'autre, M. Guérin reconnaît que c'est dans ces deux positions que les cavités articulaires admettent la plus grande quantité possible de liquide.

Il y a du reste un tel rapport entre la position fixe à laquelle les os d'une articulation sont amenés par les injections forcées et le maximum de l'agrandissement de celle-ci, qu'avant d'appliquer le procédé de M. Guérin, c'est-à-dire, l'introduction d'un tube gradué dans la cavité articulaire, j'avais prévu les phénomènes qu'on devait observer à son aide dans toutes les articulations du pied, du genou, de la hanche, de l'épaule, du coude et du poignet, par cela même que je connaissais les positions fixes des os produites dans ces articulations par les injections forcées, et leurs rapports avec la capacité des synoviales correspondantes.

Tant que la cavité articulaire a son maximum de dilatation et de capacité, les rapports qu'ont pris les os ne peuvent être changés.

Cette proposition est implicitement renfermée dans la précédente. En effet, nous avons compté au nombre des preuves qui établissent celle-ci l'impossibilité de modifier la situation fixe d'une articulation fortement injectée, sans que le liquide ne refluât en partie au dehors par l'ouverture de l'os qui lui a livré passage. On conçoit donc que si cette ouverture hermétiquement fermée ne laisse aucune issue au liquide, c'est-à-dire si la cavité articulaire conserve son maximum de dilatation et de capacité pendant toute la durée de l'injection, tous les efforts pour faire mouvoir les os resteront impuissants, ou que s'ils produisent un effet, ce n'est qu'après que la synoviale aura été rompue par une distension exagérée, et que le liquide aura pu s'écouler au dehors. Mais cette rupture une fois opérée, les mouvements deviennent libres, et l'articulation revient sans peine à la position où l'entraîne son propre poids.

La capsule articulaire, distendue par une injection forcée, prend une forme globuleuse et multilobée, cette forme dépend de l'étendue variée des diverses parties de cette membrane entre les os et des renforcements fibreux qui la doublent de distance en distance.

Lorsqu'après avoir dépouillé une articulation de ses parties molles, on en remplit la cavité d'un liquide coagulable, elle prend une forme irrégulière ; cette forme ne saurait être mieux comparée, pour quelques-unes des articulations, le genou, la hanche, par exemple, qu'aux circonvolutions que présente la masse des intestins, ou mieux, au colon dont les renflements et les étranglements alternatifs ont avec ceux des capsules articulaires dilatées la plus grande analogie, pour l'apparence comme pour la cause dont ils dépendent. Cette forme irrégulière des articulations distendues par des injections forcées est due à la forme naturelle de la capsule synoviale de l'articulation. C'est ainsi que celle de l'épaule envoie sur l'humérus, pour le tendon de la longue portion du biceps, et sur l'omoplate, pour celui du muscle sous-scapulaire, deux prolongements dont le relief se traduit fortement au dehors par la dilatation. (Voyez fig. 2 de la planche III). Elle dépend aussi de la résistance inégale des parois de la capsule et des brides fibreuses qui la renforcent dans divers points. On sait que l'articulation du genou, par exemple, offre aux deux extrémités de la rotule des bourses synoviales très lâches, destinées à favoriser les mouvements du tendon du triceps et du tendon rotulien, tandis qu'elle est fortifiée sur les côtés par les ligaments latéraux qui la brident fortement. Il en est de même au coude. Ces brides résistantes, opposées aux relâchements nombreux de la capsule synoviale, expliquent parfaitement et le volume et les irrégularités que présente cette articulation. (Voyez fig. 1 de la planche 1.) La transparence que donne à certaines portions des membranes synoviales articulaires l'eau pure injectée dans leur intérieur, permet de juger du degré de leur résistance relative dans tous les points de leur étendue. La faiblesse de ces membranes dans quelques endroits, et surtout vers leur terminaison sous les muscles, est telle que le moindre effort suffit pour les rompre, lorsqu'elles sont à nu, ou pour qu'elles laissent transsuder le liquide dans le tissu cellulaire voisin qui en paraît tout infiltré. Cela s'observe surtout sous le triceps crural, dans l'articulation fémoro-tibiale.

On comprendra toute l'importance de ces notions sur la résistance relative des divers points des capsules fibreuses, lorsque nous traiterons des ruptures qui accompagnent les injections et des épanchements consécutifs. Mais c'est surtout en traitant de chaque articulation en particulier qu'on en verra découler les conséquences les plus positives et les plus pratiques.

Ruptures des capsules fibreuses qui peuvent accompagner les injections forcées dans les articulations et épanchements qui en sont la suite.

Une pression trop considérable de liquide sur les parois d'une articulation, rompt la capsule synoviale et la membrane fibreuse dans les points les plus minces de leur étendue, et dans ceux où elles ne sont point soutenues par les tissus environnants.

On peut citer de nombreux exemples pour démontrer cette proposition générale.

L'on sait que la membrane articulaire du genou se prolonge sous le tendon du triceps, et qu'elle forme, en se réfléchissant de ce muscle sur le fémur, un cul-de-sac qui n'est en rapport qu'avec un tissu cellulaire lâche et peu résistant. Eh bien! c'est au sommet de ce cul-de-sac que la capsule cède le plus fréquemment dans les injections forcées. Les mêmes dispositions anatomiques et les mêmes résultats s'observent au coude, dans le cul-de-sac formé par le prolongement de la synoviale sous le triceps brachial, et à l'articulation de l'épaule dans les deux appendices qu'envoie la membrane synoviale, autour du tendon de la longue portion du biceps et en arrière du tendon du muscle sous-scapulaire.

L'articulation déchirée dans l'un des points que je viens de signaler, quelle marche va suivre le liquide, si l'on continue à le pousser avec violence dans la cavité articulaire? Je l'indique dans la proposition suivante :

Les épanchements ou les fusées de liquides, résultant de la rupture d'une capsule articulaire, dans laquelle on pratique une injection forcée, se font dans les directions où ils rencontrent le moins d'obstacles et où ils sont guidés dans leur marche par les gaînes des muscles et des vaisseaux, et par les os eux-mêmes.

En admettant ce principe vraiment incontestable, il est facile de préjuger, d'après les dispositions anatomiques des muscles, des aponévroses, des vaisseaux et des os, en un mot, de toutes les parties qui ont une influence sur la direction des liquides extravasés, quelle marche ceux-ci doivent suivre lorsqu'ils s'échappent d'une articulation par une issue dont ils ont eux-mêmes brusquement provoqué l'ouverture. Au genou, les liquides injectés se répandront sous les muscles de la cuisse, si la rupture se fait à la partie supérieure de la capsule; après avoir décollé ce muscle en avant, ils reflueront sur les côtés et ne seront arrêtés que par les insertions postérieures à la ligne âpre. Au coude, si le liquide perce en arrière la membrane synoviale au-dessus de la cavité olécranienne de l'humérus, il remonte le long de cet os sous le triceps brachial qu'il décolle sur les côtés, et sous lequel il forme une tumeur dont l'étendue varie avec la force de projection du liquide. A l'épaule, c'est au niveau du bord interne de la cavité glénoïde de l'omoplate que l'injection se fait jour le plus facilement. Aussi, est-ce en filtrant sous le muscle sous-scapulaire, dont il détache ou rompt les insertions purement musculaires, qu'il vient s'amasser en collection plus ou moins considérable dans la fosse du même nom.

Les articulations de la hanche, du pied, de la mâchoire inférieure, etc., offrent toutes des cas semblables, dont la production, souvent involontaire dans les expériences, tient toujours à une impulsion du liquide forte et peu graduée.

§ 3. *Des causes physiques auxquelles on doit attribuer les effets produits par les injections forcées de liquide dans les articulations.*

La cause du mouvement imprimé à une articulation par l'injection d'un liquide, dépend de l'interposition de celui-ci entre les surfaces articulaires et de la résistance inégale des ligaments.

Du moment où il est prouvé, ainsi que je l'ai fait plus haut, qu'un liquide injecté dans une articulation s'interpose entre les surfaces articulaires et qu'il exerce une pression sur elles, on voit qu'il tend à les écarter les unes des autres ; mais si ces os sont maintenus fortement rapprochés dans un point, tandis qu'ils peuvent s'écarter dans d'autres, le point où ils ne peuvent s'éloigner est comme une charnière autour de laquelle ils tournent. Ainsi, lorsqu'on injecte un liquide dans les articulations de la hanche et de l'épaule, le fémur et l'humérus se meuvent comme si l'insertion de la partie antérieure et externe de leur capsule, partie très-résistante et très-épaisse, était fixe, et ils se dirigent par conséquent en avant et un peu en dehors.

Dans les articulations ginglymoïdales, les deux ligaments latéraux résistent à la fois et s'opposent à l'écartement que tend à produire entre les os le liquide injecté. On prévoit dès lors que, si les surfaces articulaires ont la même étendue en arrière et en avant de ces ligaments latéraux, c'est dans la position droite que l'injection ramènera les os. C'est ce qui a eu lieu pour le poignet où l'injection ramène et maintient la main dans la même direction que l'avant-bras. Si les surfaces articulaires sont plus étendues en avant ou en arrière des ligaments latéraux, la pression exercée par le liquide sera plus forte sur la surface la plus étendue; et dès lors, ce sera du côté opposé à cette surface la plus étendue que se porteront les os. Ce dernier principe trouve son application au coude, au genou et au pied. Au coude et au genou, les os sont portés dans la flexion; au pied, dans une légère extension; c'est-à-dire dans tous les ginglymes, du côté opposé à celui où les surfaces articulaires s'étendent le plus au-delà des ligaments latéraux.

Tel est l'ensemble des observations que j'ai faites sur les effets physiques produits par l'accumulation des liquides dans les synoviales articulaires. Il y a dans tous ces faits, sous le rapport des mouvements que les os exécutent, de l'interposition des liquides entre les surfaces articulaires, de l'agrandissement des cavités et de la résistance des ligaments, une liaison si intime, un enchaînement si évident, que le lecteur doit accorder la plus entière confiance aux expériences que j'ai citées, et dont les résultats pouvaient lui paraître, au premier abord, assez difficiles à admettre.

Si je passais en revue toutes les conséquences pratiques que l'on peut déduire de la connaissance des phénomènes que produisent les injections forcées des articulations, j'aurais à signaler un grand nombre d'applications utiles. Ainsi, je montrerais que les liquides, lorsqu'ils s'épanchent avec rapidité dans les synoviales, contribuent puissamment à déterminer la position dans laquelle se placent les os, et que lorsque le pus des abcès froids s'échappe des membranes synoviales où il était primitivement renfermé, il se répand au dehors, en suivant le même cours que, dans nos expériences, les liquides qui ont rompu les cavités articulaires. Après les lumières que les effets des injections forcées jettent sur les causes des positions et sur le trajet des abcès, je montrerais que les faits de l'ampliation et du resserrement des cavités articulaires suivant les rapports des os, fait que M. Guérin a découvert, mais dont les injections forcées achèvent de démontrer l'existence, éclairent le traitement des plaies des articulations. Evidemment, il faut maintenir celles-ci avec fixité dans la position où la cavité articulaire est le moins spacieuse ; mais je me borne à indiquer ces applications, je les développerai aux articles : *Positions, abcès froids, plaies des articulations,* etc., etc.

CHAPITRE II.

ÉTIOLOGIE GÉNÉRALE DES MALADIES ARTICULAIRES.

Les causes qui produisent ou entretiennent les maladies articulaires sont extrêmement nombreuses et il est difficile de les classer et de les ramener à leurs éléments. Un travail d'étiologie, semblable à celui que nous avons fait sur l'anatomie pathologique, suppose une science plus avancée que la science actuelle. Nous devons nous contenter d'une suite de dissertations sur les causes dont l'action est la plus évidente et que des recherches précises ont le mieux fait connaître, telles sont :

1° Les causes physiques qui agissent directement sur les

articulations, comme les contusions, les mouvements forcés, l'immobilité prolongée, les mauvaises positions ;

2° Les causes qui, sans porter leur influence immédiate sur les articulations, sont cependant extérieures ; de ce nombre sont les refroidissements, l'habitation dans des lieux humides ;

3° Enfin, les causes internes, telles que la suppression de la transpiration ou des règles, les perturbations survenues dans la marche des fièvres éruptives, les affections générales qu'on désigne sous le nom de diathèses, lesquelles se manifestent fréquemment par des lésions articulaires, soit qu'elles agissent seules, soit que leur action soit provoquée par des influences extérieures.

§ 1. CAUSES PHYSIQUES DES MALADIES ARTICULAIRES.

Parmi les causes locales, il en est qui altèrent la structure anatomique des parties, les distendent, les divisent ou les contondent ; ce sont celles dont l'action est la plus évidente et la mieux connue. On doit distinguer les altérations qu'elles produisent directement et qui sont physiques, de celles qui ne surviennent que consécutivement à leur action et qui sont toutes vitales ; les premières peuvent être reproduites sur le cadavre ; ce sont des distensions, des solutions de continuité, des changements de rapports. Les solutions de continuité peuvent s'étendre isolément ou simultanément aux os, aux cartilages, aux ligaments, au tissu cellulaire. Les changements de rapports ou les luxations peuvent s'observer entre les surfaces articulaires, entre les tendons et leurs gaînes, entre les fibro-cartilages et les parties qu'ils touchent. Je me borne à indiquer ces diverses lésions ; mon intention n'est pas de traiter, dans cet ouvrage, des fractures et des luxations traumatiques ; je me propose cependant de revenir sur quelques parties de leur histoire dans l'article que je consacrerai à l'entorse, sujet qui mérite d'être revu avec le plus grand soin ; car les lésions physiques que les mouvements forcés produisent dans les articulations, sont encore incomplètement connues.

En général, ce sont des inflammations aiguës qui se manifestent à la suite des altérations produites sur les jointures par des violences extérieures ; mais l'on doit être prévenu que celles-ci peuvent être le point de départ des altérations les plus graves et les plus variées. Chez les hommes bien constitués, on n'a pas lieu de craindre la formation de tumeurs fongueuses, d'abcès, de tubercules. Mais si les malades sont prédisposés à l'une ou à l'autre de ces altérations, elles surviennent dans les jointures à la suite des contusions ou des entorses les plus légères. On voit par là que les effets des causes physiques varient singulièrement suivant la prédisposition des malades, et l'on ne s'étonnera pas de les voir signalées par la suite dans presque tous les articles consacrés aux maladies spéciales des articulations.

EFFETS DE L'IMMOBILITÉ PROLONGÉE DES ARTICULATIONS.

Dans cette suite de paragraphes où nous étudions les causes locales qui peuvent produire ou aggraver les maladies articulaires, nous devons accorder une place étendue aux effets de l'immobilité prolongée. Longtemps cette question n'a été le sujet d'aucune recherche précise. En lisant les écrits de J.-L. Petit, de Hunter, de Boyer, on s'aperçoit qu'ils ont indiqué les lésions qu'ils attribuent à l'immobilité des articulations, d'après l'observation clinique et non d'après un examen nécroscopique, qui seul peut conduire à un résultat incontestable. On ne voit pas qu'ils aient saisi l'occasion d'observer sur le cadavre les altérations que les phénomènes étudiés pendant la vie les avaient conduits à admettre dans les jointures soumises au repos absolu. Les auteurs modernes qui ont traité des effets de ce repos, tels que MM. Cruveilhier, Velpeau, Kunholtz, Malgaigne, Vidal de Cassis, n'ont pas comblé cette lacune. C'est à M. Teissier, aujourd'hui médecin de l'Hôtel-Dieu de Lyon, que l'on doit une suite d'observations très-complètes et très-précises, qui permettent enfin de décider quelle part l'immobilité peut avoir dans la production et l'aggravation des maladies articulaires. Le travail dans lequel il a consigné le résultat de ses recherches, a paru en 1841, dans la *Gazette Médicale*. J'y puiserai tous les matériaux de cet article : je crois devoir dire seulement par avance qu'ayant assisté à la plupart des autopsies faites par M. Teissier, j'ai pu vérifier toute la justesse de ses assertions.

Je vais d'abord démontrer anatomiquement que l'immobilité longtemps continuée peut produire des maladies très-graves dans les articulations saines. Je chercherai ensuite comment le repos agit dans la production de ces maladies.

L'immobilité absolue des articulations peut produire :

1° L'épanchement de sang et de sérosité dans les cavités articulaires ;

2° L'injection des synoviales et la formation de fausses membranes ;

3° L'altération des cartilages ;

4° L'ankylose.

Je n'ai pas mentionné la raideur des articulations parmi les lésions anatomiques que produit leur immobilité. Cette raideur s'observe très-fréquemment, et peut tenir en partie à ce que les ligaments et les muscles ont perdu leur extensibilité naturelle ; mais elle doit être surtout considérée comme un effet des altérations que l'autopsie fait reconnaître dans les cartilages et dans les synoviales.

Épanchements de sang et de sérosité.

Quelques auteurs, parmi lesquels je dois citer MM. Cloquet et Samson aîné, ont parlé d'un scorbut local qui peut être produit par l'immobilité prolongée que nécessite le traitement des fractures ; ils ont surtout remarqué les taches violettes que présente assez souvent la peau des membres qui n'exécutent aucun mouvement. Mais c'est M. Teissier qui a décrit le premier l'exhalation séro-sanguinolente qui se fait dans les articulations saines sous l'influence d'un repos prolongé.

« Depuis que j'examine avec attention, dit-il, les jointures de tous ceux qui meurent après avoir été soumis pendant un temps plus ou moins long à l'immobilité absolue pour cause de fractures, j'ai trouvé presque constamment dans toutes les cavités articulaires du membre malade, même dans celles qui sont le plus éloignées de la solution de continuité, la sécrétion de synovie, remplacée par une quantité tantôt faible, tantôt assez grande de sérosité sanguinolente, et même par du sang liquide presque sans mélange. Une fois même, mais une fois seulement, j'ai rencontré des caillots; c'était dans le genou d'un vieillard, qui était resté six mois en appareil d'extension permanente pour une fracture du col fémoral. Les caillots étaient noirs, peu consistants, non fibrineux, mais en grand nombre. Cette extravasation sanguine ne se fait pas seulement dans la cavité synoviale, mais elle se produit aussi très-souvent dans les parties molles extra-capsulaires, dans le tissu cellulaire sous-synovial, dans les fibres musculaires et jusque sous la peau. Elle est d'ailleurs d'autant plus abondante que le séjour au lit a été plus longtemps continué, plus évidente chez les vieillards que chez les adultes; elle était très-notable chez un jeune homme qui, depuis nombre d'années, s'adonnait à la masturbation, et qui avait un gonflement scorbutique des gencives.

« J'ai eu l'occasion deux fois d'observer une hydarthrose considérable du genou sur des individus porteurs, l'un d'une fracture simple de la partie moyenne du fémur, l'autre d'une fracture des deux os de la jambe, un peu au-dessus des malléoles. Tous deux jouissaient d'une santé robuste avant leur accident; jamais ils n'avaient ressenti la plus légère douleur dans les genoux, ni la moindre gêne dans les fonctions de cette articulation. Le premier avait 48 ans, et le second n'en avait que 35. Eh bien! malgré toutes ces conditions de force on ne peut plus favorables, alors que le cal osseux était déjà formé, alors que la guérison de la fracture était non pas accomplie, mais très-avancée, on vit chez ces deux hommes le genou du membre fracturé s'engorger, devenir fluctuant, et présenter, en un mot, tous les signes d'une hydarthrose abondante. Cette complication fut de courte durée chez le malade porteur de la fracture de la jambe, mais elle fut très-rebelle chez l'autre sujet; elle persista longtemps après la soudure parfaite des fragments osseux, et elle entraîna à sa suite la perte complète des mouvements du genou et une ankylose probablement fibreuse. »

Injection des synoviales. Formation de pseudo-membranes.

A côté des épanchements qui se font à l'intérieur des articulations à la suite de l'immobilité parfaite, et comme ayant avec eux des connexions intimes, on doit mentionner l'injection des synoviales. M. Teissier l'a observée dans tous les cas, sans exception, où il a pu faire l'ouverture des cadavres. Cette injection ne se fait pas d'une manière égale dans toute l'étendue de la séreuse articulaire; elle existe surtout dans ces replis que les synoviales présentent normalement et qui ont une apparence frangée. Ces replis deviennent gonflés, d'un rouge plus ou moins foncé; ils sont comme imbibés par une hypérémie passive.

L'exhalation séro-sanguinolente et l'injection des synoviales sont les deux premiers degrés des effets produits par l'immobilité. On les rencontre toujours dès que les articulations sont matériellement altérées; et jamais elles ne manquent quand il existe des fausses membranes. Ces dernières ne s'observent qu'assez rarement à la suite de l'immobilité. Dans tous les cas où M. Teissier les a observées, elles étaient déjà pénétrées de vaisseaux et adhéraient aux surfaces cartilagineuses. Leur existence paraît démontrer que le repos longtemps prolongé peut amener dans les jointures des lésions de nature inflammatoire; car il est assez difficile de comprendre la sécrétion de lymphe plastique sans travail phlegmasique.

Altérations des cartilages.

La plupart des auteurs qui ont traité des effets de l'immobilité des articulations, se sont bornés à dire qu'elle enlève aux cartilages leur poli, qu'elle les rend secs, rugueux et raboteux; mais jamais ils ne sont allés plus loin, et encore, en émettant une semblable opinion, ils s'appuyaient, non pas sur des ouvertures cadavériques, mais sur quelques phénomènes observés chez le vivant, tel que la crépitation qu'on perçoit toutes les fois que la sécrétion synoviale est diminuée, et sur la difficulté avec laquelle, dans ces cas, les surfaces osseuses roulent les unes sur les autres. Quelques autres ont présumé que les cartilages, par suite d'un contact longtemps prolongé, pouvaient s'amincir et s'user; mais ne possédant aucune preuve anatomique de cette opinion, ils sont restés prudemment dans le doute. Quant à nous, nous ne saurions garder la même réserve, et nous ne craignons pas d'affirmer avec M. Teissier que le repos absolu peut déterminer de graves altérations des cartilages, telles que leur rougeur, leur gonflement, leur ramollissement, leur érosion et leur amincissement.

La rougeur qu'on observe sur les cartilages à la suite de l'immobilité peut être uniforme ou ponctuée. Là où les cartilages ne sont pas érodés, elle se présente sous forme de macules ecchymotiques plus ou moins foncées; là, au contraire, où les cartilages sont déposés ou ulcérés, elle est inégale, pointillée. Je citerai un fait où la rougeur s'est présentée sous la forme d'arborisation vasculaire très-manifeste.

La rougeur pointillée des cartilages est-elle un signe incontestable de leur inflammation? Tout d'abord on est tenté de répondre par l'affirmative, parce que la rougeur, suite d'imbibition, est habituellement uniforme et par teinture; mais si l'on réfléchit que cette forme de rougeur, produite par imbibition, appartient aux cas où le cartilage a conservé sa structure normale, et qu'il peut très-bien se faire que, devenu velouté, il prenne une rougeur ponctuée lorsqu'il est mis en rapport avec du sang; on verra qu'il n'est point démontré rigoureusement que les cartilages injectés de sang ne soient pas colorés par simple imbibition.

L'érosion des cartilages à la suite de l'immobilité présente aussi des aspects bien divers. Ainsi, le cartilage peut être seulement dépoli, un peu rugueux; d'autres fois la surface est très-inégale et comme chagrinée; enfin, dans quelques cas, il présente des pertes de substance ayant la ressemblance la plus parfaite avec des ulcérations. En étudiant ces ulcérations, nous

nous sommes assuré qu'elles étaient superficielles, qu'elles marchaient de la face libre à la face adhérente des cartilages, et que celle-ci pouvait n'avoir éprouvé aucune lésion et conserver avec l'os les rapports les plus intimes.

Les faits suivants serviront à prouver les assertions que nous avons émises; ils sont extraits du Mémoire de M. Teissier, que nous avons souvent cité; j'ai observé moi-même la plupart d'entre eux, et je puis en garantir la parfaite exactitude.

Observation I. — Un homme de 60 ans, entre, dans le courant du mois d'avril 1838, à l'Hôtel-Dieu de Lyon, pour une fracture oblique du fémur, située à la moitié environ du corps de cet os. On place le membre dans l'appareil de Boyer, et on le soumet à l'extension permanente. Le même traitement est continué pendant trois mois, sans permettre au malade d'exécuter le moindre mouvement, et cependant sans obtenir la consolidation. Au bout de ce temps, le malade, débilité soit par le séjour au lit, soit par l'air vicié des salles d'hôpital, perd l'appétit, contracte la diarrhée et succombe, sans avoir éprouvé de douleurs dans les articulations du membre fracturé.

A l'autopsie nous avons trouvé les lésions suivantes :

Etat de la fracture. Les fragments sont mousses et arrondis, et ne présentent pas la moindre trace d'agglutination. Un faisceau de fibres musculaires sépare les deux bouts osseux. Les parties molles sont infiltrées de sang noir dans une grande étendue, mais ne présentent aucun signe d'inflammation.

Genou du côté malade. Cette articulation, restée immobile pendant trois mois, contenait une grande quantité de sang épanché; le cartilage de la fossette articulaire interne du tibia présentait en arrière une perte de substance à peu près circulaire, ayant un centimètre de diamètre, n'affectant que la moitié de l'épaisseur du cartilage du côté libre. Le fond était inégal et comme chagriné, la circonférence était injectée à quelques lignes de distance.

La portion du cartilage du condyle interne du fémur, contiguë à l'érosion dont nous venons de parler, était perforée dans toute son épaisseur par une perte de substance semblable par son aspect et par ses dimensions.

Le cartilage de la fossette articulaire externe du tibia était ulcéré en arrière, dans un espace irrégulier, ayant environ 2 centimètres de longueur. La perte de substance était peu profonde, le fond était inégal; le tissu du cartilage qui supportait cette érosion était évidemment ramolli et tuméfié; tout autour d'elle, le cartilage présentait une injection d'un rouge vif uniforme. On observait une rougeur semblable sur le cartilage du condyle externe du fémur, dans toute l'étendue correspondante à cette dernière perte de substance.

Les cartilages malades se détachaient des os avec la plus grande facilité, mais le fémur n'avait subi aucune altération.

Pied. L'articulation tibio-tarsienne, malgré son éloignement de la fracture, présentait aussi un épanchement de sang, une teinte jaunâtre des cartilages, qui étaient aussi dépolis, et une injection avec tuméfaction de la synoviale, qui forme un repli entre le tibia et le péroné.

Observation II. (*Communiquée par M. le docteur Martin.*) — Il s'agit d'une femme d'environ 70 ans, d'une constitution altérée, soit par le grand âge, soit par d'anciennes souffrances et la misère, qui fut retenue au lit, pendant 68 jours, pour une fracture intra-capsulaire du col du fémur. Elle fut placée dans l'appareil de Desault, et au bout de plus de deux mois d'immobilité passagèrement interrompue par l'indocilité de la malade, au moment où la formation du cal permettait au chirurgien de suspendre l'extension, trop fatigante pour cette femme, elle a été enlevée par une bronchite intense, liée à une constitution catarrhale qui a régné épidémiquement à Lyon pendant l'hiver de 1840.

Autopsie. — Les mouvements de flexion du genou sont presque nuls et paraissent empêchés par l'engorgement des ligaments latéraux, perdus au milieu d'un tissu cellulaire infiltré de sérosité et devenu compacte. A l'intérieur de l'articulation, on trouve un épanchement de sang un peu séreux, s'élevant à environ 30 grammes. La portion de synoviale qui recouvre l'échancrure inter-condylienne est très-épaissie, boursoufflée et comme ecchymosée. Celle qui tapisse les ligaments croisés est également infiltrée de sang. Une arborisation vasculaire, entremêlée de macules ou taches d'ecchymose, se dessine sur la moitié interne du condyle externe du fémur, dont le cartilage est dépoli sur plusieurs points. Le cartilage du condyle externe est également dépoli en partie et généralement ramolli, ainsi que toute la croûte cartilagineuse des surfaces articulaires de la rotule et du tibia, qui ont pris une teinte jaune bien prononcée. Les ménisques sont infiltrés de sang. Les paquets cellulo-adipeux, qui garnissent et soutiennent la face postérieure du ligament rotulien, sont engorgés et terminés par un repli de franges sanguinolentes, qui pénètre dans l'interligne articulaire fémoro-tibiale.

Le cartilage de la rotule est en grande partie absorbé et considérablement ramolli, comme nous l'avons déjà dit, dans ce qui survit à sa destruction. La diffusion sanguine se montre par plaques sur les parties du cartilage conservé. Les os ne présentent aucune trace d'inflammation.

Observation III. — Élisabeth B...., âgée de 72 ans, entre à l'Hôtel-Dieu, salle Sainte-Marthe, dans le mois de juillet 1839, pour se faire traiter d'une fracture du col du fémur, qu'elle s'est faite en tombant de sa hauteur sur le grand trochanter. On place le membre fracturé dans l'extension, on le maintient dans cette position à l'aide d'un appareil compressif et immobilisateur. Après sept ou huit semaines de traitement infructueux, comme la malade souffrait beaucoup, on fut obligé d'enlever l'appareil et d'abandonner la fracture aux seuls efforts de la nature et du repos. Cette femme ne se releva plus, et, après cinq mois de séjour au lit, elle s'éteignit, sans avoir présenté d'autres symptômes qu'une prostration extrême.

A l'autopsie du membre fracturé, nous trouvâmes l'articulation de la hanche saine, un épanchement de sérosité sanguinolente dans le genou, les cartilages jaunes et rugueux dans beaucoup de points et érodés dans celles de leur parties qui sont naturellement en contact dans l'extension. L'articulation du pied, examinée avec soin, présente les mêmes lésions, mais à un degré moins prononcé.

Observation IV. — Pierre M..., âgé de 65 ans, d'une constitution assez bonne d'ailleurs, entre à l'Hôtel-Dieu de Lyon, dans le mois de novembre 1840, pour se faire traiter d'une fracture intrà-capsulaire du col du fémur, qu'il s'était faite en glissant sur le bord d'un trottoir. Ce malade resta six mois en appareil, sans qu'on ait pu obtenir la consolidation de la fracture. Au bout de ce temps, il contracta une diarrhée très-intense qui le jeta dans un état de faiblesse extrème, et il mourut peu de jours après.

A l'autopsie du membre fracturé, on trouva l'absorption complète du col du fémur et l'absence de toute consolidation. Les extrémités osseuses du genou étaient infiltrées de sang. L'articulation fémoro-tibiale contenait une grande quantité de *caillots sanguins, noirs, très-mous, non fibrineux*. On trouva aussi du sang épanché dans le tissu cellulaire sous-synovial et même entre les cartilages articulaires et les os qu'ils recouvrent ; en sorte que ceux-ci pouvaient être dénudés avec la plus grande facilité.

Quant à l'articulation de la hanche, bien qu'il s'agit d'une fracture intra-capsulaire, elle ne présentait aucune lésion.

On voit que, dans tous ces cas, les altérations produites par l'immobilité ne se sont pas bornées aux articulations voisines de la fracture, elles se sont étendues à presque toutes celles du membre immobilisé. On a vu des fractures de cuisse où l'ulcération des cartilages, la rougeur des synoviales et les épanchements de sang liquide se sont montrés jusque dans l'articulation du pied, et même dans celles des petits os du tarse et des phalanges. Ces faits ne doivent pas être perdus de vue pour démontrer quelles sont, sur les jointures, les conséquences graves d'une immobilité trop prolongée.

Nous avons signalé *l'ankylose* parmi ces conséquences, il

me resterait à en traiter ici, mais je préfère renvoyer l'examen de cette question à l'article où je traiterai de l'ankylose en général, et où l'on trouvera tout ce qui est relatif à l'influence de l'immobilité sur la production de cette maladie.

La durée de l'immobilité influe plus que toute autre circonstance sur la production des effets que nous venons de décrire, mais toutes choses égales sous ce rapport, les conditions les plus favorables au développement des lésions qu'elle entraîne, sont :

A. L'âge avancé des malades. Nous avons remarqué que chez les vieillards les articulations s'altéraient beaucoup plus rapidement à la suite de l'immobilité que chez les jeunes sujets.

B. Le repos de la totalité du corps. Si le malade reste couché pendant longtemps, les lésions articulaires sont plus graves. C'est à cette circonstance, je présume, que l'on doit attribuer l'intensité beaucoup plus grande des lésions produites par l'immobilité dans les membres inférieurs, que dans les membres supérieurs et dans les articulations temporo-maxillaires.

C. Enfin, toutes les causes qui peuvent affaiblir d'une manière sensible la constitution, et rendre le sang moins plastique, comme l'onanisme, l'habitation dans un air malsain, une mauvaise alimentation, la syphilis, le scorbut, l'administration longtemps continuée des préparations mercurielles.

Si l'on cherche à réduire à leurs éléments les altérations que l'immobilité produit dans les jointures, on trouve : certaines lésions qui ont un caractère inflammatoire, tels sont : le développement des vaisseaux rouges des membranes synoviales, et les sécrétions de lymphe plastique qu'on observe quelquefois dans cette cavité; des épanchements et des infiltrations d'un sang séreux, semblables à celles qui sont propres aux affections scorbutiques; des ramollissements, des rougeurs, des ulcérations des cartilages, qui ont un caractère particulier, comme toutes celles qui sont propres à ce tissu.

Je crois qu'il est impossible, dans l'état actuel de la science, d'expliquer ces lésions si diverses, et que nos théories ne peuvent pas plus en rendre compte qu'elles ne permettaient de les prévoir avant qu'elles eussent été reconnues par l'observation. Cependant, pour compléter ce que j'ai à dire sur ce sujet, je vais examiner la valeur des diverses opinions qui ont été émises ou qu'on pourrait émettre sur le mode de production des effets de l'immobilité dans les articulations.

On peut supposer que les altérations que nous avons rencontrées chez les sujets dont nous venons de citer les observations et que nous attribuons à l'immobilité, sont le résultat de l'inflammation, et que celle-ci provient de l'extension des phénomènes inflammatoires qui se sont manifestés dans la fracture qui a nécessité l'immobilité. Cette opinion suppose d'abord que les altérations que nous avons décrites ne s'observent que dans les cas où les membres ont été immobilisés pour obtenir la consolidation d'une solution de continuité des os ; mais cette supposition est démentie par les faits, car les altérations décrites dans ce Mémoire ont été observées également chez des paralytiques.

Si les altérations des cartilages et les ankyloses qui se manifestent dans les articulations d'un membre fracturé sont le résultat d'une inflammation qui a son point de départ dans la fracture et qui se propage le long des bouts osseux ; ces altérations n'existeraient que dans les jointures auxquelles concourt l'os fracturé. Or, nous avons montré qu'elles se rencontraient dans les articulations les plus éloignées de la fracture, par exemple dans celles du coude-pied, du tarse, du métatarse et même des phalanges, quand la solution de continuité existe à la cuisse. Quand la fracture siége au col du fémur, on ne trouve ordinairement que des lésions légères dans la hanche ; tandis que dans le genou et même dans le pied se rencontrent les altérations les plus graves. Ce résultat s'explique tout naturellement par cette circonstance qu'il est très-difficile d'assujettir à l'immobilité les articulations coxo-fémorales, tandis qu'il est facile d'empêcher le genou et le pied d'exécuter le moindre mouvement.

Du reste, les altérations produites par l'immobilité ne sont pas franchement inflammatoires ; les épanchements de sang liquide que l'on trouve dans les synoviales et dans les tissus environnants ont une analogie frappante avec ceux que l'on rencontre dans les affections scorbutiques.

J.-L. Petit explique de la manière suivante les altérations que l'immobilité produit dans les articulations : « L'âcreté de la synovie augmente par son repos dans la jointure. Un premier degré d'âcreté rend la synovie moins onctueuse; alors les os ne peuvent glisser facilement, ils frottent durement les uns contre les autres. Si l'âcreté augmente, la surface corrodée par l'âcre devient inégale et raboteuse ; l'action de l'âcre irrite les ligaments et leur cause une phlogose. Ainsi, toute l'articulation s'enflamme et l'âcre fermente avec les sucs nourriciers, et bientôt les os se cariant et les ligaments suppurant, il se forme une ankylose des plus formidables. »

L'explication de J.-L. Petit repose sur une supposition toute gratuite, savoir que la synovie prend une certaine âcreté dans les articulations rendues longtemps immobiles ; mais cette supposition fût-elle vraie, les altérations que présentent les jointures longtemps immobilisées devraient avoir le caractère inflammatoire, ainsi que J.-L. Petit l'a très-bien compris, et nous venons de démontrer que ce caractère n'est pas exclusivement celui des lésions que produit l'immobilité.

M. J. Guérin, dans son travail sur l'intervention de la pression atmosphérique dans le mécanisme des exhalations séreuses, donne une explication ingénieuse des accidents qui arrivent à la suite de l'immobilité des articulations. Il établit que dans certains mouvements il se produit au sein des jointures une tendance au vide, d'où résulte une succion sur leurs parois internes qui provoque l'exhalation des fluides ; et que, pendant l'immobilité, il y a équilibre entre la pression extérieure et la pression intérieure, et par conséquent absence de succion et suppression de la synovie. Il pense que lorsque, par suite du repos, l'exhalation synoviale est entravée, les fluides stagnent dans les vaisseaux, les engorgent et peuvent amener des accidents assez graves, l'ankylose, par exemple.

Cette explication suppose que la synovie est diminuée. Loin de là, nous avons vu que les sécrétions séreuses qui se font dans les synoviales sont rendues plus considérables par l'immobilité ; du reste les explications dans lesquelles on ne tient compte que des causes qui influent sur l'abondance plus ou moins grande des sécrétions sont insuffisantes ; elles ne sauraient rendre compte des changements de nature qu'éprouvent ces sécrétions, et surtout elles ne jettent aucune lumière sur les altérations des cartilages, partie la plus difficile à comprendre entre les effets que produit l'immobilité.

EFFETS DES POSITIONS DES MEMBRES DANS LES MALADIES ARTICULAIRES (1).

Les positions des membres dans les maladies articulaires ont à peine fixé l'attention des chirurgiens, et les auteurs qui ne les ont pas complètement négligées se sont contentés de dire que les malades adoptaient instinctivement celles qui leur étaient le plus avantageuses, et qu'une fois choisies, elles devaient être respectées jusqu'à la guérison complète des phénomènes inflammatoires.

Une suite d'observations et d'expériences dont le lecteur appréciera la portée m'a conduit à regarder comme erronées et incomplètes ces idées sur les causes et les effets des positions, et comme dangereuse l'expectation qui en est la conséquence.

Les positions peuvent être dictées instinctivement aux malades par ce besoin de fixité dont la satisfaction soulage les douleurs articulaires ; mais elles dépendent aussi de causes non moins actives et indépendantes de cette fixité. Ces dernières sont le poids des membres qui entraîne les articulations dans des directions différentes, suivant le côté vers lequel le tronc s'incline ; la pression des couvertures, la recherche instinctive des situa-

(1) J'ai placé l'article que l'on va lire parmi ceux que j'ai consacrés aux causes locales qui produisent ou aggravent les maladies articulaires ; il devait avoir cette place, parce que les mauvaises positions ont une influence très-nuisible sur la marche de toutes les lésions des jointures ; mais, sous plusieurs rapports, il ne touche qu'indirectement aux questions d'étiologie que nous examinons en ce moment. J'ai cru devoir le publier avec tous ses développements, car il est impossible de scinder les considérations qui se rattachent à la question générale des positions.

tions propres à soulager les douleurs, les contractions musculaires permanentes, etc.

Considérées sous le rapport de leurs effets, les positions exercent en général la plus grande influence sur la marche des maladies articulaires. Si, dans quelques cas rares, elles ne sont point une cause d'aggravation du mal, dans les cas les plus nombreux, elles augmentent les inflammations et les douleurs, parce qu'elles entraînent la distension violente et continue d'une partie des ligaments, et que sous leur influence les os tendent à s'abandonner et à éprouver ces luxations dites spontanées, qui ne sont autre chose que les effets d'une position vicieuse agissant sur des articulations dont les liens fibreux sont affaiblis.

Quand nous aborderons les questions thérapeutiques qui s'appliquent à un grand nombre de maladies articulaires, nous montrerons que puisqu'il est des positions qui n'entraînent ni distension des ligaments, ni tendance aux luxations, tandis qu'il en est d'autres qui produisent ces deux effets, il faut conserver les premières, si elles existent, et les substituer aux secondes, si, comme on le voit d'ordinaire, ce sont ces dernières que les malades ont choisies. Cette conséquence est d'autant plus facile à adopter que, par une coïncidence heureuse, ce sont les positions qui préviennent les distensions et les déplacements, qui, dans le cas d'ankyloses, permettent le plus facilement l'exercice des membres.

Il est difficile de dire en général quelles sont les positions que choisissent les malades dans les affections articulaires; ce ne sera qu'en traitant de chaque articulation en particulier que je pourrai en donner une description exacte. Je me contente ici d'engager le lecteur à jeter un coup d'œil sur l'atlas, dans lequel j'ai fait dessiner un grand nombre de ces positions; ce coup d'œil lui en donnera une idée plus juste que de longues descriptions.

Causes des positions qu'adoptent les malades dans les lésions articulaires

Les causes qui portent les malades à adopter telle ou telle position, à mettre les os qui composent leurs articulations dans de certains rapports, sont :

A. Les effets physiques produits par l'accumulation des liquides dans les cavités synoviales.

B. Le poids des membres et les pressions exercées sur eux par les corps environnants.

C. La nécessité pour les malades de choisir une position dans laquelle les articulations atteintes soient aussi fixes que possible.

D. Les contractures actives ou passives des muscles.

J'ai fait connaître, page 55 et suivantes, les effets physiques que produit après la mort *l'accumulation des liquides dans les cavités synoviales.* On peut se demander si les sécrétions de liquide qui se forment dans certaines maladies articulaires ne pourraient pas produire dans les rapports des os entre eux les mêmes résultats que les injections artificielles ; je suis disposé à répondre par l'affirmative. Cependant il me paraît que cet effet physique ne peut se produire que lorsque le liquide est sécrété en abondance et avec promptitude, comme on le voit dans les hydarthroses aiguës. Dans ce cas, comme dans nos expériences, la réplétion de la cavité articulaire est presque subite, sa dilatation considérable. Pour diminuer la douleur, le malade place son membre dans la position qui donne à la cavité articulaire son maximum de capacité, et par suite le moins de tension possible à la capsule séro-fibreuse.

Mais s'il s'agit d'un épanchement qui se forme lentement, d'une hydarthrose chronique par exemple, la capsule fibreuse de l'articulation, éprouvant une distension progressive, cédera à l'effort qui est exercé sur elle ; le liquide ne s'interposera pas entre les os, et ceux-ci ne seront pas contraints à se placer dans les rapports où ils laissent le plus grand intervalle entre eux. Il est inutile de faire remarquer que dès que le liquide peut s'échapper de la cavité synoviale rompue ou ulcérée, il n'exerce plus également aucune influence sur la position des os qui forment les articulations.

L'influence qu'exerce sur la position des membres *leur poids et les pressions exercées sur eux* varie suivant l'attitude générale du corps.

Ainsi, dans une lésion du genou, si le malade est couché sur le dos, le membre, par son propre poids, est ramené à l'extension, et a seulement quelque tendance à se tourner en dehors ; mais si le tronc s'incline du côté de l'articulation malade, c'est nécessairement en dehors que cette articulation est entraînée par son poids ; enfin, lorsque, par habitude ou pour éviter des pressions douloureuses, le malade se couche sur le côté sain, le membre affecté se renverse en dedans.

Le poids des couvertures, lorsqu'on n'y soustrait pas le malade, agit dans le même sens que le poids des membres. Il tend à renverser les membres inférieurs en dedans ou en dehors, s'ils ont déjà commencé à éprouver l'un ou l'autre de ces déplacements.

Tous les mouvements qu'exécute une articulation enflammée y déterminent des douleurs plus ou moins vives, et par suite une augmentation des phénomènes morbides. Les malades sont donc conduits à prévenir ces mouvements, et à chercher les positions où leurs *articulations affectées sont aussi fixes que possible.* Ils adoptent dès-lors celles où leurs membres ont un point d'appui solide. Ainsi, lorsqu'ils reposent sur l'un des côtés du tronc, ils sont obligés de fléchir la jambe sur la cuisse et la cuisse sur le bassin, et de reposer sur ces parties fléchies qui leur offrent une base plus étendue de sustentation, et assurent la fixité qu'ils recherchent.

En plaçant ainsi leurs membres affectés, ils reproduisent ce que nous faisons instinctivement tous les jours dans l'état de repos. Couchés sur le côté, nous fléchissons les membres inférieurs. Leur demi-flexion est alors nécessaire, car la base de sustentation étant insuffisante si les membres sont dans l'extension, le tronc ne peut rester immobile qu'à l'aide d'un effort continu ; sitôt que les membres sont fléchis, l'immobilité n'exige plus aucun effort.

Les contractions convulsives et permanentes des muscles, sous l'influence d'une affection nerveuse, produisent et entretiennent un grand nombre de positions vicieuses, comme on le voit souvent dans la production des pieds-bots, et en général dans les déformations consécutives aux maladies générales du système nerveux. Mais les contractions musculaires ne sont pas une cause primitive des positions vicieuses dans les maladies articulaires, elles contribuent seulement à rendre ces positions permanentes ; car, lorsque les os se sont maintenus longtemps dans de certains rapports, les muscles qui servent à les mouvoir se rétractent du côté le plus court, et lorsqu'ils ont éprouvé pendant longtemps un raccourcissement consécutif, il devient très-difficile, impossible même, de les allonger. L'obstacle qu'ils opposent alors s'ajoute à toutes les autres causes qui rendent le redressement des membres plus ou moins difficile.

Les causes que nous venons d'énumérer, et dont l'influence explique les positions qu'adoptent les malades dans les lésions articulaires, n'ont pas toutes la même importance, et le degré d'influence qu'elles ont sur ces positions est difficile à déterminer, parce que les rôles qu'elles remplissent dans la production de ce genre de phénomène, s'exécutant simultanément, une analyse un peu arbitraire peut seule déterminer jusqu'où s'étend l'action de l'une d'elles, et où s'arrête celle des autres.

Sans doute, lorsque de la sérosité, du pus, de la matière organisable, sont accumulés dans les articulations brusquement et en masses assez considérables pour en distendre violemment les cavités, la position des os doit être celle que nous produisons artificiellement par nos injections forcées. Cette position est une conséquence physique si nécessaire de la distension exercée par le liquide, qu'il est impossible aux malades de s'y soustraire. Mais si la sérosité ou le pus ne distendent que médiocrement la cavité, soit qu'ils ne s'y trouvent qu'en petite quantité, soit qu'ils aient déterminé une rupture de la synoviale et se soient épanchés dans le tissu cellulaire, le malade pourra prendre une position quelconque, ou du moins il n'en sera point empêché par les liquides épanchés dans l'articulation, et il se prêtera sans résistance à tous les mouvements qu'on voudra lui imprimer. L'influence exercée sur les positions par les liquides produits d'une sécrétion morbide, est donc exceptionnelle, et ne doit se manifester que lorsque leur accumulation est extrême et qu'elle a été rapide.

Il n'en est pas de même de l'influence exercée par les autres causes, telles que le besoin pour les malades de chercher une position fixe qui prévienne ou diminue les ébranlements douloureux, le poids des membres, la pression des couvertures. Celles-là agissent constamment. Toutefois, comme on le verra dans l'étude des spécialités, les positions qu'entraîne l'une des causes étant souvent les mêmes que celles dont la production résulte de l'intervention commune des autres; la flexion du genou, par exemple, combinée avec l'abduction, étant l'effet simultané de l'accumulation forcée d'un liquide, du besoin d'agrandir la base sur laquelle appuie le membre, du poids des couvertures et de celui de la partie malade; on ne saurait strictement déterminer la part d'influence qui revient à chacune de ces causes.

Des effets que produisent les positions dans les maladies des articulations.

Les positions qu'adoptent les malades n'exercent quelquefois aucune influence fâcheuse sur l'issue des maladies articulaires; mais dans les cas les plus nombreux elles entretiennent et aggravent ces maladies; je vais d'abord rechercher dans quelles conditions elles exercent cette fâcheuse influence. Ce point établi, il sera facile de comprendre quand elles sont innocentes et peuvent être conservées.

Une position est nuisible lorsqu'elle entraîne la distension continue des parties molles placées sur l'un des côtés d'une articulation.

Lorsque les parties molles placées sur l'un des côtés d'une articulation sont distendues, comme on le voit, par exemple, au côté externe de l'articulation du pied, quand celui-ci se renverse en dedans et repose sur son bord externe, la distension s'exerce tout à la fois sur les ligaments, sur la membrane synoviale qui tapisse la surface interne de ces ligaments et sur les vaisseaux et les nerfs qui se rendent à leur côté externe. Cette distension serait nuisible dans une articulation saine, comme le raisonnement le fait prévoir et comme le démontre la douleur qu'on ressent dès qu'on place une de ces articulations de manière à distendre l'un de ses côtés ; elle est bien plus nuisible encore dans une articulation dont la synoviale et les ligaments sont enflammés et ramollis. Dans l'état sain, elle produisait une douleur obtuse ; dans l'état morbide, elle devient une cause de persistance de l'inflammation, de déchirures et d'ulcérations.

La justesse des craintes que l'on peut concevoir sur les effets de cette distension, par suite d'une position vicieuse, m'a été démontrée anatomiquement ; car à l'autopsie la synoviale, les ligaments et le tissu cellulaire offrent presque toujours les altérations les plus graves du côté où ils ont été le plus distendus. A part quelques cas très-rares, on peut prévoir, en se guidant sur les effets des positions, si au pied, au genou, etc., ce sont les ligaments internes ou externes qui sont le plus altérés.

Une position est nuisible lorsqu'elle détermine une pression forte et continue contre une partie des surfaces osseuses qui composent une articulation.

Lorsqu'une articulation est placée de manière que ses ligaments soient distendus d'un côté, les os qui la forment sont rapprochés avec force du côté opposé ; ainsi, dans l'exemple que je choisissais plus haut, c'est-à-dire dans celui où les ligaments externes du pied sont distendus, la surface articulaire de l'astragale presse fortement contre celle du tibia, au côté interne de l'articulation.

On ne peut reconnaître dans l'état sain les dangers inhérents à cette pression inégale ; mais l'expérience m'a démontré que, dans l'état pathologique, lorsque les os sont ramollis primitivement ou consécutivement à une maladie de la synoviale, les cartilages et les os sont ulcérés plus profondément que partout ailleurs dans les parties où la pression a été le plus longtemps prolongée ; cette ulcération est telle, dans quelques circonstances, que lorsqu'une bonne situation a été substituée à une mauvaise, il reste un vide triangulaire du côté où l'ulcération s'est faite, et que ce vide empêche la permanence de tout redressement opéré après sa formation.

Une position est nuisible lorsqu'elle tend à produire des luxations spontanées.

Les luxations dites spontanées supposent toujours une altération des liens qui unissent les os entre eux ; mais, lors même que cette altération existe, elles ne peuvent se produire que dans certaines positions. Les positions qui les favorisent sont : 1° celles qui placent les os dans des rapports tels que leur contact soit moins étendu et leur coaptation en quelque sorte moins intime. De ce nombre est la position où le fémur, fléchi sur le bassin, est porté dans l'adduction et la rotation en dedans ; sa tête, dans ce cas, fait saillie au côté externe de la cavité cotyloïde, et n'est retenue qu'incomplètement par le bord de cette cavité. 2° Les positions qui tendent à produire des mouvements étrangers à l'état normal ou à exagérer des mouvements normaux, celles, par exemple, qui tendent à produire des mouvements de latéralité du tibia sur le fémur, ou à exagérer l'extension du premier sur le second de ces os.

Je ferai remarquer que lorsqu'on veut juger des positions qui peuvent favoriser les luxations spontanées, il ne faut pas les considérer seulement dans le cas où les malades restent en repos dans le lit ; il faut les examiner lorsque les malades se soulèvent. Pendant ce soulèvement, la distension des ligaments et la tendance aux luxations spontanées sont plus faciles à reconnaître.

Une observation générale qui m'a montré toute l'importance des positions parmi les causes des luxations spontanées, est le rapport exact que j'ai reconnu depuis que je le cherche, entre les variétés de ces luxations et celles des positions adoptées par les malades. Ce rapport est tel, que la position étant donnée, on peut déterminer *à priori* l'espèce de luxation qui existe avec elle, et réciproquement l'on peut remonter de la connaissance de la luxation à celle de la position choisie par le malade.

Une position est utile lorsqu'elle n'entraîne la distension d'aucune partie de la synoviale et des ligaments, qu'elle n'expose à aucune luxation spontanée, et qu'elle permet, dans le cas d'ankylose, l'exercice le plus facile du membre malade.

On ne peut contester ce principe sur les conditions que doivent réunir les positions utiles dans les maladies articulaires. Mais l'on se demande s'il est des positions qui puissent réunir un ensemble de conditions aussi favorables. Un examen attentif permet de répondre par l'affirmative ; car, par une coïncidence heureuse et qui assure la diffusion des principes de traitement que je veux établir, les positions qui préviennent le plus sûrement les distensions des parties molles et les déplacements des os sont précisément celles qui, dans les cas d'ankylose, assurent l'exercice le plus complet des fonctions des membres.

C'est dans l'extension médiocre de la cuisse sur le bassin, de la jambe sur la cuisse, et dans la position où le pied fait en arrière un angle droit avec la jambe, que les fonctions du membre inférieur s'exécutent le mieux, dans le cas d'ankylose. C'est dans les mêmes positions, comme on le verra plus loin, que les parties molles sont le moins distendues et les luxations le moins à craindre (1).

(1) Dans mon Mémoire *sur les positions des membres dans les maladies articulaires* (*Gazette médicale* 14 et 21 novembre 1840), j'avançais ce que je répète dans cet ouvrage, que ces positions ont à peine fixé l'attention des chirurgiens, et que les auteurs qui ne les ont pas complètement négligées se sont contentés de dire que les malades adoptaient instinctivement celles qui leur étaient les plus avantageuses, et qu'une fois choisies, elles devaient être respectées jusqu'à la guérison complète des phénomènes inflammatoires.

Ces propositions ont été vivement combattues par M. Mayor, dans un article inséré dans la *Gazette médicale*, quelque temps après la publication de mon Mémoire. Cet auteur s'est efforcé de démontrer, par de nombreuses citations de son *Nouveau Système de déligation chirurgicale*, que la question des positions des membres dans les maladies des articulations l'a spécialement occupé après avoir été un sujet d'étude *pour la plupart des chirurgiens.*

Pour faire apprécier les prétentions de M. Mayor, il me suffira de dire que les passages de son livre, qu'il cite comme preuve de ses travaux sur les positions dans les maladies articulaires, se rapportent uniquement aux positions dans les fractures ; il s'est contenté de supprimer dans ses citations les mots *fractures*, *fragments*, et il a pu faire ainsi un instant illusion aux lecteurs qui n'ont pas comparé le texte de son ouvrage avec les prétendus extraits qu'il en a faits dans l'article que j'examine.

Il suffit, pour se convaincre de ce que j'avance, de comparer les textes suivants. Dans l'article destiné à réfuter mon Mémoire, M. Mayor rappelle qu'à la page 245 de son *Système de déligation chirurgicale*, il a dit : « Le chirurgien doit « s'enquérir avant tout de la meilleure position à donner, et ensuite seulement « des moyens propres à la conserver invariable. »

§ 2. CIRCONSTANCES EXTÉRIEURES AU MILIEU DESQUELLES PEUVENT SE DÉVELOPPER LES MALADIES ARTICULAIRES.

Nous ne nous sommes occupé jusqu'à présent que des causes physiques qui agissent directement sur les articulations, telles que la contusion, l'immobilité prolongée, les mauvaises positions, nous allons passer à l'étude d'un ordre de circonstances intermédiaires à ces causes toutes physiques et à celles qui tiennent uniquement au jeu intérieur des organes. Nous voulons parler des influences extérieures, telles que les causes de refroidissement, le séjour dans les habitations humides;

Je lis le texte même de l'ouvrage et je trouve : « Là où il faut que le chirurgien « coopère *à la guérison des fractures*, il doit s'enquérir avant tout de la meilleure position à donner *aux fragments*, et ensuite seulement des moyens pro« pres à la conserver invariable. »

Autre exemple. — Dans son article, M. Mayor cite le passage suivant, extrait de la page 249 :

« Et comment ne voit-on pas que la seule position qu'on a donnée, et qu'on « s'est appliqué à conserver tant bien que mal, est le point dominant. »

Je lis la page 249 et je trouve :

« Et comment ne voit-on pas que la seule position qu'on a donnée et qu'on « s'est appliqué à conserver, tant bien que mal, est le point dominant, soit pour « empêcher et traiter les symptômes accessoires qu'on redoute, *soit pour favori« ser l'heureuse formation du cal* qu'on désire et cherche. »

On le voit, M. Mayor oublie toujours dans ses citations le complément nécessaire qui en explique le sens; il oublie surtout de dire que le chapitre d'où elles sont tirées est intitulé *Traitement des fractures;* mais que l'on admette que les passages que j'ai rappelés, et plusieurs autres de même force, aient réellement trait aux positions dans les maladies articulaires, la priorité de mes travaux ne me serait nullement enlevée; il n'en resterait pas moins vrai que le premier j'ai fait connaître avec détails les diverses positions qu'adoptent les malades, et les causes de ces positions; que le premier j'ai établi en principe quels sont les caractères de celles qui sont utiles, de celles qui aggravent les maladies des jointures, et que j'ai montré les nombreuses applications que l'on peut faire de cette connaissance à l'étiologie et à la thérapeutique des maladies articulaires. L'étendue de ce travail ne peut être appréciée après la lecture de l'article qui précède cette note, il faut lire ce qui est relatif aux maladies de chaque articulation en particulier, et consulter l'atlas, pour embrasser l'ensemble de cette question; qu'il me suffise de dire que, dans mon Mémoire publié il y a trois ans, j'avais déjà indiqué toutes les observations que j'expose avec plus de développement dans cet ouvrage.

nous en traiterons avec détail; leur étude est l'une de celles qui rentrent le plus directement dans l'étiologie générale des maladies articulaires.

Des Refroidissements.

C'est un fait généralement admis dans la science, que des refroidissements peuvent être cause d'arthrite aiguë, d'arthrite chronique, et que, s'ils agissent dans de certaines conditions spéciales, ils peuvent produire des tumeurs fongueuses, des abcès froids, etc. Mais l'on s'est borné en général à constater leur influence nuisible, sans rechercher dans quelles conditions spéciales, soit de la part des malades, soit de la part des corps froids, ils pouvaient entraîner des conséquences graves. J'élimine ici, pour le moment, les modifications qu'impriment à leurs effets les maladies dont peuvent être affectés les individus sur lesquels ils agissent, et je me borne à étudier leur action sur l'organisme dans l'état de santé.

Depuis que l'on connaît les résultats si souvent remarquables et toujours si innocents de l'hydrothérapie, l'on comprend combien il est nécessaire de réviser tout ce qui a été écrit sur les effets du froid, et de tenir compte de toutes les circonstances au milieu desquelles il se fait sentir.

Les observations les plus nombreuses démontrent que les arthrites aiguës ou chroniques se développent fréquemment à la suite de l'impression d'un air froid sur un corps échauffé par l'exercice. En compulsant les observations éparses dans les auteurs, et dans lesquelles on trouve assez de détails pour apprécier les conditions du refroidissement, on reconnaît presque constamment ces deux circonstances, la sueur produite par l'exercice, le refroidissement produit par l'air. En général, il s'agit de malades qui, après s'être livrés à une marche rapide, se sont exposés, tout couverts de sueur, à des courants d'air froid, ou sont entrés dans des appartements humides, des caves par exemple, etc. Il est probable, quoique les auteurs ne s'expliquent point à cet égard, que dans ces cas, l'impression de l'air froid n'a pas été momentanée, qu'elle s'est prolongée assez longtemps, et que le malade est resté dans l'inaction.

Mais s'il est très-ordinaire de voir un refroidissement par l'air produire une arthrite aiguë, lorsqu'il agit sur le corps échauffé par l'exercice, le même résultat peut-il être produit quand l'air froid agit sur un homme en sueur, la transpiration étant produite chez lui par le contact de corps chauds? ou bien l'arthrite peut-elle être la suite de l'action de l'eau froide sur le corps échauffé par l'exercice?

Dans ces deux conditions il y a, comme dans le cas précédemment examiné, sueur et refroidissement; mais dans l'une la sueur n'est pas produite par l'exercice, et dans l'autre le refroidissement n'est pas produit par l'air : en un mot, il manque l'une des deux conditions dans lesquelles nous avons vu l'arthrite avoir tant de tendance à se produire.

Lorsque le corps est échauffé par l'exercice, et que l'on se plonge dans l'eau froide, nul doute que l'on ne fasse une imprudence moindre que si l'on s'exposait dans le même état à un courant d'air frais; on sait que les anciens se jetaient tout suants dans des fleuves, après s'être livrés à des exercices gymnastiques; de nos jours, on voit souvent des personnes se baigner, le corps échauffé par un exercice violent, et si l'impression de l'eau est momentanée, il peut n'en résulter aucun inconvénient.

Il est donc à présumer que l'eau froide agit d'une manière moins nuisible que l'air froid. Mais les cas où cette combinaison de causes a produit de graves maladies aiguës et entre autres des rhumatismes, sont assez communs pour que l'on ne doute pas de l'influence nuisible d'un refroidissement produit même par l'eau, lorque le corps est en sueur par l'exercice.

Si la sueur a été provoquée par des corps chauds, par exemple, par le séjour dans un appartement dont la température est très-élevée, par des couvertures de laine étroitement appliquées autour du corps, l'action d'un air froid peut sans doute produire des inflammations, surtout si elle est prolongée. Mais je dois me borner à cet égard à une simple présomption; les faits que j'ai observés, ceux que j'ai recueillis dans les auteurs, ne me permettent point d'en citer des exemples, et si ces faits manquent dans la science, rien ne prouve que leur absence tienne à d'autres causes, qu'au défaut d'attention porté sur cet ordre de recherches.

Il résulte de ce que nous venons de dire, qu'à la suite d'un refroidissement, le corps étant en sueur, il peut y avoir production du rhumatisme articulaire aigu, s'il y a tout à la fois production de la sueur par l'exercice, et production du froid par l'air, ou si l'une ou l'autre de ces conditions existe.

Mais je crois qu'on peut établir en principe que si le corps n'est pas échauffé par l'exercice, si la sueur dépend de l'action d'un corps mauvais conducteur du calorique, et si le refroidissement est dû à l'eau froide momentanément appliquée, il n'y a pas lieu de craindre le rhumatisme articulaire, ni une maladie analogue.

Cette assertion est basée sur les faits si nombreux de traitements hydrothérapiques, à la suite desquels on ne voit jamais aucun accident inflammatoire aigu. On sait que ces traitements consistent surtout dans l'usage de l'eau froide pendant que le corps est couvert d'une sueur abondante que provoque le contact de couvertures de laine, et dans l'immersion dans un bain froid, au moment où la transpiration est le plus abondante. Ces traitements ont été appliqués sur des milliers de malades, soit à Graefenberg, soit dans les établissements qui se sont formés en Allemagne et en France, à l'imitation de celui de Prietznitz ; cependant l'on a jamais vu à leur suite survenir des arthrites et des pneumonies.

J'ai répété ces traitements ; je les ai mis en usage sur plus de 100 malades, jamais je n'ai vu qu'ils aient produit des douleurs, à plus forte raison des rhumatismes ou des scrofules. Je regarde donc comme un fait acquis à la science l'innocuité de l'eau froide agissant momentanément sur le corps chauffé par le contact de corps mauvais conducteur du calorique.

On peut se demander pourquoi l'eau froide, agissant sur le corps suant par une autre cause que l'exercice, ne produit pas les accidents qui résultent de l'action de l'air froid sur le corps échauffé par l'exercice. La réponse à cette question ne peut être encore rigoureusement donnée ; contentons-nous de constater les différences qui existent entre les deux conditions que nous voulons comparer entre elles.

Lorsque par suite d'un exercice violent le corps est en sueur, le pouls est agité, la circulation est plus active dans tous les organes, la poitrine exécute des mouvements d'inspiration précipités, et les poumons sont dans le même état d'excitation que la peau. Lorsque la sueur est produite par des couvertures épaisses, la circulation est moins accélérée, ainsi que l'ont constaté un grand nombre d'observations; la respiration n'est point précipitée, il y a seulement excitation de la peau, phénomène local, pour ainsi dire, tandis qu'à la suite de l'exercice, les phénomènes sont généraux, et il n'est pas une partie du corps où l'excitation ne se fasse sentir.

Quant à la différence qui sépare les refroidissements produits par l'eau des refroidissements produits par l'air, l'expérience permet de répondre que le froid produit par l'eau est suivi immédiatement d'une réaction qu'on n'observe pas à la suite du refroidissement produit par l'air. Qu'on se lave le corps avec de l'eau froide, qu'on se baigne rapidement dans cette eau, la peau devient immédiatement d'un rouge vif, et l'on y éprouve la sensation d'une forte chaleur; l'eau froide agissant momentanément détermine donc à l'extérieur du corps un appel de sang et une augmentation de calorique qui ne permettent pas d'assimiler ses effets à ceux de l'air froid qui souvent fait pâlir la peau et qui produit une sensation de froid qui se prolonge plus ou moins longtemps.

En résumé, la condition la plus défavorable dans un refroidissement est celle où le corps est échauffé par l'exercice et où le froid est produit par l'air.

Si l'une de ces conditions existe seule, le refroidissement peut encore être nuisible dans le cas, par exemple, où le corps est échauffé par le séjour dans un appartement chaud et le froid produit par l'air, et dans celui où le corps est échauffé par l'exercice et le refroidissement produit par l'eau restant en contact avec le corps assez longtemps pour le refroidir.

Il n'y a point de danger si le corps est échauffé par le contact de corps mauvais conducteurs du calorique, de la laine par exemple, et que le refroidissement soit produit par l'eau agissant momentanément.

Du séjour dans des habitations humides.

Le séjour dans les habitations humides peut être cause d'inflammations articulaires aiguës, d'arthrites chroniques, de tumeurs fongueuses, d'abcès ou de tubercules dans les articulations.

C'est de toutes les causes qui altèrent la constitution et qui créent des dispositions fâcheuses aux maladies articulaires, celle dont l'énergie est la plus grande et dont l'influence se fait le plus souvent sentir.

Toute humidité n'est pas également nuisible, et en général, l'humidité de l'atmosphère, simple, sans aucune altération spéciale, n'exerce sur la santé aucune influence funeste. Sans doute, ceux qui habitent sur le bord des rivières, dans des îles étroites, ceux qui passent leur vie sur des bateaux ou sur des navires, toutes choses égales d'ailleurs, respirent un air plus humide que ceux qui vivent habituellement sur la terre, loin des fleuves ou des rivières. Et cependant, les premiers ont une santé aussi bonne que les seconds; ils ne sont sujets à aucune altération constitutionnelle que l'on puisse attribuer au milieu dans lequel ils vivent.

Partant des faits de l'ordre de ceux que je rappelle ici, M. Baudelocque, dans un ouvrage estimable, sur les scrofules, s'est appliqué à combattre l'idée assez répandue qui attribue à l'influence de l'humidité le développement de cette maladie. Pour démontrer que l'air humide ne produisait pas de scrofules, il a cité des villages où cette maladie est inconnue et qui sont situés sur le bord des rivières; il a opposé la fréquence des scrofules dans certains quartiers de Londres, éloignés de la Tamise, à leur rareté dans des quartiers qui longent le fleuve. Dans le premier cas, cependant, avec la fréquence des scrofules coïncidait une moindre humidité dans l'air, tandis que dans le second cas, on trouve moins de scrofules et plus d'humidité.

Tous les faits cités par M. Baudelocque sont incontestables; mais il n'en résulte point qu'un genre quelconque d'humidité soit sans influence dans la production des scrofules; il en résulte, comme je l'établissais plus haut, que la respiration d'un air rendu humide par le voisinage d'une eau pure, n'a pas une influence profondément nuisible sur la santé. Il n'en est plus de même de l'humidité qui se dégage des murs nouvellement construits, de ceux qui sont adossés à une terre humide, des murs qui ont longtemps baigné dans l'eau, et enfin de la terre fraîche sur laquelle on se couche. L'humidité qui se dégage de ces corps solides, lorsqu'elle agit pendant longtemps sur le corps humain, exerce sur lui l'influence la plus générale et la plus funeste. Ce n'est point une partie isolée du corps qui en est troublée dans ses fonctions, c'est l'économie tout entière. Après l'hérédité, il n'est pas de cause à laquelle il faille attribuer plus fréquemment la production des diathèses rhumatismales, purulentes, fongueuses, tuberculeuses, etc., et par suite les maladies articulaires les plus graves.

Depuis longtemps préoccupé des effets nuisibles des habitations humides, je ne manque jamais d'interroger les malades chez lesquels j'observe des lésions articulaires indépendantes de violences extérieures, sur la nature des milieux dans lesquels ils ont vécu. Dire que leurs réponses m'ont presque constamment confirmé dans mes idées; qu'avec le développement accidentel d'arthropathies chroniques, j'ai vu coïncider presque toujours l'influence plus ou moins prolongée du séjour dans des habitations humides, ce n'est point entraîner la conviction du lecteur; car, en supposant que ces observations soient suffisamment nombreuses, j'ai pu m'être laissé séduire par l'une de ces préoccupations qui trompent souvent les hommes les plus désireux de découvrir la vérité. En me rappelant que j'avais vu des médecins attribuer toutes les maladies à des indigestions, je me suis souvent demandé, si après avoir gémi sur leurs erreurs, je ne tombais pas à mon tour dans une erreur analogue; je me suis décidé alors, en interrogeant les malades, à ne plus leur demander s'ils avaient demeuré dans des maisons humides, nouvellement bâties, s'ils avaient longtemps couché sur la terre, etc, etc. Je me suis contenté de leur demander à quelle cause ils attribuaient leur mal; à la suite de quelles circonstances leur constitution s'était altérée, et j'ai vu, en les abandonnant ainsi à eux-mêmes, qu'ils allaient au-devant de mes prévisions, et que l'évidence des faits avait été si grande, qu'ils rapportaient eux-mêmes, sans que cette idée leur eût été suggérée, le développement de leurs maux au séjour prolongé dans des habitations humides.

Ce que je dis ici, du reste, n'est présenté que comme un ensemble de faits propres à confirmer l'opinion des auteurs de tous les temps, de tous les lieux, qui ont reconnu unanimement la vérité que je signale sur l'influence de l'humidité des habitations. Je ne cite point les observations sur lesquelles ils se sont appuyés, et celles que je pourrais rassembler moi-même. Les faits particuliers sont inutiles, lorsque l'on peut en rencontrer chaque jour de semblables, et que tous ceux qui se livrent à l'observation peuvent en contrôler la justesse dans une salle quelconque de malades ; aussi me contenterai-je, après avoir bien établi la distinction fondamentale entre l'humidité de l'atmosphère et l'humidité des habitations, après avoir éloigné, par cette distinction, des objections que l'on peut faire aux dangers qu'entraîne à sa suite le second genre d'humidité, me contenterai-je, dis-je, d'éloigner les objections que l'on peut adresser à l'étendue du rôle que je fais jouer à un certain genre d'humidité dans la production des arthropathies fongueuses, purulentes, tuberculeuses, etc.

Souvent, lorsque les parents me présentent un enfant affecté d'abcès froid articulaire suite de diathèse purulente, je trouve que leur constitution est naturellement robuste, et que leur enfant a dû naître doué d'une certaine vigueur. Je suis conduit alors à penser que sa diathèse purulente est survenue à la suite du séjour dans une maison neuve, ou dans une maison humide. Souvent il arrive que les parents, en reconnaissant la justesse de cette présomption et en avouant qu'ils ont habité avec leur enfant dans des lieux malsains, nient l'influence que ce séjour pourrait avoir eu sur le développement de la diathèse dont leur enfant est affecté ; ils doutent que le mal provienne de la cause à laquelle je l'attribue, parce que, disent-ils, ils ont habité la même maison que leur enfant, et cependant leur santé n'en a souffert aucune atteinte. Et d'abord, quand on les interroge avec soin, on voit que ces personnes qui croient avoir si bien résisté à l'influence des habitations humides, sont devenues sujettes à des douleurs erratiques dans diverses parties du corps, à des catarrhes qui se renouvellent plus ou moins fréquemment, que leur teint est devenu plus pâle, etc., etc. Ils appartiennent à cette classe si nombreuse de gens, qui croient jouir d'une bonne santé, tandis qu'ils portent en eux la prédisposition à des maladies graves et multipliées. Ils ont donc subi l'influence funeste qu'exerce une habitation malsaine, et si cette influence n'a pas été la même que celle qu'a ressentie leur enfant, c'est que chaque âge est modifié à sa manière sous l'influence d'une cause déterminée.

En général, chez les enfants, l'influence d'un séjour humide produit la diathèse fongueuse unie à la diathèse purulente, et par suite des tumeurs fongueuses ou des abcès froids des articulations; tandis que chez les adultes, le même séjour produit ordinairement des douleurs vagues ou des inflammations de nature rhumatismale.

Une autre objection que l'on adresse souvent aussi à ceux qui attribuent une grande part aux habitations humides dans la production des arthralgies fongueuses, purulentes ou rhumatismales, c'est qu'il est un grand nombre de personnes soumises aux mêmes influences et qui n'en éprouvent aucun effet fâcheux. Pour moi, je nie formellement cette observation, et je ne crains point de soutenir qu'elle n'est fondée que sur une connaissance superficielle des signes qui caractérisent les altérations générales de l'organisme, ou sur une appréciation inexacte des conditions où les malades se sont trouvés placés.

Ainsi, si un homme qui jouissait habituellement d'une bonne santé devient sujet à des rhumes de cerveau, des maux de gorge, des catarrhes pulmonaires, des diarrhées, etc., sous l'influence du plus léger refroidissement; si la même cause réveille des douleurs qui parcourent diverses régions de son corps, ne devra-t-on pas considérer que la santé de cet homme a souffert une profonde atteinte, bien qu'il continue à vaquer à ses travaux habituels.

Il faut savoir distinguer la santé apparente de la santé réelle. La santé réelle n'est pas cet état dans lequel toutes les fonctions s'accomplissent régulièrement, c'est celui où la régularité des fonctions se maintient, si l'homme se conforme à toutes les règles de l'hygiène. Dès lors, l'on n'a pas une bonne santé, si l'on prend des rhumes, des ophthalmies, des douleurs, par suite d'une de ces transitions du chaud au froid qui sont inséparables de notre manière habituelle de vivre. Que l'on étudie d'après ces principes les personnes qui ont séjourné dans des appartements humides, on n'en trouvera pas une seule dont la santé n'y ait souffert une atteinte plus ou moins grave.

La construction encore récente des maisons est une des causes les plus fréquentes de l'humidité qu'elles recèlent. La loi romaine défendait d'habiter les maisons neuves, avant qu'il se fût écoulé trois ans, à partir de l'époque où leur construction était achevée. Ces mesures protectrices de la santé des citoyens, ont été négligées dans la législation moderne. Dans les grandes villes, et surtout dans les quartiers de pauvres, le toit est à peine posé, que déjà le premier et le second étages sont occupés et que les habitants de ces appartements sont exposés soit à l'humidité, soit aux émanations funestes qui se dégagent de ces murs récemment terminés.

Dans les maisons anciennes, les briquetages nouvellement construits peuvent à eux seuls exercer l'influence la plus funeste, surtout lorsque l'on couche dans un lit qui en est rapproché.

Ce n'est point par défaut de ventilation ou de renouvellement de l'air que le séjour dans des maisons nouvellement construites est funeste à la santé ; car si ces maisons sont bien exposées et bien construites, elles sont dès les premiers jours aussi bien aérées qu'elles le seront par la suite. Si les auteurs qui ont attribué, comme M. Baudelocque, l'influence nuisible des habitations à la viciation de l'air par défaut de ventilation, avaient eu présentes à l'esprit les conséquences graves que produit sur la santé le séjour dans les maisons neuves, ils ne se seraient pas laissé entraîner aussi légèrement à l'influence de leurs idées préconçues.

Rien de plus ordinaire que de trouver dans les campagnes des habitations situées au-dessous du niveau du sol ; cette construction funeste est souvent préméditée dans les pays où l'on tisse le lin, le chanvre, et le coton. Les ouvriers cherchent à rendre humide le lieu où ils travaillent habituellement, et par là, à prévenir la sécheresse des fils qu'ils tissent. Pour obtenir cette humidité aussi funeste à leur santé que favorable à leur industrie, ils creusent le sol de leur atelier à 40 ou 50 centimètres au-dessous des terrains environnants ; ils ne font à ces appartements que d'étroites ouvertures, et ils évitent avec le plus grand soin tout renouvellement de l'air et toute pénétration du soleil dans leurs ateliers. Dans les conditions où ils se placent, leurs habitations sont funestes par un grand nombre de conditions réunies. Qu'on examine aussi les populations qui se livrent à ces industries encore si imparfaites, celles de Tarare et des pays environnants, et l'on sera frappé du grand nombre de maladies articulaires dont elles sont affectées, et de la fréquence des diathèses purulentes, fongueuses, rhumatismales, etc., qui les altèrent et les détruisent. Cependant les pays dont je parle sont situés sur des hauteurs ; l'air y est pur, l'aisance des ouvriers assez grande, et leur nourriture bonne. Etrange conséquence de certaines industries ! elles semblent destinées à porter l'aisance et par suite la santé dans les populations au milieu desquelles elles vont se fixer, et cependant elles n'y apportent que des germes de maladie et de mort.

La construction d'appartements situés au-dessous du sol, n'est pas toujours un acte prémédité ; ce n'est souvent que l'effet de l'ignorance ou d'une déplorable économie. Souvent dans les campagnes, les paysans adossent leur maison à un bloc de rocher qui leur épargne la construction d'un pan de mur ; d'autres fois, leur maison est construite sur un terrain en pente ; du côté de la porte d'entrée, qui répond à la partie la plus basse du tertre, le rez-de-chaussée est assez élevé, mais du côté opposé à la porte, celui qui répond à la partie la plus élevée du tertre, le mur est enterré au-dessous du sol, quelquefois de plus d'un mètre.

Rodamel, dans son Traité du rhumatisme, ouvrage dans

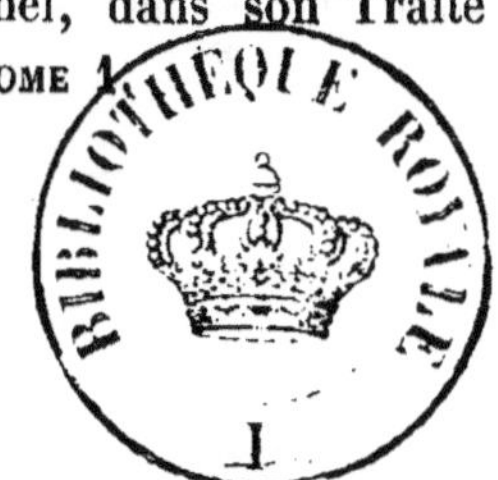

lequel il s'est appliqué à rechercher les causes qui rendent cette maladie si fréquente à Lyon, a considéré comme exerçant l'influence la plus active sur la production de cette maladie, les constructions en pierres de taille tirées des carrières de Villebois. Ces pierres, très-résistantes, paraissent recéler une humidité qui ne se dégage que très-lentement, et comme elles conduisent très-bien le calorique, elles entretiennent un état de froid habituel dans les salles dont elles forment les parois.

M. Paul Brun, médecin-adjoint de la prison de Perrache, où sont renfermés les jeunes détenus, a confirmé la justesse des observations de Rodamel; il a vu que le développement des scrofules était très-prompt chez ces jeunes enfants qui habitent des salles entourées de murs en pierres de Villebois, et dans lesquelles règnent un froid et une humidité habituels.

Lorsque des habitations sont très-humides, on le reconnaît à des signes qui sont d'une telle évidence, qu'il est impossible de s'y méprendre; les moisissures se forment alors sur les murailles; les tapisseries, s'il en existe, se détachent et perdent leur couleur, les linges renfermés dans les placards moisissent facilement, et s'il y existe des ateliers dans lesquels on tisse le chanvre ou le coton, les fils ont une certaine ténacité qui prévient leur rupture.

Cependant des appartements peuvent être humides sans que toutes ces circonstances se trouvent réunies, sans même que l'on observe une seule d'entre elles; on éprouve seulement en y entrant un sentiment de fraîcheur et d'humidité, et l'hygromètre peut être nécessaire pour constater l'existence de l'altération de l'air.

C'est dans ces cas douteux qu'il importe d'avoir bien présentes à l'esprit toutes les dispositions physiques qui rendent les habitations humides; il importe beaucoup aussi de les connaître pour que l'on puisse convenablement interroger les malades et appeler leur attention sur une multitude de détails qu'ils ont vus, mais qu'ils n'ont pas remarqués, et dont ils n'apprécient l'importance que lorsqu'on s'applique à les leur signaler. C'est surtout pour diriger, autant qu'il est en moi, dans l'observation des lieux et dans l'interrogation des malades, que je suis entré dans ces détails minutieux sur les caractères des habitations humides.

§ 3. CAUSES INTERNES DES MALADIES ARTICULAIRES.

Toutes les fois qu'une sécrétion normale a été supprimée, ralentie ou altérée, des douleurs ou des lésions peuvent se développer dans les jointures ; c'est surtout à la suite des troubles survenus dans les fonctions cutanées et dans la menstruation que l'on observe cet ordre de conséquences.

La suppression d'évacuations morbides habituelles, comme celles qui se font par les hémorrhoïdes, par les ulcères et les éruptions cutanées peuvent entraîner également des arthropathies de diverses natures ; les genres de lésions qui se manifestent alors varient suivant l'âge et les prédispositions des malades. En général, si la suppression a été brusque, la maladie articulaire est aiguë ; si la suppression a été lente, la maladie articulaire tend à l'état chronique. Cependant, l'ordre d'influences internes dont il faut le plus tenir compte pour comprendre l'origine des maladies articulaires qui se développent sans qu'aucune influence extérieure ait contribué à les produire, consiste dans les affections générales qu'on désigne sous le nom de diathèses.

Ce n'est pas ici le lieu de démontrer qu'il existe réellement des modifications générales de l'économie qui prédisposent ceux qui en sont atteints à des lésions d'une nature déterminée. Tout le monde admet les diathèses scrofuleuses, rhumatismales, tuberculeuses, l'existence de la vérole constitutionnelle, de la dissolution scorbutique du sang, de la diathèse cancéreuse. Eh bien ! il n'est aucune de ces affections générales qui ne puisse se manifester par des maladies articulaires, et plusieurs d'entre elles, savoir les diathèses scrofuleuses, rhumatismales, tuberculeuses, ont une tendance spéciale à se manifester sur les articulations. Parmi les tumeurs fongueuses et suppurantes auxquelles les scrofuleux sont sujets, celles des articulations comptent parmi les plus communes ; les malades affectés de diathèse purulente voient fréquemment se développer des abcès froids dans leurs synoviales, en même temps que dans d'autres

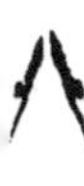

parties du corps. Les inflammations chroniques et les ulcérations dans les jointures comptent parmi les désordres multiples que la syphilis peut produire ; lorsque le sang, dans le scorbut, a subi une dissolution, il peut s'épancher à l'intérieur comme à l'extérieur des jointures ; il n'est pas jusqu'à la morve, comme je le prouverai plus loin, qui ne puisse entraîner des lésions articulaires.

Quand on voit ainsi les affections générales de l'économie exercer une influence si puissante sur la production des arthropathies, on comprend que l'étiologie complète de ces dernières suppose celle des diathèses elles-mêmes. Mais nous devons nous borner à indiquer ce sujet d'étude. Nous serions conduits à embrasser la pathologie tout entière, si nous voulions traiter avec détail toutes les questions qui rentrent plus ou moins indirectement dans cet ouvrage.

Cependant, la nécessité où nous serons de reparler souvent des diathèses, soit en revenant sur les causes spéciales de chaque espèce de maladie articulaire, soit en traitant des moyens thérapeutiques qu'on doit leur opposer, m'engage à présenter ici quelques considérations générales propres à éclairer leur histoire.

Si nous admettons ces diathèses, c'est que nous voyons se développer chez certains malades, sans causes extérieures, des lésions multiples, qui se succèdent les unes aux autres, ou existent toutes à la fois ; et si nous établissons une différence entre ces diathèses, c'est que dans les unes certaines altérations tendent à se produire, et que dans les autres, ce sont des altérations différentes ; en un mot, l'existence comme le caractère des diathèses ne nous est révélé que par leurs produits. C'est donc par ces produits qu'il faut les spécifier et non par leur nature qui nous échappe entièrement. Lorsque nous voyons des malades chez lesquels du pus, des tubercules se sécrètent simultanément dans un grand nombre d'organes, sans qu'aucune cause extérieure en provoque le développement, nous disons que ces malades ont une disposition à sécréter du pus ou des tubercules et nous appelons cette disposition diathèse purulente ou tuberculeuse.

On dit qu'un individu est scorbutique lorsque du sang liquide se sépare des vaisseaux, s'épanche à la surface et au-dessous des muqueuses, dans le tissu cellulaire, dans les muscles, dans les articulations. On juge également sa prédisposition par les produits qu'il a de la tendance à sécréter, et quoique le mot de scorbut dont on se sert habituellement n'exprime pas une prédisposition à sécréter un sang liquide, chacun sait le sens qu'on doit lui assigner.

Partant des mêmes principes, on peut dire que la goutte, véritable prédisposition à produire de l'acide urique, combinée avec diverses bases, est caractérisée par la sécrétion de cet acide ou par la tendance à le produire. Il est plus difficile d'appliquer l'idée générale que nous développons aux scrofules et aux rhumatismes.

On a peine à leur donner un nom qui entraîne l'idée des altérations auxquelles ils prédisposent. Il est à remarquer, toutefois, que dans les rhumatismes aigus ou chroniques, l'anatomie pathologique démontre dans les articulations, soit des sécrétions de sérosité, soit des sécrétions de lymphe plastique, qui s'organisent régulièrement et passent à l'état de tissus fibreux.

Dans les scrofules, qu'il faut distinguer des diathèses purulentes, ce sont surtout des fongosités qui sont produites, c'est-à-dire des masses charnues, molles, pénétrées de vaisseaux, que nous avons reconnues être formées par une matière organisable arrêtée dans son organisation.

On peut donc caractériser toutes les diathèses par leurs produits ; la différence et l'analogie de leurs produits établissent la différence et l'analogie qui existent entre elles. Ces idées admises, on voit, en s'appuyant sur des travaux d'anatomie pathologique que nous avons exposés, qu'il y a trois espèces principales de diathèses : 1° dans les moins graves, il y a tendance à sécréter des produits qui s'organisent ; ce sont les diathèses rhumatismales aiguës et chroniques ; 2° viennent ensuite les diathèses avec disposition à sécréter des produits qui s'organisent incomplètement (diathèse scrofuleuse) ; 3° les plus graves enfin, celles dans lesquelles il y a tendance à la sécrétion de produits qui ne s'organisent pas. Ce sont les diathèses tuberculeuse, purulente, et même la diathèse qui se caractérise par la sécrétion de l'acide urique.

En voyant ainsi la prédisposition à sécréter des fongosités, tenir le milieu entre la tendance aux produits qui s'organisent et la tendance aux produits qui ne s'organisent pas, on devine sans peine qu'il n'existe pas une ligne de démarcation tranchée entre toutes ces prédispositions, et qu'elles peuvent se combiner de diverses manières entre elles. Ainsi, on voit tous les jours des fongosités et des suppurations se développer simultanément chez le même sujet, des inflammations chroniques sans fongosités dans une partie du corps, et des inflammations avec fongosités dans d'autres parties.

Dans ces cas, la diathèse n'a pas un caractère univoque, et l'état que l'on observe tient le milieu entre deux autres états nettement caractérisés.

L'on considère, en général, surtout depuis l'influence exercée sur les idées médicales par l'anatomie pathologique, qu'il existe des tissus dans lesquels siégent, à l'exclusion des autres, les maladies rhumatismales et scrofuleuses, etc. Ainsi, suivant un grand nombre d'auteurs, les rhumatismes aigus et chroniques sont les maladies du tissu fibreux, et les scrofules sont des maladies du système lymphatique. Je n'hésite pas à le dire, il y a peu d'erreurs aussi graves parmi les opinions généralement adoptées. Les diathèses rhumatismales scrofuleuses et purulentes peuvent tendre à se manifester dans certains tissus de préférence à d'autres, mais elles envahissent l'organisme tout entier ; elles sont, sous ce rapport, semblables à l'affection syphilitique ; elles se manifestent de préférence à la gorge, au nez, à la peau, etc. Mais elles n'en sont pas moins des affections générales qui peuvent produire des altérations dans quelque partie du corps que ce soit.

Quand nous traiterons en particulier des rhumatismes aigus et chroniques, des rapports des maladies articulaires avec les scrofules et la diathèse purulente, nous nous appliquerons à multiplier les preuves à l'appui de l'opinion que nous émettons sur le siége de ces diathèses dans tout l'organisme ; nous prouverons qu'il n'est pas une des parties du corps où elles ne fassent sentir leur influence, pas un tissu qu'elles ne puissent affecter, et nous prouverons que le sang est altéré dans toutes ces maladies, que du moins il a été trouvé tel dans les cas où on a pu les étudier. L'analyse des fonctions de la peau, celle des fonctions digestives, de la calorification, nous fera voir à quel point ces fonctions sont modifiées dans chaque diathèse, et de cet ensemble de preuves, nous pourrons rigoureusement conclure que ces diathèses n'ont aucun siége spécial et qu'elles occupent réellement l'organisme tout entier.

L'étude des causes ne conduit pas moins que celle du siége à établir des rapports entre les rhumatismes, les scrofules, et les diathèses purulentes. On les voit survenir les unes ou les autres à la suite des refroidissements, du séjour dans des lieux humides, de la suppression des règles ou de celle des lochies et du lait. Toutes les causes qui peuvent altérer les fonctions de la peau soit dans l'état de santé, soit dans l'état de maladie, dans les fièvres éruptives par exemple, peuvent les entraîner à leur suite. Aussi dans l'immense majorité des cas l'une des indications à remplir, consiste à activer les sécrétions de la peau. L'expérience a justifié l'importance des moyens qui servent à remplir cette indication, l'étude des causes ne contribue pas à lui assigner une moindre valeur. Pour continuer les rapprochements que nous établissons, nous devons examiner les moyens vantés aux diverses époques de la science contre les rhumatismes chroniques, les scrofules, et les diathèses purulentes ; ceux qui ont été présentés comme efficaces dans l'une de ces affections, n'ont pas tardé à être proposés pour les autres.

Les eaux minérales sulfureuses et les eaux salines ont été conseillées dans chacune d'elles ; il en est de même des sudorifiques, des préparations alcalines, et, pour ne parler que des moyens récemment introduits dans la science, l'huile de foie de morue vantée d'abord contre le rachitisme, l'a été plus tard contre les scrofules proprement dits et contre le rhumatisme ; l'iodure de potassium a été conseillé non-seulement dans la syphilis et les scrofules, mais dans les rhumatismes.

Lorsqu'on embrasse avant tout les caractères communs des affections rhumatismales, scrofuleuses et purulentes, causes ordinaires des lésions locales des articulations, frappé des points de contact si nombreux qui existent entre elles, l'on demeure convaincu que si l'étude de leurs manifestations extérieures tend à les placer à de grandes distances les unes des autres, une étude plus approfondie tend à les rapprocher, et l'on comprend comment les pathologistes, en s'occupant des causes et du traitement des unes et des autres, reproduisent sans cesse la même énumération d'influences extérieures et la même description de méthodes curatives.

Ces rapprochements ne nous font point méconnaître les différences profondes qui séparent ces affections; mais quand on voit les mêmes causes les produire, et les mêmes traitements en amener la guérison, n'est-il pas naturel de penser qu'elles se touchent par ce qu'il y a de plus essentiel dans leur nature. Je suis porté à croire que les mêmes principes morbides introduits dans l'économie, produisent tantôt l'une de ces affections, tantôt l'autre, uniquement à cause des prédispositions différentes qui sont propres à chaque individu et à chaque âge. Les enfants ont de la disposition aux sécrétions de pus et de fongosités, ils deviennent scrofuleux; les jeunes gens et les adultes ont de la tendance aux inflammations rapides dans leur marche, ils sont prédisposés aux rhumatismes aigus; les hommes mûrs et les vieillards sont sujets aux maladies lentes et sans tendance à la suppuration, on voit souvent chez eux des rhumatismes chroniques.

Dans ma pensée, les scrofules, les rhumatismes ont donc cela de commun qu'ils seraient dus aux mêmes principes morbifiques, et leurs différences dépendraient seulement du mode suivant lequel réagit sous l'influence de cette cause, chaque âge et chaque constitution. Je rendrai ma pensée plus claire par un exemple.

L'on sait que du levain mélangé avec la farine de froment convenablement pétrie, y détermine une certaine fermentation, c'est la fermentation panée; mélangé à des raisins ou à de l'eau sucrée, il y détermine la fermentation alcoolique; enfin, si on le mélange avec des feuilles disposées à la putréfaction, il hâte leur passage à la fermentation putride. Combien de résultats différents sous l'influence de la même cause : c'est toujours le même levain dont on s'est servi; et cependant l'on a obtenu dans un cas la fermentation panée; dans un autre, la fermentation alcoolique ; dans un troisième, la fermentation putride. La différence des résultats est venue seulement de la différence des matières avec lesquels le levain avait été mélangé.

Il en est de même lorsqu'un principe morbide est déposé dans l'économie; il produit ici des suppurations, là, des fongosités, ailleurs, des inflammations aiguës ou des inflammations chroniques, et toutes ces différences dépendent des prédispositions diverses que présentaient les malades.

CHAPITRE III.

DU DIAGNOSTIC DES MALADIES ARTICULAIRES.

J'ai cru devoir rassembler dans un seul chapitre l'examen des moyens que l'on peut mettre en usage pour établir le diagnostic des maladies des articulations.

L'examen clinique de chaque organe exige une étude spéciale. Il y a une certaine méthode à suivre dans l'examen des maladies du poumon ; si l'on connaît cette méthode spéciale, on ne peut pas en déduire celle qui s'applique au diagnostic des maladies du cœur, de la matrice, etc. Partout où la science du diagnostic local a fait de grands progrès, il y a des moyens spéciaux d'observation, tels que l'auscultation, la percussion, le spéculum, etc., et des règles spéciales pour guider dans l'application de ces moyens. Ce qui a été fait pour les maladies, autrefois si obscures du poumon, du cœur, de la matrice, doit être fait pour les maladies des articulations. Le sujet n'est ni moins difficile ni moins compliqué, et l'importance du diagnostic n'y est pas moins grande. Cependant personne n'a tracé les règles de cet examen spécial, ou du moins ce qui a été fait est d'une telle insuffisance que ceux même qui connaissent le mieux l'état de la science, sont dans un extrême embarras, lorsqu'ils se trouvent en face d'une maladie articulaire, et qu'ils ne savent sur quels sujets doit se fixer leur attention.

Quelle que soit l'altération que l'on examine cliniquement, l'on procède d'une manière presque directement inverse de celle que l'on suit dans la pathogénie. Lorsque l'on étudie le mode suivant lequel les maladies se développent, on recherche quels sont les phénomènes primitifs, puis les phénomènes secondaires, et l'on termine par les produits qui se sont formés en dernier lieu. Ainsi, dans l'étude de l'ankylose, suite d'une inflammation aiguë, on remarque d'abord la congestion sanguine qui accompagne cette inflammation, puis la sécrétion de la matière organisable. On suit les diverses phases d'organisation de cette matière jusqu'au moment où elle se convertit en tissus fibreux ou osseux, et l'on voit enfin l'immobilité de la jointure succéder à la formation de ces derniers tissus.

Cette immobilité de la jointure, qui n'est remarquée qu'en dernier lieu dans l'étude de la pathogénie, est le premier phénomène qui frappe l'attention dans le diagnostic; c'est ce produit très-éloigné de la maladie primitive qui préoccupe tout d'abord, parce qu'il constitue le phénomène le plus apparent. Une fois qu'il a été reconnu, on le prend comme un point de départ, et l'on cherche à s'élever graduellement à la connaissance des phénomènes primitifs du mal; ainsi, la marche de l'esprit dans le diagnostic est exactement inverse de celle que l'on suit dans la pathogénie.

La méthode à suivre dans l'application de ces principes au diagnostic des arthropathies, varie suivant que les articulations sont le siége de lésions plus ou moins graves ou que leurs fonctions sont seules altérées. Dans le premier cas, celui que j'ai surtout en vue dans cet article, l'attention ne doit pas se porter nécessairement sur tel genre d'altération avant de se fixer sur tel autre; mais, pour rester fidèle à cette pensée, qu'il faut d'abord examiner les phénomènes les plus apparents, et les étudier dans un ordre inverse à celui de leur succession, j'admets que l'on doit fixer son attention sur la position des membres, rechercher quels sont les rapports dans lesquels se trouvent placés les os, quelle est la fixité de ces rapports, quels sont les caractères des tuméfactions que l'on a sous les yeux, quelles sensations éprouvent les malades, et enfin quelle est la gêne apportée à leurs mouvements. Après ces études locales, on examinera les lésions dont peuvent être affectées d'autres parties du corps, la constitution des malades et enfin les causes morbides auxquelles ceux-ci ont été exposés.

Après tout ce que nous avons dit sur les effets des *positions des membres* dans les maladies articulaires, on comprend que toute observation dans laquelle on aurait négligé de les étudier, serait incomplète et manquerait d'un élément fondamental. Aussi devra-t-on toujours examiner sur quelles parties reposent les membres, jusqu'à quel point ces positions peuvent distendre certaines parties des articulations ou en comprimer d'autres, et enfin si elles peuvent produire et entretenir des luxations spontanées. Lorsque le malade passe d'une position à une autre, on lui fera prendre successivement ces diverses positions, et l'on cherchera quelle est celle où il se tient de préférence, et dont l'influence se fait sentir depuis le plus longtemps.

Il est des cas où l'on reconnaît au premier coup d'œil *dans quels rapports sont placés les os* qui forment une articulation. Ainsi, l'on voit sans peine si la jambe est plus ou moins fléchie sur la cuisse et quel est le degré de cette flexion. On apprécie aisément s'il y a extension ou flexion du pied sur la jambe, ou de la main sur l'avant-bras. Mais il est des articulations où ces rapports ne peuvent être saisis qu'avec une extrême difficulté, tels sont ceux du bassin et de la cuisse dans les maladies de la hanche. Il faut, dans ces cas, étudier avec le plus grand soin l'allongement ou le raccourcissement des membres inférieurs, les rapports de leurs axes avec ceux du bassin, les distances auxquelles se trouvent placées les éminences osseuses; mais nous ne pouvons qu'indiquer ici le sujet de ces recherches, elles seront exposées avec détail dans l'article consacré aux maladies de la hanche.

En recherchant quels sont les rapports des os entre eux, il faut toujours s'appliquer à résoudre la question de savoir si ces rapports sont normaux ou anormaux; dans ce but, on recherchera s'il n'y a pas des saillies ou des enfoncements, des changements de direction, des différences de longueur qui ne puissent dépendre que d'une luxation complète ou incomplète. A l'article luxation spontanée, nous entrerons dans de longs détails sur les applications que l'on peut faire de ces préceptes généraux.

Lorsque l'on connaît la situation relative des extrémités articulaires entre elles, l'on doit s'appliquer à connaître jusqu'à quel point *cette situation est maintenue avec fixité.* Dans ce but on engage les malades à exécuter eux-mêmes des mouvements, et l'on en mesure, autant que possible, l'étendue et la facilité. Si ces mouvements sont très-bornés ou impossibles, on cherche à les produire artificiellement; après avoir fixé la partie de l'articulation malade le plus rapprochée du tronc, on imprime des mouvements à celle qui en est le plus éloignée. C'est dans cette manœuvre que l'on peut juger avec précision si les os sont maintenus dans des rapports plus ou moins fixes, en d'autres termes, s'ils sont ou non ankylosés.

Lorsque des mouvements s'exécutent dans une articulation malade, il faut toujours rechercher s'ils ne sont pas accompagnés de *crépitations*; celles-ci font toujours présumer que les cartilages sont absorbés dans une étendue plus ou moins grande; il serait toutefois téméraire de conclure de la crépitation à l'absorption des cartilages. Sans parler des cas où l'absence de synovie et la sécheresse des surfaces articulaires peuvent produire une crépitation apparente, il en est où des crépitations réelles coïncident avec l'intégrité des cartilages. J'ai observé surtout aux doigts cette cause d'erreur, lorsque des tumeurs fongueuses s'étant développées dans l'épaisseur des os, la continuité des phalanges avait été interrompue; l'on pouvait dans ces cas sentir entre les fragments une crépitation de tous points semblable à celle que produit la dénudation et la sécheresse des surfaces osseuses.

Une autre observation qu'il ne faut jamais perdre de vue, c'est que les cartilages peuvent être absorbés sans que l'on puisse percevoir aucune crépitation. Ce fait peut s'observer, non-seulement dans les ankyloses, quand la mobilité est détruite, mais aussi dans les cas où les mouvements sont conservés. Ce qui masque alors les frottements des surfaces osseuses mises à nu, ce sont les formations accidentelles de tissus fibreux ou de couches fongueuses, substances molles qui glissent les unes sur les autres sans qu'il en résulte aucune espèce de craquement.

L'absorption des cartilages est la seule des lésions de ce tissu que l'on puisse reconnaître avec quelque précision; l'on ne peut que présumer leur gonflement, leur ramollissement ou leur disgrégation.

A l'examen des conditions mécaniques doit succéder celui de la *tumeur articulaire*. Il faut rechercher quelle en est la *forme* et le *volume*; quelles en sont les *limites*; si elle est manifeste dans tout le pourtour de l'articulation, ou seulement sur quelques-uns de ses côtés. En appliquant les mains sur elle, on explore s'il y a ou non de la *fluctuation*. Il faut avoir bien soin dans cette recherche de ne pas placer les mains dans le sens transversal, car les déplacements des tendons et des muscles que produisent ces pressions de droite à gauche, peuvent faire croire, mais à tort, à l'existence d'une ondulation et par suite à la présence d'un liquide. On évite cette cause d'erreur en explorant toujours la fluctuation de haut en bas; dans ce sens le déplacement des organes n'est pas à craindre. Ces précautions sont utiles, mais elles sont insuffisantes; souvent on croit éprouver la sensation d'une fluctuation distincte et pouvoir conclure à l'épanchement d'un liquide, tandis que l'on explore une humeur, molle, il est vrai, mais organisée et formée uniquement par des fongosités. A l'article consacré aux tumeurs fongueuses, nous insisterons spécialement sur les moyens d'éviter ces erreurs de diagnostic.

Cependant supposons que l'on ait trouvé de la fluctuation, il faudra rechercher si le liquide qu'elle fait reconnaître est du pus ou de la sérosité, s'il est accumulé dans la cavité synoviale ou dans le tissu cellulaire, et dans ce dernier cas, s'il est dans le tissu cellulaire profond ou superficiel, s'il communique ou non avec la cavité articulaire. La réponse à toutes ces questions suppose une connaissance approfondie du diagnostic des hydarthroses, des abcès chauds, des abcès froids des articulations, celle des caractères particuliers que présente le diagnostic dans chaque articulation. Ce ne serait donc qu'après avoir traité de tous ces sujets, que nous aurons fourni les éléments nécessaires à la solution des problèmes que nous venons de soulever.

Dans le plus grand nombre des cas, l'on ne perçoit aucune fluctuation dans la tumeur dont on a mesuré les limites. Quel peut être le tissu qui forme cette tumeur dans laquelle aucune fluctuation n'est apparente?

Lorsque la maladie est aiguë, c'est l'épanchement des fausses membranes ou, en termes plus généraux, de la matière organisable dans le tissu cellulaire et dans la membrane synoviale. A l'état chronique, c'est encore l'épanchement de la même matière. Mais en suivant les phases d'organisation qu'elle a parcourues, elle donne naissance au tissu lardacé ou à la matière fongueuse, et cette matière fongueuse peut être plus ou moins infiltrée de sérosité ou plus ou moins infiltrée de pus.

L'examen des caractères extérieurs ne suffit pas pour démontrer quelle est celle de ces lésions que l'on a sous les yeux; mais ce que le toucher fait aisément reconnaître, c'est le degré de mollesse ou de dureté de la tumeur que nous supposons non fluctuante. En général, plus celle-ci est molle, moins elle contient de tissu fibreux; plus elle est dure, plus ce tissu prédomine. Comme la proportion de celui-ci est d'autant plus grande qu'il y a chez le malade plus de puissance d'organisation, on doit porter un pronostic d'autant plus favorable que la tumeur a plus de dureté.

Du reste, quant à la détermination précise du genre de tissu qui correspond à tel ou tel genre de sensation fournie par le toucher, il est impossible de le faire connaître par une description. Ce n'est qu'en examinant avec soin un grand nombre de lésions articulaires et les disséquant ensuite, que l'on peut apprendre à reconnaître pendant la vie les diverses variétés de tissus qui se forment dans les jointures.

Après avoir recueilli toutes les observations que l'on peut faire en suivant la marche qui vient d'être exposée, l'observateur peut se faire une idée des tissus qui sont le *siége principal du mal.*

S'il existe une tumeur et que cette tumeur ait les limites de la cavité synoviale, évidemment cette membrane est affectée; s'il y a ou s'il y a eu des craquements prolongés dans la jointure, les cartilages sont absorbés; on peut être sûr que les ligaments sont altérés, s'il existe entre les os une mobilité anormale ou une luxation spontanée; enfin, lorsque le gonflement est superficiel et qu'il n'a pas les limites de la membrane synoviale, le tissu cellulaire en doit être le siége.

Quant à la *nature des lésions*, elle ne peut être déterminée aussi rigoureusement que leur siége. Au point où nous en sommes, il manque encore plusieurs des éléments du diagnostic, comme ceux que fournissent les sensations éprouvées par les malades, les lésions concomitantes aux arthropathies, l'état général de la constitution; on peut, toutefois, présumer l'existence d'une congestion sanguine, si la peau qui recouvre l'articulation est rouge et chaude, et celle d'une sécrétion de sérosité, s'il y a fluctuation dans la membrane synoviale, et que les tissus environnants soient sains; il doit y avoir des fausses membranes, si la tumeur articulaire n'est pas osseuse et qu'elle soit sans fluctuation, etc. Mais, je le répète, toutes ces questions ne peuvent être résolues que lorsqu'on a embrassé l'ensemble des sujets d'observation que comprend le diagnostic, et l'on a besoin de connaître toutes les questions qui seront ultérieurement examinées dans le cours de cet ouvrage.

Cependant, l'anatomie pathologique démontre les plus nombreuses variétés dans *l'ordre de succession* suivant lequel les divers tissus sont affectés, et dans la manière dont ces lésions se combinent. Dans le diagnostic d'une maladie articulaire, il ne suffit donc pas de dire quels sont les tissus qui ont été affectés ,quel genre de lésions ils ont éprouvé; mais dans quel ordre ces lésions se sont produites, quels ont été les tissus primitivement malades et ceux qui n'ont été altérés que consécutivement.

Cet ordre de succession est assez facile à apprécier, lorsque l'on suit la maladie depuis son origine jusqu'à sa terminaison. Si on ne l'observe qu'à une période avancée, les commémoratifs fournis par le malade, la gravité plus grande des lésions dans les tissus depuis longtemps altérés, peuvent servir à éclairer ce point difficile de diagnostic.

La recherche des altérations matérielles ne fournit pas tous les éléments du diagnostic local. Que ces altérations existent ou qu'elles n'existent pas, il faut s'enquérir avec le plus grand soin des *sensations qu'éprouvent les malades* et des difficultés plus ou moins grandes qui s'opposent à *l'exercice de leurs mouvements*. Ces sensations et ces troubles fonctionnels aident à reconnaître la nature des lésions, s'il en existe. Ainsi, s'il y a inflammation aiguë, le malade éprouve de vives douleurs et ne peut exécuter sans souffrance le moindre mouvement. Mais c'est surtout dans les cas où il n'y a ni gonflement, ni déplacement, en un mot, aucune lésion physique, qu'il importe d'étudier avec le plus grand soin les sensations que le malade éprouve, et les troubles fonctionnels que présentent les jointures malades.

On a l'habitude, dans les cas où ces symptômes se présentent sans aucune altération physique, de dire que le malade est affecté de rhumatisme. Je le démontrerai en traitant de cette maladie en général. Les douleurs et les troubles fonctionnels dans les articulations, que l'on confond sous le nom vague de rhumatisme, diffèrent essentiellement les unes des autres, et l'on ne peut caractériser ces différences que par les altérations matérielles qui devraient survenir si le mal s'aggravait. Mais cette tendance d'après laquelle l'on doit différencier, suivant moi, les douleurs, ne peut être déterminée, si l'on ne tient compte que de l'état local. Pour résoudre le problème, il faut recourir à l'étude des maladies qui coexistent avec celles des jointures.

Dans cette étude, l'attention de l'observateur doit se porter successivement sur tous les appareils d'organes, ainsi que l'usage en est classiquement répandu aujourd'hui; il faut rechercher, surtout avec soin, s'il n'y a pas des *tumeurs dans d'autres parties du corps*, qui soient arrivées à une période assez avancée pour que leur nature puisse être déterminée plus aisément que celle de la maladie articulaire ; la découverte de ces tumeurs peut guider singulièrement dans le diagnostic.

Il ne faut jamais perdre de vue que l'organisme est un, et que les lésions qui se développent simultanément chez un individu, sont toujours analogues les unes aux autres. Si c'est la diathèse purulente dont il est affecté, du pus tendra à se produire partout où il aura des douleurs; si c'est la diathèse scrofuleuse, attendez-vous à voir des fongosités.

Partant de ces principes, lorsqu'après être resté incertain sur la nature d'une maladie articulaire, on trouve des abcès froids dans d'autres parties du corps, qu'on soit bien persuadé que c'est aussi un abcès froid qui est formé ou qui tend à se former dans la jointure. Si l'on trouve ailleurs des inflammations ou des tumeurs fongueuses, on présumera également que ce sont des inflammations ou des fongosités qui vont se produire dans les tissus articulaires. Au milieu de la préoccupation des lésions locales dans laquelle nous vivons aujourd'hui, on songe trop peu à éclairer le diagnostic local par l'étude des lésions concomitantes. C'est cependant dans cet ordre d'idées qu'il faut travailler, si l'on veut arriver à une grande précision dans le diagnostic, et sans doute, si cet ouvrage diffère de ceux qui ont été publiés sur le diagnostic en général, c'est surtout par le soin avec lequel on y tient compte des lésions concomitantes et de l'état général.

Il ne suffirait point, pour embrasser toutes les questions relatives au diagnostic, de tenir compte de l'état des articulations et de celui des organes qui ont pu être altérés en même temps que celles-ci; il faut porter son attention sur *l'état général* du malade, rechercher quel est son facies, son embonpoint, la teinte de sa peau; l'interroger pour savoir jusqu'à quel point il résiste au froid, supporte la fatigue et est sujet à la fièvre. Tous ces symptômes sont moins faciles à analyser que des modifications dans la forme et le volume des articulations; plus que celle des lésions matérielles, leur appréciation exige l'habitude de la clinique et des comparaisons nombreuses. Mais, on ne saurait trop le répéter, leur étude est de la plus haute importance dans le diagnostic.

Il y a un tel rapport entre la constitution tout entière et les lésions qui se forment dans les jointures, qu'à la vue de l'état général, on pourrait presque conclure à la nature de la lésion locale ; j'en appelle, pour la démonstration de cette vérité, à tous ceux qui ont suivi avec attention mes visites depuis l'époque où je me suis appliqué à faire ressortir ces rapports de l'état général et de l'état local. Tous pourront dire que lorsque des fongosités articulaires molles existaient chez des malades d'un teint pâle et terreux, amaigri, sans glandes tuméfiées, et offrant les caractères de la diathèse purulente, l'autopsie a démontré que les fongosités étaient infiltrées de pus. Chez les malades bouffis, colorés, ayant des glandes tuméfiées et offrant tous les caractères de la constitution scrofuleuse avec santé apparente, les fongosités, quoique molles, offraient une plus grande proportion de matière organisable et pouvaient n'être pas infiltrées de pus. Enfin, chez des hommes bien constitués, il n'y avait, en général, ni pus, ni fongosités molles, mais formation d'un tissu lardacé, dans lequel le tissu fibreux tend à prédominer.

Mais si l'étude comparée de l'état local et de l'état général est utile pour déterminer le vrai caractère des maladies des jointures, lorsque ces maladies se traduisent au dehors par des altérations matérielles, elle est indispensable lorsque le malade éprouve seulement dans les articulations quelques douleurs et quelques difficultés dans ses mouvements. Dans ces cas difficiles et que l'on a confondus si vaguement sous le nom de rhumatisme, le seul diagnostic que l'on puisse porter, ai-je dit, c'est celui de la tendance qu'auraient ces maladies légères, si elles venaient à s'aggraver. Tendraient-elles à l'inflammation chronique, à la suppuration, aux fongosités ? Voilà les questions que l'on doit se poser ; on ne peut les résoudre qu'en tenant compte des maladies concomitantes, et surtout de l'état général ; car, si l'individu a un rhumatisme aigu, ses douleurs ne sont que le premier degré de l'inflammation aiguë ; s'il a la diathèse purulente chronique, ses douleurs présagent des abcès froids ; s'il est disposé aux fongosités, celles-ci se produisent dans les parties souffrantes, et enfin, s'il y a résorption purulente, ce sont des sécrétions de pus que les douleurs annoncent dans les jointures.

Pour compléter ces études sur le diagnostic des maladies articulaires, je vais ajouter quelques mots sur la méthode à suivre dans l'examen clinique des *maladies des os*, qui forment l'un des éléments principaux des arthropathies. Les idées que j'ai développées sur l'anatomie pathologique des lésions osseuses doivent naturellement réagir sur leur diagnostic; celui-ci ne consiste plus à dire vaguement s'il y a carie ou nécrose, mais bien à déterminer : Quelle est la lésion primitive qui s'est faite dans le tissu osseux, s'il y a eu sécrétion de fongosités, de pus ou de matière tuberculeuse; quelles conséquences cette sécrétion a entraînées dans la partie où elle s'est faite (gonflement, ramollissement, nécrose, ulcération), ainsi que dans les parties molles, placées autour de la lésion principale (ossifications nouvelles, fongosités, trajets fistuleux, suppuration).

Il faut convenir que le but du diagnostic étant ainsi établi, la difficulté semble plus grande, et que les déterminations à faire sont en général bien plus multipliées; mais la question est posée d'une manière claire, et comme chacun des termes en est bien défini, l'on comprend sans peine ce qu'il s'agit de rechercher, ce qu'il s'agit de reconnaître.

Mais, tandis que dans la conception des phénomènes, nous allons de la sécrétion primitive aux diverses conséquences qu'elle a entraînées, dans l'étude clinique nous allons de ces conséquences à la lésion primitive; ce sont les altérations des parties molles qui nous frappent au premier aspect; ce sont ensuite les changements secondaires qu'ont éprouvés les os, tels que leur gonflement, leur ulcération, leur ramollissement, et ce n'est qu'en dernière analyse, et toujours d'une manière assez confuse, que nous pouvons déterminer la nature de la sécrétion qui s'est faite dans les os.

Ces principes généraux établis, je ferai remarquer que ce n'est pas toujours avec une égale facilité que l'on peut déterminer le genre de lésions des os, et je distinguerai sous le rapport du diagnostic, les cas où les parties molles qui les recouvrent sont traversées par des trajets fistuleux, et ceux où il n'existe aucune perforation de la peau.

Le diagnostic dans le premier cas est facilité par la possibilité d'introduire jusqu'aux os des stylets qui permettent de reconnaître leur dénudation, leur ramollissement, leur ulcération et leur nécrose.

On ne peut douter de l'existence de la dénudation, lorsque le stylet rencontre un os dur, rugueux, et résonnant sous la percussion. S'il pénètre sans peine dans les cellules osseuses, on peut assurer que la lame de tissu compacte qui la recouvre est ramollie ou ulcérée, et probablement que le centre de l'os a perdu de sa consistance.

Pour caractériser l'ulcération, il faut trouver tout à la fois les inégalités réunies au ramollissement. Car les inégalités de la superficie des os réunies à l'induration, dépendent de la formation de ces stalactites osseuses qui, loin d'être le produit d'une ulcération, sont le résultat d'une ossification nouvelle du périoste.

Le stylet peut faire aussi reconnaître les nécroses. S'il rencontre une portion d'os complètement dénudée, sèche, dure, on peut assurer qu'il y a mortification d'une lame de tissu compacte. Si la partie nécrosée est rugueuse, sèche et friable, on reconnaîtra une mortification du tissu celluleux.

Indépendamment de la mort de quelques parties d'os, le stylet peut faire reconnaître si ces parties sont ou non adhérentes. Leur mobilité est la preuve la plus sûre que l'on puisse acquérir de la nécrose. Une dénudation plus ou moins complète ne suffit pas toujours à la démontrer.

Lorsque la peau est intacte, et que le stylet ne peut être introduit jusqu'aux os, leur ulcération, leur nécrose ou leur induration ne peuvent être reconnues. Le gonflement qu'ils ont pu éprouver, ou certains déplacements qui ne peuvent exister, sans qu'ils soient altérés, permettent seuls alors de juger de leur état.

Le gonflement des os se reconnaît par la mensuration comparative de ceux qui sont malades et de ceux qui sont sains. Il est difficile de le distinguer du gonflement des parties molles, et surtout de déterminer quelle en est la cause anatomique ; il peut dépendre de la dilatation de cellules par les liquides qui y sont infiltrés, de l'ossification plus ou moins considérable du périoste ; les circonstances concomitantes permettent seules de présumer quelle est celle de ces lésions qui concourt le plus à le produire.

Nous ferons surtout connaître à l'article *déplacements consécutifs* des luxations qui ne peuvent exister sans ulcérations osseuses, telles que les gibbosités de la colonne vertébrale qui dépendent de l'écrasement du corps des vertèbres, et certaines luxations de la hanche, qui supposent l'ulcération du rebord de la cavité cotyloïde.

Que ceux qui ne désespèrent pas de voir porter dans le diagnostic des maladies articulaires une précision semblable à celle qu'il a atteinte dans les maladies de la poitrine, de la matrice, etc., s'appliquent à répéter un grand nombre de fois au lit du malade la série d'études que je conseille de faire dans ce chapitre, et en peu de temps ils pourront vérifier presque toutes les observations cliniques que je fais connaître dans le cours de cet ouvrage ; ils demeureront alors convaincus que les maladies des articulations doivent inspirer le plus vif et le plus légitime intérêt, et que leur étude ne conduit pas seulement à la connaissance d'une spécialité, mais qu'elle éclaire les questions les plus générales de la pathologie.

CHAPITRE IV.

THÉRAPEUTIQUE GÉNÉRALE DES MALADIES ARTICULAIRES.

Nous venons de traiter, dans des chapitres spéciaux, de l'anatomie pathologique générale, de l'étiologie, et du diagnostic des maladies articulaires, nous croyons devoir aussi consacrer un chapitre à part à la thérapeutique générale de ces maladies. Il est un grand nombre de moyens qui servent à remplir des indications communes à plusieurs d'entre elles, tels sont les appareils propres à redresser les membres, ceux qui servent à les immobiliser; tels sont encore les bandages compressifs, les cautérisations, les douches, les bains de vapeur, les bains froids, les eaux minérales. Ces agents thérapeutiques ne peuvent être décrits dans l'article consacré à l'histoire d'une maladie, plutôt que dans l'article consacré à celle d'une autre. Si l'on en traitait à propos de l'une d'elles en particulier, on ne pourrait exposer, avec les détails nécessaires, les procédés à suivre dans leur emploi et les effets immédiats qu'ils produisent. Toutes ces difficultés disparaissent, si l'on décrit chacun d'eux dans un travail préliminaire; là on peut insister avec les développements convenables sur leur mode d'administration, sur leurs effets immédiats, et sur quelques-unes des indications qui en commandent l'emploi.

En nous livrant à ces considérations générales, nous entreprenons pour la thérapeutique des maladies articulaires ce que nous avons déjà fait pour leur anatomie pathologique. Nous en avons décrit les lésions élémentaires, et nous avons mis l'observateur à même de reconnaître dans une autopsie, quelles sont celles de ces lésions qu'il a sous les yeux, et comment elles sont associées. Après le travail qu'on va lire sur leur thérapeutique générale, le praticien saura également quels sont les principaux moyens dont il peut disposer dans leur traitement; il ne lui restera plus, au lit du malade, qu'à choisir entre ces moyens. Il se guidera dans ce choix sur les indications dont les principes seront discutés spécialement dans l'histoire particulière de chaque arthropathie.

J'adopterai la division généralement suivie du traitement des maladies articulaires, en traitement local et en traitement général.

§ 1. TRAITEMENT LOCAL DES MALADIES ARTICULAIRES.

Quelle que soit la maladie des articulations que l'on ait à traiter, si les membres malades sont placés dans de mauvaises positions, on doit les ramener à une situation favorable. Ce but atteint, les os doivent être maintenus immobiles dans les rapports qu'on leur a donnés, si le mouvement aggrave les douleurs; on doit leur imprimer, au contraire, des mouvements artificiels, si c'est l'immobilité qui cause ou entretient les accidents. Il y a donc dans les arthropathies, abstraction faite du genre de lésion, un traitement mécanique dont on peut apprécier l'importance, en se rappelant ce que nous avons dit dans le chapitre consacré à l'étiologie. Sans doute, ce traitement mécanique n'est pas toujours nécessaire; il est des cas où les os qui forment une articulation sont placés dans des rapports convenables; où l'on n'a besoin ni de les rendre immobiles, ni de leur imprimer des mouvements artificiels. Il en est d'autres, et ces cas sont nombreux, où les indications d'un traitement mécanique sont urgentes. Les moyens qu'on emploie pour y satisfaire sont, de toutes les parties de la thérapeutique locale, celles dont nous comprenons le mieux le mode d'action, que nous savons le mieux régler et sur lesquelles la science posséde les données les plus positives.

Après avoir satisfait aux indications qui se déduisent de l'état physique des articulations, il faut étudier le genre de lésion dont elles sont affectées. En traitant de l'anatomie pathologique, nous avons montré que chacune des lésions élémentaires a un mode de guérison qui lui est propre. La congestion sanguine guérit par la rentrée dans la circulation de l'excès de sang qui engorge les vaisseaux ; l'accumulation de sérosité, par l'absorption de ce liquide ; celle de pus ou de tubercules, par l'élimination de ces matières ; les épanchements de lymphe plastique, par le passage de celle-ci à l'état celluleux ou fibreux ; les ulcères, par la formation d'une cicatrice.

Mais s'il existe un rapport intime et rigoureux entre une mauvaise position et le traitement mécanique qui lui convient, il n'en est plus de même pour les lésions vitales dont nous venons d'étudier le mode de guérison ; quand une articulation est trop fléchie, il faut l'étendre ; quand elle est trop étendue, il faut la fléchir ; mais s'il existe une hydarthrose, bien que l'on sache qu'il faudrait faire résorber la sérosité de la synoviale, on est loin de distinguer nettement ce qui doit être employé pour y parvenir ; il faut tenir compte ici des phénomènes complexes qui accompagnent cette accumulation de sérosité. Si elle s'est produite avec un appareil inflammatoire, et que l'inflammation persiste encore, c'est le traitement antiphlogistique qui, mieux que tout autre, en produira l'absorption. Si tous les phénomènes inflammatoires ont disparu, les excitants généraux et locaux pourront être nécessaires ; dans quelques cas, on aura besoin de porter l'irritation jusque sur l'intérieur de la cavité qui renferme la synovie. Pour une même lésion élémentaire, il y a donc, suivant les phénomènes concomitants, des indications et des traitements locaux essentiellement différents les uns des autres.

Ces considérations démontrent que les moyens mécaniques sont les seuls parmi les traitements locaux des maladies articulaires que nous puissions faire connaître ici dans leur ensemble. Nous sommes obligé de renvoyer l'histoire des autres moyens aux articles que nous consacrerons à chaque espèce d'arthropathie. Seulement, comme il en est un certain nombre, tels que les applications extérieures qu'on fait sur les jointures, les douches locales et la cautérisation dont les formules ou le mode d'emploi ne sauraient être placés ailleurs que dans ce chapitre général, je leur consacrerai une série d'articles, après avoir exposé les principes du traitement mécanique.

TRAITEMENT MÉCANIQUE DES MALADIES ARTICULAIRES.

Ce traitement se compose des moyens propres : 1° à ramener les articulations d'une mauvaise à une bonne position ; 2° à les rendre immobiles ; 3° à leur imprimer des mouvements ; 4° à exercer sur elles une compression.

Des moyens de ramener les membres d'une mauvaise à une bonne position.

Nous avons démontré, pages 79 et suivantes, que dans les arthropathies, une position est nuisible lorsqu'elle entraîne la distension continue des parties molles placées sur l'un des côtés d'une articulation, qu'elle tend à déformer les surfaces articulaires et à produire entre elles des luxations spontanées, et que, dans le cas d'ankylose, elle augmente la difficulté que la raideur de l'articulation apporte à l'exercice du membre malade. Nous avons démontré, au contraire, qu'une position est utile lorsqu'elle présente des conditions opposées, c'est-à-dire lorsqu'elle n'est la cause d'aucune distension dans les parties molles qui assujettissent les jointures, d'aucune compression entre les surfaces articulaires, d'aucune luxation spontanée, et qu'elle permet, lorsque les os se sont ankylosés, l'exercice le plus complet possible des mouvements du membre.

Il me suffit de rappeler les différences entre les bonnes et les mauvaises positions, pour faire comprendre la nécessité de substituer les premières aux secondes toutes les fois qu'on rencontre ces dernières ; ainsi l'on doit étendre les genoux lorsqu'ils sont fléchis ; relever les pieds lorsqu'ils sont dans une extension forcée ; ramener dans la direction de l'axe du tronc les cuisses portées trop en dedans ou trop en dehors.

Pour ramener les membres d'une mauvaise à une bonne position, on peut employer : A. l'action des mains, aidée d'une situation favorable du tronc ; B. les appareils qui prolongent l'action des mains ; C. la section des tendons, quand les mains et les machines ont été impuissantes.

A. *L'action des mains* ne doit être employée que lorsque le tronc est convenablement placé. Les bonnes positions exigeant toutes que les membres pelviens reposent sur leur face postérieure, le premier soin doit être de faire coucher les malades sur le dos. Dans ce décubitus dorsal, l'on fait cesser ordinairement sans peine les mouvements de rotation, d'abduction et d'adduction. Quant aux flexions, dont on triomphe plus difficilement, il faut placer le tronc de telle manière que les muscles qui rendent ces flexions permanentes soient aussi relâchés que possible. Ainsi, pour redresser les genoux, il faut que le corps soit placé horizontalement; par cette position, l'ischion s'abaisse et les muscles qui en partent pour se rendre au tibia sont relâchés.

Le tronc convenablement disposé, il faut agir avec les mains pour redresser les membres vicieusement dirigés, comme on le ferait pour réduire une fracture. Un aide doit fixer le tronc, un autre aide doit exercer des tractions sur l'extrémité inférieure du membre, et le chirurgien doit rétablir les rapports normaux des os par des pressions méthodiques. Tous ces mouvements doivent se faire d'une manière lente et graduée, afin d'éviter les déchirures et les luxations.

B. *Les machines* destinées à redresser les articulations doivent prolonger l'action des mains, et rendre en quelque sorte cette action permanente. Ces machines sont différentes suivant que les membres s'éloignent beaucoup de la direction à laquelle on veut les ramener, ou qu'ils s'en rapprochent plus ou moins.

Lorsque les membres s'éloignent beaucoup de cette direction, les machines doivent se composer de diverses parties articulées entre elles, se moulant sur les brisures du membre malade, et pouvant se mouvoir les unes sur les autres, comme les diverses pièces d'une cuirasse, jusqu'à ce qu'elles aient opéré le redressement qu'on veut obtenir.

Les forces qui doivent faire passer ces appareils de la direction où ils embrassent les parties déformées à celle où ils auront établi une position convenable, doivent agir dans le même sens que les mains. Si celles-ci ont dû maintenir fixement certaines parties, exercer des pressions ou des tractions sur d'autres, les machines n'ont qu'à continuer ces efforts. De sorte que connaître les principes qui doivent diriger les mains dans le redressement des membres, c'est connaître les principes qui doivent présider à la construction des appareils.

Il est, toutefois, une force qui peut agir très-efficacement dans le redressement des membres par les appareils, et qui n'a que peu d'importance lorsqu'on se contente de l'action momentanée des mains, je veux parler du poids du membre. Cette force agit d'une manière aussi efficace que douce et continue; elle a été trop négligée jusqu'à présent, et l'on peut en faire, comme on le verra par la suite, de très-utiles applications.

Lorsque les membres ne s'éloignent que peu de la rectitude, les appareils qui trouvent, suivant moi, les plus nombreuses applications, sont ceux qui se moulent parfaitement sur des membres bien conformés, de même longueur et de même volume que ceux qu'on veut redresser. Lorsque les membres y sont placés, leur poids, les pressions qu'on exerce sur eux, les efforts que font les malades jusqu'à ce que les parties déviées reposent sur toutes leurs faces, ne tardent pas à les faire entrer dans ces appareils, véritables moules dont ils ne prennent la forme que par un redressement complet.

Il est des cas assez nombreux où les efforts du malade sont insuffisants pour redresser les membres, et dans lesquels on a besoin de recourir à une extension continue. En traitant de chaque articulation en particulier, nous dirons quels procédés on peut mettre en usage pour exercer des tractions propres à vaincre les résistances qui s'opposent à l'établissement d'une bonne position.

C. Quand l'action des mains et celle des machines est impuissante à convertir une mauvaise en une bonne position, on doit recourir à la *section des tendons*. Je n'ai pas à décrire ici les procédés que l'on peut suivre dans cette section; je renvoie, pour ce qui concerne ce sujet, à mon *Traité des sections tendineuses*. Je me contenterai de faire observer ici que du moment où l'on a reconnu que la position choisie par le malade est de celles qui entraînent la distension violente de certains ligaments, et qui exposent aux luxations spontanées, on ne doit pas négliger, pour la faire cesser, de recourir à la section des tendons.

Je conçois que l'on ait posé des règles différentes , tant qu'on ignorait les effets des positions vicieuses; mais du moment où on les connaît , du moment où l'expérience a prouvé quels dangers ces positions entraînent et quelle amélioration se manifeste dans la marche du mal sitôt qu'on les a changées, on ne doit pas reculer devant une opération aussi innocente dans ses suites que la section des tendons. En appliquant ces principes j'ai vu le succès répondre aux prévisions de la théorie.

Des moyens de rendre immobiles les articulations malades.

Nous venons de voir comment on peut ramener les articulations malades d'une mauvaise à une bonne position; mais il ne suffit pas de les placer ainsi dans une situation favorable à la guérison, il peut être nécessaire de les y maintenir immobiles. L'indication de cette immobilité se présente, soit dans les inflammations aiguës que les plus légers mouvements exaspèrent, soit dans les maladies chroniques, lorsque les os qui forment les jointures tendent à se placer dans des rapports vicieux. Les moyens d'immobiliser les articulations varient suivant que les malades se tiennent levés ou qu'ils restent couchés.

De l'immobilisation des jointures dans le décubitus dorsal.

On croit généralement que le séjour au lit suffit pour immobiliser les articulations; c'est une erreur. Lors même que les malades sont couchés, les articulations, si elles ne sont point assujetties , peuvent se fléchir ou s'étendre, se renverser en dedans ou en dehors. Pour maintenir des rapports fixes entre les parties qui les composent, il faut recourir à l'emploi des appareils. Ceux dont on peut faire usage sont tous les appareils qu'on emploie dans le traitement des fractures. On peut les diviser en deux catégories, suivant qu'ils enveloppent complètement l'articulation ou qu'ils la laissent en partie à découvert.

Les appareils de fractures, qu'on peut faire servir au traitement des articulations malades et qui les fixent en les enveloppant, sont d'abord ceux qui se composent de bandes roulées, de coussins et d'attelles latérales. Ces appareils ne trouvent, dans les maladies des jointures, aucune application heureuse. S'agit-il d'une inflammation aiguë, ils exercent une compression nuisible ; s'agit-il d'une maladie où la compression puisse être pratiquée, ils ne peuvent maintenir une immobilité parfaite, parce qu'ils se relâchent et qu'ils ne soutiennent pas les membres en arrière, mais seulement sur les côtés.

Les appareils légers en usage dans les fractures, tels que les bandages roulés, ceux de Scultet, etc., les bandages dextrinés et amidonnés, avec ou sans attelles flexibles, n'ont pas les mêmes inconvénients ; ils conviennent lorsque la mobilité du corps peut s'associer à la compression de la partie malade. Mais dans les inflammations aiguës qui, de toutes les maladies articulaires, sont celles qui exigent le plus impérieusement l'immobilité, la compression qu'ils exercent augmente les douleurs et devient insupportable; ils ne sont donc point applicables aux cas où les moyens mécaniques sont le plus nécessaires pour assurer l'immobilité. Les appareils que l'on doit préférer sont ceux qui laissent en partie les articulations à découvert et qui assurent l'immobilité sans exercer de compression.

Ces appareils ont tous pour caractère commun de soutenir le membre en arrière, c'est-à-dire dans le sens où les mouvements ont le plus de tendance à se produire. Ils sont constitués par des planchettes ou par des gouttières.

Les gouttières sont des appareils offrant une concavité dans laquelle sont reçus les membres qu'elles doivent contenir. Leur forme varie suivant les articulations auxquelles elles s'adaptent. Nous ne pouvons donc les décrire ici, et renvoyant cette description aux articles consacrés à chaque articulation en particulier, nous nous contenterons de donner une idée générale de leur construction.

On peut faire des gouttières en plaques métalliques, en bois, en carton, en cuir, et enfin en treillis de fil de fer.

Gouttières métalliques. — Toutes les gouttières métalliques qu'on trouve décrites dans les auteurs ont été proposées pour le traitement des fractures; mais comme il est facile de les appliquer à celui des maladies articulaires, nous indiquerons les travaux dont elles ont été l'objet, pour ne négliger aucune des recherches qui peuvent éclairer directement ou indirectement les questions thérapeutiques que nous examinons ici.

Ambroise Paré est le premier auteur, à ma connaissance, qui ait décrit des gouttières métalliques. Il en a proposé une en cuivre pour les fractures de la jambe. C'est un demi-cylindre avec sous-pied. Nous l'avons reproduit planche XII, fig. 1.

Ravaton est, de tous les auteurs du siècle dernier, celui qui a le mieux compris l'importance des gouttières métalliques, dans son ouvrage intitulé : *Pratique moderne de chirurgie* ; il en a décrit et figuré qui se moulent très-exactement sur la forme des membres, et qui peuvent s'appliquer aux fractures de la jambe, à celles de la cuisse et à celles du bras. Dans ces derniers temps, M. Munaret a proposé pour les fractures de jambe des gouttières en fer blanc.

Il est douteux que ces gouttières métalliques reprennent jamais faveur et qu'on les emploie dans les maladies articulaires. Pour les construire, il faut se procurer avant tout une portion de statue en bois ayant la forme du membre que l'on veut contenir et sur laquelle on adapte, par une percussion répétée, la plaque métallique. La nécessité de fabriquer ainsi une forme pour chacun des malades que l'on veut traiter par des gouttières métalliques rend la construction de celles-ci longue, embarrassante et dispendieuse. Quand on les applique aux malades, si elles sont trop minces, elles se déforment avec facilité, et si on leur donne assez d'épaisseur pour qu'elles soient résistantes, elles exposent à des pressions douloureuses, et ne peuvent être modifiées dans leur forme, dès que le besoin s'en fait sentir.

Gouttières en bois. — Ravaton indique le bois comme pouvant servir à la construction des gouttières ; mais c'est M. Bouchet, de Lyon, qui le premier a appliqué ces gouttières au traitement des maladies articulaires. Il les a employées surtout dans les tumeurs blanches du genou. Elles sont d'une construction plus facile que les gouttières métalliques, mais dans leur application elles ont les mêmes inconvénients que celles d'entre ces dernières qui sont inflexibles.

Gouttières en carton. — Sharp avait construit des gouttières en carton qui se moulaient sur la jambe et qui présentaient des ouvertures pour les malléoles. Plusieurs chirurgiens ont suivi son exemple; cependant les gouttières en carton ne sont pas restées dans la pratique; comme les gouttières métalliques, elles nécessitent, pour être bien faites, un moule en bois sur lequel on puisse les fabriquer, et elles se déforment avec une extrême facilité.

Gouttières en cuir. — On a construit des gouttières en cuir pour redresser des membres difformes, telles sont celles de Wilson Gavin, mécanicien anglais, que B. Bell cite avec éloge. En en faisant usage, je les ai trouvées insuffisantes pour immobiliser dans le décubitus les grandes articulations du membre inférieur : elles ne sont vraiment utiles que pour maintenir l'immobilité ou soutenir la faiblesse du genou pendant la marche; elles offrent alors l'avantage d'être légères et de s'adapter à la forme du membre.

Gouttières en fil de fer. — L'idée de construire des gouttières en fil de fer appartient à M. Mayor, de Lausanne, et sans doute cette idée n'est pas une des moins heureuses qu'il ait introduites dans la pratique de la chirurgie.

Les treillis en fil de fer peuvent être construits de manière à s'adapter à la forme des membres sans que l'on ait besoin de construire préalablement un moule en bois, comme pour la fabrication des gouttières en métal, en carton, et en cuir. S'ils sont formés de fils de fer solides dans le sens longitudinal, de fils flexibles dans le sens transversal, ils unissent la solidité suivant la longueur des membres à la flexibilité dans les parties qui en touchent les côtés; par là ils assurent l'immobilité, permettent d'exercer une certaine compression, et peuvent être modifiés dans leur forme, si le besoin s'en fait sentir.

Toutes les gouttières que M. Mayor a décrites, dans sa *Déligation chirurgicale* et dans sa *Chirurgie simplifiée*, sont des treillis quadrilatères planes et fabriqués en fil de fer recuit. Après les avoir recouverts d'une couche épaisse de coton, on les applique sur les membres, en les pliant sur eux-mêmes, et leur donnant par la pression la forme des parties que l'on doit envelopper. Dans la planche XIII j'ai fait dessiner tous ces appareils ; mais de peur de ne pas rendre à M. Mayor toute la justice qui lui est due, j'ai fait copier aussi des gouttières pour le coude et pour la jambe, qui sont dessinées dans le *Traité des bandages* de M. Thivet, et que cet auteur attribue à M. Mayor. Ces gouttières sont des treillis auxquels on a donné, dans la fabrication, une forme à peu près semblable à celle des parties qu'ils doivent envelopper ; c'est un progrès véritable sur celles que M. Mayor a préconisées dans tous ses ouvrages.

Je ne veux point examiner dans cette dissertation générale la valeur des planchettes et des gouttières de M. Mayor, cet examen ne peut être fait avec précision que dans les articles consacrés aux maladies du genou, du pied, de la hanche, etc. Qu'il me suffise de dire ici que, profitant de l'idée féconde qu'a eue cet auteur d'appliquer le fil de fer à la construction des gouttières, j'en ai fait construire pour les articulations des membres et pour celles du tronc. Au lieu de faire un treillis plane que l'on cherche à mouler sur la forme des parties, comme on le ferait d'un carton mouillé, j'ai fait donner de prime abord à mes gouttières la forme des parties qu'elles devaient embrasser. Il suffit de jeter un coup d'œil sur l'atlas de cet ouvrage, dans lequel j'ai fait dessiner les appareils de M. Mayor et ceux que j'ai imaginés, pour se faire une idée de la différence qui sépare les uns des autres. Mais je me réserve d'établir rigoureusement cette comparaison dans les articles consacrés aux appareils de chaque articulation en particulier ; là je démontrerai que les gouttières qui sont construites sur mes modèles assurent mieux l'immobilité, permettent plus complètement d'éviter les compressions douloureuses, et s'appliquent à des articulations auxquelles les planchettes ou les gouttières de M. Mayor ne peuvent jamais convenir (1).

(1) *Construction des appareils de l'Auteur.*

Je donne ici quelques détails propres à diriger dans la construction des appareils en fil de fer. On devra toutefois consulter plus spécialement pour la fabrica-

Les appareils dont je viens de donner la description générale, et qui servent à immobiliser les membres dans le décubitus, doivent recevoir quelques modifications, suivant diverses circonstances indépendantes de la forme du membre malade. Ainsi,

tion ce que je dirai de chaque appareil en particulier, une description générale étant nécessairement très-incomplète.

Après avoir pris les mesures du membre qu'on doit mettre en appareil, on construit une charpente qui se compose de fils de fer très-forts et qui sont dirigés parallèlement à l'axe des membres. Ces tiges longitudinales sont réunies par des fils de fer transversaux qui peuvent embrasser les 2/3 de la circonférence du membre; on peut se faire une idée très-exacte de ce mode de construction en se rappelant celle des paniers à salade. Parmi les fils de fer longitudinaux, celui qui est en arrière, vis-à-vis la fente antérieure, doit être plus résistant; on lui donne, pour un appareil destiné à la totalité du membre inférieur, un volume égal à celui d'une plume d'oie; de chaque côté, à une distance de 4 à 5 centimètres, on place deux autres bandes longitudinales d'un moins gros calibre; celles qui se rapprochent de la partie antérieure doivent être de moins en moins volumineuses, afin de laisser une grande flexibilité aux parties latérales, qu'on doit pouvoir écarter ou rapprocher à volonté. Les fils de fer transversaux sont petits, flexibles; ce n'est pas d'eux que dépend la solidité de l'appareil : ils doivent permettre un rapprochement et un écartement facile des deux parties latérales; tous ces fils de fer ne doivent pas être recuits, mais ils sont retenus entre eux par un fil très-fin qui a dû subir cette préparation.

La charpente des appareils doit avoir la longueur des membres qu'ils sont destinés à envelopper, mais leur capacité doit être plus considérable qu'il n'est nécessaire pour embrasser ceux-ci. Il faut qu'on puisse y placer un matelas de crin ou de coton, épais d'un ou deux travers de doigt, afin que les malades n'éprouvent aucune pression douloureuse. On peut matelasser de deux manières, ou bien l'on fait un matelas à part, qui se place ensuite dans l'appareil, ou bien l'on matelasse immédiatement sur la charpente en fil de fer. J'ai essayé l'une et l'autre manière : la première est plus commode, plus expéditive, mais elle est moins avantageuse. Lorsqu'on a placé dans la gouttière en fil de fer un matelas formé avec du crin piqué entre deux linges, ce matelas forme des plis qui sont désagréables, il peut se déplacer et laisser quelques portions de fils de fer à nu, ce qui expose à des pressions douloureuses, surtout dans les cas où quelque partie du tronc doit reposer dans l'appareil.

En outre, dans cette première manière, la charpente en fil de fer reste découverte en dehors, ce qui expose à des frottements rudes les parties voisines qui pourraient le toucher.

La seconde manière, c'est-à-dire l'application du crin sur la charpente en fil de fer, est préférable, mais elle exige beaucoup plus de travail. On commence par coudre un linge sur toute la surface interne de la charpente en fil de fer; sur ce on peut avoir à traiter une articulation qui soit le siége d'une suppuration abondante, et qui exige des pansements souvent répétés, ou bien le malade peut avoir besoin d'exécuter quelques mouvements de totalité dans son lit, sans que les os qui forment l'articulation affectée changent cependant de rapports entre eux. On conçoit que dans ces deux cas les appareils ordinaires ou les gouttières simples, telles que je les ai fait connaître, réclament quelques changements.

J'ai fait construire, pour les cas où les articulations sont le siége d'une suppuration abondante, des gouttières qui sont garnies de taffetas ciré dans toute la partie qui répond à l'articulation; elles offrent en arrière une fente longitudinale à travers laquelle le pus peut s'écouler. Au niveau de l'articulation fistuleuse les parois de la gouttière sont remplacées par deux volets que l'on peut rapprocher ou écarter à volonté. A l'aide de ces dispositions, rien de si facile que de maintenir la propreté la plus parfaite, et de faire toutes les applications que l'on juge convenables, sans avoir besoin de retirer le membre de la gouttière, et sans lui faire exécuter le moindre mouvement.

On peut se faire une idée de ces appareils en consultant la planche XIV, fig. 4.

linge on étend le crin qui doit former le matelas, puis l'on recouvre l'intérieur et l'extérieur de l'appareil avec du coutil; avec ces précautions, le matelas ne peut faire aucun pli, il ne se dérange pas, et l'extérieur de l'appareil, légèrement garni lui-même, ne peut blesser les parties avec lesquelles il est en contact.

Un des inconvénients de ces matelas fixés sur le fil de fer, c'est la difficulté de les laver. On remarquera toutefois que les appareils qui servent dans des cas où il n'y a point de suppuration, ne se salissent qu'à la superficie. A l'Hôpital, je les faisais recouvrir d'une double couche de linges à pansement. Ceux-ci se salissent par le contact de la peau, et lorsqu'on les a enlevés, l'appareil est aussi propre qu'avant d'avoir été mis en usage. Lorsqu'il y a une suppuration, les parties qui en ont été imbibées doivent être complètement changées; il importe peu alors que le matelas ait telle ou telle forme. Dans ces cas, je me contente souvent d'employer l'appareil en fil de fer et de le recouvrir avec du coton que l'on maintient avec un linge; le coton ainsi appliqué se rassemble souvent en masse, mais il peut être aisément remplacé, et, du reste, il peut suffire lorsque l'appareil n'est appliqué que sur les extrémités des membres.

En second lieu, lorsqu'une articulation doit être tenue dans une immobilité parfaite, et que le corps, au contraire, peut jouir sans inconvénient d'une certaine liberté, on peut maintenir en suspension le membre malade. Ravaton est le premier auteur qui ait apprécié les avantages de cette suspension. Sauter, de Constance (1812), et Mayor, ont successivement indiqué des moyens de la pratiquer plus heureux et plus simples que la machine compliquée de Ravaton. C'est en suspendant, avec des cordes, l'appareil au plancher ou au ciel de lit que ces deux chirurgiens atteignent le but qu'on se propose dans la suspension. C'est par un procédé analogue qu'à l'aide de mon grand appareil, le corps tout entier peut être soulevé par des mouffles que le malade fait jouer lui-même (voyez planche XV, fig. 2).

De l'immobilisation des jointures dans la station et la marche.

La première condition à remplir dans la construction des appareils destinés à immobiliser les jointures pendant la marche, c'est la réunion d'une grande légèreté à peu de volume et à beaucoup de force. Les bandages roulés, les bandages amidonnés ou dextrinés, ceux encore qu'on fortifie à l'aide d'attelles de carton ou de feuilles de bois minces, peuvent suffire dans la plupart des cas. Si, pour assujettir des articulations dont les os ont une grande tendance à s'abandonner, il faut des moyens plus puissants, on peut recourir aux bandages de cuir solide et même aux ressorts d'acier. Les machines inventées pour redresser les pieds-bots, celles pour soutenir le tronc pendant la marche chez les jeunes sujets dont l'épine est déviée, peuvent être mises en usage. Ces appareils présentent entre eux trop de différence pour qu'on puisse en donner ici une idée précise; ce n'est qu'en traitant de chaque appareil en particulier que j'en pourrai faire ressortir les avantages et les conditions d'application.

Des moyens de rétablir les mouvements des articulations.

Lorsqu'une articulation exécute des mouvements, il n'est pas un seul des tissus qui la composent qui ne soit modifié : le tissu cellulaire, les aponévroses, les muscles et les ligaments sont tour à tour distendus et relâchés, les cartilages et les synoviales exercent des frottements les uns sur les autres, et, d'après les recherches de M. Guérin, les cavités articulaires éprouvent des mouvements alternatifs d'ampliation et de resserrement qui favorisent l'exhalation de la synovie. Ces considérations font comprendre qu'il n'est pas de modificateur local qui agisse avec plus de généralité et de puissance que les mouvements. A part les inflammations aiguës, accompagnées de vives douleurs, et les maladies chroniques où l'on ne peut obtenir la guérison que par l'ankylose, l'on doit proscrire l'immobilité. Les observations de M. Teissier, que nous avons fait connaître, page 68 et suivantes, en démontrent tous les dangers; si elle suffit à elle seule pour produire des inflammations de la synoviale, les épanchements de sérosité, des gonflements et des ulcérations des cartilages, combien ne doit-elle pas contribuer à entretenir et à aggraver ces lésions quand elles existent par avance!

Lorsque la raideur des articulations est maintenue par des lésions légères, et qu'elle n'est pas ancienne, on peut se contenter de conseiller au malade d'exécuter lui-même des mouvements; mais les efforts qu'il fait sont souvent inutiles. L'on doit alors suppléer à son impuissance et imprimer des mouvements artificiels avec les mains. On saisit de part et d'autre les os qui entrent dans la composition de l'articulation, et on les fait mouvoir les uns sur les autres dans le sens de leurs mouvements naturels. On répète ces manœuvres plusieurs fois dans la journée, suivant le besoin, jusqu'à ce que le malade puisse lui-même les exécuter par ses seuls efforts.

Il est une règle générale à observer pour qu'on ne se fasse point illusion sur les effets qu'on produit : c'est de fixer solidement la partie de l'articulation qui est la plus voisine du tronc, tandis que la partie qui en est la plus éloignée reçoit des mouvements alternatifs dans toutes les directions qu'elle peut normalement parcourir. Il arrive souvent, en effet, qu'en voulant imprimer des mouvements à une articulation donnée, on laisse cette articulation en repos et que l'on fait mouvoir des parties sur lesquelles on n'a pas l'intention d'agir. Ainsi, en voulant faire mouvoir la cuisse sur le bassin dans les maladies de la hanche, on peut ne produire des mouvements que dans la partie inférieure de la colonne vertébrale, si le bassin n'est pas solidement maintenu ; de même pour l'articulation scapulo-humérale, si l'on n'assujettit pas l'omoplate, les mouvements qu'on fera exécuter au bras n'auront point leur centre d'action dans l'articulation malade, mais dans les attaches qui fixent l'omoplate à la paroi postérieure du thorax ; dans ces cas, il faut recourir à certains moyens mécaniques pour fixer le bassin ou l'épaule. Je décrirai ceux que j'ai fait exécuter à cet effet, dans les articles consacrés aux maladies de la hanche et de l'articulation scapulo-humérale. On peut se faire une idée du premier, en consultant la figure de la planche.

Des moyens de comprimer les articulations.

La compression doit être décrite parmi les agents mécaniques du traitement des maladies articulaires. En l'exerçant, on modifie plusieurs des conditions physiques dans lesquelles se trouvent les articulations. On exprime une partie des liquides dont leurs tissus peuvent être baignés, on y ralentit la circulation, et l'on met obstacle à l'abord des liquides ; les surfaces articulaires sont rendues plus ou moins immobiles, car il n'est aucun agent de compression qui ne soit en même temps un agent d'immobilité.

La compression n'est bien appréciée, dans les maladies articulaires, que depuis un temps peu éloigné de nous. Les idées de M. Récamier sur ses effets dans les tumeurs du sein, ont ouvert la voie. MM. Lisfranc et Velpeau, imités en cela par un grand nombre de chirurgiens, en ont fait aux arthropathies de nombreuses applications ; mais on a peut-être exagéré beaucoup son importance. La compression ne remplit que quelques indications accessoires, comme l'expression des liquides et l'obstacle mis à leur abord trop facile, et encore ce résultat n'est-il obtenu que pour les tissus superficiels ; les parties profondes, les ligaments, les os, les cartilages et les synoviales échappent toujours plus ou moins complètement à son action. Il ne faut donc y avoir recours que comme à un moyen auxiliaire.

Les procédés par lesquels on peut exercer la compression sont nombreux, et leur choix est subordonné à des conditions pathologiques dont nous n'avons pas à nous occuper ici. Mais quel que soit l'agent de compression mis en pratique, son application est soumise à quelques règles générales. Ainsi, il faut que la compression soit uniforme, ou tout au moins graduée de manière à n'exercer nulle part d'étranglement ; si elle produit une douleur prolongée, il faut la diminuer ou en cesser l'emploi. Elle doit ralentir la circulation, mais jamais l'interrompre.

Les moyens de compression sont des bandages simples ou roulés, avec ou sans colle d'amidon qui assujettisse les tours de bandes, et les rende plus consistants : ce sont les bandelettes agglutinatives de diachylon gommé, des bas élastiques en caoutchouc ou en peau de chien lacés, etc., etc. Le degré de force de chacun d'eux dépend de la constriction qu'on donne au bandage et non de la matière dont il est fait. Aussi, la classification qu'en a donnée M. Lisfranc ne nous paraît-elle point admissible dans les termes où il l'a présentée. Il a rangé, il est vrai, les moyens de compression dans l'ordre de leur résistance, mais non, comme il l'avance, dans celui de leur intensité d'action. Voici, toutefois, suivant cet habile chirurgien, le tableau des moyens compressifs :

1er *degré :* compression légère, bandelettes de diachylon.

2e *degré :* compression avec une bande roulée ou un bas lacé.

3e *degré :* compression avec des cônes d'agaric.

4e *degré :* compression plus énergique avec des circulaires et des compresses graduées.

5e *degré :* attelles, pièces de monnaie, plaques de plomb.

6e *degré :* malaxation prolongée de la tumeur.

L'emploi de ces divers moyens est soumis, suivant M. Lisfranc, au degré d'intensité de l'affection à laquelle on a affaire. La compression doit être d'autant plus énergique que la maladie est plus ancienne, et que l'élément inflammatoire y joue un moins grand rôle. Quant à l'application de ces moyens compressifs, elle présente quelques particularités relatives à chacun d'eux; et je dois prévenir que les détails qui suivent se rapportent spécialement aux articulations des membres, et surtout au genou, au pied, au coude et au poignet; les articulations voisines du tronc, comme la hanche et l'épaule, se prêtent difficilement à l'action des moyens que nous allons parcourir. Nous verrons, en traitant de ces deux articulations, comment on peut surmonter ces difficultés.

De la compression par les bandelettes agglutinatives. — Les bandelettes emplastiques les plus généralement usitées sont celles de diachylon gommé. L'idée en appartient à Baynton qui, le premier, les appliqua au traitement de certains ulcères. Brodie en Angleterre, Delavacherie en Belgique, Lisfranc et Velpeau les ont ensuite recommandées dans les maladies articulaires.

On peut les employer de deux manières; ou bien en leur faisant décrire des circulaires autour de l'articulation, ou bien, et ce moyen nous paraît préférable, en les appliquant comme le bandage de Scultet. Ce bandage emplastique doit envelopper toute l'articulation, en la dépassant en haut et en bas. La jointure se trouve ainsi à l'abri du contact de l'air pendant toute la durée de l'application, d'où résulte pour la partie la rétention de la perspiration cutanée et une espèce de bain animal dans lequel l'articulation est plongée. Je ne doute pas non plus que l'irritation légère que produisent les bandelettes de diachylon ne contribue à assurer l'effet avantageux qu'elles produisent d'ordinaire, excepté toutefois pour les personnes nerveuses chez lesquelles cette irritation est quelquefois une source de douleur et de surexcitation. Ce bandage n'exerce qu'une compression modérée et est susceptible de se relâcher; aussi doit-il être réappliqué tous les trois ou quatre jours. On peut augmenter son effet, en même temps qu'on prévient son dérangement en le recouvrant d'une bande roulée.

De la compression par un bandage circulaire simple ou amidonné. — Le bandage roulé ordinaire est à la fois le plus simple et le plus commode de tous les moyens de compression. Les bandes dont on se sert sont en général en toile ; elles ont le défaut de manquer de souplesse et de se relâcher très-promptement, ce qui met dans la nécessité de les réappliquer à de courts intervalles, et ôte à la compression ce caractère de continuité si utile à son action. Dans quelques cas, on doit préférer à ce moyen les bandes de flanelle, mises depuis longtemps en usage par les chirurgiens écossais. Leur élasticité permet d'obtenir une compression très-douce et très-continue. Tandis qu'une bande de toile, quoique fortement serrée, se relâche du jour au lendemain, une bande de flanelle peut rester en place pendant trois ou quatre jours sans cesser son action. La flanelle présente en outre sur la toile l'avantage de maintenir sur la partie une température élevée, et de déterminer à la peau une légère irritation qui peut quelquefois être avantageuse. Pour prévenir le relâchement des bandages roulés, on peut les fixer en collant les circulaires les unes aux autres avec de la pâte d'amidon ou une solution de dextrine.

La compression exercée au moyen du bandage amidonné dans diverses variétés de maladies articulaires, a paru à quelques chirurgiens préférable à celle qu'on obtient par le bandage ordinaire. Il présente, en effet, sur ce dernier un certain nombre d'avantages, ainsi : il n'est point sujet à se relâcher comme le bandage ordinaire, et il peut par conséquent rester appliqué pendant un temps assez long ; il permet toujours d'assurer dans l'articulation une immobilité absolue, condition quelquefois importante et qu'on ne peut obtenir au moyen de bandes seules.

Mais, d'un autre côté, la compression qu'il opère est loin d'être continue, comme celle que peut déterminer l'application d'une bande de temps en temps renouvelée. Il arrive, en effet, qu'après un jour ou deux de contact, les parties soumises à la pression du bandage ont subi un retrait, et que la compression n'a réellement plus lieu. Pour obvier à cet inconvénient, on peut fendre le bandage dans toute sa longueur par une incision faite avec des ciseaux mousses ou un bistouri boutonné, puis faire entre-croiser les bords de l'incision, et serrer ensuite cette espèce de gouttière moulée sur le membre au moyen d'un bandage roulé simple.

Dans certaines affections des jointures, où le membre est sujet à s'engorger par la marche, dans quelques rhumatismes chroniques articulaires, on a employé des bandes en caoutchouc. On devrait leur préférer, ainsi qu'aux chaussettes inextensibles, les bas tricotés en caoutchouc de Leperdriel. Ces bas ont l'avantage, dans ces cas particuliers, d'exercer une compression douce et élastique, de ne point développer une chaleur très-grande comme les chaussettes, et de permettre plus facilement qu'elles l'accomplissement des fonctions de la peau.

Compression par le bandage roulé et certains corps intermédiaires. — La forme irrégulière de certaines articulations, la nécessité où l'on est quelquefois de faire porter plus spécialement la compression sur certaines parties que sur d'autres, ont donné l'idée d'interposer différents corps entre le bandage et les téguments. M. Lisfranc s'est surtout attaché à démontrer l'utilité des compressions partielles, et a appliqué, dans ce but, aux articulations, les procédés que M. Récamier avait imaginés pour la compression du sein. Des rondelles d'agaric, superposées en forme de cône, dont la base repose sur la partie de l'articulation qu'on veut spécialement comprimer et qu'on fixe par des tours de bandes, sont le moyen le plus commode de compression partielle qu'on puisse employer. Le même moyen peut être employé dans le but de rendre la compression égale sur tous les points d'une articulation irrégulière, ou qui s'éloigne de la forme arrondie. C'est ainsi qu'au poignet, par exemple, l'aplatissement antéro-postérieur ferait porter presque entièrement la compression d'un bandage sur les côtés de l'articulation, aux dépens des parties antérieures et postérieures, si on était privé de ce moyen. Dans le même but, on emploie fréquemment le remplissage avec le coton ou des compresses pliées, mais l'agaric est préférable.

Par l'emploi des attelles flexibles de bois ou de carton, des plaques de plomb ou des pièces de monnaie, interposées dans le bandage compressif des articulations, on se propose tantôt de faire porter spécialement la compression sur certains points, tantôt d'en préserver certains autres ; quelquefois on a pour but d'assurer un certain degré d'immobilité ; enfin, fréquemment, on n'a pas d'autre vue que d'augmenter l'intensité de la compression et surtout la solidité du bandage.

DES APPLICATIONS LOCALES DANS LE TRAITEMENT DES MALADIES ARTICULAIRES.

Les applications locales que l'on peut faire et que l'on fait journellement sur les articulations malades, varient à l'infini ; ce sont : des cataplasmes, des sachets, des huiles, des pommades, des emplâtres composés des substances les plus diverses par leur nature et par les effets qu'elles produisent. Pour beaucoup de praticiens, ces applications locales constituent presque toute la thérapeutique des maladies articulaires. Cependant, il faut le dire, la facilité de leur emploi a contribué, plus que toute autre cause, à les répandre dans la pratique. Le plus grand nombre de celles qui sont mises journellement en usage ne jouissent d'aucune efficacité, et l'on manque de principes certains pour choisir les unes de préférence aux autres.

Parmi les applications locales, les unes sont répercussives, ce sont en général les substances réfrigérantes, telles que l'eau froide, employée en irrigation continue ou en application sur des compresses souvent renouvelées ; les bains locaux dans de l'eau froide, les vessies remplies de glace, les cataplasmes faits avec la pulpe de plantes fraîches, les lotions évaporantes composées d'éther et d'eau-de-vie camphrée. Ces moyens ne conviennent que lorsqu'on veut prévenir ou faire disparaître, à son début, une inflammation de cause externe ; nous en traiterons avec détail à l'article consacré à l'entorse et aux plaies pénétrantes des articulations.

D'autres applications, parmi celles que l'on fait directement sur les jointures, sont antiphlogistiques et émollientes. Parmi les antiphlogistiques, l'on doit placer au premier rang les sangsues et les ventouses scarifiées; au nombre des émollients, les fomentations et les cataplasmes avec des substances mucilagineuses, la mauve, la guimauve, la graine de lin, etc., etc. C'est à l'article *arthrite aiguë de cause interne* que nous renvoyons l'histoire de ces moyens locaux et celle des précautions à prendre dans leur emploi.

Ici nous ne devons traiter avec quelque développement que des médications locales qui peuvent être réclamées dans diverses espèces de maladies articulaires; de ce nombre sont les révulsifs, les narcotiques et les excitants.

Révulsifs. — Les révulsifs appliqués directement sur les articulations malades ou au voisinage de ces articulations, ont une grande importance dans le traitement local des maladies articulaires. Parmi ces révulsifs, les uns déterminent une simple rubéfaction de la peau, ce sont les sinapismes et la plupart des applications stimulantes qui ont pour base l'ammoniaque, le camphre, la térébenthine et les huiles essentielles. Les révulsifs qui produisent une vésication sont d'abord ceux que nous venons d'énumérer, lorsque leur contact est prolongé et leur proportion considérable relativement aux substances avec lesquelles on les associe; ce sont ensuite les pommades ammoniacales et, de préférence à tous les autres moyens, les vésicatoires dont les cantharides font la base; ces vésicatoires peuvent être bornés à une partie de l'articulation ou l'envelopper dans tout son contour; ils peuvent être volants ou entretenus par des pommades excitantes. Aux dérivatifs, il faut ajouter ceux qui produisent des pustules à la peau; l'huile de croton-tiglium, qui à la dose de quelques gouttes employées en friction, produit une éruption pustuleuse miliaire qui se dessèche promptement; la pommade d'Authenrieth qui est suivie d'une éruption de pustules volumineuses, ressemblant à celles de la petite-vérole.

Les vésicatoires volants, surtout lorsqu'ils entourent presque complètement l'articulation, ainsi que M. Velpeau les a conseillés, sont les plus usités et probablement les plus efficaces entre tous les révulsifs. Ils conviennent surtout dans les états chroniques et à la période décroissante des états aigus. En suivant les principes posés par Barthès sur la révulsion, on doit les placer d'autant plus loin du siége du mal que la maladie est plus aiguë, et d'autant plus près que sa marche est plus chronique; s'ils sont insuffisants, on doit recourir à la cautérisation, qui sera exposée dans un article spécial.

Narcotiques. — La nécessité de recourir à l'application locale de substances narcotiques se présente toutes les fois que les douleurs sont vives et qu'on n'a pu les calmer par l'emploi des moyens indiqués par la nature du mal. Ceux qu'on met ordinairement en usage sont les diverses préparations d'opium, de belladone, de jusquiame, de morelle, de ciguë, etc., etc. On les emploie principalement sous forme de cataplasmes, d'extraits et d'emplâtres, etc. Les cataplasmes narcotiques peuvent être préparés avec la farine de graine de lin ou la mie de pain, délayée dans des décoctions de têtes de pavots, d'opium, de morelle, de belladone, etc. Les extraits des substances narcotiques peuvent être employés à l'état de pureté, mais le plus souvent on les fait dissoudre dans des huiles, et celles-ci sont employées en frictions. L'huile de morphine, très-répandue dans la pratique, est sans action évidente, car la morphine se dissout à peine dans les huiles; le baume tranquille doit être préféré; la plupart des huiles narcotiques, de jusquiame, de morelle, de belladone, entrent dans sa composition. Lorsque les substances calmantes sont incorporées au diapalme, elles forment des emplâtres qui peuvent être maintenus longtemps à demeure et dans lesquels on peut les faire entrer dans une proportion plus ou moins considérable, depuis un vingtième jusqu'à un quart, par exemple. L'expérience me conduit à penser que ce mode d'administration locale des narcotiques est l'un des plus efficaces que l'on puisse employer. Si l'on craint que l'effet calmant qu'on a lieu d'en attendre soit neutralisé par l'irritation que produisent ordinairement les substances qui entrent dans la composition des emplâtres, on doit recommander aux pharmaciens de leur associer simplement l'emplâtre diapalme, et de n'y mélanger ni gomme ammoniaque ni térébenthine, comme on le fait souvent. Peut-être, dans ces cas, devrait-on associer les extraits d'opium, de belladone, à la farine et à l'eau, de manière à éviter le mélange de toute substance excitante. Cependant, si l'on juge les excitants nécessaires, on peut ajouter à l'emplâtre simple de la gomme ammoniaque ou de la térébenthine. Dans les affections chroniques, il faudrait découper ces emplâtres en longues bandelettes, et en entourer l'articulation tout entière, comme nous le faisons tous les jours avec les bandelettes de diachylon.

Je ne dois pas oublier de signaler, parmi les applications les plus puissantes que l'on peut faire localement des narcotiques, les vésicatoires produits extemporanément avec la pommade ammoniacale et dont on saupoudre la surface avec quelques centigrammes d'un sel de morphine.

Cependant, quelle que soit la valeur des narcotiques, il ne faut y recourir que lorsqu'on a satisfait à toutes les indications mécaniques du traitement et à celles qui résultent des causes du mal, de l'état de la constitution, de celui de la lésion locale; il ne faut jamais en faire la base du traitement, car si on les emploie sans avoir satisfait aux indications essentielles, le calme qu'ils procurent est toujours momentané.

Excitants. — Autant les applications narcotiques sont généralement employées lorsque les douleurs sont vives, autant l'usage a consacré l'emploi de certains excitants, lorsqu'on veut obtenir une résolution ou rendre aux articulations leurs mouvements devenus difficiles. Ces excitants locaux sont formés par des substances alcalines, ou bien ils ont pour base des huiles essentielles ou des résines. Les premiers sont les diverses préparations d'ammoniaque, de soude, de potasse et de chaux.

L'*ammoniaque* peut être employée à l'état de vapeur, à l'état liquide, à l'état de savon. Pour obtenir un dégagement de vapeurs ammoniacales autour des articulations, on les entoure de deux couches de coton, entre lesquelles on répand du carbonate d'ammoniaque en poudre et on recouvre le tout de taffetas ciré; à la place du carbonate d'ammoniaque, on peut employer un mélange à parties égales de chlorhydrate d'ammoniaque et de chaux, ainsi que le faisait Morand pour obtenir la résolution du goître. Si l'on place à demeure autour du genou une ouate de coton renfermant, par exemple, 30 grammes de carbonate d'ammoniaque, la peau s'échauffe, elle devient rouge, et si l'on répète l'application de ce moyen plusieurs jours de suite, il finit par produire une abondante transpiration.

L'ammoniaque est employée à l'état liquide, associée ordinairement à différentes proportions d'huile d'olive. En consultant les formulaires, on y trouve indiquée une proportion d'ammoniaque qui varie de 1/4 à 1/60ᵉ; le formulaire de Milne Edwards et Vavasseur prescrit 1/4, le Codex 1/8ᵉ, d'autres auteurs 1/60ᵉ. On voit par là quelle latitude on laisse aux pharmaciens, lorsque l'on se contente de demander un liniment ammoniacal, et combien il est nécessaire de préciser, dans les ordonnances, les proportions d'huile et d'ammoniaque. En général, la proportion d'ammoniaque doit être d'autant plus considérable que l'on veut produire un effet plus irritant; celle de 1/4 peut être employée sans craindre aucune vésication.

Les savons ammoniacaux sont peut-être une des meilleures formes que l'on puisse adopter; plusieurs ont joui d'une grande réputation.

Alcalis fixes, chaux, soude, potasse. — La préparation la plus usitée des alcalis employés comme topiques, est celle qui consiste dans leur combinaison avec les huiles, sous forme de savon. Les articulations peuvent être entourées d'emplâtres préparés avec du savon pur, et le plus ordinairement on mélange le savon avec le diapalme et la térébenthine. Sur ce point comme sur beaucoup d'autres, l'expérience n'a point appris ce que l'on doit préférer. Les cendres qui doivent leur activité à la potasse peuvent servir à faire des décoctions dans lesquelles on prend des bains de pied ou d'avant-bras; quelquefois on conseille d'en former des sachets qu'on maintient à demeure autour des articulations. On sait que tous ces moyens sont excitants, qu'ils conviennent surtout dans les états chroniques auxquels on veut donner une marche aiguë. Je les crois dignes du plus sérieux examen, mais je ne puis qu'appeler sur eux l'attention des observateurs.

Huiles essentielles. — Les huiles essentielles font partie d'un grand nombre de préparations excitantes, usitées dans les maladies chroniques des articulations ; celles qui ont été le plus souvent conseillées sont l'essence de térébenthine, celle de lavande, de thym, de sauge, de romarin, et en général celles qui sont tirées de la famille des labiées. Il faut joindre à cette liste l'huile concrète de noix muscade, qui fait la base du baume nerval, et que quelques auteurs rangent parmi les huiles essentielles. Il faut surtout citer le camphre, véritable essence concrète.

Nous retrouverons dans un instant les huiles essentielles dans la composition des baumes les plus usités ; mais rarement on les emploie seules, à l'exception du camphre, dont nous allons indiquer avec plus de détail le mode d'application extérieure.

On peut employer le camphre en poudre, seul ou mélangé à d'autres substances. Après l'avoir disposé dans un sachet ou entre deux couches de coton, on peut l'appliquer autour des jointures. Les vapeurs qui s'en dégagent excitent légèrement la peau ; mais on l'emploie surtout dissous dans l'alcool ou dans l'huile.

D'après Berzélius, 100 parties d'alcool dissolvent 120 parties de camphre à la température ordinaire. Malgré cette grande solubilité du camphre dans l'alcool, le Codex et la plupart des formulaires donnent pour l'alcool camphré une formule dans laquelle le camphre entre seulement pour 1/15e; MM. Trousseau et Bouchardat la portent à 1/7e. Les différences de ces formules obligent d'indiquer dans tous les cas où l'on prescrit de l'alcool camphré, la proportion que l'on désire d'alcool et de camphre. Je crois que l'on doit employer, de préférence à tout autre, la solution saturée, lorsque l'on veut faire des frictions. Si l'on doit employer, au contraire, des compresses imbibées d'eau-de-vie camphrée et maintenues à demeure, la proportion du camphre doit être moins considérable.

Les mêmes réflexions s'appliquent à l'huile camphrée. Edwards et Vavasseur indiquent 1/17e de camphre, le Codex 1/7e; l'on devrait prescrire deux parties de camphre et une partie d'huile, si l'on voulait avoir une solution saturée. Cette dernière proportion me paraît nécessaire pour que l'effet de l'huile camphrée, employée en frictions, produise une excitation sensible.

Le camphre peut être employé localement sous beaucoup de formes autres que celle que nous venons de signaler; on le fait entrer dans la composition de cataplasmes très-utiles, comme nous le verrons par la suite, dans les arthrites aiguës de causes internes; il fait partie d'un grand nombre d'emplâtres, d'onguents, et plus loin nous le trouverons faisant partie de la plupart des préparations composées qui ont conservé le plus de faveur dans le traitement local des maladies articulaires.

Résines. — Les résines entrent dans la composition d'un grand nombre de baumes ou d'emplâtres, réputés fondants et résolutifs, et que les auteurs anciens conseillaient fréquemment. Les plus usitées sont la poix-résine, la gomme ammoniaque, le galbanum, le styrax.

Je me borne à cette indication, et je termine en reproduisant les formules des substances excitantes qui se sont le mieux conservées dans la pratique.

Voici la formule du baume Opodeldock :

Savon animal.	32
Camphre.	24
Ammoniaque liquide	8
Huile volatile de romarin . . .	6
Huile volatile de thym.	2
Alcool à 34°.	250

Ce qui donne de la consistance à ce baume est le savon animal, formé par la combinaison de la moelle de bœuf et de la soude; il y est mélangé à la plupart des excitants que nous avons indiqués jusqu'ici, l'ammoniaque, le camphre, les huiles volatiles de thym et de romarin.

Le baume nerval est somposé de la manière suivante :

Moelle de bœuf purifiée. . . .	125 gr.
Huile épaisse de muscades. . .	125
Huile volatile de romarin . . .	8
Huile de girofles	4
Camphre pulvérisé.	4
Baume de Tolu.	8
Alcool à 34°	16

C'est à l'huile de muscades qu'il doit surtout sa consistance, son odeur et ses propriétés.

A ces formules, je dois ajouter celle du baume de Fioraventi, dans lequel plusieurs résines sont dissoutes dans l'alcool, en même temps que les huiles essentielles d'un grand nombre de plantes.

Baume de Fioraventi.

Térébenthine	500 gr.
Résine Elémi	96
Tacamahaca	96
Succin	96
Styrax liquide.	96
Gomme résine galbanum. . .	96
Myrrhe	96
Aloès	32
Baies de laurier	125
Racines de galanga	48
Racines de zédoaire.	48
Racines de gingembre. . . .	48
Cannelle	48
Girofles	48
Muscades	48
Feuilles de dictame de Crète.	48
Alcool à 31°.	3000

Des douches dans le traitement local des maladies articulaires.

Parmi les moyens locaux qu'on met en usage pour modifier les maladies articulaires, il en est peu dont l'action soit aussi puissante que les douches de vapeur ou de liquide. Indépendamment des effets qu'elles produisent par leur température, par les principes médicamenteux dont elles peuvent être chargées, elles agissent par la percussion plus ou moins énergique qu'elles exercent sur les articulations. Cette percussion ne se borne pas à modifier la peau, elle agit directement sur les parties profondes, avantage que l'on ne trouve pas dans les applications extérieures, telles que les cataplasmes et les onctions.

Les douches peuvent être données avec des vapeurs ou avec des liquides.

Les douches de vapeur peuvent être simples ou composées :

les premières sont formées par un jet de vapeur qui s'échappe directement de l'eau mise en ébullition ; pour former les secondes, on fait passer cette vapeur à travers des vases contenant des substances volatiles ; celles que l'on emploie d'ordinaire sont les plantes aromatiques, telles que le thym, la sauge, le romarin, etc., etc.

Au moyen des douches de vapeur, l'on peut produire deux effets bien distincts : une action émolliente et un effet stimulant. Les douches de vapeur sont émollientes lorsque leur température est de 30 à 35 degrés, qu'elles sont dirigées lentement sur la partie malade, et qu'elles forment autour d'elles une espèce de bain de vapeur. Elles sont excitantes, au contraire, lorsque leur température est plus élevée que celle du corps, qu'elles sont chargées de vapeurs aromatiques, et qu'elles frappent avec plus ou moins de force sur un point donné de la peau. Dans le premier cas, elles relâchent l'enveloppe cutanée et produisent une douce transpiration ; dans le second, elles déterminent une rougeur plus ou moins vive à la peau, et une congestion sanguine qui s'étend jusqu'aux parties profondes ; l'excitation locale qu'elles produisent peut même se communiquer à toute l'économie. On prévoit sans peine que, grâce à ces derniers effets, les douches de vapeur stimulantes peuvent activer la résolution des engorgements froids, mais qu'elles peuvent nuire en donnant une marche trop aiguë à des tumeurs encore irritées ou disposées à la suppuration.

Les douches liquides offrent plus de variétés que les douches de vapeur ; comme ces dernières, elles peuvent être faites avec de l'eau simple ou avec de l'eau chargée de principes médicamenteux ; mais tandis que les douches de vapeur sont nécessairement chaudes, les douches d'eau peuvent être chaudes, tièdes ou froides, et tandis que les vapeurs ne peuvent dissoudre que des principes volatils, l'eau peut dissoudre ces principes et de plus des substances fixes, telles que des sels de diverses natures. Tandis que les douches de vapeur sont d'une origine récente, l'emploi des douches liquides remonte à une époque très-reculée ; il n'est pas d'eaux thermales sulfureuses ou salines qui ne soient administrées en douches, et ce mode d'administration est une des formes les plus puissantes sous lesquelles on puisse les employer.

Les douches liquides, comme les douches de vapeur, peuvent produire les effets les plus variés. Elles sont antiphlogistiques lorsque leur température se rapproche de celle du corps, qu'elles tombent d'une faible hauteur sous forme de pluie, comme dans la douche dite en arrosoir; elles sont excitantes lorsque leur température s'éloigne beaucoup de celle du corps, et qu'elles sont chargées de principes excitants sulfureux ou salins; mais la plus grande différence peut-être provient de la force avec laquelle elles percutent les parties malades. Cette percussion est d'autant plus forte que le vase duquel l'eau provient est plus élevé, que la colonne de liquide est plus volumineuse et qu'elle forme une masse plus compacte.

Les douches chaudes et les douches froides font rougir vivement la peau et excitent la circulation dans les parties qui avoisinent celles qu'elles frappent; les unes et les autres augmentent la chaleur locale, mais tandis qu'après la douche chaude les malades sont plus sensibles au froid, après la douche froide, ils y résistent plus énergiquement. Dans le premier cas, du reste, il y a dilatation, gonflement des parties; dans le second, il y a resserrement. Ces effets, opposés sous de certains rapports, déterminent des modifications profondes dans les parties que l'on expose d'abord à la douche chaude, puis à la douche froide. On fait alors localement ce qui se pratique pour tout le corps dans les bains russes ou dans les bains hydrosudopathiques. Cette succession est surtout avantageuse dans les cas où il faut imprimer à l'organe malade de vives secousses pour changer son mode de sensibilité et activer ses fonctions.

L'utilité des douches dans le traitement local des maladies articulaires fait désirer que leur administration puisse se faire avec facilité. Malheureusement, on ne peut les mettre en usage dans la plupart des villes et des campagnes, faute d'appareils convenables, et même dans les pays les mieux partagés sous ce rapport, il est bien rare de trouver réunis les moyens de les administrer sous forme de douches de vapeur, de douches d'eau chaude et de douches d'eau froide. Il y a des douches de vapeur dans les grandes villes et dans les grands hôpitaux; des douches d'eau chaude dans tous les établissements d'eaux thermales, et des douches froides dans ceux où les malades sont traités suivant les procédés hydrothérapeutiques. Mais tous ces moyens ne se trouvent rassemblés que dans un bien petit nombre de lieux. Toutes ces difficultés, auxquelles il faut joindre la nécessité d'un déplacement, restreignent singulièrement l'usage des douches, et rendent difficile l'emploi alternatif de la douche de vapeur chaude et de la douche d'eau froide, que je présume devoir être d'une grande efficacité pour animer les tumeurs et résoudre les engorgements.

Pour obvier à ces difficultés et répandre autant que possible un moyen qui peut fournir de précieuses ressources, j'ai fait construire un certain nombre d'appareils qui permettent d'administrer des douches locales d'eau ou de vapeur, à peu de frais et sans que les malades soient obligés de se déplacer.

Je fais arriver cette vapeur dans une enveloppe fermée qui entoure l'articulation que l'on veut doucher. Une très-petite quantité de vapeur peut suffire dans ces cas, et l'on peut en obtenir le dégagement simplement au moyen d'une lampe à alcool. Pour remplacer la chute d'eau nécessaire pour administrer les douches liquides, suivant les procédés ordinaires, j'ai pensé à projeter l'eau avec une pompe à jet continu, et pour éviter que le liquide ne jaillisse dans tous les sens, j'ai entouré l'articulation d'une enveloppe imperméable, placée à une certaine distance de la peau. J'ai fait représenter ces divers appareils dans la planche XVII, j'en donnerai la description dans les articles consacrés aux maladies du genou et à l'explication des planches.

De la cautérisation superficielle dans les maladies des articulations.

La cautérisation superficielle est employée dans un grand nombre des maladies des articulations. Les agents dont on s'est servi pour la produire sont, différentes substances caustiques, le fer rouge et les moxas.

Les caustiques que l'on peut employer sont : la potasse, le caustique de Vienne et le chlorure de zinc.

De la cautérisation par la potasse et le caustique de Vienne.

Bien que ces deux agents de cautérisation présentent quelques différences, quant à leurs effets immédiats et leur mode d'application, le résultat de leur action étant en définitive le même, je dois réunir dans un même article ce que j'ai à en dire.

Ces caustiques sont le plus ordinairement employés dans le but d'établir au voisinage des articulations malades un ou plusieurs points de suppuration. Le lieu sur lequel on les applique doit être éloigné des os par quelques parties molles, et n'être le siége que de mouvements bornés. Ainsi, au genou, on évite d'établir des cautères en avant et en arrière de l'articulation, et on préfère les placer sur les côtés de la rotule et du ligament rotulien. Du reste, le lieu d'élection pour le placement des cautères sera indiqué à propos de chaque articulation en particulier.

La potasse et le caustique de Vienne produisent des eschares assez profondes. Avec le caustique de Vienne, on peut leur donner toutes les variétés désirables de forme et d'étendue. Mais, par l'emploi de ces moyens, on n'obtient que d'une manière très-imparfaite l'effet principal qu'on cherche à produire par la cautérisation appliquée aux maladies articulaires; je veux parler de l'action excitante, si manifeste à la suite de l'emploi du fer rouge ou du moxa.

En effet, l'application de la potasse et du caustique de Vienne ne déterminent que des douleurs, qui cessent aussitôt après que l'action du caustique a été épuisée; le travail inflammatoire qui doit amener la séparation de l'eschare ne s'établit qu'au bout de quatre ou cinq jours, quelquefois beaucoup plus tard. Pendant cet intervalle, la peau qui entoure l'eschare conserve, en général, sa couleur naturelle; il ne s'y manifeste aucune rougeur, aucune tuméfaction. Sans doute, cette absence de réaction ne s'observe pas au même degré chez tous les sujets, mais le fait est vrai, en général, et on peut le vérifier tous les jours à la suite des applications de cautères. Lorsque, enfin, la réaction s'établit autour de l'eschare, elle est toujours faible et languissante, et la séparation n'a lieu, le plus souvent, qu'après vingt ou trente jours, quelquefois plus tard encore.

Quant aux ulcères qui succèdent à la chute des eschares, ils participent du caractère de l'inflammation qui a précédé leur formation; ils sont indolents, et la matière organisable qui doit former la cicatrice ne s'y forme qu'avec lenteur.

De la cautérisation par le chlorure de zinc.

De toutes les substances caustiques, le chlorure de zinc est, sans contredit, celle qui détermine dans les parties voisines du point cautérisé la réaction inflammatoire la plus violente et la plus promptement suivie de l'élimination des eschares. Sous ce rapport, le cautère actuel lui-même n'agit pas avec plus d'intensité. De plus, l'inflammation locale, déterminée par le chlorure de zinc, présente à un très-haut degré ce caractère de fixité qui appartient aux inflammations de bonne nature, et qui les rend surtout propres à opérer une puissante révulsion. A ce second point de vue, le chlorure de zinc est de beaucoup supérieur à la potasse et même au fer rouge. Ces qualités, particulières au chlorure de zinc, m'ont déterminé à l'employer dans certains cas de maladies articulaires, pour produire une cautérisation profonde. Voici le procédé que je suis pour effectuer ce mode de cautérisation; je prends le genou pour exemple.

On commence par limiter exactement, au moyen de deux bandelettes de diachylon, la partie de peau sur laquelle doit agir le caustique. Pour le genou, on lui donnera environ quinze centimètres dans le sens vertical sur un centimètre de largeur. Ces préparatifs étant achevés de chaque côté de l'articulation, on applique sur toute la bandelette de peau circonscrite une légère couche de pâte de Vienne qu'on laisse quatre ou cinq minutes, puis on enlève le tout, et l'on applique sur les eschares produites par le caustique de Vienne, une bandelette de pâte de chlorure de zinc de cinq à six millimètres de largeur. Cette dernière application est fixée par une bande et ne doit être enlevée qu'au bout de vingt-quatre heures. Rien n'est plus facile que de multiplier les raies de caustique au même point que l'on multiplie les raies de feu dans la cautérisation transcurrente.

La mortification, par ce procédé, s'étend toujours plus loin qu'à la suite de la cautérisation transcurrente; la peau est ordinairement mortifiée dans toute son épaisseur. Cependant, on pourrait facilement obtenir des eschares plus superficielles.

La réaction inflammatoire qui s'établit autour des eschares déterminées par l'action de la pâte de zinc, est remarquable par la promptitude de son apparition et par son intensité. En général, au bout de sept à huit jours, le travail d'élimination est achevé et l'eschare se détache; les plaies longitudinales, résultant de cette élimination, deviennent le siége d'un travail d'organisation des plus actifs; leur surface est rouge, ferme, et fournit une suppuration de bonne nature; la cicatrice se forme, en général, très-promptement; elle est le plus souvent complète au vingtième ou au vingt-cinquième jour.

Il est facile de comprendre, d'après ce que nous avons dit jusqu'ici, combien l'action de la pâte de chlorure de zinc est préférable à celle de la potasse et du caustique de Vienne, employés isolément. Aussi, ces deux derniers moyens me paraissent-ils devoir être, sinon complètement abandonnés, du moins restreints aux petits nombres de cas dans lesquels on n'aurait en vue que l'établissement d'un exutoire à une certaine distance de l'articulation.

De la cautérisation par le fer rouge.

La cautérisation par le fer rouge, dans les affections chroniques des articulations, a été la base de la thérapeutique des médecins de l'antiquité. Hippocrate la conseille dans plusieurs de ses écrits, notamment dans les aphorismes 59 et 60 de la sixième section. Celse recommande expressément d'établir des ulcérations artificielles au moyen du fer rouge dans les maladies de la hanche et des genoux. « *Ultimum est, et in veteribus quoque morbis efficacissimum, tribus aut quatuor locis super coxam, cutem candentibus ferramentis exulcerare.* »

La plupart des médecins grecs et les Arabes imitèrent cette pratique et firent subir différents perfectionnements aux procédés de cautérisation. C'est ainsi que les Arabes firent des cautères avec l'or, l'argent et employèrent la cautérisation médiate. On peut juger de l'importance que ces derniers attribuaient à l'emploi du feu, par ce passage d'Avicenne : « *Cauterisatio est medicamen valde utile juvans ad prohibendum ne corruptio spargatur, ad confortandum membranas, et ad resolvendum materias corruptas in membro retentas.* »

L'explication que les anciens ont pu donner des bons effets de la cautérisation par le fer rouge dans le traitement des maladies articulaires, devait nécessairement porter l'empreinte des doctrines humorales qui avaient faveur à cette époque. Le feu agissait de deux manières. Par son action primitive, il corrigeait l'intempérie des liquides, et condensait les solides relâchés. Par la suppuration consécutive à la chute des eschares, il provoquait l'écoulement au dehors des humeurs viciées, renfermées dans les cavités articulaires. On a pu changer l'explication, mais la distinction entre l'effet primitif et consécutif du cautère actuel est incontestablement le résultat d'une judicieuse observation.

La pratique des anciens se perpétua dans le moyen-âge jusqu'au dix-septième siècle, époque à laquelle l'esprit d'observation et de controverse commença à ébranler le crédit des préceptes de l'antiquité, et inspira pour eux une défiance qui atteignait souvent les bonnes comme les mauvaises choses. Cette tendance à abandonner la cautérisation des jointures se manifestait déjà au temps de Fabrice d'Aquapendente, qui s'en plaint amèrement. « Aussi, je ne saurais estimer ceux de notre temps qui sont si timides et si délicats, qu'ils ne veulent pas donner lieu aux opérations supportables et nécessaires, comme est de cautériser les jointures. »

Plus tard, Dionis, dans ses Cours d'opération, ne montrait les fers destinés à la cautérisation actuelle, qu'afin d'inspirer à son auditoire de l'horreur pour des moyens aussi barbares. L'erreur de cette époque consistait à attribuer tous les bons effets de la cautérisation par le feu à la suppuration consécutive à la chute des eschares, et comme les caustiques pouvaient déterminer un effet à peu près semblable, on devait nécessairement les préférer.

La cautérisation dans le traitement des maladies articulaires fut réhabilitée par Pouteau, qui substitua au cautère actuel le moxa déja employé par les anciens, mais usité surtout en Orient et en Egypte. Pouteau insista surtout sur l'effet primitif et fortifiant du feu.

Depuis lors, les partisans n'ont pas manqué à la cautérisation actuelle dans les maladies des jointures. Percy, Larrey, le professeur Rust de Berlin et beaucoup d'autres s'en sont montrés de zélés apologistes.

Voici les règles à suivre dans l'emploi des divers procédés de cautérisation usités dans les maladies articulaires.

Lorsque l'on emploie le cautère actuel sur une articulation superficielle comme celle des pieds ou des genoux, la cautérisation doit agir superficiellement, et les raies de feu doivent être passées rapidement sur la peau. Lorsque, au contraire, les articulations sont profondes, comme celles de la hanche et de la colonne vertébrale, il faut agir profondément, et, dans ce but, appliquer des boutons de feu qui restent longtemps en place, et portent leur action jusque dans le tissu cellulaire sous-cutané. Je vais successivement exposer les règles à suivre dans chacun de ces modes de cautérisation.

Cautérisation transcurrente. — Ce mode de cautérisation consiste à produire, au moyen d'un cautère cultellaire, un certain nombre d'eschares linéaires autour des articulations malades. Les vétérinaires emploient presque constamment le feu de cette manière ; ils ont apporté dans leurs procédés un haut degré de perfection. Pour bien pratiquer la cautérisation transcurrente, on doit observer les règles suivantes :

A. Le tranchant du cautère doit être légèrement mousse, et

l'on doit avoir le soin, avant de l'appliquer, d'enlever avec la lime les scories ou l'oxide qui pourraient y être adhérents. La température doit en être portée jusqu'à l'incandescence.

B. L'opérateur doit éviter avec le plus grand soin de diviser en totalité la peau. Pour cela, il passera le fer sur la partie, sans appuyer, et tracera rapidement le nombre de raies qu'il jugera nécessaire. Mais comme la cautérisation produite par ce premier passage du fer serait insuffisante, on devra se conformer à la pratique des vétérinaires. Ceux-ci attachent une grande importance à la chaleur qui résulte de l'emploi du fer rouge, et leurs procédés ont pour but de faire pénétrer cette chaleur le plus profondément possible. Pour cela, ils passent huit à dix fois le fer rouge dans les mêmes raies, tout en ayant soin d'appuyer assez légèrement pour que la peau ne soit pas cautérisée dans toute son épaisseur. Ils ne s'arrêtent que lorsque les raies parcourues par le feu ont pris une teinte jaune dorée et qu'il en suinte quelques gouttelettes d'une sérosité transparente. L'opération qu'ils pratiquent ainsi se prolonge près d'un quart-d'heure. J'ai mis en pratique ces procédés sur l'homme, et je suis convaincu que ce n'est qu'à leur aide qu'on peut retirer tout le parti possible de la cautérisation transcurrente. Les douleurs qu'elle produit ainsi appliquée sont beaucoup moins vives qu'on ne pourrait le croire. Une fois que le premier contact du fer rouge a carbonisé le derme, le feu est aisément supporté, et son action se borne presque à faire pénétrer la chaleur dans des parties de plus en plus profondes.

C. Le lieu sur lequel on doit faire passer les raies de feu n'est point une chose indifférente. En général, on doit surtout chercher à se rapprocher le plus possible de la cavité articulaire. C'est ainsi qu'au genou, par exemple, on devra les pratiquer sur les côtés de la rotule et au-dessus de cet os. Au poignet, ce sera la région postérieure qu'il conviendra de choisir. Au coude-pied, le lieu le plus convenable sera en avant et en arrière des malléoles, etc.

D. Quant à la direction à donner aux cautérisations linéaires, elle doit présenter quelques variétés suivant la forme et la position de l'articulation. En général, on doit préférer la direction longitudinale, tant à cause de la moindre difformité de la cicatrice, qu'en raison de l'effet tonique, résultant pour l'articulation malade de la constriction puissante opérée par la peau resserrée sous l'influence du feu. Cette compression momentanée, opérée sur l'articulation par le resserrement de la peau, serait beaucoup moins marquée dans le cas où les raies de feu auraient été faites indifféremment dans tous les sens.

Cautérisation inhérente. — Ce mode de cautérisation est pratiqué au moyen de cautères arrondis ou coniques qu'on laisse en place pendant un temps plus ou moins long. Le volume des fers employés à cet usage est variable. Ceux que renferment les arsenaux de chirurgie sont en général trop petits, je préfère les boutons volumineux, parce qu'ils se prêtent également bien à une cautérisation puissante et à une escharification légère.

Les cas dans lequels il convient d'appliquer le feu dans les maladies articulaires par ce procédé sont assez bornés. En effet, le cautère transcurrent et le moxa doivent lui être préférés pour agir sur des articulations superficielles; mais rien ne peut lui être substitué, quand on veut porter l'action du feu presque dans les parties molles qui entourent les articulations profondes, telles que celles de la hanche et de la colonne vertébrale. Ces cautérisations profondes, usitées par les anciens, ont été de nouveau préconisées par le professeur Rust, de Berlin, dans le traitement des maladies de la hanche. On les pratique au moyen d'un cautère conique rougi à blanc, qu'on laisse appliqué jusqu'à ce qu'il ait pénétré dans l'épaisseur des parties où il s'éteint assez rapidement. Ce moyen est très-convenable pour faire l'ouverture des abcès froids profonds.

De la cautérisation par les moxas.

Un grand nombre de substances ont été employées pour appliquer des moxas; les anciens se servaient de lin cru, de rondelles d'agaric, de laine imprégnée d'huile, etc. On peut trouver la description de ces moyens dans les écrits d'Hippocrate, de Paul d'Égine, d'Aëtius, etc. Les Chinois et les Japonais, qui font du moxa un emploi presque abusif, le préparent avec le duvet de l'armoise et de l'absinthe. On s'est aussi servi des racines et de la moelle desséchée de différentes plantes, telles que la racine d'aristoloche, la moelle de sureau, celle du tournesol, etc.

Mais le meilleur de tous les moxas est sans contredit celui qu'on prépare au moyen du coton; on peut lui donner des dimensions très-différentes; aussi les Egyptiens, de qui nous tenons ce précieux moyen, emploient, au dire de Prosper Alpin, des moxas qui ont jusqu'à un pouce et demi à deux pouces de diamètre. Pouteau donnait à ses moxas un pouce de diamètre; plus tard, on réduisit de beaucoup les dimensions du moxa, et peut-être est-ce à cette réduction qu'il faut attribuer l'espèce de discrédit dans lequel ce moyen est aujourd'hui tombé.

Quelques chirurgiens, Percy entre autres, ont cherché à pratiquer des moxas susceptibles de brûler sans l'action du soufflet ou du chalumeau, en faisant macérer diverses substances dans une solution de nitrate de potasse, mais ces moyens sont dépourvus d'une grande partie des avantages du moxa de coton. Leur combustion est trop rapide, et partant leur action trop superficielle; ils sont exposés à fuser et à brûler les parties voisines, de sorte qu'on les a aujourd'hui à peu près généralement abandonnés.

Bien des praticiens ont vu des maladies articulaires augmenter après l'application des cautères ou des moxas. Les faits de ce genre, dont j'ai été témoin, ont été assez multipliés. Il m'a paru qu'ils étaient surtout à craindre lorsque l'on appliquait les moxas trop près du siége du mal, lorsqu'on les met, par exemple, aux pieds, au-devant de l'articulation tibio-tarsienne ou au-dessous des malléoles, et que le caractère inflammatoire de la maladie n'est pas complètement dissipé. Ces accidents ne s'observent pas lorsqu'on met des moxas sur la hanche, ou sur la colonne vertébrale, régions où l'épaisseur des parties molles ne permet pas à l'inflammation produite par les caustiques de se propager jusqu'au siége du mal. Aussi ce sont les articulations profondes dont les inflammations chroniques paraissent avoir été traitées avec le plus d'avantage par ces révulsifs puissants.

Quel que soit celui des procédés de cautérisation que l'on emploie, lorsqu'on a recours à des corps en ignition, on produit : 1° la formation d'une eschare; 2° le raccornissement de la peau; 3° l'élévation de la température dans les parties qui entourent le siége de la cautérisation; 4° une réaction inflammatoire consécutive. Je vais étudier avec quelque détail chacun de ces phénomènes.

Des eschares produites par les différents procédés de cautérisation actuelle.

Quelle que soit la manière dont on fasse l'application du feu, celui-ci ne détermine jamais que la formation d'eschares superficielles, et dont l'épaisseur ne va guère au-delà de trois à quatre millimètres. Cette assertion n'est point en contradiction avec la possibilité où l'on est de porter l'action du fer rouge à de grandes profondeurs; car, dans ce cas, le fer rouge divise les tissus à mesure qu'il les charbonne.

Sous ce rapport, le feu présente sur les divers caustiques un avantage marqué; car la plupart de ceux-ci, tout en produisant des eschares très-profondes, sont loin de produire une excitation locale égale à celle du fer rouge. En général, la cautérisation transcurrente bien faite n'atteint guère qu'à la moitié de l'épaisseur de la peau. Les moxas sont peut-être les moyens d'action qui déterminent la formation des eschares les plus épaisses; il n'est pas rare, en effet, de voir un moxa volumineux et brûlé lentement mortifier toute l'épaisseur de la peau et même une partie de la couche sous-cutanée.

Du raccornissement de la peau déterminé par l'action du feu.

Lorsque l'on cautérise la peau avec le moxa ou le fer rouge, on observe un effet dont on ne trouve pas d'analogue dans l'emploi des caustiques, je veux parler du raccornissement de la partie brûlée, qui attire, comme vers un centre, les parties environnantes et les fronce plus ou moins profondément. Lorsque cette astriction cesse, ce qui a lieu à la séparation des eschares, les parties vivantes reprennent leur place naturelle, et dès-lors l'ulcère est beaucoup plus étendu que l'eschare, ce qui n'a pas lieu après l'emploi de la potasse caustique.

Par l'expérimentation cadavérique, il est facile de se faire une idée exacte de l'intensité de cette rétraction de la peau sous l'influence du calorique. Il suffit, pour cela, de tracer autour de la surface qui doit être cautérisée des cercles concentriques, et d'observer jusqu'à quel point leur diamètre sera réduit. En agissant de cette manière, on voit que, sous l'influence du bouton de feu, la peau se rétracte au point d'offrir après l'action une surface dont le diamètre n'a plus que la moitié de l'étendue qu'il présentait avant la cautérisation. Sous l'influence du moxa, la rétraction est un peu moins sensible, et ne réduit guère que d'un tiers le diamètre de la partie de peau atteinte par l'action du feu.

Ce resserrement de la peau est porté à un très-haut degré à la suite de la cautérisation transcurrente, et comme on applique ordinairement les raies de feu sur toute l'étendue des jointures, il en résulte pour celles-ci une véritable compression, beaucoup plus forte qu'on ne pourrait le supposer, et qui indépendamment de l'action tonique du feu doit constituer un puissant moyen de résolution.

On peut prendre une idée de la force avec laquelle cette compression par la peau rétractée agit sur la jointure, en engageant son doigt au-dessous de cette membrane pendant qu'on pratique sur le cadavre la cautérisation transcurrente ; l'opération achevée, le doigt est fortement et presque douloureusement pressé contre les os.

De la pénétration de la chaleur aux parties profondes.

La plupart des chirurgiens sont d'accord sur ce point, que les bons effets du cautère actuel tiennent en grande partie à l'action excitante, imprimée aux tissus par l'élévation de leur température. Il est donc intéressant de rechercher par l'expérimentation, jusqu'à quel point les différents procédés d'ustion sont susceptibles de faire pénétrer la chaleur dans les parties situées au-delà de celles qu'ils mortifient. J'étudierai successivement sous ce point de vue l'action du fer rouge et celle du moxa.

On se fait une idée très-exagérée de la profondeur à laquelle pénètre la chaleur à la suite de l'application du fer rouge. Je me suis livré, afin de donner sur cette question des notions à peu près exactes, à quelques expériences, dont voici le résultat :

A. La chaleur déterminée par une cautérisation transcurrente bien faite, ne dépasse guère la profondeur d'un centimètre, c'est-à-dire que le plus ordinairement elle atteint à peine les limites de la couche sous-cutanée.

B. La cautérisation inhérente, quelque prolongée que soit l'application du fer, pourvu que l'action ne dépasse pas les limites de la peau, n'échauffe guère les parties au-delà de dix à douze millimètres.

C. Enfin, le cautère plongé au-dessous de la peau, dans l'épaisseur des parties, produit à peine une élévation de température à quelques millimètres au-delà des surfaces avec lesquelles il a été en contact. L'explication de ces différences dans l'intensité de la pénétration de la chaleur, se trouve dans les considérations suivantes.

L'intégrité de la peau est indispensable pour que la chaleur se communique facilement aux parties profondes. Plus dense que les autres tissus, cette membrane est moins susceptible de se transformer sous l'influence d'une haute température en une sorte de matière cornée qui protége les parties subjacentes, et par cela même plus propre que les autres tissus à ne pas éteindre le feu et à permettre que son action se propage au loin.

J'ai fait quelques expériences très-propres à démontrer combien l'intégrité de la peau facilite cette pénétration de la chaleur. Un fer rougi, appliqué légèrement sur la peau d'un cadavre de manière à ne point la détruire, s'éteint lentement et par degrés, et fait pénétrer la chaleur presque aussi loin que le moxa ; mais si avec le même fer on détruit rapidement la peau, de manière à le faire plonger dans les parties subjacentes, le contact de l'humidité et de la graisse l'éteint rapidement, et la chaleur pénètre à peine à quelques lignes de profondeur au-delà de la partie escharifiée.

Voici une autre expérience très-propre à donner une idée de l'importance de la siccité des parties pour la transmission de la chaleur. Si, sur un large morceau de peau revêtue de sa couche celluleuse, on pratique, du côté épidermoïque, une cautérisation transcurrente à la manière des vétérinaires, la chaleur pénètre avec rapidité toute l'épaisseur de la partie cautérisée. Mais qu'avec ce même fer, rougi à un égal degré, on pratique de la même manière des raies de feu sur la face interne d'un morceau de peau semblable, en y mettant même beaucoup plus d'insistance, il sera impossible de faire pénétrer la chaleur jusqu'à la pulpe des doigts que l'on appliquera sur le côté opposé.

Le calorique communiqué aux parties vivantes par le cautère ou le moxa ne se propage pas à travers tous les tissus avec une égale intensité.

Toutes les substances animales sont de très-mauvais conducteurs du caloriqne, surtout lorsqu'elles sont imprégnées d'une grande quantité d'eau. On sait, en effet, que de tous les corps de la nature, l'eau est peut-être celui qui conduit le plus mal la chaleur. Aussi est-il facile de se convaincre que sur les sujets secs, l'action du feu se propage beaucoup plus loin que chez les sujets infiltrés de sérosité.

Si l'on fait abstraction du plus ou moins de sécheresse des fibres, il existe une bien légère différence entre les divers tissus animaux sous le rapport de leur pouvoir conducteur. J'ai cru cependant remarquer que la chaleur du moxa ou du fer rouge pénétrait plus profondément à travers les parties sèches et fibreuses qui entourent les articulations, qu'à travers le tissu adipeux, celui de tous les tissus qui m'a paru le plus réfractaire à la pénétration de la chaleur.

Les muscles secs sont peut-être les parties susceptibles de s'échauffer le plus profondément à la suite d'une cautérisation superficielle. Je suis parvenu à élever la température de toute l'épaisseur des muscles jumeaux, sans dépasser les limites de la peau.

Le pouvoir conducteur des os égale à peu près celui des parties molles ; les os compactes s'échauffent plus aisément que les os spongieux. Un bouton de feu, appliqué sur les téguments du crâne, peut faire sentir son influence jusque dans la cavité crânienne ; mais il faut pour cela que l'application dure plusieurs minutes et que le cautère soit volumineux. Des rondelles de tissu spongieux d'un centimètre d'épaisseur sont à peine traversées par la chaleur d'un bouton de feu après deux minutes d'application.

La plupart des auteurs sont d'accord pour établir que la cautérisation lente du moxa est plus propre à faire pénétrer profondément la chaleur que ne l'est la cautérisation par le fer rouge. Je me suis livré à quelques expériences propres à éclaircir ce point intéressant de thérapeutique.

Ayant pratiqué au côté externe du genou une incision qui me permit d'introduire le doigt dans la cavité articulaire, je fis brûler sur le côté interne de l'articulation, dans la dépression qui existe entre la rotule et les condyles, un moxa de coton, ayant à sa base trois centimètres de diamètre et environ autant de hauteur. J'eus le soin de n'opérer la combustion que très-lentement ; elle dura six minutes. Avant que le moxa ne fût en entier consumé, la chaleur avait déjà pénétré dans le genou, et lorsque la combustion fut complète, la paroi interne de la cavité articulaire avait acquis une température très-élevée, environ de 50 à 60 degrés. L'épaisseur des parties molles qui formaient chez ce sujet la paroi interne de l'articulation, était d'environ douze millimètres. La destruction des tissus, opérée par le moxa, occupait toute l'épaisseur de la peau et de la couche sous-cutanée, très-mince dans cette région. Cette expérience, renouvelée plusieurs fois de la même manière, m'a toujours donné des résultats identiques.

Dans l'intention de connaître jusqu'à quelles limites pourrait s'étendre l'élévation de température produite par la combustion du moxa, j'ai fait à plusieurs reprises l'expérience suivante : Un moxa, du volume du précédent, ayant été brûlé lentement dans la région dorsale, entre le rachis et l'omoplate d'un sujet assez sec, j'ai disséqué rapidement et couche par couche la partie subjacente à la brûlure, et j'ai constaté que l'élévation de température s'arrêtait à la face antérieure du muscle rhomboïde où elle était d'environ 30 degrés ; la chaleur avait, dans ce cas, pénétré à une profondeur d'environ quinze millimètres, et traversé la peau, la couche celluleuse et des muscles assez épais.

Les moxas d'un volume plus petit, ceux qu'on emploie le plus habituellement, et dont le diamètre n'excède pas quinze à dix-huit millimètres, sont loin de produire un effet d'une égale intensité ; ils n'échauffent guère les parties qu'à une profondeur moitié moindre et dans une bien plus faible étendue ; je m'en suis assuré directement. D'après de pareils résultats, on a de la peine à comprendre pourquoi des chirurgiens, tels que Percy, Larrey, convaincus de cette idée que l'efficacité du feu tient surtout à l'action qu'il exerce au moment où il est appliqué, aient abandonné ce large moxa égyptien pour le restreindre à des dimensions sous lesquelles il est dépourvu d'une grande partie de sa puissance.

Sans doute, le motif de cette réduction dans les dimensions du moxa, se trouve dans la nécessité où l'on est de faire à la peau de trop grandes pertes de substance. Mais ce désavantage des moxas volumineux me paraît amplement compensé par la plus grande intensité de leur action et par le nombre moins considérable d'applications que l'on est obligé d'en faire.

Inflammation consécutive à l'action du feu.

La réaction inflammatoire consécutive à l'action du cautère actuel, s'établit en général avec une remarquable promptitude. Autour de la partie brûlée, la peau s'injecte et devient le siége d'une tuméfaction modérée. Il n'est aucun caustique qui soit susceptible de déterminer l'apparition de ces phénomènes en aussi peu de temps. Chez les sujets d'une bonne constitution, l'élimination des eschares s'opère en général du cinquième au huitième jour, et chez eux les plaies qui résultent de cette séparation se ferment assez promptement, surtout si elles sont linéaires. Quant aux ulcères arrondis, résultant de la cautérisation par le moxa et le bouton de feu, ils mettent, en général, plus de temps à se fermer.

Des amputations et des résections dans les maladies graves des articulations.

Une dernière ressource, commune à un grand nombre de maladies graves des articulations, c'est l'extirpation des parties altérées. Le nombre des cas où cette ressource extrême peut être mise en usage, doit diminuer avec les progrès que fait le traitement local et général des maladies articulaires, et, sans doute, si ce traitement était perfectionné et qu'il pût toujours être employé dès le début, il n'y aurait aucun cas d'amputation ou de résection; car, si la santé générale était assez bonne, la guérison pourrait avoir lieu sans opération, et si la santé était trop profondément altérée pour être rétablie, toute opération grave ne pourrait que hâter la mort.

Mais soit que le traitement des maladies articulaires soit encore trop peu avancé, soit que les moyens qu'on connaît ne soient souvent employés que trop tardivement, les amputations restent encore des ressources extrêmes auxquelles trop souvent l'on est obligé de recourir.

Les amputations ne doivent être pratiquées que lorsque les maladies articulaires qui paraissent les exiger, sont vraiment incurables. Il faut être très-réservé dans l'affirmation de cette incurabilité. Cependant, lorsque des ulcérations se sont formées, qu'elles existent en grand nombre, communiquent de toutes parts avec des abcès de l'articulation ou avec des masses considérables d'os cariés, qu'à ces lésions se joignent des luxations spontanées, des ramollissements dans les ligaments, des ulcérations dans les cartilages, et qu'après une attente prolongée, l'ankylose ne tend point à se faire, que la suppuration est abondante et augmente graduellement, l'on a tout lieu de penser que le mal est incurable, et dès-lors qu'il existe une des conditions qui rendent l'amputation praticable.

Mais il est évident qu'il ne suffit pas que la maladie articulaire soit incurable pour que l'on se décide à l'amputation; il faut de plus que le malade puisse résister aux suites de cette opération, et qu'il ne soit pas exposé, après être guéri, à une réapparition du mal dans d'autres parties du corps.

On peut présumer que le malade guérira lorsque la tumeur est fongueuse et que la constitution n'est pas trop profondément altérée. J'attache une grande importance au caractère fongueux des tumeurs articulaires, et j'en tire un pronostic favorable, d'après les raisons nombreuses que j'ai exposées dans le cours de cet ouvrage. Je le répète, ces tumeurs n'existent que chez des individus qui jouissent d'une assez grande puissance de réaction; elles sont formées par une matière organisable arrêtée à l'une des périodes de son organisation; ce qui les constitue est un élément organisateur, et sa sécrétion suppose des forces générales assez grandes pour faire espérer la cicatrisation quand le membre sera amputé.

On peut encore espérer la guérison, lorsque la constitution n'est point trop altérée, et qu'elle n'a subi que les altérations qui peuvent être la conséquence de la lésion articulaire. L'expérience démontre tous les jours que lorsque la fièvre ou la diarrhée sont les suites d'une lésion locale, elles se dissipent aussitôt que l'altération locale a été enlevée et que la plaie de l'amputation commence à guérir.

La crainte de voir les malades succomber à une amputation est justifiée, lorsqu'il s'agit d'un abcès froid de l'articulation, que des lésions plus ou moins graves des organes internes coexistent avec lui, et qu'une diathèse purulente ou tuberculeuse paraît en être la cause.

Lorsque la tumeur est essentiellement purulente, je porte un pronostic extrêmement fâcheux, soit parce que l'expérience m'a prouvé que ces tumeurs coexistent toujours avec des constitutions profondément altérées, soit parce que les liquides contenus dans ces tumeurs n'étant point organisables, les individus chez lesquels ils sont sécrétés, ne peuvent avoir les forces nécessaires à la guérison. Enfin, lorsqu'il existe intérieurement des lésions graves, telles que des tubercules pulmonaires, des tubercules intestinaux, lorsque ceux-ci se sont développés dans les os, dans des articulations, ou enfin dans une partie quelconque du corps, évidemment l'on ne doit pas amputer. A quelle période des maladies graves des articulations doit-on pratiquer l'amputation ? Faut-il se décider lorsque le malade conserve encore une grande partie de ses forces, ou faut-il attendre qu'il soit affaibli par la souffrance et par la suppuration? L'expérience a prouvé que dans cette dernière condition les suites de l'ablation d'un membre étaient beaucoup moins graves. Cependant, bien que l'on ne puisse fixer à quelle époque la débilitation est trop profonde, on peut assurer qu'il ne faut pas attendre que la fièvre soit continue, et que la diarrhée soit abondante. On voit par là que tout en admettant avec M. Gerdy que l'amputation guérit mieux chez les individus débilités que chez ceux qui ont conservé toutes leurs forecs, je ne saurais admettre que cette débilité doive être extrême, et que le malade soit arrivé à la dernière période de la fièvre hectique.

Les cas où les résections sont indiquées sont encore moins nombreux que ceux où les amputations sont praticables. Comme ces dernières, elles exigent l'incurabilité du mal, des forces suffisantes dans la constitution, et l'absence des phénomènes qui font craindre une récidive dans les autres parties du corps. Plus que les amputations, elles exposent aux accidents qui entraînent la mort, et après avoir été longtemps considérées comme une des conquêtes les plus brillantes de la chirurgie moderne, elles sont laissées aujourd'hui dans un juste abandon. Je ne conçois, pour ma part, aucun cas où elles soient indiquées dans les grandes articulations.

Les lésions de ces jointures siégent ordinairement dans la synoviale et dans les parties molles environnantes; les os ne sont malades que trop superficiellement pour qu'il soit nécessaire de les enlever, et dans les cas où ils sont le siége spécial du mal, qu'ils soient infiltrés de pus ou de fongosités, la limite des lésions n'est jamais assez précise pour que l'on puisse entreprendre une résection avec la connaissance exacte de ce que l'on doit faire.

Si l'on trouve peu de cas de résections, dès que l'on tient compte des dangers qu'elles entraînent et du siége des maladies graves des articulations, l'on est également éloigné d'y recourir, si l'on remarque la nature des fonctions des organes sur lesquels on les pratique. Dans le membre inférieur, la marche ne peut se rétablir qu'imparfaitement, si le genou ou le pied ont été réséqués ; au membre supérieur, les mouvements importants sont détruits, et au poignet, par exemple, la résection ne peut se faire sans couper les tendons des doigts et par conséquent sans détruire les fonctions de ces organes.

Il n'en est pas de même de la résection des phalanges des doigts et des orteils; lors même qu'une de ces phalanges est enlevée, les mouvements peuvent se conserver encore ; mais cette conservation est si inutile, qu'il vaut mieux, le plus souvent, enlever la totalité de l'appendice, que d'en enlever une partie. Je ne vois d'exception que pour le pouce dont la deuxième phalange conservée peut remplir plus d'usages, que le moignon qui succéderait à son amputation. Je renvoie aux traités de médecine opératoire pour tout ce qui regarde le manuel des amputations et des résections.

§ 2. TRAITEMENT GÉNÉRAL DES MALADIES ARTICULAIRES.

Quelle que soit la maladie articulaire constitutionnelle que l'on ait à traiter, il est des indications communes auxquelles on doit satisfaire : il faut soustraire le malade aux causes productrices de son affection, il faut rétablir ses fonctions diminuées ou supprimées, employer diverses médications, suivant les conditions dans lesquelles il se trouve, et, dans l'insuffisance de ces moyens, recourir à des méthodes spéciales, le plus souvent empiriques.

Il est inutile d'insister sur la nécessité de soustraire le malade aux causes productrices de son état, le simple énoncé de cette proposition en emporte en quelque sorte la démonstration avec lui. Il n'est pas moins évident que l'on doit s'appliquer à rétablir dans leur état normal les fonctions diminuées ou supprimées. Cette indication ne se présente toutefois que lorsque le dérangement d'une fonction, au lieu d'être consécutif, est cause de la maladie que l'on a à traiter, ou qu'il contribue à l'entretenir.

Dans les maladies articulaires constitutionnelles, les fonctions que l'on est le plus souvent appelé à rétablir sont celles de la peau. Faisons remarquer ici que l'état normal de ces fonctions est bien loin de se caractériser par une sécrétion plus ou moins facile et abondante de sueurs. (Beaucoup de rhumatisants et de scrofuleux transpirent abondamment après le moindre exercice.) La peau accomplit régulièrement ses fonctions, lorsque la sueur est acide, qu'elle a l'odeur qui lui est propre, et qui varie en nature et en intensité, suivant les individus, lorsqu'elle contient les sels qui appartiennent à son état normal, tels que les chlorhydrates de soude et d'ammoniaque; enfin, lorsque le malade, convenablement vêtu, n'y éprouve aucun sentiment de froid.

Toutes ces conditions se trouvent rarement réunies dans les maladies articulaires dépendantes d'une affection générale. Les cas où l'on doit s'appliquer à les rétablir s'observent lorsque les malades ne peuvent transpirer, quels que soient les exercices auxquels ils se livrent, lorsqu'ils sont sujets à des sueurs abondantes et passives, que la transpiration a perdu son odeur, que la circulation cutanée est languissante, les extrémités habituellement froides, ou qu'un sentiment de glace se fait sentir au niveau des articulations malades.

Des indications spéciales en rapport avec la cause se présentent également à remplir, lorsque les arthropathies sont consécutives à quelques maladies antérieures. Ces indications ne sont pas obscures lorsqu'il s'agit d'un ulcère à reproduire, d'une éruption du cuir chevelu à ranimer; mais que faire de spécial quand une maladie quelconque des jointures succède à une petite-vérole, à une scarlatine, à une rougeole? C'est ce qu'il est difficile de décider. Comme l'on s'est beaucoup plus appliqué en médecine à rechercher des remèdes qu'à remplir des indications, on se trouve arrêté à chaque pas dès que l'on veut chercher les moyens d'atteindre un but parfaitement déterminé comme celui qui nous occupe ici.

Quoi qu'il en soit, on voit combien de modifications exige le traitement général des maladies articulaires, suivant la nature des fonctions normales ou pathologiques dont l'altération a pu contribuer à les produire. Certaines conditions dans lesquelles les malades peuvent se trouver placés doivent influer également sur le choix et le mode d'application des méthodes thérapeutiques.

Ainsi la chlorose peut compliquer ou non des arthralgies rhumatismales scrofuleuses; de là certaines indications spéciales : le malade peut être très-irritable ou d'une sensibilité obtuse, il peut être pléthorique ou peu sanguin, il peut avoir un froid habituel aux extrémités, de la tendance à des frissons qui parcourent successivement diverses régions du corps, il peut avoir la fièvre ou ne l'avoir pas; toutes ces circonstances entraînent de certaines modifications dans le traitement. Je me contente de les indiquer : ce serait embrasser en quelque sorte la pathologie tout entière que d'examiner avec détail comment on se dirige dans le choix des moyens propres à remplir chacune de ces indications.

Si après avoir satisfait aux indications rationnelles que nous venons d'examiner, la guérison n'est point obtenue, l'on doit recourir aux méthodes empiriques; ce sont ces dernières dont on peut attendre les résultats les plus avantageux dans les maladies chroniques des articulations, nous leur donnerons une large place dans l'étude que nous allons faire des moyens de traitement.

Les moyens généraux que l'on a conseillés et que l'on peut mettre en usage dans les arthropathies sont de deux ordres : les uns font partie des ressources de l'hygiène; les autres, tirés de la matière médicale, ne sont jamais employés dans l'état de santé.

MOYENS HYGIÉNIQUES.

L'air, le régime, l'exercice, la chaleur, les habitations, l'eau, etc., appartiennent à l'hygiène ; leur emploi est inévitable, celui des médicaments ne l'est pas. On peut prendre ou ne pas prendre de l'opium ou du quinquina; quoi que l'on fasse, il faut respirer un certain air, prendre une certaine nourriture, avoir une habitation, être vêtu, etc. Quoi que l'on fasse, ces divers modificateurs agissent sur nous, et si l'on s'applique à l'étude des influences qui modifient une maladie, il faut nécessairement décider dans quelles conditions le malade sera placé sous le rapport de l'habitation, de l'air, de la nourriture, des vêtements et de l'eau.

Après les détails dans lesquels nous sommes entré, afin de prouver à quel point les habitations humides, sombres et mal aérées sont dangereuses, et après ceux que nous avons donnés sur les conditions qui rendent ces habitations humides et amènent la diminution de la transpiration cutanée, on comprend combien il importe de conseiller aux malades des habitations sèches, aérées et exposées aux rayons du soleil. Évidemment, si l'on ne prend point toutes ces précautions, les autres moyens qu'on pourrait mettre en usage seront complètement inutiles. Les habitations appartiennent à cet ordre d'influence qui agit constamment sur les individus, et ce ne sont pas des remèdes qui n'agissent que pendant un temps, toujours très-limité, qui peuvent en contrebalancer l'influence nuisible.

L'insolation est incontestablement l'un des moyens les plus actifs entre ceux que l'on peut employer pour détruire les effets des habitations humides.

L'expérience de tous les jours ne laisse aucun doute sur l'action puissante du soleil sur le rétablissement de la transpiration et sur l'activité plus grande qu'il imprime à cette fonction. Elle ne se borne pas à augmenter la quantité, elle lui donne ses qualités normales. Sous son influence, ce n'est pas seulement l'eau qui est sécrétée en plus grande abondance, mais les matières sébacées et odorantes de la peau. Cette idée se fonde sur la coloration très-intense qu'ont en général les peuples du midi et de tous ceux qui s'exposent aux rayons du soleil. Cette coloration prouve que chez eux le pigmentum est sécrété en plus grande abondance. Cette sécrétion augmentée du pigmentum fait présumer, à défaut d'expériences directes qui manquent à la science, que les autres principes constituants de la sueur sont plus abondamment produits sous l'influence du soleil.

Quant aux vêtements que l'on doit choisir dans les affections qui nous occupent, les uns conseillent la flanelle sur le corps, et en général des vêtements chauds; les autres, au contraire, conseillent des vêtements légers, à la condition toutefois que, par de certains moyens, on se rende moins sensible à l'impression du froid et de l'humidité.

Sans doute, dans les scrofules et les rhumatismes, l'emploi de la flanelle prévient beaucoup de douleurs et d'accidents, mais ce genre de vêtements rend plus impressionnable à toutes les transitions de température; au lieu de modifier les agents qui nous entourent, il vaut mieux nous modifier nous-mêmes, et c'est pour cela qu'il est préférable, lorsque l'on a une certaine puissance de réaction, de s'habituer au froid par les procédés que nous ferons connaître dans un instant; ces procédés une fois mis en usage, on peut recourir aux vêtements légers, mais les vêtements chauds sont préférables si l'on n'a pas diminué l'impressionnabilité de la peau.

L'exercice doit toujours être aussi actif que possible, et, à moins de contre-indications particulières, le régime doit être substantiel.

Après les moyens que nous venons d'examiner, nous sommes naturellement conduit à nous occuper de l'eau, dont l'action appartient à l'hygiène autant qu'à la thérapeutique. L'on ne peut y trouver un agent de guérison dans les maladies chroniques qu'autant qu'on l'emploie à une température basse ou à une température élevée; dans l'un ou l'autre de ces états, elle a été fréquemment conseillée et mise en usage dans le traitement de toutes les espèces de maladies articulaires constitutionnelles. Je vais exposer ici les procédés que l'on peut suivre dans son emploi, et les effets immédiats qu'elle produit en bains de vapeur ou en bains froids. Je me réserve de faire connaître ses effets thérapeutiques dans les articles consacrés aux rhumatismes chroniques, aux maladies articulaires suite de scrofules ou de diathèse purulente.

Des bains de vapeurs humides.

Les bains de vapeur humide se prennent de deux manières : en plongeant la totalité du corps dans la vapeur d'eau chaude, qui agit alors sur la peau et sur la respiration, ou bien en plongeant seulement dans cette vapeur la partie du corps située au-dessous du cou, cas dans lequel la vapeur humide ne pénètre pas dans les poumons. Voici, d'après M. Rapou de Lyon, qui a publié un ouvrage remarquable sur la méthode fumigatoire, quels sont les effets immédiats de ces bains :

« Dans les bains généraux de vapeur, 30 à 40°, la peau rougit, sa chaleur augmente ; elle arrive, ainsi que le tissu cellulaire extérieur, à un état de turgescence et de gonflement remarquables ; les membres, et notamment les doigts, ont sensiblement augmenté de volume. Les muscles perdent momentanément leur énergie ; aussi est-on incapable de serrer un petit objet avec force ; les battements du pouls sont forts et précipités, les vaisseaux de la tête gonflés, la respiration difficile, une sueur abondante coule de toutes parts, etc., etc. A une douce température, la vapeur humide anime, épanouit la peau, sollicite une légère transpiration, et produit une détente générale et par suite un effet calmant. »

Les bains de vapeur sont difficilement supportés par un grand nombre de malades, soit parce qu'ils gênent la respiration pendant qu'on les administre, soit parce qu'ils entraînent souvent des maux de tête extrêmement pénibles. Au lieu de fortifier les malades, ce qui est nécessaire dans l'immense majorité des cas, ils les affaiblissent et les amènent à cet état pénible où l'on a des sueurs abondantes et passives sous l'influence du plus léger exercice. Du reste, ils sont loin de diminuer l'impressionnabilité des malades au froid ; ils augmentent, au contraire, le besoin de se vêtir chaudement, et rien ne prouve que les transpirations qu'ils produisent soient autre chose que des sueurs aqueuses qui sont loin d'être dépuratives, comme les sueurs qui sont chargées de tous les matériaux de la transpiration normale. Ce sont ces inconvénients qui ont conduit à en diminuer l'emploi, et qui ont contribué à répandre l'usage des bains russes qu'on leur a presque généralement substitués.

Des bains russes.

Les bains russes sont une combinaison de bains de vapeur et de douches froides. Le malade qui les prend est placé dans une chambre où l'on fait arriver de la vapeur, et dont on élève graduellement la température jusqu'à 36 degrés au moins. Pendant que le corps est plongé dans cette vapeur, un garçon de bains exerce des percussions sur toute sa surface avec un balai de bouleau, et fait des frictions énergiques avec la main, spécialement sur les parties douloureuses. Lorsque la peau est très-excitée par l'action combinée de la vapeur, des frictions et du battage, on fait tomber sur la tête et ruisseler sur le reste du corps une douche froide en arrosoir. Le malade, après avoir reçu cette douche pendant une ou deux minutes, s'essuie et se couche dans un lit où on l'emmaillote dans une couverture de laine ; là il transpire abondamment pendant une heure ou deux.

Les bains russes sont beaucoup plus répandus aujourd'hui que les bains de vapeur ; ils déterminent assurément une transpiration aussi abondante que ces derniers, ils ont de plus l'avantage d'augmenter la puissance de résister au froid et de donner un sentiment général de forces. Ces derniers avantages les ont fait adopter par quelques personnes comme moyens hygiéniques.

Quoique les bains russes se rapprochent des bains hydrothérapeutiques que nous allons faire connaître, en ce que les malades y sont d'abord soumis à l'action de moyens qui échauffent la peau et la font transpirer, pour être soumis ensuite à l'action de l'eau froide, ils en diffèrent essentiellement sous plusieurs rapports.

Les différences les plus essentielles sont les suivantes :

Dans le bain russe, la tête est plongée au milieu de la vapeur, et celle-ci pénètre dans les poumons, de telle sorte que les voies aériennes et la tête sont échauffées. Lorsque l'on se prépare à un bain froid, en s'enveloppant dans une couverture de laine, la tête est dégagée, la fenêtre est ouverte, le malade boit de l'eau froide, et ainsi le froid pénètre dans l'intérieur du corps, tandis que la chaleur est appliquée à l'extérieur ; il résulte de là que les bains russes exposent aux congestions à la tête, ce qui n'a pas lieu dans les bains hydrothérapeutiques, et qu'ils déterminent chez quelques personnes une difficulté de respirer que les autres ne produisent pas ; du reste, les bains froids à 12 ou 15 degrés déterminent une excitation de la peau bien autrement puissante que la douche froide en arrosoir, usitée dans les bains russes. Ces avantages, joints aux effets curatifs très-remarquables que nous leur avons vu produire, nous engagent à les décrire ici avec détail.

Des bains froids administrés suivant les procédés hydrothérapeutiques.

Les bains froids sont de tous les moyens que l'on emploie dans l'hydrothérapie pour guérir les rhumatismes, les scrofules, etc., et par suite pour améliorer les maladies articulaires qui peuvent en être la suite, les plus efficaces, et ceux dont il importe le plus de connaître le mode d'administration. Voici comment on les emploie :

Le malade, complètement nu ou seulement recouvert de sa chemise, est enveloppé dans une couverture de laine très-épaisse, les jambes étendues et les bras appliqués le long du corps. C'est un véritable maillot qui l'embrasse et l'enferme hermétiquement. Les jambes et les cuisses sont entourées séparément, et on relève sur les pieds l'extrémité inférieure de la couverture ; cet enveloppement doit aller jusqu'au cou, qu'il entoure exactement, sans le serrer ; la tête reste nue, complètement libre et légèrement soulevée. Une seconde couverture, souvent une troisième, sont placées comme la première, si ce n'est qu'elles n'enveloppent plus isolément les jambes.

Le malade, ainsi couvert, reste immobile ; l'expérience ayant cependant constaté que des mouvements légers favorisent l'apparition de la sueur, il peut se mouvoir légèrement dans son enveloppe, et exercer des frictions avec ses mains le long du tronc et des jambes.

Il est rare que la sueur mette moins d'une heure à se montrer ; souvent il faut beaucoup plus de temps, surtout en hiver ; dans cette saison, il est fréquemment nécessaire d'augmenter le nombre des couvertures, et même d'y ajouter un édredon.

Dès que la sueur commence à paraître, elle s'échappe d'abord de la poitrine, de l'abdomen, de la partie supérieure des cuisses, puis de la face et des membres ; il faut aussitôt ouvrir la fenêtre afin que le malade respire un air frais et pur, et lui donner à boire de quart-d'heure en quart-d'heure un demi-verre d'eau froide. La sueur augmente alors rapidement, et il n'est pas rare de la voir percer le lit et même couler sur le plancher. Le malade peut suer pendant une heure, deux heures et quelquefois quatre ; la durée de la sueur est subordonnée à la nature de son mal et à la force de sa constitution.

Dès que le temps prescrit pour la durée de la sueur est écoulé, le malade se débarrasse rapidement de la couverture, commence par se laver la figure et le milieu de la poitrine, et se plonge immédiatement dans l'eau. Dans les hôpitaux et dans la pratique particulière, on se sert d'une baignoire placée auprès du lit du malade ; mais dans les établissements hydrosudopathiques, on prend le bain froid dans de grandes cuves en bois. Le malade debout a de l'eau jusqu'à la hauteur de la poitrine et peut s'y livrer à toutes sortes de mouvements. Au sortir du bain, il est essuyé et frotté avec un drap sec, et se hâte de s'habiller et de faire de l'exercice, si sa maladie le lui permet. Dans le cas contraire, il se replace dans son lit, s'enveloppe de la couverture de laine, et y demeure jusqu'à ce que, par la réaction vitale, la chaleur soit parfaitement rétablie et même suivie de sueur.

Au commencement du traitement, chez les personnes faibles, qui ont une grande diminution de la calorification, il faut employer le bain à une température de 18 à 20 degrés centigrades environ, puis graduellement à 15, à 12 et à 10 ; enfin, plus tard et en hiver, on peut le donner à une température encore inférieure et descendre jusqu'à 0°. Il est plus sage d'amener graduellement le malade à supporter le bain froid que de le soumettre immédiatement à une température très-basse. Avec ces précautions le malade triomphe plus facilement de sa répugnance à se plonger dans l'eau froide tout ruisselant de sueur, et s'expose à moins d'inconvénients. La durée du bain doit être modifiée dans les mêmes vues : d'une à deux minutes dans les premiers jours, elle peut ensuite être prolongée pendant cinq à dix, très-rarement davantage. En général, quand le saisissement est très-vif, difficile à supporter, et aussitôt que le malade tremble et claque des dents, il doit sortir du bain ; car en prolongeant la sédation et en la rendant trop profonde, il serait à craindre que la réaction fût impossible ou incomplète.

Les faits que je citerai avec détails à l'article *rhumatisme chronique et tumeurs fongueuses*, prouveront, ainsi que l'ont annoncé tous ceux qui ont écrit sur l'hydrothérapie, que la transpiration produite par la couverture de laine a souvent une odeur *sui generis*, surtout dans les scrofules où elle est d'une insupportable fétidité. Ces observations tendent à prouver que des matériaux nuisibles, renfermés dans l'économie, peuvent être éliminés par ces transpirations abondantes.

On verra également que sous l'influence de ces bains longtemps prolongés, la peau, auparavant sèche, peut devenir douce et halitueuse, et que les transpirations fétides des pieds peuvent se rétablir avec tous leurs caractères primitifs : les extrémités reprennent graduellement leur chaleur, les malades résistent avec plus de puissance aux températures basses, ils n'ont plus besoin de se couvrir chaudement,ce qui prouve que chez eux la puissance de produire la chaleur est singulièrement augmentée ; enfin la peau devient habituellement plus colorée et plus injectée de sang.

Toutes ces observations permettent d'expliquer sans hypothèses les effets puissants que déterminent les sudations abondantes suivies de l'emploi des bains froids. La combinaison de ces moyens agit par l'élimination de principes nuisibles, par le rétablissement de la sueur normale, par l'activité plus grande donnée à la calorification, enfin par la congestion plus active qu'ils déterminent à la peau.

Les faits les plus nombreux ont démontré que ces bains froids précédés de sueurs n'entraînent aucun des accidents vulgairement attribués à ce que l'on appelle les *chauds et froids ;*

à l'article des causes, j'ai cherché à expliquer ce résultat si différent de ceux que l'on était en droit d'attendre. Je me suis surtout appliqué à démontrer que la sueur produite par la couverture de laine ne doit pas être assimilée à la sueur produite par l'exercice, que le froid par l'eau est différent du froid par l'air, et que lorsque l'eau froide agit momentanément sur la peau, loin de produire une répercussion du sang, elle détermine une réaction active à l'extérieur.

Les effets que nous venons de décrire ne sont pas les mêmes chez tous les individus. Ils sont prononcés surtout chez les personnes robustes qui jouissent d'une grande force de réaction; ils sont beaucoup moins évidents chez ceux qui ont une constitution faible et délicate. Enfin, ce qu'il importe principalement de savoir, c'est qu'il ne faut jamais administrer les bains froids par la méthode hydrosudopathique aux malades qui ont les organes thoraciques impressionnables, qui toussent habituellement, et à plus forte raison à ceux qui ont des tubercules dans les poumons; car dans ces circonstances les bains froids, non seulement ne produisent pas la réaction de chaleur à la peau, mais encore augmentent l'impressionnabilité au froid, et peuvent aggraver la maladie de poitrine.

Douches froides.

Parmi les procédés suivant lesquels on peut employer l'eau froide pour modifier l'organisme tout entier, je dois signaler les douches sur tout le corps. Ces douches s'administrent le plus ordinairement à l'aide d'un jet unique qui tombe d'un réservoir d'eau. Plus ce réservoir est élevé, et plus le jet de liquide a un diamètre étendu, plus l'effet de la douche est puissant. En général, la hauteur de la colonne d'eau doit être de 2 à 3 étages, et son diamètre de 3 à 4 centimètres. La percussion qu'elle exerce alors est très-énergique et excite vivement la peau.

Les malades ne doivent pas se soumettre imprudemment à l'action de la douche froide. Il convient qu'ils s'y préparent par un exercice convenable, qu'ils aient chaud sans être en sueur ni trop fatigués; il faut aussi que la digestion soit entièrement faite. Il est nécessaire que le malade se déshabille complètement, et que le corps étant nu ne soit pas exposé à des courants d'air frais. Quand le corps entier doit être soumis à la douche, il faut que le malade se place sous la chute d'eau, en mettant les mains au-dessus de la tête, de manière que les doigts se touchent et forment casque. Si l'on est impressionnable, il est utile de se frotter préalablement avec un peu d'eau la poitrine et l'épigastre. Cela fait, on se place promptement sous la douche, qu'on reçoit pendant quelques secondes sur la nuque et le dos, jamais sur la tête; l'ébranlement cérébral qui dans ce dernier cas pourrait survenir, aurait des inconvénients et même des dangers. Il faut être prévenu que l'eau ne doit pas tomber perpendiculairement sur la peau, mais obliquement et de manière à ce que le jet glisse sur tout un membre à la fois. Il convient d'aider la réaction en frictionnant vivement, avec les mains, toutes les régions du corps; on fait ainsi disparaître très-rapidement le sentiment du froid. En effet, le corps rougit, d'abord localement, puis en totalité, et le malaise éprouvé primitivement disparaît si bien que beaucoup de malades commettent l'imprudence de rester au-delà du temps qui leur est prescrit.

Quand la douche a été générale, s'il y a une maladie externe, on expose directement la partie qui en est le siége à la chute d'eau, pourvu qu'il n'y ait aucune trace d'inflammation aiguë; mais si cette inflammation existe, on ne doit doucher que les parties environnantes; en agissant autrement on augmenterait infailliblement le mal. Tout en douchant la partie principalement malade, il ne faut pas oublier de recevoir de temps en temps la colonne d'eau sur tout le corps, afin de réchauffer la peau, qui se refroidit un peu pendant qu'on s'occupe du mal local.

La durée de la douche dépasse rarement dix minutes; elle doit être d'autant plus prolongée que le malade est plus fort et qu'il en a pris un plus grand nombre.

AGENTS TIRÉS DE LA MATIÈRE MÉDICALE.

Parmi les agents tirés de la matière médicale, ceux dont l'utilité est le mieux démontrée dans le traitement général des maladies articulaires constitutionnelles, sont incontestablement les eaux minérales, sulfureuses, salines, alcalines et iodées; ce sont aussi les moyens que je ferai connaître avec le plus de détails. Je parlerai aussi avec quelque développement des préparations pharmaceutiques sulfureuses, salines, alcalines et iodées. En partant de ce principe, que la méthode la meilleure pour administrer ces préparations consiste à reproduire, autant que possible, la médication suivie dans les eaux minérales, je tâcherai de déterminer quelles sont celles qui doivent être préférées, et quel est le mode suivant lequel on doit en combiner l'usage.

Des eaux minérales sulfureuses et des préparations de soufre.

Parmi les traitements qui ont été conseillés contre un grand nombre de maladies chroniques des articulations, il n'en est pas dont l'usage soit plus répandu et dont l'efficacité soit mieux démontrée que celle des eaux minérales sulfureuses; aussi voit-on des malades affectés de rhumatismes chroniques ou de maladies articulaires scrofuleuses ou purulentes, affluer, dans la belle saison, aux eaux sulfureuses.

Parmi ces eaux, celles qui jouissent en France de la plus grande réputation sont les eaux des Pyrénées, et spécialement celles de Barèges, de Cauterets et de Bagnères. A l'étranger et près de nous, les eaux d'Aix, en Savoie, et celles d'Aix-la-Chapelle sont les plus fréquentées.

Ce n'est pas ici le lieu de donner l'analyse détaillée des diverses eaux minérales qui doivent spécialement leurs propriétés au soufre, je renvoie aux ouvrages de matière médicale pour ce qui regarde ces détails chimiques; je me contenterai de quelques observations générales.

Dans certaines eaux on trouve presque uniquement de l'acide sulfhydrique dissous; telles sont les eaux froides d'Enghien et d'Allevard. Dans le plus grand nombre des cas, ce sont des sulfhydrates de soude ou de chaux avec plus ou moins d'excès d'hydrogène sulfuré que démontre l'analyse. C'est dans cet état que le soufre existe dans les eaux d'Aix en Savoie, d'Aix-la-Chapelle, de Barèges, de Cauterets, etc., etc. Toutes ces eaux sont limpides à la source, mais lorsqu'elles sont restées quelque temps exposées à l'air, elles laissent déposer du soufre hydraté; on peut penser que ce soufre y est tenu en dissolution par l'acide sulfhydrique qui s'évapore à l'air et entraîne par cette évaporation la précipitation du soufre.

Indépendamment des éléments sulfureux que nous venons d'indiquer, les eaux sulfureuses contiennent en général d'autres substances, telles que des carbonates de soude, des chlorures de sodium, etc., etc. Dans la plupart d'entre elles, on voit se former, par le repos, un nuage glaireux produit par une substance végéto-animale, fournissant du charbon et de l'azote par la carbonisation, et que l'on désigne sous le nom de *glairine* ou de *barégine*. Enfin, la plupart des eaux sulfureuses sont chaudes; on n'en connaît qu'un petit nombre de froides; parmi ces dernières nous avons déjà cité Allevard et Enghien.

Si l'on visite un établissement complet d'eau sulfureuse, comme est celui d'Aix en Savoie, on voit que ces eaux sont administrées sous toutes les formes : à l'intérieur, en boisson; à l'extérieur, en bains dans l'eau minérale, en bains dans la vapeur qui se dégage de ces eaux, en douches sur tout le corps ou sur quelques parties seulement. Les bains dans l'eau se prennent non seulement dans des baignoires, mais encore dans des piscines où l'on peut se livrer à la natation. Les douches se donnent tantôt avec l'eau chaude, tantôt avec l'eau froide, dans quelques cas, à la manière écossaise, c'est-à-dire en faisant passer alternativement le malade de la douche chaude à la douche froide. La quantité de boisson prise intérieurement varie beaucoup, suivant les sujets. En général, on en boit un litre par jour; la durée du traitement est ordinairement d'un mois.

Les effets que produit ce traitement énergique, indépendamment de son influence sur telle ou telle maladie, sont extrêmement remarquables ; il détermine, surtout par ses applications extérieures, des transpirations extrêmement abondantes, manifestes, surtout au sortir des bains d'eau ou de vapeur. La peau devient le siége d'une congestion active, et dans quelques cas, lorsque le traitement a été prolongé deux ou trois semaines, il se manifeste à la peau une éruption de petites papules et même de vésicules, que l'on désigne sous le nom de poussée ; indépendamment de cette action puissante sur l'enveloppe cutanée, le traitement par les eaux minérales sulfureuses produit une excitation générale qui se traduit par l'insomnie, la fréquence plus grande dans le pouls, et quelquefois par une véritable fièvre qui oblige de le suspendre au moins momentanément.

Ces effets se prolongent bien au-delà de l'époque pendant laquelle le traitement sulfureux est administré. Il est des personnes qui, dans les deux ou trois mois qui suivent leur séjour à Aix, éprouvent une chaleur générale, avec transpiration abondante, à l'heure à laquelle ils avaient eu l'habitude de prendre leurs douches et leurs bains.

Des recherches suffisantes manquent pour décider si la transpiration produite par les eaux sulfureuses renferme tous les éléments de la sueur normale, ou si elle est simplement aqueuse. Mais l'on ne peut douter que l'impressionnabilité du malade au froid ne diminue par l'effet de ce traitement.

Les observations générales que nous venons d'exposer expliquent en partie les effets thérapeutiques des eaux sulfureuses. On voit qu'elles peuvent agir, d'une part par la congestion active qu'elles déterminent à la peau, ainsi que par les transpirations abondantes qui suivent leur emploi ; d'autre part, par la fièvre artificielle qu'elles déterminent. C'est à cette fièvre que Bordeu, qui a tant contribué à faire connaître les propriétés des eaux sulfureuses, attribuait les effets avantageux qu'elles produisent. Elles amènent, suivant lui, les maladies chroniques à cette période de crise qui les jugent, comme les crises spontanées terminent heureusement les maladies aiguës.

Dans l'explication des effets avantageux des eaux sulfureuses, il ne faut pas négliger de tenir compte de l'absorption du soufre et de sa pénétration dans le sang. Cette absorption est prouvée par les analyses chimiques, qui permettent de reconnaître l'acide sulfhydrique dans la sueur et dans l'urine des malades. L'on doit à M. Rigolot d'Allevard, plusieurs expériences qui prouvent ce transport du soufre dans la circulation et qu'il a consignées dans un travail remarquable sur les eaux dont il est le médecin.

En présence de pareils faits auxquels nous ajouterons plus tard l'histoire des résultats thérapeutiques que produisent les eaux sulfureuses dans le rhumatisme chronique et dans les arthropathies scrofuleuses, on sent combien il serait nécessaire de pouvoir administrer à domicile une semblable méthode de traitement. Les eaux sulfureuses nécessitent un déplacement que ne peut exécuter le plus grand nombre des malades. Malheureusement il est impossible de reproduire dans les hôpitaux ou dans la pratique civile un traitement dont l'efficacité soit comparable à celui des eaux sulfureuses prises à la source. Cette opinion était celle de Bordeu, qui avait puisé ses convictions dans des observations cliniques; c'est aussi celle des médecins chimistes. Et d'abord le manque d'une quantité d'eau suffisante empêchera toujours de prendre à domicile ces bains de piscine où la natation peut être exécutée; elle rendra difficiles des douches sur tout le corps; mais la raison principale, c'est l'impossibilité de donner des boissons ou des bains qui soient la reproduction exacte de ceux que l'on peut trouver aux sources minérales.

Les solutions artificielles d'acide sulfhydrique ou de sulfhydrate de soude sont de véritables poisons, et sont tombées justement en désuétude. Les bains sulfureux ordinaires, que l'on prépare avec du persulfure de potasse, n'ont pas la même composition que ceux des eaux, car ils ne contiennent pas, comme ces derniers, un sulfhydrate neutre avec excès d'acide sulfhydrique. Quant aux bains d'Anglada, formés de sulfhydrate de soude, ils ne sont qu'une imitation peu active, si le sulfhydrate est neutre, car ils ne contiennent point d'acide sulfhydrique en excès comme les bains naturels, et si dans leur préparation le carbonate de soude n'est pas complètement neutralisé par l'acide sulfhydrique, l'on a des bains alcalins et non des bains sulfureux.

Cette impossibilité de reproduire à domicile le traitement par les eaux sulfureuses, ne me laisse pas moins cette conviction que si l'on veut faire un traitement par le soufre, il faut, autant que possible, se rapprocher de celui qu'on emploie aux sources minérales, c'est-à-dire qu'il faut combiner constamment l'usage des préparations internes avec celui des bains, employer ces moyens à doses assez élevées pour produire d'abondantes transpirations et une fièvre artificielle; faire suer les malades dans leurs lits au sortir des bains, et continuer le traitement pendant plusieurs semaines, pour le suspendre ensuite et en attendre les effets. Sans doute, c'est au défaut de ces précautions qu'il faut attribuer l'insignifiance des résultats qu'on obtient en général des traitements sulfureux; mais quelles sont les préparations internes et externes que l'on doive préférer?

A l'intérieur, on ne doit pas employer les solutions d'acide sulfhydrique, ses effets toxiques sont trop à craindre aux doses où il produit des résultats évidents.

Si l'on veut recourir aux sulfures de sodium, de potassium, on devra préférer sans doute leur solution aqueuse, d'après ce principe qu'il faut imiter autant que possible leurs préparations naturelles, mais alors on sera également exposé à produire de graves accidents. Reste le soufre en nature. Celui qu'on doit préférer est le soufre obtenu par précipitation, celui qu'on désigne en pharmacie sous le nom de *magister de soufre*; mais je ne pense pas qu'on doive le donner, comme c'est l'usage, à l'état solide, soit en tablettes, soit en opiat mélangé à du miel ou à des confitures, soit enfin en suspension. Je voudrais le donner en solution aqueuse, et quoique, à cet égard, j'avance un conseil contraire aux connaissances chimiques, c'est la décoction de soufre, conseillée par plusieurs anciens, que je préférerais.

Quant aux bains artificiels, ceux qui doivent être conservés, ce sont les bains avec le persulfure de potassium, à la dose de 30 à 120 grammes. Ces bains déposent du soufre et dégagent l'hydrogène sulfuré; ce dégagement remplit la chambre d'une vapeur qui imite jusqu'à un certain point celle que l'on respire aux eaux, en prenant des bains dans une vapeur aqueuse, chargée d'hydrogène sulfuré. Je dois dire que je n'ai point constaté les effets du traitement que je propose; mais en considérant que jusqu'ici on n'a tiré qu'un médiocre résultat des préparations soufrées, et que cependant on ne peut douter qu'elles ne puissent être très-avantageuses, convenablement administrées, j'ai dû faire mes efforts pour suppléer à la lacune que présente la thérapeutique sous le rapport de l'imitation du traitement par les eaux minérales sulfureuses. Je suis parti de ce principe qui me paraît être fécond, et que M. Trousseau a très-bien développé dans son Traité de thérapeutique, qu'il faut que les médecins imitent l'ensemble des médications suivies dans les eaux minérales, en même temps que les chimistes reproduisent, autant qu'ils le peuvent, la composition de ces eaux. Les uns et les autres trouvent là des modèles qui doivent appeler, de leur part, les plus sérieuses méditations.

Des eaux salines.

Les eanx salines, comme les eaux sulfureuses, ont été conseillées et souvent mises en usage dans le traitement de toutes les affections dont j'examine ici la thérapeutique générale. Ces eaux sont froides ou chaudes. Les eaux salines froides sont employées suivant deux méthodes principales : à l'intérieur, comme purgatives, telles sont les eaux de Sedlitz et d'Epsom; à l'extérieur, en bains, telles sont les eaux de mer.

Les eaux salines froides et purgatives ne sont pas celles dont nous avons à nous occuper. Leur action est tout aussi secondaire dans le traitement des rhumatismes et des scrofules, que celle des autres purgatifs. Les bains de mer ont une bien plus grande importance, leur action se rapproche beaucoup de celle des bains froids, dont nous avons précédemment examiné le mode d'administration et les effets immédiats; comme ces derniers, ils déterminent, lorsqu'on les prend par immersion, une vive réaction à la peau, ils diminuent l'impressionnabilité au froid, ils activent les forces digestives et donnent un sentiment général de forces; plus peut-être que les bains froids, ils irritent la peau; mais cet effet, dû au sel contenu dans l'eau de mer, n'est très-sensible que lorsque les bains sont très-prolongés.

Les eaux salines thermales sont surtout celles dont nous devons nous occuper avec détail. Les plus actives d'entre elles sont les eaux de Bourbonne-les-Bains (Haute-Saône), de la Mothe, près de Grenoble, de Balaruc (Hérault). A cette liste, on doit ajouter les eaux de Plombières, de Luxeuil, de Néris, etc., etc. Toutes ont cela de commun qu'elles contiennent de l'hydrochlorate et du sulfate de soude en proportion plus ou moins considérable; mais dans quelques-unes, ces sels de soude sont les seuls éléments minéralisateurs de quelque importance; dans d'autres, comme les eaux de Vichy, de Luxeuil, du Mont-Dore, il y a de plus du carbonate de soude avec excès d'acide carbonique; quelques principes accessoires existent dans la plupart de ces eaux, tels que de la silice, du fer; dans quelques-unes, de la barégine qui semble en tempérer l'activité. Comme toutes les eaux minérales, les eaux salines diffèrent par leur température plus ou moins élevée, et par la proportion plus ou moins forte de leurs principes minéralisateurs. Les eaux de la Mothe et de Chaudes-Aigues ont plus de 55 degrés; celles de Plombières sont environ de 40 degrés, et plusieurs autres, celles de Néris, du Mont-Dore, ont une température qui se rapproche de celle du corps humain. A Bourbon-Lancy et à Aix en Provence, la proportion des sels est si faible, que les eaux ne peuvent guère agir que par leur température; à Plombières et à Néris, la proportion des sels est un peu plus forte; à Balaruc, elle est beaucoup plus considérable encore, et donne à ces eaux une extrême activité.

Les eaux salines sont administrées sur les lieux, en bains, en boissons et en douches générales ou partielles. En boisson, on les donne ordinairement à doses assez faibles pour qu'elles ne purgent pas, afin qu'étant absorbées, leur effet excitant et diurétique soit plus marqué. Comme les bains sulfureux, les bains salés excitent vivement la peau, mais ils tendent moins activement à produire une fièvre artificielle, et c'est ce qui fait que, moins utiles peut-être aux tempéraments mous et lymphatiques, ils réussissent mieux chez les personnes irritables et disposées à la fièvre. Lorsque l'état nerveux est très-marqué, ce sont surtout les eaux de Néris et de Plombières qui doivent être préférées. Il est à remarquer que les eaux thermales, qui sont le rendez-vous de la haute société de l'Europe, sont en général des eaux salines comme celles de Lucques en Italie, de Wiesbaden, d'Ems en Allemagne, etc., etc.

L'utilité incontestable du traitement par les eaux thermales salines conduit à se demander comment on pourrait le reproduire artificiellement. Sans doute, il faudrait l'employer au moins en bains et en boissons ; les bains salés seraient composés avec du sel marin ou mieux avec du sel gris. En cherchant quelle est la dose d'hydrochlorate de soude que l'on pourrait ajouter à un bain, on trouve dans les auteurs les indications les plus variées. Les uns conseillent d'employer une livre de sel, et d'autres, comme MM. Merat et Delens, indiquent une proportion de quatre à cinq livres. Sans doute, ces proportions doivent varier suivant l'effet plus ou moins irritant que l'on veut produire, mais il est bon d'être fixé sur la quantité moyenne de celle que l'on doit employer. Pour arriver à ce résultat, il faut savoir quelle est, dans l'eau de mer, par exemple, la proportion du sel, et reproduire cette proportion dans les bains artificiels ; or, en prenant la moyenne des analyses si nombreuses qui ont été publiées sur l'eau de mer, on trouve que cette eau contient en moyenne à peu près 30 grammes de sel pour 1 litre d'eau, ce qui fait que dans un bain de 250 litres, il faudrait ajouter 7 kilogrammes 1/2 de sel pour avoir la saturation de l'eau de mer ; cette proportion est assurément trop forte pour un bain prolongé. En consultant les analyses des eaux de Bourbonne, on serait conduit à employer 1/3 seulement de cette dose. Si l'on ne peut établir d'après des bases positives de quelle manière on pourrait reproduire à domicile le traitement externe par les eaux salées, il est plus difficile encore de dire comment on pourrait formuler des boissons que l'on pourrait prendre intérieurement. Plusieurs des eaux salines, comme celles de Plombières, s'altèrent par le transport ; d'autres, comme celles du Mont-Dore, ne jouissent plus d'une efficacité démontrée loin des lieux où on les administre, et il est probable qu'une boisson salée, la solution, par exemple, de 15 à 30 grammes de sel dans un litre d'eau, ne serait pas aisément supportée. Toutes ces questions exigent de nouvelles recherches. Il est à désirer qu'elles soient poursuivies, car ce serait rendre un grand service aux malades pauvres de reproduire à peu de frais les traitements aussi efficaces que ceux que l'on trouve dans les eaux salines thermales.

Des préparations alcalines.

Parmi les moyens conseillés dans le but de modifier la constitution tout entière et que l'on a considérés tour à tour comme utiles dans les rhumatismes chroniques, dans les scrofules, dans la goutte, etc., l'on doit donner une large place aux préparations alcalines. L'emploi aussi répandu de ces substances a été fondé sur des vues théoriques assez différentes.

Dans le siècle dernier et au commencement de celui-ci, des auteurs qui voyaient dans ce qu'ils appelaient l'épaississement des sucs lymphatiques, la cause des scrofules et celle des concrétions goutteuses, conseillèrent des alcalis, en se fondant sur cette observation chimique que la potasse, la soude dissolvent les substances animales, ce qu'ils exprimaient en disant que ces alcalis étaient incisifs, atténuants.

Baumes et Hufeland, qui attribuèrent les scrofules surtout à la prédominance des acides dans le suc gastrique, le sang, les sueurs, conseillèrent les alcalis comme moyen de neutraliser les acides. Enfin, dans ces derniers temps, M. Turck, attribuant la goutte et le rhumatisme à l'acidité moins prononcée que dans l'état normal des sécrétions cutanées, a conseillé des lotions alcalines.

Quoi qu'il en soit de la valeur des théories sur lesquelles chacun prétend justifier sa pratique, voici quelques renseignements sur le mode d'administration et sur les effets immédiats des préparations alcalines. Dans quelques eaux minérales, celles de Plombières et du Mont-Dore, par exemple, l'on trouve une faible proportion de sous-carbonate de soude mélangé à d'autres sels. Ce ne sont pas ces eaux dont les effets permettent d'apprécier celui des préparations alcalines. Le bicarbonate de soude y est en trop faible proportion, il est mélangé à un trop grand nombre d'autres substances. Il faut étudier les effets des eaux de Vichy pour se faire une idée juste de l'action des alcalis. On sait que ces eaux contiennent une assez forte proportion de carbonate de soude, un gramme à peu près par litre, dissous dans une eau très-chargée d'acide carbonique ; comme les eaux salines, elles s'administrent surtout en bains et en boissons.

Quoique les auteurs qui en ont traité prétendent qu'elles peuvent être utiles dans les rhumatismes et dans les scrofules, des médecins éclairés et impartiaux, parmi lesquels nous nous plaisons surtout à citer M. Prunelle, les regardent comme inférieures, dans ces cas là, aux eaux sulfureuses et salines. Cette opinion est celle de l'immense majorité des médecins qui ne dirigent que très-rarement ces maladies vers les eaux alcalines.

Nous sommes donc conduit à donner à cet ordre de moyens moins de place dans la thérapeutique des maladies articulaires, que nous ne l'avons fait pour les bains sulfureux et salins. Cependant, comme les préparations alcalines ont été conseillées par un grand nombre d'auteurs, dans les scrofules, dans la goutte, dans le rhumatisme, et qu'elles font ainsi partie des moyens thérapeutiques que nous avons à étudier, je vais indiquer les préparations qui sont le plus usitées.

Les bains alcalins peuvent se préparer surtout avec le bicarbonate de soude ou avec la soude. En se guidant sur l'analyse des eaux de Vichy, on devrait donner pour un bain de 250 litres 250 grammes de bicarbonate de soude. La dose de sous-carbonate devrait être de moitié moindre.

A l'intérieur, on peut prendre soit les eaux de Vichy, naturelles ou artificielles, qui se transportent sans altération ou se préparent parfaitement. A défaut d'eau de Vichy artificielle, on peut faire usage de bicarbonate dissous dans l'eau et employé à la dose d'un 1/2 gramme à 3 ou 4 grammes par jour ; l'eau de chaux seconde, qui se prend seule ou coupée avec du lait, de 100 à 500 grammes dans les vingt-quatre heures ; le savon médicinal préparé avec la soude et l'huile d'amandes douces, qu'on emploie en pilules, depuis 30 centigrammes jusqu'à 2 grammes; mais j'insiste peu sur ces préparations, car à part la goutte sur laquelle les alcalis paraissent avoir une influence heureuse que nous examinerons plus tard, ces préparations n'ont pas une assez grande importance dans le traitement de la plupart des maladies articulaires, pour que nous insistions longuement sur elles.

De l'iode et de ses préparations.

En traitant de l'iode et de ses préparations, nous ne pouvons suivre l'ordre que nous avons adopté dans les articles consacrés aux préparations sulfureuses et alcalines; car nous ne pouvons prendre l'état de l'iode dans les eaux minérales comme le type le plus parfait de ses préparations, et le mode suivant lequel on l'administre à ces eaux, comme devant nous servir de modèle dans la pratique civile. Il n'existe aucune eau dont les propriétés soient dues essentiellement à l'iode, et l'on n'a que des connaissances imparfaites sur les effets de celles qui en contiennent; de ce nombre sont les eaux de Challes, près de Chambéry, qui ont été découvertes par M. le docteur Dominget, et les eaux-mères qui ont servi à la production du sel marin. M. Léber, médecin des eaux de Lavey, est le seul auteur à ma connaissance qui ait cherché à utiliser ces eaux; il a employé avec succès les eaux-mères des salines de Bex, en les mélangeant avec les eaux chaudes de Lavey, village situé près de Villeneuve, à l'extrémité orientale du lac de Genève.

Les préparations iodées, pour constituer un traitement général complet, doivent être employées en boissons et en bains.

Pour administrer l'iode en boisson, on peut verser dans de l'eau une certaine quantité de teinture d'iode. Cette méthode est celle de Coindet. 20 gouttes de teinture d'iode contiennent 5 centigrammes de cette substance. L'expérience ayant prouvé que l'on ne peut sans imprudence commencer par plus de 2 ou trois centigrammes d'iode par jour, et s'élever au-dessus de 8 à 10, l'on commence par 5, 10 gouttes de teinture d'iode, et l'on augmente graduellement jusqu'à 20 et 25 gouttes.

Ce mode d'administration de l'iode est peu usité depuis les travaux de M. Lugol; cet auteur a démontré que, pour obtenir une solution parfaite de l'iode dans de l'eau, il fallait utiliser la propriété qu'a l'iodure de potassium de faciliter la dissolution de l'iode.

D'après cette vue, M. Lugol fait constamment dissoudre dans l'eau une certaine quantité d'iode et une quantité double d'iodure de potassium. Il donne chaque jour 250 grammes d'eau dans lesquels il fait dissoudre 3, 4, 5, 6 centigrammes d'iode et une dose d'iodure de potassium double, c'est-à-dire 6, 8, 10, 12 centigrammes (1).

La fatigue que produisent généralement les solutions dans lesquelles l'iode se trouve en nature a déjà conduit à employer dans les maladies scrofuleuses l'iodure de potassium pur, suivant les formules généralement usitées dans les maladies syphilitiques depuis les travaux de Vallace de Dublin et de M. Ricord. Ainsi l'on peut donner :

Eau, 250 grammes.
Iodure de potassium, depuis 1/2 gramme jusqu'à 3 ou 4 grammes.

J'ai fait usage de cette formule et je la crois préférable à toutes celles où l'iode est employé en nature. L'expérience démontre que l'excitation générale et les mouvements à la peau que produisent les solutions d'iode pur, sont également déterminés par celles d'iodure de potassium.

Bains iodés. — C'est M. Lugol qui a introduit dans le traitement général de la constitution scrofuleuse les bains iodés. Pour préparer ces bains, on verse dans la baignoire la solution suivante :

Eau	200	grammes.
Iode	8	
Iodure de potassium	16	

(1) Pour traduire dans les poids connus les doses de M. Lugol, je suis obligé de faire une légère altération, car il est impossible de rendre en centigrammes les poids anciens de 1/2 grain, 3/4 de grain dont se sert ce médecin.

Pour des enfants de 5 à 6 ans, on emploie une dose moitié moindre, et dans les âges intermédiaires, des quantités également intermédiaires.

En général, on se sert d'une quantité d'iodure de potassium double de celle de l'iode, afin de faciliter la dissolution de cette dernière substance. La baignoire doit être en bois, et le bain doit être prolongé d'une heure à une heure et demie, afin de favoriser l'absorption des principes médicamenteux.

Les bains iodés produisent, aux doses que je viens d'indiquer, des picotements très-vifs à la peau; ces picotements deviennent quelquefois insupportables et forcent les malades à sortir du bain; il est nécessaire, dans ce cas, de diminuer un peu la dose de l'iode. On sait aussi que les parties de la peau que touchent ces solutions prennent une teinte jaune plus ou moins foncée. Cette teinte persiste pendant 4 ou 5 heures, et se dissipe sitôt que l'évaporation de l'iode a pu se faire complètement.

Absorbé par la peau, ou mieux par la membrane muqueuse du tube digestif, l'iode cause des symptômes évidents d'excitation générale; la circulation devient plus active, la peau plus chaude; celle-ci peut être le siége d'éruptions diverses de la nature des exanthèmes aigus, tels que l'érythème, l'urticaire. Les exanthèmes coïncident quelquefois avec des tintouins et des éblouissements passagers (Trousseau et Pidoux) qui peuvent simuler une sorte d'ivresse que M. Lugol a appelée *ivresse iodique*.

L'absorption de l'iode est incroyablement rapide. Très-peu de temps après l'injection de l'hydriodate de potasse on peut reconnaître sa présence dans l'urine, ainsi que l'ont constaté Vallace et MM. O'Shauguessy, Tiedmann et Gmelin; et ce qui n'est pas moins remarquable, c'est la vitesse avec laquelle l'urine cesse d'en manifester les traces aussitôt qu'on en interrompt l'usage. En général, quelque grande quantité d'hydriodate de potasse que le malade ait pris, quelques jours d'interruption dans l'emploi de ce remède suffisent pour qu'il n'en reste qu'une trace légère. La sécrétion rénale n'est pas non plus le seul émonctoire qui donne issue à l'iode dans l'économie. Administrant cette substance à une nourrice, on la retrouve dans son lait et même dans l'urine de l'enfant qu'elle allaite ; on la découvre toujours dans la salive, et l'on a constaté sa présence dans les larmes de plusieurs malades affectés d'iritis avec larmoiement. Ces observations sont dues à Woehler ; elles ont été confirmées par les recherches de M. Péligot.

Après quelques jours de l'administration de l'iode, et surtout de l'hydriodate de potasse, l'appétit augmente d'une manière notable, et les fonctions digestives s'exécutent avec une perfection inaccoutumée (Trousseau et Pidoux).

Les effets immédiats que produit l'iode ne sont pas toujours aussi favorables : souvent l'excitation que produit cette substance sur les voies digestives entraîne des douleurs dans la région de l'estomac et de la diarrhée, et, lors même que ces accidents locaux ne se manifestent point, l'on observe une agitation nuisible, soit chez les malades sanguins et d'une forte constitution, soit chez ceux qui sont faibles et disposés à la fièvre. Ces inconvénients font désirer que l'on trouve des substances qui jouissent des propriétés curatives de l'iode et puissent être supportées plus aisément. Ce sont ces conditions que paraît réunir l'huile de foie de morue, que l'on peut considérer jusqu'à un certain point comme une préparation naturelle d'iode et de brôme, substances que l'analyse chimique y a démontrées. M. Hausman de Antens ayant trouvé que la proportion d'iode est plus considérable dans l'huile de foie de morue brune et trouble que dans celle qui est claire, c'est la première qui doit être généralement conseillée.

L'huile de foie de morue doit être prescrite pour les adultes, à la dose de 2, 3 ou 4 cuillerées à bouche par jour ; aux enfants on donne le même nombre de cuillerées à café. On la mêle à du sirop ou bien avec un looch blanc, forme sous laquelle les enfants la prennent avec moins de difficulté.

Après que les malades ont avalé cette huile, on peut leur donner une infusion amère, l'infusion de café ou de glands de chêne, par exemple.

L'huile de foie de morue ne produit point d'excitation comparable à celle qui suit l'emploi de l'iode ; elle est absorbée toutefois comme ce médicament, et lorsque des enfants en ont fait longtemps usage, toute leur peau en exhale l'odeur de la manière la plus évidente. Il est probable d'après cela que la peau en est l'émonctoire naturel, ce qui fait supposer qu'elle peut activer les fonctions de cette membrane.

DEUXIÈME PARTIE.

DES DIVERSES ESPÈCES DE MALADIES ARTICULAIRES.

Cette seconde partie a pour objet l'histoire particulière des diverses espèces de maladies articulaires.

Déterminer quelles sont les espèces morbides qui peuvent se développer dans un organe quelconque est toujours d'une extrême difficulté; sous ce rapport, les divisions nosologiques diffèrent essentiellement des classifications admises dans les sciences naturelles. Il est facile en effet, en botanique ou en zoologie, d'arriver à la détermination des diverses espèces de plantes et d'animaux, parce que, quel que soit le nombre de ces êtres, ce sont des individus distincts qui se reproduisent toujours les mêmes avec des caractères invariables ; ils sont dès-lors aisés à reconnaître et à classer en familles, en genres et en espèces. Mais il s'en faut qu'il en soit de même quand on a à distribuer dans un ordre méthodique, non plus des individus, mais des modifications, des manières d'être d'un même individu, comme le sont les maladies. Celles-ci sont si complexes, si variables, leurs phénomènes sont souvent si fugitifs, elles peuvent s'associer les unes aux autres de manière à former des composés si difficiles à saisir, qu'elles échappent à une classification méthodique. Remarquez, du reste, que leur nombre est si considérable qu'il est impossible de les décrire toutes.

Ainsi, en ce qui regarde les maladies articulaires, les associations diverses de leurs éléments peuvent en former un nombre infini de variétés.

Nous avons vu dans la première partie de ce livre que les tissus qui composent une articulation, synoviale, ligaments, cartilages, os, tissu cellulaire, pouvaient être atteints isolément, ou bien être affectés deux à deux, trois à trois, dans un ordre très-varié de combinaisons. De là, à ne considérer que le siége, un nombre très-considérable d'espèces d'arthropathies. Cependant chacun de ces tissus élémentaires des jointures, la synoviale par exemple, peut présenter des congestions, des sécrétions de sérosité, de pus, de tubercule, des formations de fongosités, de tissu fibreux, etc. Ces lésions peuvent se combiner entre elles dans un même tissu en formant des composés très-divers. Celles des os, des synoviales, peuvent s'associer ou non avec celles des cartilages, des ligaments, etc.; de là une multiplicité vraiment infinie d'espèces résultant de ces combinaisons. Mais ce n'est pas tout, chaque variété de lésion diffère suivant que sa marche est aiguë ou chronique, que sa cause est traumatique ou interne, et, dans ce dernier cas, suivant qu'elle s'est produite sous l'influence des affections scrofuleuses, syphilitiques, goutteuses ou rhumatismales; suivant, enfin, les phénomènes qui l'accompagnent durant la vie, tels que la douleur, la gêne des mouvements, les sensations de chaud et de froid. Quand on considère que 24 lettres de l'alphabet, associées diversement entre elles, peuvent former un nombre infini de mots, et que les éléments morbides sont bien plus multipliés dans les maladies articulaires, sous le rapport du siége, de la nature des lésions, des causes, des phénomènes vitaux, on ne peut douter qu'il ne soit impossible d'en décrire toutes les variétés. Aussi le seul moyen de se tirer des difficultés que crée ce grand nombre d'espèces, et de porter au lit du malade un jugement rigoureux sur un cas donné, consiste-t-il à reconnaître quels sont, dans ce cas, les éléments constitutifs de la maladie, et la manière dont ces éléments se trouvent associés.

D'après ces principes, on s'occupera de déterminer quels tissus sont spécialement frappés, si c'est la synoviale, les ligaments, les cartilages ou les os; si ces tissus sont atteints isolément ou simultanément, quelle altération chacun d'eux a éprouvée; quel trouble fonctionnel se manifeste localement ou dans l'ensemble de l'économie; quelles causes spéciales ont entraîné les accidents.

On comprend maintenant l'intérêt que j'ai mis à l'étude des variétés élémentaires de siége, de lésions, de causes, d'indications dans les arthopathies, et l'étendue des développements dans lesquels je suis entré en me livrant à cette étude dans la première partie de cet ouvrage. Car, il faut bien plutôt chercher à mettre entre les mains de l'observateur les éléments nécessaires à la solution des problèmes qu'il est appelé à résoudre, que vouloir d'avance prévoir tous les cas qu'il peut rencontrer, et donner une description détaillée de chacun d'eux. On imite par là le minéralogiste qui, loin de décrire toutes les variétés des minéraux qui couvrent la surface du globe, se borne à en faire connaître les éléments et à tracer les règles qui permettent de reconnaître comment ces corps élémentaires sont associés dans un minéral donné.

Cependant il ne suffit point d'avoir ainsi étudié tous les éléments du mal; il faut encore, dans un tableau particulier, peindre les principaux cas d'affections articulaires que l'on rencontre dans la pratique. Mais quels sont ces cas principaux? d'après quels principes doit-on les diviser et les classer?

On peut résoudre ce problème, soit en adoptant un principe de classification que l'on suit dans toutes ses conséquences, soit en se conformant aux divisions non systématiques qui ont cours dans la science, et qui, depuis longtemps admises, peuvent être considérées comme naturelles. C'est ce dernier parti que nous avons cru devoir prendre. Nous sommes persuadé qu'il importe plus d'éclairer les questions que de les exposer dans un ordre différent de celui qui est généralement adopté, et c'est en suivant cet ordre que nous pouvons profiter le plus aisément des travaux de nos devanciers, et mettre le lecteur à même de comparer les recherches contenues dans cet ouvrage à celles qui sont consignées dans les livres qui traitent des mêmes matières.

Qu'on examine, du reste, tous les inconvénients qui seraient attachés à une classification systématique dans laquelle nous distribuerions les maladies articulaires d'après la seule considération du siége des lésions, de leur nature ou de l'ordre des causes qui les produisent; classifications qui, comme celles de Tournefort et de Linnée, en botanique, serait fondée sur la considération d'un seul ordre de phénomènes, et l'on demeurera convaincu que nous rapprocherions des maladies qui doivent être placées à de grandes distances, et que nous séparerions les uns des autres des états qui doivent être intimement rapprochés.

Ainsi, en basant sur le siége des lésions anatomiques la division des maladies articulaires, comme MM. Brodie et Velpeau l'ont fait pour quelques arthropathies, on séparerait des lésions de même nature, et, par exemple, l'histoire de l'inflammation serait exposée dans autant de chapitres séparés qu'il y a d'espèces de tissus dans les articulations. Après avoir décrit celle des synoviales, il faudrait revenir à celle des ligaments, puis à celle des os, du tissu cellulaire, etc. Heureux encore si, après toutes ces descriptions, on avait traité complètement le sujet. Il n'en serait rien cependant, car il resterait encore à décrire les inflammations qui envahissent plusieurs tissus à la fois.

Cependant si une division, au lieu d'être basée sur le siége, est fondée sur la nature des lésions articulaires, comme l'a fait Lobstein, très-incomplètement, il est vrai, dans son *Traité d'anatomie pathologique*, on est obligé de décrire successivement chacune des lésions anatomiques, les inflammations, les abcès, les tubercules, par exemple; l'on confond alors dans une même description des états très-différents par leur marche et leur traitement, comme les inflammations aiguës et chroniques, les abcès chauds et les abcès froids, et surtout des maladies très-différentes par leur origine, comme celles qui sont de cause traumatique ou celles qui dépendent d'une diathèse générale.

Enfin, si l'on adopte pour principe de classification la nature des causes, et que l'on divise les maladies articulaires en maladies traumatiques, rhumatismales, scrofuleuses, syphilitiques, on prend pour base l'une des parties les plus obscures de la pathologie. L'on s'expose en outre à être incomplet ou à revenir plusieurs fois sur des descriptions déjà faites. Comme il n'est pas de maladies aiguës ou chroniques des articulations que le vice scrofuleux, par exemple, ne puisse produire, après avoir décrit chacune de ces maladies, parmi celles qui sont la suite des scrofules, il faudrait en traiter de nouveau dans les articles consacrés aux arthropathies de cause traumatique, ou à celles de cause rhumatismale.

Toutes ces considérations démontrent surabondamment qu'il est impossible de fonder une classification des maladies articulaires uniquement sur la considération du siége, de la nature ou des causes de ces maladies, et nous justifient d'avoir adopté les divisions qui ont cours depuis longtemps dans la science, et que l'on peut considérer comme vraiment naturelles. Mais quelles sont ces divisions? Si l'on consulte les ouvrages écrits par des médecins, comme le Traité de Barthès sur les maladies goutteuses, ou celui de Scudamore, on trouve les maladies des articulations décrites sous le nom de *rhumatisme aigu*, de *rhumatisme chronique*, et de *goutte*. Dans les ouvrages de chirurgie et, par exemple, dans celui de Boyer, l'un des plus complets sous ce rapport, il n'est question ni du rhumatisme ni de la goutte, mais l'on traite successivement de l'entorse, des luxations, des plaies, des hydarthroses, des corps étrangers, des tumeurs blanches, des luxations spontanées et des ankyloses.

Tous les sujets traités dans ces ouvrages doivent l'être également dans celui-ci. Pour être complet, nous devons nous occuper aussi bien des maladies goutteuses et rhumatismales qui ont paru jusqu'à présent appartenir exclusivement à la médecine, que des hydarthroses, des corps étrangers, des tumeurs blanches, que l'on considère comme plus spécialement chirurgicales. Nous devons appliquer cette idée, tant de fois reproduite, mais si rarement suivie dans ses conséquences, de ne point séparer la médecine de la chirurgie. D'après ces vues, nous traiterons successivement :

1° De l'entorse;

2° Des contusions sans plaie;
3° Des plaies articulaires;
4° De l'arthrite aiguë;
5° Du rhumatisme aigu;
6° De l'arthrite chronique;
7° De l'hydarthrose;
8° Des corps étrangers des articulations,
9° Du rhumatisme chronique;
10° De la goutte;
11° Des tumeurs fongueuses;
12° Des abcès;
13° Des tubercules;
14° Des douleurs sans lésion matérielle;
15° Des luxations spontanées;
16° Des ankyloses;
17° Des maladies extérieures aux articulations.

L'ordre dans lequel se succèdent ces divers chapitres n'est point aussi arbitraire qu'on pourrait le croire au premier abord. Je commence par l'étude des maladies qui, comme les entorses, les inflammations aiguës, surviennent ordinairement sans avoir été précédées d'aucune autre lésion, qui marquent en général le début d'accidents plus graves; je passe aux maladies qui, dans l'ordre de succession, sont en général secondaires, comme les inflammations chroniques, les tumeurs fongueuses, et je termine par celles qui sont toujours la conséquence de lésions antérieures, comme les ankyloses et les luxations spontanées. J'ai rapproché autant que possible les états morbides qui avaient le plus de rapport entre eux; ainsi, tous ceux qui font le sujet des trois premiers chapitres dépendent de violences extérieures. Parmi ces lésions traumatiques, je n'ai pas cru devoir traiter des luxations et des fractures; leur description m'aurait entraîné trop loin; elles sont du reste bien connues, et l'on peut en trouver une description suffisante dans un grand nombre d'ouvrages de chirurgie ou dans les mémoires spéciaux.

Aux lésions traumatiques succède la description de l'arthrite aiguë et du rhumatisme aigu, deux maladies qui ont tant de rapports entre elles, qu'on les confond souvent. Nous ne nous sommes décidé à en traiter dans deux chapitres séparés que pour pouvoir insister plus librement, d'une part, à propos de l'arthrite aiguë, sur ce qu'il y a de local dans les lésions et dans le traitement; de l'autre, au sujet du rhumatisme, sur ce qu'il y a de général dans les troubles fonctionnels et dans les indications thérapeutiques.

Les lésions dont je me suis occupé après le rhumatisme aigu, telles que l'inflammation chronique, l'hydarthrose, le rhumatisme chronique, ont cela de commun qu'elles sont à l'état chronique ce que l'arthrite et le rhumatisme aigu sont à l'état aigu.

L'histoire de la goutte devait être rapprochée de celle du rhumatisme chronique avec lequel elle a tant de ressemblance sous le rapport des symptômes; mais elle devait en être séparée, car sa nature est essentiellement différente. Jamais, dans le rhumatisme chronique, il n'y a sécrétion d'urate de soude, et cette sécrétion, ou du moins la tendance à la produire, forme le caractère distinctif de la goutte.

Les tumeurs fongueuses, les abcès, les tubercules constituent les variétés principales des maladies décrites jadis sous le nom de tumeurs blanches, expression si mal définie, du reste, qu'il est impossible de la conserver.

Enfin, les ankyloses, les luxations spontanées devaient être placées à côté les unes des autres, car elles constituent les conséquences extrêmes des maladies graves des articulations, et elles devaient être placées après la description de ces dernières, parce que en étant la conséquence, on ne peut bien comprendre leur formation qu'autant qu'on a étudié les états qui les précèdent.

Un moment j'ai pu croire qu'au lieu de consacrer une suite de chapitres aux espèces que j'ai énumérées plus haut, je pourrais former des groupes génériques de ces espèces; comprendre, par exemple, les entorses, les contusions, les plaies, sous le nom de lésions traumatiques; les hydarthroses, les inflammations chroniques, sous le nom de rhumatismes chroniques; les tumeurs fongueuses, les abcès froids, les tubercules, sous le nom de tumeurs blanches; mais pour cela j'aurais été obligé de me servir d'expressions mal définies ou de détourner celles dont je me servais du sens que l'on y attache ordinairement. J'ai donc abandonné l'idée de former des groupes d'un certain nombre d'espèces, et je vais simplement traiter de celles que j'ai énumérées plus haut.

CHAPITRE PREMIER.

DE L'ENTORSE.

On donne le nom d'entorse aux effets divers produits sur les articulations par des mouvements forcés; parmi ces effets, les uns sont purement physiques, les autres sont vitaux. Les premiers sont des distensions, des déchirures, des fractures, des déplacements, et des épanchements de sang. Les seconds sont des douleurs et des inflammations.

Les causes de ces mouvements forcés sont des contractions spontanées des muscles ou des violences extérieures. Les entorses du cou, à la suite d'une rotation de la tête, sont un exemple du premier genre; les entorses du pied, produites par une chute, sont un exemple du second.

Il n'est pas d'articulation où l'on ne puisse observer des entorses. Dans la troisième partie de cet ouvrage, nous suivrons les modifications qu'elles présentent au genou, à la hanche, à la colonne vertébrale, au poignet, au coude, etc. Les considérations que nous allons présenter ici s'appliquent, autant que possible, à toutes ces articulations, mais ce sera surtout l'entorse du pied que nous aurons en vue; car c'est la plus fréquente et celle qui a été le mieux étudiée.

Anatomie pathologique des lésions physiques consécutives aux mouvements forcés.

Fréquemment, dans les entorses, alors même que la vue et le toucher ne permettent de reconnaître ni changements de rapports des surfaces articulaires, ni fractures des os, des luxations temporaires ont été produites, des muscles nombreux ont été déchirés, des parcelles osseuses arrachées, des ligaments rompus, et ces graves altérations sont souvent à peine soupçonnées. L'anatomie pathologique ne les a point fait connaître. On a négligé les rares occasions qui se sont présentées de faire l'autopsie d'une entorse récente, et l'examen anatomique, à une époque éloignée de l'accident, n'a plus permis de séparer alors les lésions physiques primitives des désordres qui les ont suivies. L'observation au lit du malade n'a pas donné des lumières plus complètes ; car, à travers la peau et au milieu du gonflement des parties molles, des lésions comme celles que nous venons d'énumérer ne peuvent être appréciées. Ce sont les expériences sur le cadavre qui m'en ont fait connaître la possibilité et la nature. Je vais exposer les résultats généraux de ces expériences que j'ai faites de concert avec M. Pomiès, ancien interne des hôpitaux de Lyon, que j'aurai plus d'une fois l'occasion de citer dans cet article. Dans cette exposition, je passerai successivement en revue les effets des mouvements forcés sur le tissu cellulaire, les vaisseaux, les muscles, les os, etc., etc.

Effets physiques produits sur le tissu cellulaire par les mouvements forcés imprimés aux articulations. — Le tissu cellulaire, placé sous la peau, entre les muscles et autour des os, est toujours déchiré dans une étendue plus ou moins grande sous l'influence des mouvements forcés. Le gonflement et les ecchymoses superficielles, observés sur le vivant à la suite des entorses, sont des traces de l'existence de cette lésion. Dans les expériences, la production de ces déchirures est attestée par le décollement de la peau, la séparation des faisceaux musculaires et la dénudation des os. Ce désordre physique ne s'observe d'ailleurs presque jamais seul ; il se rencontre simultanément avec la lésion des autres tissus, notamment avec la déchirure des muscles et l'arrachement des ligaments. Ce n'est pas seulement du côté où les parties sont soumises à une distension forcée, que l'on trouve cette déchirure du tissu cellulaire ; elle a lieu encore dans les points où les saillies osseuses pressent fortement sur les tissus, par suite du rapprochement anormal de deux os. Ainsi, dans les mouvements forcés de l'épaule en arrière, le bord postérieur du scapulum se rapprochant de la colonne vertébrale, contond et déchire le tissu cellulaire entre le trapèze, le rhomboïde et les muscles des gouttières. Cette sorte de broiement des parties molles est une circonstance à noter dans l'histoire des entorses ; elle explique la présence des ecchymoses et de la douleur du côté opposé à la distension des tissus, ainsi que l'avait fait remarquer Sanson pour les entorses du pied. Elle explique aussi quelquefois l'apparition de ces ecchymoses dans des points éloignés de l'articulation soumise au mouvement forcé, comme dans le cas que j'indiquais du renversement du bras en arrière.

Effets physiques produits sur les vaisseaux et sur les nerfs par les mouvements forcés imprimés aux articulations. — Les mouvements forcés n'ont presque jamais produit de lésion appréciable sur les vaisseaux et sur les nerfs d'un calibre un peu fort. On sait combien sont rares les ruptures de ces organes à la suite des luxations, alors même que le déplacement des os a été très-étendu ; à plus forte raison, ils demeurent intacts après les mouvements forcés qui n'ont pas amené de grands changements de rapports entre les surfaces articulaires. M. Pomiès a bien reconnu que la forme cylindrique n'était pas la seule cause de ce privilége de conservation. En effet, si les vaisseaux doivent à cette disposition d'éluder quelquefois l'action des saillies osseuses qui pourraient les contondre ou les distendre, ils sont bien souvent, néanmoins, soumis à une véritable extension forcée, à laquelle ils ne cèdent sans se rompre, que par suite de leurs flexuosités et de l'élasticité de leur tissu. Cette élasticité naturelle prévient d'autant mieux une rupture, qu'elle peut s'exercer et se répartir de proche en proche sur une grande étendue des cordons nerveux et vasculaires, qui n'ont, avec les parties environnantes, que des adhérences celluleuses lâches ou peu résistantes. Dans une expérience faite dans le but d'étudier les effets physiques de l'abaissement forcé de l'épaule, le plexus brachial et les vaisseaux axillaires ayant été rompus, M. Pomiès fut conduit à rechercher la cause de cet accident, qui ne s'était jamais produit dans les autres mouvements forcés, et il la trouva dans l'application d'un lien au-dessus du coude. Ce lien, qui servait à tirer sur le bras et à abaisser ainsi l'épaule, exerçait nécessairement une constriction très-forte sur les tissus, et limitant inférieurement la portion des vaisseaux et des nerfs soumise à la distension forcée, empêchait la répartition de l'effort et de l'extensibilité dans toute l'étendue du membre supérieur.

Les vaisseaux d'un petit calibre, en raison de leurs subdivisions nombreuses et de leur ténuité, ne peuvent résister de la même manière que les nerfs et les vaisseaux plus volumineux, et ils sont déchirés en même temps que les parties qu'ils traversent. De là résultent les ecchymoses et les épanchements sanguins que je signalais à propos des lésions du tissu cellulaire, et qui succèdent aussi à la déchirure des autres tissus. Les vaisseaux du diploë des os, les vaisseaux rachidiens et spécialement les sinus vertébraux, sont une source fréquente d'hémorrhagie à la suite des mouvements forcés ; les premiers, lorsque les extrémités osseuses ont été fracturées ; les derniers, lorsque les vertèbres ont été brisées ou que leurs moyens d'union ont été rompus.

Effets physiques produits sur les muscles par les mouvements forcés imprimés aux articulations. — La déchirure des muscles à la suite des luxations, est un fait depuis longtemps démontré par l'anatomie pathologique, et enseigné par tous les auteurs. Quelques articulations, celle de la hanche et celle de l'épaule surtout, ont été, sur ce point, l'objet de recherches particulières (1). Mais ce travail n'a pas été suivi dans les

(1) Voir les articles consacrés à ces articulations.

autres jointures. On a signalé seulement les lésions musculaires qui accompagnent les déplacements étendus des os, et non pas ceux qui peuvent résulter d'une simple distension, d'un écartement peu considérable et passager des surfaces articulaires. On n'a pas recherché non plus si la déchirure des muscles avait lieu dans des parties éloignées de l'articulation soumise au mouvement forcé ; on n'a pas indiqué quel était le point où s'opérait la rupture des muscles trop violemment distendus.

Dans les articles consacrés à chaque articulation en particulier, je signalerai spécialement les muscles qui sont le plus fréquemment atteints dans chaque mouvement forcé, je ne dois signaler ici que ce qu'il y a de plus général dans la production de ces déchirures. Les mouvements forcés agissent sur les muscles en éloignant les uns des autres leurs points opposés d'insertion. Cet éloignement peut être direct : dans l'abduction forcée de la cuisse, par exemple, les muscles de la partie interne sont soumis à un effort de ce genre. Le plus souvent il est dû à la saillie des extrémités articulaires sur lesquelles les muscles sont étendus, ainsi que cela s'observe dans les divers mouvements forcés imprimés au poignet, au coude, à l'épaule, etc.

Les muscles qui entourent les articulations forcées ne sont pas les seuls atteints. L'exagération de certains mouvements entraîne des changements de rapport dans des parties du corps plus ou moins éloignées du point sur lequel la violence a été dirigée, et occasionne aussi des lésions dans ces parties. Les muscles droits de l'abdomen, par exemple, ont pu être déchirés dans la flexion forcée en arrière de la colonne vertébrale. La connaissance de la possibilité de ces désordres est d'une véritable importance, parce qu'elle conduit à l'interprétation de quelques symptômes qui accompagnent parfois les entorses, et dont la cause ne pourrait sans cela être soupçonnée. Ainsi, à la suite du renversement en arrière de la colonne vertébrale, il peut exister des douleurs à la partie antérieure de la base de la poitrine, comme je l'ai observé dans un cas que je rapporterai à l'article consacré aux maladies des articulations de la colonne vertébrale.

Si les muscles sont déchirés par les tractions auxquelles ils sont soumis, ils peuvent aussi être lésés par la pression dont ils sont atteints, par le rapprochement anormal de deux surfaces osseuses consécutivement à un mouvement forcé articulaire. Dans l'abduction et dans la rotation de la cuisse, le moyen et le petit fessier, ainsi que le pyramidal, sont en quelque sorte broyés par le grand trochanter contre l'os iliaque.

Quand les muscles se rompent sous l'influence d'une distension forcée, c'est au niveau de l'union des fibres charnues avec les fibres aponévrotiques que s'opère la déchirure. Cette disposition est surtout remarquable à la jambe et à l'avant-bras. Lorsque l'on fait la dissection des parties après une expérience sur les mouvements forcés du poignet ou de l'articulation tibio-tarsienne, on voit autour des jointures, ramenées dans une attitude moyenne, les tendons repliés sur eux-mêmes faire hernie à travers les aponévroses. Si l'on exerce une traction modérée sur ces tendons, on les dégage entièrement de leurs gaînes, et ils présentent à leur extrémité supérieure des lambeaux de fibres musculaires. Ce résultat constant de l'expérimentation me paraît devoir se rencontrer aussi sur le vivant. J'en trouve la preuve dans la présence des ecchymoses qui, à la suite des entorses du pied ou du poignet, se rencontrent fréquemment à la jambe et à l'avant-bras, sans que les parties où elles siégent aient reçu des contusions, et sans que les ecchymoses aient des rapports de continuité avec celles que l'on observe autour de l'articulation soumise au mouvement forcé.

L'anatomie pathologique pourrait seule confirmer d'une manière positive ces données expérimentales ; mais on sait combien est rare la dissection des entorses. Dans celles qu'on a faites jusqu'à présent, on ne s'est point préoccupé de ces questions, et les auteurs n'ont fourni aucun des matériaux nécessaires à la discussion que je soulève ici (1).

(1) Si les ruptures musculaires n'ont pas été signalées par les auteurs comme une des lésions ou des complications de l'entorse, elles ont été étudiées d'une manière spéciale comme une maladie particulière observée quelquefois à la suite des chutes, des efforts violents, des mouvements spasmodiques. Les noms de MM. L. Janson, Roussille, Chamseru et Sédillot se rattachent à des travaux sur ce sujet. Je ferai remarquer que dans les observations citées par M. Sédillot (Mémoire

Les gaînes aponévrotiques des tendons sont fréquemment déchirées à la suite des mouvements forcés, et, dans quelques cas, cette rupture de la gaîne est suivie d'une véritable luxation des tendons qui abandonnent au niveau des jointures le sillon dans lequel ils sont contenus. Ce déplacement se rencontre surtout dans les cas où les extrémités articulaires sont fracturées. Les muscles péroniers, les longs fléchisseurs des orteils, les radiaux, les tendons fléchisseurs des doigts, en ont offert fréquemment des exemples.

Les muscles qui n'offrent pas d'extrémités tendineuses distinctes et étendues sont rompus dans le point le plus faible de leur continuité, mais jamais immédiatement au niveau de leurs insertions à l'os.

Effets physiques produits sur les ligaments par les mouvements forcés imprimés aux articulations. — Les ligaments soumis à une distension exagérée éprouvent deux sortes de lésions ; s'ils sont larges et peu forts, comme le ligament antérieur de l'articulation du coude, comme les capsules des apophyses articulaires des vertèbres, ils sont déchirés à leur partie moyenne ; s'ils sont étroits ou à fibres épaisses et serrées, comme les ligaments latéraux des articulations ginglymoïdales, comme les ligaments palmaires du poignet , ils arrachent les surfaces d'implantation , et ils peuvent déterminer même la fracture d'une extrémité osseuse, ainsi que cela a lieu pour le radius dans les mouvements forcés du poignet, pour le tibia dans l'extension de la jambe sur la cuisse. Les capsules articulaires de l'humérus et du fémur, ayant une force moyenne de résistance, sont parfois déchirées, et parfois aussi arrachent des parcelles osseuses dans le point de leur insertion. Il n'est pas rare non plus, et cela se rencontre surtout dans les luxations, de trouver en même temps la déchirure du ligament et l'arrachement de quelques points osseux à

sur la rupture musculaire, dans *Mém. et prix de la Soc. de méd. de Paris*, 1817) les muscles étaient presque toujours rompus à l'union des fibres charnues avec les fibres tendineuses. Ces faits, par leur conformité avec ceux que nous avons observés dans nos expériences, montrent quel degré de confiance on peut accorder aux résultats qu'elles nous ont donnés.

l'une de ses insertions. Soit déchirure, soit arrachement, l'ouverture qui en résulte est le plus souvent assez grande pour permettre la libre entrée et la sortie de la tête articulaire. Dans les expériences que j'ai faites, j'ai cependant rencontré plusieurs cas où, après des luxations artificielles, la capsule était déchirée dans une assez petite étendue pour rappeler l'opinion de Desault, qui considérait cette circonstance comme un obstacle fréquent à la réduction.

A la suite des mouvements forcés de la colonne vertébrale, les disques intervertébraux sont quelquefois détachés du corps des vertèbres sans qu'il y ait arrachement des parcelles osseuses ou déchirure du fibro-cartilage. C'est une sorte de lésion dont les ligaments des autres jointures n'offrent pas d'exemples. Ces tissus fibreux inter-articulaires sont parfois déchirés perpendiculairement à leur épaisseur, de manière à être divisés en plusieurs fragments de cercle; mais jamais la rupture ne se fait parallèlement à leur épaisseur, de manière à laisser une couche fibreuse sur l'une et l'autre des vertèbres disjointes.

Les ménisques inter-articulaires du genou offrent dans les mouvements de rotation forcée de la jambe une sorte de déplacement qui leur est propre, et dont les chirurgiens anglais ont les premiers indiqué les symptômes. On trouvera dans l'article consacré à l'étude des effets physiques des mouvements forcés du genou, les détails anatomiques d'une luxation de ce genre, qui se produisit dans une de nos expériences. Les rapports de ressemblance qui existent entre ce fait et la description donnée par Astley Cooper ne permettent pas de douter de la possibilité de cet accident sur le vivant, et, pour tous les cas où l'articulation n'est pas malade, le mécanisme du déplacement et la disposition anormale des parties intérieures me paraissent devoir être conformes à ceux que je ferai connaître.

Des déplacements des os sous l'influence des mouvements forcés imprimés aux articulations. — Les mouvements forcés imprimés aux jointures peuvent occasionner deux sortes de déplacements des extrémités articulaires : 1° des déplacements permanents, de véritables luxations complètes ou incomplètes; 2° des déplacements temporaires dont l'existence ne peut être reconnue après l'accident, parce qu'ils disparaissent dès que la violence extérieure a cessé d'agir.

L'étude des premiers déplacements que je signale se rapporte aux luxations dont je n'ai pas entrepris l'histoire dans cet ouvrage.

La seconde espèce de déplacements des os, que j'ai indiquée comme consécutive aux mouvements forcés, et que j'appellerai *déplacements temporaires*, est d'une grande importance dans l'étude des entorses. Un exemple fera connaître ce que j'entends dire en parlant de ces déplacements, et en fera comprendre les conséquences. Si, sur le cadavre d'un adulte bien constitué, on étend violemment l'avant-bras sur le bras, on sera frappé de la difformité qui se produira sous l'influence de ce mouvement forcé. La face antérieure de l'extrémité inférieure de l'humérus fera saillie en avant, tandis qu'un angle rentrant tout-à-fait anormal se rencontrera en arrière du coude.

Nul doute qu'il n'y ait alors changement de rapports entre les surfaces articulaires (l'examen extérieur suffit pour le constater), et cependant si la violence n'est pas poussée assez loin pour briser les os, ou pour rompre d'une manière presque complète tous leurs moyens d'union, on verra toute difformité cesser dès que l'avant-bras ne sera plus entraîné dans un mouvement forcé. A la dissection on trouvera des déchirures des ligaments et des muscles, des arrachements de parcelles osseuses qui attesteront l'action de la violence extérieure et le déplacement momentané des surfaces articulaires. Le même phénomène s'observe dans toutes les articulations, et le fait de l'interposition des parties molles entre les surfaces articulaires, fréquent dans les luxations permanentes, se rencontre aussi quelquefois dans ces cas. En rapprochant cette dernière circonstance de ce que j'ai dit du déplacement des tendons, on y trouvera une raison anatomique de plus pour comprendre la possibilité des succès obtenus par les mouvements imprimés aux jointures après les entorses, et l'on partagera mon opinion sur l'utilité de cette pratique dont j'exposerai ailleurs l'histoire et les procédés.

Les déplacements temporaires des os, démontrés par l'expérimentation, peuvent être facilement expliqués ; les ligaments et les muscles distendus n'étant pas tous soumis à un effort égal, ne résistent pas tous avec une égale puissance. Quelques-uns sont rompus ou arrachés; mais les autres résistent, et si la violence extérieure cesse d'agir, les surfaces articulaires qui ne se sont abandonnées qu'en un point, par une sorte de déduction angulaire, reprennent immédiatement leurs rapports habituels.

En résumé, à part quelques exceptions, et à part les cas de fractures, on peut dire d'une manière générale que les parties molles qui avoisinent les articulations ne sont lésées dans les mouvements forcés que par suite du déplacement des os, et tous les symptômes qui, sur le vivant, attestent la déchirure des tissus dans l'entorse, témoignent ainsi de la production de ces luxations temporaires.

Des fractures des os, consécutives aux mouvements forcés imprimés aux articulations. — Si les fractures des malléoles et de l'extrémité inférieure du radius, consécutives aux mouvements forcés du pied et de la main, sont parfaitement connues, on ignore que des mouvements analogues imprimés au genou, au coude, à l'épaule et à la hanche, déterminent également des fractures multipliées du corps des os ou de leurs extrémités articulaires. Les expériences cadavériques que nous avons faites sur la plupart des articulations, nous ont permis de constater la possibilité de ces désordres. Les détails qu'on trouvera dans les chapitres spéciaux indiqueront, pour chaque articulation, les conditions particulières de la production de ces fractures qui résultent de la fixité que conserve une partie de l'os, tandis que l'autre est entraînée dans un mouvement forcé. Les ligaments, les muscles et l'emboîtement des surfaces articulaires opposant, dans quelques circonstances, une résistance considérable, les os se brisent au lieu de se déplacer.

A propos de l'étude des effets physiques des mouvements forcés sur les ligaments et les muscles, j'ai déjà signalé l'arrachement des parcelles osseuses, opéré par ces tissus au niveau de leurs insertions. Des apophyses, des extrémités d'os peuvent être fracturées par le même mécanisme. Ainsi, les malléoles, les apophyses styloïdes du radius et du cubitus, l'épichondyle et l'épitrochlée, les apophyses épineuses des vertèbres, etc., sont fréquemment arrachées par la traction des muscles et des ligaments. Cependant il ne peut y avoir dans un mouvement forcé distension et déchirure qu'autant qu'il existe un point d'appui sur lequel s'opère une sorte de mouvement de bascule de l'extrémité articulaire. C'est souvent dans l'intérieur de la jointure elle-même que se trouve ce point d'appui; dès-lors un côté de l'articulation est soumis à une pression très-forte, tandis que l'autre est violemment distendue, et il en résulte un écrasement de la partie comprimée.

Les sujets jeunes, de constitution scrofuleuse, et les vieillards, offrent le plus souvent cet ensemble de lésions qui atteint spécialement les articulations ginglymoïdales soumises à un effort violent d'inflexion latérale, dans une direction qui ne permet pas de mouvement naturel. Si, par exemple, dans une expérience cadavérique, on porte la jambe dans une abduction forcée, la cuisse étant maintenue fixe, les désordres qui se produiront alors dans le genou seront caractérisés par des déchirures et des arrachements divers au côté externe de l'articulation, et souvent aussi par l'écrasement de l'extrémité supérieure du tibia à son côté interne. Quand, à la suite d'une entorse violente, la malléole est brisée du côté où le pied a été incliné, c'est la pression des os du tarse sur les extrémités inférieures du tibia ou du péroné, qui est la cause de cette fracture. Les mouvements forcés imprimés au rachis donnent aussi fréquemment lieu à cette lésion, et la flexion forcée, en avant surtout, est presque toujours suivie de l'écrasement du corps d'une ou de plusieurs vertèbres.

Les mouvements de rotation forcée imprimés aux membres, occasionnent en général des fractures de la partie moyenne des os longs. Ainsi, lorsque l'on porte la pointe du pied d'un cadavre, dans une adduction ou une abduction forcée, d'où résulte la torsion de la jambe, on produit presque inévitablement la fracture du tibia et du péroné. Les solutions de continuité dues à cette cause spéciale sont remarquables par l'obliquité excessive des fragments.

Dans les mouvements forcés du bras et de l'épaule, il arrive parfois que l'omoplate soit fracturée, suivant un mécanisme particulier dont les conditions ne se rencontrent pas dans les autres régions du squelette. Si, le bras élevé à angle droit sur le plan latéral du tronc, est porté violemment en arrière, l'on pourra observer la fracture du bord vertébral de l'omoplate, par suite de la pression de ce bord, contre les côtes et contre le rachis. Si l'on fait décrire au bras placé le long du tronc un arc de cercle, de bas en haut et d'avant en arrière, on fracturera presque inévitablement le scapulum au-dessous de l'épine. On comprend comment, dans le mouvement forcé, l'omoplate, entraînée par l'humérus, tend à basculer en avant et à se détacher de la poitrine par son extrémité inférieure. Il arrive alors que les muscles, retenant cette partie inférieure contre le tronc, elle ne peut suivre le mouvement imprimé à la partie supérieure, et l'os est brisé dans le point indiqué.

Les fractures produites par des mouvements forcés, ne présentent pas le même caractère chez tous les sujets. Sur les adultes de bonne constitution, elles sont comparativement beaucoup plus rares que sur les individus qui offrent d'autres conditions organiques. Chez les premiers, c'est la partie moyenne des os longs qui est ordinairement le siége des fractures; jamais on n'y observe l'écrasement des extrémités articulaires.

J'ai rarement constaté sur les enfants le décollement des épiphyses. La solution de continuité a lieu ordinairement sur le corps de l'os, immédiatement au-delà du cartilage épiphysaire. Dans ces cas, les fragments ne s'abandonnent pas d'une manière complète; ils sont en quelque sorte *engrenés* entre eux par une foule d'aspérités, et toujours retenus par des portions de périoste demeurées intactes. Quelquefois même, il faut inciser cette membrane pour reconnaître chez les jeunes sujets des fractures incomplètes des extrémités osseuses, fractures qui ne se décèlent à l'extérieur que par une déformation peu apparente de l'os. L'*écrasement*, ainsi que je l'ai dit, est très-fréquent sur les os des enfants scrofuleux et rachitiques. Les adultes de mauvaise constitution, ceux qui sont morts de maladies longues, offrent aussi une très-grande fragilité des os; leurs extrémités articulaires cèdent facilement à l'action de toutes les causes que j'ai énumérées. Les vieillards sont, de tous les sujets, ceux qui, dans nos expériences, ont présenté le plus fréquemment des fractures des extrémités des os à la suite des mouvements forcés articulaires. Leur tissu osseux, infiltré de graisse, est d'une friabilité telle, qu'il se brise en plusieurs fragments au moindre effort de traction ou de pression.

Examen des conditions individuelles et des circonstances extérieures qui peuvent modifier la nature des effets physiques produits par les mouvements forcés. — Les considérations que je viens de présenter sur la fréquence relative des fractures consécutives aux mouvements forcés, suivant l'âge et la constitution des individus, me conduisent à examiner d'une manière générale l'influence que ces conditions exercent sur la nature et sur la gravité de tous les désordres qui peuvent être la conséquence d'une même violence extérieure. En comparant les résultats obtenus sur les différents sujets, à l'occasion d'un mouvement forcé semblable et de même étendue, on trouve qu'il présente, sur les enfants, une innocuité incontestablement plus grande que sur les adultes et sur les vieillards. La mobilité normale des articulations a, chez les premiers, une étendue bien plus considérable que chez les autres. Tous leurs tissus ont une élasticité et une souplesse qui leur fait éluder bien souvent l'action des efforts qui tendent à les distendre ou à les contondre. De tous les désordres qui peuvent suivre les mouvements forcés, les fractures et l'écrasement des extrémités osseuses sont ceux qui se produisent le plus fréquemment chez les enfants. Les luxations et le déplacement incomplet des os y sont fort rares, l'arrachement des ligaments et les déchirures musculaires s'y observent bien moins que sur les autres sujets.

Sur les adultes bien constitués, la déchirure des muscles, la déchirure et l'arrachement des ligaments, le déplacement temporaire ou permanent des extrémités articulaires, la fracture oblique de la diaphyse des os, tels sont les effets immédiats des mouvements forcés.

Sur les vieillards et sur les individus à système osseux très-friable, se rencontrent les désordres les plus nombreux, les plus étendus et les plus complets. Les muscles sont déchirés en grand nombre, les ligaments sont rompus ou arrachent des portions volumineuses des os, les extrémités articulaires sont fracturées ou broyées en plusieurs fragments.

Les différences dans le mode d'action de la violence imprimée aux articulations paraissent aussi, indépendamment des conditions individuelles et de l'étendue du mouvement forcé, modifier la nature des résultats produits. Ainsi, un mouvement brusque et rapide occasionne des fractures plutôt que des luxations, tandis qu'une impulsion moins soudaine amène la déchirure des moyens d'union des surfaces articulaires et produit leur déplacement. Si l'effort, tout en imprimant aux jointures un mouvement faux ou forcé de flexion angulaire, agit de manière à presser l'une contre l'autre les surfaces articulaires (comme cela a lieu dans une chute sur les pieds surpris en état d'adduction ou d'abduction) ; alors surtout s'observent les fractures par pression réciproque des os ou par écrasement.

Cette différence dans le mode d'action du mouvement forcé est bien loin cependant d'exercer, sur la nature des résultats observés, une influence aussi marquée et aussi importante que celle qui dépend de l'âge et de la constitution des sujets. L'expérience clinique elle-même permet de constater combien les conséquences d'un même accident sont différentes suivant les individus, et, pour l'entorse, par exemple, l'on sait que sur les sujets scrofuleux et sur les vieillards, elle offre bien plus de gravité que sur les sujets jeunes et sur les adultes bien constitués. L'examen anatomique des lésions diverses produites sur les uns et les autres, par la même violence extérieure, nous permet d'apprécier à quoi tient la différence des résultats. Nous voyons, en effet, que sur les individus âgés et mal constitués, la gravité plus grande des entorses ne résulte pas seulement du défaut d'une réaction franchement réparatrice, mais qu'il s'agit souvent aussi d'une affection physiquement plus grave que celle produite par la même cause et dans les mêmes circonstances sur les sujets sains et vigoureux.

Épanchements de sang. — Les épanchements de sang en dedans ou en dehors des articulations s'observent fréquemment à la suite des entorses. Ils sont un effet nécessaire de la rupture des vaisseaux sanguins. Leur fréquence sur le vivant confirme les résultats que nous ont donnés les expériences cadavériques, et montrent que les ruptures du tissu cellulaire, des synoviales et des ligaments, à la suite des mouvements forcés, sont beaucoup plus communes qu'on ne le pense généralement.

Anatomie pathologique des lésions vitales consécutives aux mouvements forcés.

Les inflammations consécutives aux entorses se développent en général avec rapidité ; elles offrent des variétés nombreuses. Je pense que dans les cas les moins graves, c'est surtout la membrane synoviale qui est le siége de l'injection sanguine et des sécrétions consécutives à l'inflammation. Dans les cas plus graves, tous les tissus doivent être simultanément affectés. L'on ne peut appuyer ces opinions sur des autopsies ; mais les phénomènes observés pendant la vie ne me paraissent laisser aucun doute à cet égard. L'inflammation se développe avec une rapidité qui ne peut appartenir qu'à des tissus très-vasculaires, comme le sont les membranes synoviales et le tissu cellulaire lâche qui les entoure ; elle s'accompagne souvent d'hydarthrose qui atteste la lésion des synoviales. Les douleurs vives qui accompagnent le moindre mouvement et le moindre contact, ainsi que le gonflement général qui se fait sentir jusqu'au-dessous de la peau dans les entorses graves, indiquent que toutes les parties molles sont le siége d'une réaction inflammatoire plus ou moins intense. On comprend, d'ailleurs, que lorsqu'il y a déchirure des synoviales, des ligaments, des gaînes tendineuses, du tissu cellulaire et des muscles, chacun des organes déchirés doit être atteint d'inflammation. Dans ces cas, les ligaments eux-mêmes peuvent participer à l'inflammation ; mais ce serait une erreur de croire qu'ils sont le siége principal des congestions sanguines et des sécrétions inflammatoires.

Si l'on cherche à déterminer quelles sont les lésions anatomiques des arthrites aiguës suites d'entorses, d'après ce que l'on observe dans les inflammations articulaires de cause interne, on peut présumer qu'il en est, 1° avec simple congestion de sang ; 2° avec congestion de sang et sécrétion de sérosité ; 3° avec congestion de sang, sécrétion de sérosité et sécrétion de fausses membranes. Ce n'est que dans des cas très-rares et toujours après un temps plus ou moins long, qu'il peut y avoir production de pus. Toutes ces variétés, que je ne fais qu'indiquer ici, seront décrites avec détail à l'article consacré à l'arthrite aiguë de cause interne.

Cependant, les inflammations aiguës peuvent devenir chroniques ; les lésions qu'on observe alors sont extrêmement variées, car il n'est pas une des maladies chroniques des articulations qui, suivant la prédisposition des malades, ne puisse se développer à la suite des entorses.

Le cas le plus obscur et peut-être le plus fréquent est celui où le mal n'est pas appréciable à l'extérieur. Les lésions légères qui existent alors n'entraînant point la mort ou ne nécessitant jamais d'amputation, ne pourraient être étudiées anatomiquement que si les malades venaient à périr par des causes accidentelles. Ces cas se sont présentés sans doute assez souvent, mais je ne sache pas que les observateurs en aient profité. Il est probable que lorsqu'à la suite d'entorses, les douleurs et la gêne des mouvements persistent sans être cependant entretenus par des désordres physiques, les synoviales sont rouges, les franges qu'elles offrent à leur surface libre sont parcourues par des vaisseaux plus ou moins injectés. Peut-être aussi existe-t-il, dans leur intérieur, des fausses membranes et de la sérosité en trop petite quantité pour se manifester au-dehors. Je pense qu'il en est ainsi, car ce sont ces lésions qu'on observe dans les inflammations chroniques de cause interne, et que l'on a rencontrées dans le cas suivant :

Observation. — Un vieillard de 80 ans fit une chute d'un lieu élevé ; il vint à l'Hôtel-Dieu de Lyon, dans le mois d'août 1842, pour se faire traiter de deux entorses violentes, l'une au poignet et l'autre au pied du côté droit : il y avait une inflammation très-vive à ces deux articulations. L'inflammation aiguë passa à l'état chronique ; le malade mourut quatre mois après l'accident.

A l'autopsie du poignet, on trouva les tendons fléchisseurs adhérents par une lame celluleuse d'un centimètre de long à la partie de leur gaîne qui est en rapport avec les os. Les cartilages de l'articulation étaient parfaitement intacts, la synoviale était rouge, veloutée dans toutes les parties où elle n'était pas intimement adhérente aux tissus fibreux. Elle ne contenait pas de sérosité, et l'on ne pouvait apercevoir aucune trace de fausse membrane. Les ligaments paraissaient un peu épaissis, mais ils avaient conservé leur teinte naturelle. Le radius était fracturé à son extrémité inférieure, en avant, à un centimètre au-dessus de l'articulation ; en arrière, à deux centimètres. Le fragment inférieur faisait un peu de saillie en arrière. Le fragment supérieur était légèrement porté en avant, de manière à faire disparaître la concavité normale de la face antérieure de l'os.

Après avoir scié l'extrémité des deux radius pour comparer l'os sain avec l'os malade, on trouva que ce dernier était plus rouge, que ses cellules étaient moins spacieuses et que leurs parois étaient plus épaissies. Du côté opposé, les os étaient remplis de graisse, et leur tissu celluleux s'écrasait sous la pression du doigt.

Au pied, on trouva les traces d'un écrasement du calcanéum, qui avait été déjeté en dehors ; la concavité du pied était détruite, et le tissu du calcanéum, comme celui du radius fracturé, était plus rouge et plus dense que celui du côté opposé, lequel était infiltré de matière grasse. La synoviale et les ligaments de l'articulation du pied offraient des altérations semblables à celles de l'articulation du poignet. Entre l'astragale et le calcanéum existait une fausse membrane rouge interposée entre les deux cartilages.

S'il est des cas où les maladies chroniques des articulations consécutives à des entorses ne se traduisent au-dehors par aucune altération apparente, il en est où les articulations sont tuméfiées, indurées, plus chaudes que dans l'état normal, et où elles présentent les symptômes que nous décrirons plus tard sous le nom d'*inflammation chronique*. Bien que l'on n'ait pas publié l'observation de malades, dont les articulations aient été disséquées dans cet état, l'on peut sans doute se faire une idée juste des changements qu'elles éprouvent, en considérant ce qui se passe dans les articulations à la suite des luxations non réduites. En nous guidant sur de nombreuses observations recueillies dans ces cas, je crois pouvoir établir par analogie que les lésions suivantes se produisent à la suite des entorses.

Les synoviales sont rouges et parsemées de petites végétations vasculaires. Le tissu cellulaire sous-jacent, surtout dans les parties où il est lâche, est pénétré de vaisseaux quand le mal est récent ; quand celui-ci est ancien, il est converti en tissu fibreux ou en tissu lardacé. L'articulation n'est pas en général le siége d'une hydarthrose, mais si elle a été maintenue longtemps immobile, l'on y trouve souvent de la sérosité sanguinolente et des couches de fausses membranes plus ou moins avancées dans leur organisation. Les cartilages sont ordinairement ulcérés dans une étendue assez considérable, ils sont quelquefois rouges et tuméfiés.

Les gaînes synoviales des tendons offrent la trace d'adhérences plus ou moins solides, suivant l'ancienneté du mal, avec les tendons qui les parcourent. Vers le début, ces adhérences sont pseudo-membraneuses ; un peu plus tard, ce sont des adhérences fibreuses.

La formation accidentelle de tissu fibreux ou de tissu lardacé est en quelque sorte le caractère distinctif des inflammations chroniques par cause externe, chez les hommes bien constitués. L'on trouve de ces productions à la surface des os et dans les lieux où ceux-ci ont été privés de cartilages ; on en trouve dans tous les tissus extérieurs à l'articulation, et spécialement dans tout le tissu cellulaire sous-aponévrotique. Les adhérences qui résultent de toutes ces formations nouvelles, rendent les mouvements très-difficiles.

Si la forme d'inflammation chronique que l'on observe le plus fréquemment à la suite de violences extérieures est celle où il y a injection des synoviales, et, comme dans les derniers cas dont nous venons de parler, sécrétion et organisation de la lymphe plastique, il arrive quelquefois cependant que l'on rencontre des fongosités et des collections purulentes dans des jointures qui ont été soumises à des chocs ou à des mouvements forcés. Ce résultat ne s'observe guère que chez des malades dont la constitution, plus ou moins altérée, offre une prédisposition scrofuleuse ou purulente. Aux articles *fongosités et abcès des articulations*, je traiterai de l'anatomie pathologique de ces altérations.

Quelles que soient les variétés que présentent sous le rapport anatomique les inflammations chroniques des synoviales consécutives aux entorses, elles entraînent toujours un amaigrissement plus ou moins marqué des parties qu'elles entourent. En général, cet amaigrissement ne va que jusqu'à l'articulation la plus voisine. Ainsi , c'est la jambe seule qui maigrit dans une maladie du pied. Mais quelquefois l'atrophie s'étend beaucoup plus loin, et un membre tout entier diminue de force et de volume, bien qu'une seule de ces articulations soit enflammée chroniquement. Dans ces cas, les muscles sont moins colorés et perdent une portion de leurs fibres musculaires proprement dites.

Symptômes..

Aussitôt après qu'un mouvement forcé a été imprimé à une articulation, une souffrance vive s'y fait sentir, et les mouvements y deviennent plus ou moins difficiles et douloureux. C'est à tort que l'on supposerait avec Bichat et tous les auteurs qui l'ont suivi, que les ligaments sont le siége spécial de ces douleurs. Les ligaments ne peuvent être distendus sans que les nerfs qui rampent à leur surface, sans que la synoviale qui en tapisse la partie interne , ne soient tiraillés eux-mêmes. La véritable cause des douleurs est , comme M. Magendie l'a démontré, la distension de ces nerfs et sans doute celle de la synoviale. Ce serait aussi une grave erreur que d'attribuer les souffrances qui succèdent à une entorse seulement aux tiraillements des parties qui entourent une articulation ; il faut tenir compte des déchirures que les expériences cadavériques et que les ecchymoses , si fréquentes durant la vie , démontrent dans tous les cas où les os ont été violemment éloignés de leurs rapports naturels. Remarquez aussi que, tandis que les parties molles placées sur l'un des côtés d'une articulation sont distendues ou déchirées, celles du côté opposé sont rapprochées et souvent soumises à une compression douloureuse. C'est ce que l'on voit surtout à l'articulation tibio-tarsienne, où la pression exercée sur le côté vers lequel le pied est entraîné, suffit pour produire une fracture de la malléole.

La difficulté plus ou moins grande des mouvements qui coexiste avec les douleurs dont nous venons d'expliquer les causes diverses, est en rapport avec la gravité des lésions physiques qu'ont produites les mouvements forcés.

On n'observe point d'*ecchymoses*, s'il y a eu simple distension ; mais si des vaisseaux ont été déchirés, ces ecchymoses se manifestent à l'extérieur, après un temps plus ou moins long. Il est rare de les apercevoir dans les deux premiers jours qui suivent l'entorse ; elles se dissipent ordinairement au bout de dix à vingt jours, en passant par diverses colorations successives et décroissantes, depuis le brun violacé jusqu'au jaune, et jusqu'à la teinte normale de la peau. Il est excessivement rare que les ruptures suites d'entorse donnent lieu à des épanchements sanguins considérables, et jamais l'on n'a besoin de donner issue au liquide épanché.

L'*arthrite aiguë* se développe dès les premières heures qui suivent les mouvements forcés imprimés aux articulations. Une fois développée, elle offre tous les caractères communs aux inflammations : douleur, chaleur, gonflement et rougeur, lorsque la congestion arrive jusqu'à la peau. On y trouve aussi toutes les variétés de symptômes dépendantes des divers produits de sécrétion que j'ai signalés, en traitant de l'anatomie pathologique. Sous tous ces rapports, les arthrites traumatiques étant semblables aux arthrites de cause interne, je me borne à renvoyer à la description de cette dernière.

Les symptômes des *inflammations chroniques* consécutives à des mouvements forcés, varient suivant la nature des lésions articulaires et suivant les tissus qui sont spécialement affectés ; mais, dans tous les cas, ces signes étant les mêmes que ceux qu'on observe dans les arthrites chroniques de cause interne, j'en renvoie l'exposition à l'article consacré à cette dernière maladie. Je me contenterai d'indiquer, en terminant, sur quels points *l'on doit fixer son attention pour établir le diagnostic.*

Appelé auprès d'un malade dont une articulation a été forcée, l'on doit rechercher avant tout s'il existe ou non des lésions physiques et quelles sont ces lésions. La science donne des moyens précis pour reconnaître s'il y a fracture ou luxation complète ; mais il est d'autres lésions dont la possibilité nous a été démontrée par les expériences cadavériques et qu'il est bien difficile de diagnostiquer. Comment reconnaître les arrachements de parcelles osseuses par des ligaments trop résistants pour se rompre ? Comment reconnaître les déchirures des capsules fibreuses et synoviales, celles des gaînes tendineuses, les hernies des tendons et les ruptures musculaires ? Il n'existe aucun moyen précis de constater ces états si divers ; cependant, lorsqu'autour d'une articulation violemment distendue, l'on trouve des traces d'un épanchement de sang plus ou moins considérable, l'on ne peut douter qu'il n'y ait eu déchirure, et si l'on manque de signes précis pour dire quels sont les tissus qui ont été déchirés, on peut présumer quels ils sont avec une certaine probabilité. Pour cela, il faut savoir quel est le mouvement forcé qui a été imprimé à l'articulation, et bien connaître les résultats que ce genre de mouvement produit sur le cadavre.

J'ai vu des cas où à la suite d'entorse des pieds, des ecchymoses, avec vives douleurs, se manifestaient le second ou le troisième jour à l'union du tiers moyen avec le tiers inférieur de la jambe, sur le trajet du péronier ou du jambier antérieur. A la suite des entorses du poignet, j'ai vu les mêmes ecchymoses sur la partie moyenne et antérieure de l'avant-bras. M'appuyant sur les résultats de l'expérimentation, j'ai présumé qu'il y avait eu alors déchirure des muscles à leur union avec les tendons ; mais, je dois le dire, ce n'est là qu'une simple présomption, elle n'a pas été vérifiée par l'autopsie.

Enfin, parmi ces problèmes obscurs de diagnostic que soulève l'examen des effets physiques produits par une entorse, il en est qui peuvent être résolus par les effets du traitement. L'expérience cadavérique nous montre, par exemple, qu'à la suite de certains mouvements forcés de la jambe, les cartilages inter-articulaires du genou peuvent se déplacer et s'interposer entre les surfaces osseuses. Ces mêmes expériences nous font voir qu'il faut, pour remettre les parties en place, faire exécuter à la jambe des mouvements de flexion. Et bien, si l'on trouve un malade qui, à la suite d'une entorse, éprouve dans le genou de vives douleurs et ne puisse marcher, qu'aussitôt après la flexion de la jambe les douleurs cessent, que les mouvements spontanés s'exécutent avec facilité, comme j'en ai vu un exemple, on devra présumer qu'il existait une luxation des fibro-cartilages, et que cette luxation a été réduite par le procédé mis en usage.

Après avoir porté son diagnostic sur les lésions physiques des articulations qui ont été le siége d'entorse, il faut déterminer, dans le cas où s'est développée une inflammation consécutive, quels sont les tissus enflammés, quel est le genre de lésion dont ils sont le siége; mais, je l'ai déjà dit, je préfère renvoyer l'examen de ce qui a rapport à l'inflammation des jointures à l'article *arthrite de cause interne*.

Conséquences et pronostic.

Les conséquences de l'arthrite aiguë consécutive à l'entorse varient suivant la gravité des lésions qui lui ont donné naissance, suivant le mode de traitement employé, suivant la constitution des malades.

Quand il y a eu arrachement des éminences osseuses qui avoisinent les jointures, quand il y a eu déchirure des muscles, des gaînes tendineuses, des ligaments et des synoviales, l'inflammation est bien plus intense, et ses conséquences sont bien plus graves que lorsque les lésions sont moins nombreuses.

Ce mode de traitement exerce aussi une influence très-marquée sur la marche et sur les conséquences de l'inflammation. Il faut avoir traité, comme on le fait généralement, un grand nombre d'entorses par les cataplasmes émollients et par les sangsues; il faut avoir ensuite employé les répercussifs et le froid continu, pour demeurer convaincu qu'avec un mauvais traitement, la durée et la gravité du mal sont considérablement augmentées; tandis qu'avec un traitement convenable, la guérison est prompte, et les suites sont le plus souvent d'une extrême simplicité.

Les mauvaises positions, dont nous avons cherché, dans un autre chapitre, à apprécier toute l'importance, peuvent contribuer beaucoup à entretenir les inflammations chroniques consécutives aux entorses.

Il en est de même de l'immobilité trop longtemps prolongée des articulations. Nous avons prouvé dans un autre article que cette immobilité suffisait à elle seule pour produire les altérations les plus graves; on ne doit pas s'étonner que lorsque cette cause agit sur une articulation déjà altérée, elle y entretienne des douleurs et des lésions qu'un traitement convenable eût fait disparaître.

L'excès de mouvement et la fatigue ne sont pas moins dangereux, et tandis que l'immobilité trop prolongée prédispose surtout aux absorptions de cartilages et aux infiltrations de sang liquide, l'exercice trop actif expose à des congestions sanguines, à de véritables fluxions inflammatoires. Il en est de même de la plupart des excitants, tels que les douches salines sulfureuses prématurément employées, et en général de toutes les causes qui portent activement le sang vers les parties malades.

A ces causes locales, qui contribuent si puissamment à aggraver les suites des entorses, il faut ajouter l'influence qu'exercent sur ces maladies les prédispositions individuelles.

Si elle atteint un sujet affecté d'un rhumatisme chronique, l'arthrite traumatique qui, chez un homme sans maladie antérieure, aurait pu se terminer promptement et sans accident, est suivie d'inflammation chronique très-douloureuse et très-difficile à déraciner. Si l'entorse s'est produite chez un scrofuleux, elle peut amener une tumeur fongueuse, suivie ou non de suppuration, et chez un homme affecté de diathèse purulente, on doit toujours craindre la formation d'abcès au dedans et au dehors de la jointure.

J'ai dit ailleurs (1) que le même mouvement forcé ne produisait pas sur tous les individus les mêmes désordres physiques; ainsi, indépendamment de ce qui résulte de la différence du mode de réaction, suivant les diverses conditions d'âge et de constitution, la variété des lésions explique d'une manière toute physique pourquoi les suites des entorses ne sont pas les mêmes dans les cas qui paraissent d'abord tout-à-fait semblables.

(1) Page 212.

Traitement de l'entorse.

Le traitement de l'entorse doit être examiné : 1° au moment de l'accident, ou lorsqu'il date de deux ou trois jours au plus ; 2° lorsque l'inflammation consécutive est franchement développée ; 3° lorsque la maladie est passée à l'état chronique.

Dans le traitement des entorses récentes, l'on doit s'occuper avant tout de remédier aux lésions physiques qui peuvent les accompagner, réduire, par exemple, les fractures des extrémités osseuses qui peuvent coexister avec elles et employer les appareils que nécessitent ces fractures. Lorsqu'on a satisfait à cette indication, ou lorsqu'elle ne se présente point à remplir, le premier soin dont on doit se préoccuper est celui de prévenir l'inflammation aiguë qui est d'autant plus à craindre, et doit être d'autant plus intense que les lésions physiques sont plus graves.

Ce qui distingue l'inflammation traumatique des articulations de l'arthrite aiguë de cause interne, c'est la possibilité de la prévenir ou de la faire avorter à l'aide d'un traitement répercussif par les substances refrigérantes. Celles que l'on emploie de préférence sont les bains locaux dans de l'eau froide, les cataplasmes préparés avec la pulpe de plantes fraîches, les compresses trempées dans des liquides froids, et enfin les irrigations continues d'eau froide.

Bains locaux dans l'eau froide. — C'est un conseil donné par un grand nombre d'auteurs, et généralement mis en usage dans la pratique ordinaire, que l'emploi du bain local froid aussitôt après qu'une articulation a éprouvé une distension violente. Boyer (1) indique ce moyen comme le premier de ceux qu'on doit mettre en usage à la suite des entorses. Cependant il est négligé dans les hôpitaux, et pour moi je n'en ai fait usage que depuis que j'ai eu connaissance des résultats remarquables qu'en a obtenus M. Poulain, et qu'il a consignés depuis avec tous les détails convenables, dans le *Journal de Médecine*

(1) *Traité des maladies chirurgicales*, t. IV, p. 11.

de Lyon, année 1842. L'utilité très-grande de ce moyen m'engage à le faire connaître avec détail.

Lorsque l'on emploie le bain de pieds froid, il faut se servir d'eau de source récemment puisée. L'eau doit s'élever jusqu'au dessus des malléoles, et l'on doit la renouveler à mesure qu'elle s'échauffe. Suivant M. Poulain, cette eau, ainsi renouvelée pendant tout le temps de l'immersion, est presque aussi efficace que l'eau glacée.

Le bain froid doit être pris aussitôt que possible après l'accident, il doit être prolongé au moins pendant deux heures, et il est même bon d'y laisser les malades une demi-journée ou même une journée entière. Règle générale, ils doivent y séjourner jusqu'à ce qu'il y ait un refroidissement complet. L'accroissement de la douleur pendant la première heure de l'immersion dans l'eau froide, est un phénomène presque constant. Après la première heure, l'immersion devient plus supportable, et les malades sentent eux-mêmes le besoin de la prolonger.

Lorsque le bain a été pris pendant un temps suffisamment long, l'articulation malade est froide ; elle n'offre aucune tension douloureuse; on peut la toucher sans provoquer de souffrances; tandis qu'auparavant le moindre contact était souvent intolérable.

Combien de temps après l'accident le bain de pied froid est-il encore utile? M. Poulain dit qu'on peut y recourir 3, 4, 5, 6 et même 12 heures après, mais que le succès est alors moins certain et la guérison plus longue. Je pense comme lui qu'on peut l'employer avec avantage, même un jour après la distension violente d'une articulation. Dans les hôpitaux où les malades n'entrent ordinairement qu'un temps plus ou moins long après qu'ils se sont foulés une articulation, et où la visite ne suit pas toujours immédiatement l'entrée, l'emploi du traitement est toujours plus ou moins retardé. Cependant, mis en usage dans les 48 premières heures, il m'a paru constamment utile; je n'ai pas hésité à y recourir pendant ce temps, et je n'ai jamais eu lieu de me repentir de cette conduite.

Les faits cités par M. Poulain donnent lieu à des conclusions tout-à-fait favorables à l'emploi des bains de pieds d'eau froide.

Sur les 90 malades qu'il a traités par cette méthode, 23 ont été guéris en six jours; 22, en onze ou douze jours; 10, en huit jours; 28, du dixième au quinzième jour; 4, du vingtième au vingt-cinquième jour; 3 seulement au bout d'un mois. Aucun de ces malades n'a été estropié; 7 se sont ressentis de leur accident pendant plusieurs mois, mais cela ne les a pas empêchés de vaquer à leurs affaires et de guérir complètement.

Pour moi, depuis deux ans que je fais usage du bain froid dans les entorses du pied et du poignet, j'ai été très-satisfait des résultats obtenus; j'ai vu constamment la tension inflammatoire et la douleur disparaître promptement après son administration, et il m'a paru évident que le temps qu'ont mis les malades à guérir a été beaucoup moins long que si l'on eût employé de prime abord, comme on a coutume de le faire, les sangsues et les cataplasmes émollients. Ces effets sont du reste si évidents dans le cas où l'on emploie le bain de pieds froid, aussitôt après l'accident, que M. Larrey lui-même, qui craint le développement de la gangrène, si le froid est appliqué quelques heures après l'entorse, convient que ce froid est très-utile, si son emploi suit immédiatement l'action d'une violence extérieure.

Lorsqu'il existe une fracture des malléoles, du péroné, coïncidant avec l'entorse, peut-on également recourir aux bains de pieds? Je pense que oui; je l'ai fait plusieurs fois, et jamais, avant d'employer ce moyen, je n'avais vu des entorses avec fracture des malléoles, être suivies d'une guérison aussi prompte.

Deux malades que j'ai sous les yeux en ce moment ont pu faire quelques pas sans douleur, l'un seize jours, et l'autre vingt jours après leur accident; le premier avait une fracture de la malléole externe, le second une fracture du péroné, immédiatement au bas de l'espace inter-osseux.

En résumé, les résultats produits par les bains de pieds d'eau froide sont très-satisfaisants, et doivent faire admettre cette méthode de traitement dans la pratique générale toutes les fois que cela est possible, comme pour le pied et la main.

Des cataplasmes préparés avec la pulpe de plantes fraîches. — Il est des articulations, comme celles du genou, du coude, de la hanche et de l'épaule, sur lesquelles on ne peut employer les bains froids ; si l'on veut prévenir des inflammations traumatiques, il faut donc recourir alors à d'autres moyens. La même nécessité se fait sentir quelquefois, même aux pieds et à la main. Le malade ne peut rester constamment le pied dans l'eau, et cependant il peut être utile de continuer le froid pendant trois ou quatre jours.

Je ne connais pas de moyen qui satisfasse mieux à cette indication que des cataplasmes préparés avec la pulpe de plantes fraîches ; les plus usités sont les cataplasmes préparés avec le persil haché, les racines jaunes ou les pommes de terre râpées ; ce sont ces derniers qu'il est le plus facile de se procurer, qu'on peut renouveler le plus aisément, et qui produisent le froid le plus intense ; ils me paraissent préférables à tous les autres.

Les cataplasmes de pommes de terre se préparent en râpant des pommes de terre fraîches dont on place la pulpe entre deux linges ; on les applique tout autour de l'articulation malade, et on les renouvelle avant qu'ils soient chauds. Dans les maisons particulières où l'on peut raper les pommes de terre au moment de s'en servir, il vaut mieux ne pas faire préparer les cataplasmes par avance, le froid qu'on obtient alors est plus vif.

Les cataplasmes de carottes jaunes sont en général plus difficiles à se procurer que ceux de pommes de terre ; peut-être même n'ont-ils pas une action aussi efficace, ce qu'il faut sans doute attribuer à l'absence du principe astringent qui paraît exister dans la pomme de terre.

Les cataplasmes faits avec du persil haché constituent un remède vulgaire dans les entorses. Beaucoup d'observations ne laissent aucun doute sur l'utilité du persil employé de cette manière. La réfrigération qu'il produit, jointe à sa propriété astringente, doivent le rendre aussi efficace pour le moins que les pommes de terre ; mais comme on ne peut se le procurer avec autant de facilité et en quantité assez considérable pour renouveler souvent les cataplasmes et pour entourer complètement les articulations, les pommes de terre me paraissent, de tous les moyens que je viens d'énumérer, celui qui doit recevoir les applications les plus nombreuses et les plus utiles.

Le temps pendant lequel on peut continuer ces applications est beaucoup plus long que celui qu'on peut donner aux bains de pieds. Si l'entorse est légère et qu'il n'y ait point de rupture, leur emploi, pendant un jour ou deux, suffit ordinairement, mais on peut en continuer l'usage pendant beaucoup plus longtemps. Lorsque l'action du froid est ainsi prolongée, il faut en diminuer graduellement l'intensité ; à mesure que l'on s'éloigne du moment de l'accident, on met une distance de plus en plus considérable entre les époques de renouvellement des cataplasmes, et l'on a soin de leur laisser perdre de plus en plus de leur froid, avant de les appliquer sur l'articulation ; il suffit, pour cela, de les laisser quelque temps à l'air ou d'y ajouter une certaine quantité d'eau tiède.

Lorsque les cataplasmes préparés avec la pulpe de plantes fraîches sont appliqués avec toutes les précautions convenables, ils préviennent merveilleusement l'inflammation, et font disparaître promptement la tension inflammatoire et la rougeur. Lorsque celles-ci sont déjà développées, on voit alors la peau se rider et blanchir.

Je n'ai pas remarqué qu'à l'époque de la suspension des cataplasmes, l'inflammation et la rougeur fussent revenues, comme on pouvait le craindre.

Des applications de compresses trempées dans des liquides réfrigérants. — Les liquides réfrigérants que l'on peut employer pour prévenir la congestion sanguine, sont très-nombreux. Les plus usités sont : l'eau froide ou glacée, l'eau-de-vie camphrée, l'eau blanche, le mélange d'eau-de-vie camphrée et d'éther, conseillé par Astley Cooper, sous le nom de lotion évaporante, etc. On trempe des compresses dans ces liquides, et on les applique sur les parties malades. Ce moyen a des effets qui varient suivant la manière dont il est employé ; il n'atteint en aucune façon le but que l'on se propose, si, comme on le fait tous les jours dans les hôpitaux, on place une bande par dessus les compresses et que l'on attende douze heures pour les renouveler. A peine cette application est-elle faite, que le liquide en contact avec les tissus vivants est déjà chaud. Dans cette condition, au lieu de prévenir la congestion sanguine, il la favorise et l'augmente, ainsi que le prouve la pratique des hydropathes dont l'expérience démontre l'utilité, et qui consiste à rappeler une chaleur habituelle aux pieds, en entourant ceux-ci, une ou deux fois par jour, d'un linge humecté d'eau froide qu'on recouvre de linges secs et que l'on maintient par une bande.

Pour que les applications de compresses trempées dans des liquides froids produisent une réfrigération permanente, il faut les changer à chaque instant, tous les quarts-d'heure au plus tard. Je dis changer, car si l'on se contente de verser de nouvelles portions de liquide sur les compresses encore chaudes, l'on ne produit aucun froid réel, et l'on s'expose à mouiller le lit, comme dans le cas où l'on pratique les irrigations continues, sans précautions convenables.

Il suit de tout ce que nous venons de dire, que les applications de compresses trempées dans des liquides réfrigérants, ne peuvent prévenir la congestion sanguine, si elles sont faites avec autant de négligence qu'on le voit d'ordinaire. Elles atteignent ce but, si on les renouvelle très-fréquemment. Mais ce mode de réfrigération étant plus difficile à employer, exigeant une surveillance encore plus attentive que les cataplasmes de pommes de terre, je crois ce dernier moyen de beaucoup préférable.

Des irrigations continues d'eau froide. — Les irrigations continues d'eau froide sont, de tous les moyens employés jusqu'à présent pour prévenir la congestion sanguine, celui qui se présente au premier abord avec les conditions les plus satisfaisantes. Elles sont loin cependant d'avoir pris dans la pratique une extension aussi grande qu'elles semblaient d'abord devoir le faire. Les raisons principales de l'espèce d'abandon dans lequel sont tombées, après une faveur extrême, les irrigations continues d'eau froide, sont : 1° la difficulté que l'on éprouve quelquefois à se procurer les instruments convenables; 2° les imperfections attachées aux procédés jusqu'à présent mis en usage.

Dans les procédés ordinaires, l'articulation sur laquelle on veut faire l'irrigation est placée sur un morceau de taffetas ciré.

Tantôt l'on dispose dans ce système le taffetas ciré, de manière à conduire le liquide au pied du lit, c'est ce qui se pratique surtout pour le pied; tantôt on cherche à faire tomber l'eau sur les côtés du lit, c'est ce que l'on fait pour le genou, pour le coude et pour le poignet.

Lorsque l'on dispose le taffetas ciré, de telle manière que le liquide soit entraîné vers le pied du lit, le membre doit être maintenu incliné; cette position déclive tend à y amener la congestion, et dès-lors à détruire en partie les bons effets de la réfrigération.

Lorsque le liquide se déverse sur les côtés du lit, les membres malades peuvent être placés horizontalement, et l'inconvénient que je signale cesse d'exister; mais l'on observe alors un accident bien autrement grave et très-difficile à éviter; je veux parler de la suffusion du liquide qui glisse le long des membres, entre la peau et le taffetas ciré, et va mouiller le lit à une profondeur plus ou moins grande. Cette humidité permanente peut être extrêmement nuisible et donner naissance à des accidents très-graves.

On aura donc un bon système d'irrigation, 1° lorsque on sera arrivé à maintenir par ces irrigations un froid continu, tout en permettant aux parties malades d'être élevées et de rester dès-lors dans cette situation où la position elle-même contribue à prévenir la congestion sanguine; 2° lorsque dans ce système, le liquide pourra s'écouler sans que l'on ait à craindre l'humidité du lit. Je suis arrivé à remplir parfaitement ces deux conditions, pour le pied, le genou, le poignet et le coude, à l'aide des appareils dont je vais donner la description.

Appareils destinés aux irrigations continues d'eau froide et permettant de maintenir élevées les articulations malades, tout en prévenant l'humidité du lit. — J'ai peu de remarques à faire sur les moyens à employer pour diriger sur l'articulation malade une irrigation continue d'eau froide. Il est facile de remplir cette indication, en plaçant au-dessus du lit, soit un récipient particulier muni d'un robinet et d'un tube flexible, soit tout autre vase dont le fond puisse être percé d'un trou. On bouche incomplètement cet orifice avec une petite tige en bois ou bien avec un cordon de chanvre, ou un morceau de linge effilé qui sert de conducteur au liquide. On peut aussi opérer l'irrigation à l'aide d'un siphon formé par un tube long et flexible. Ce tube plonge par l'une de ses extrémités au fond du liquide réfrigérant, passe au-dessus des bords du récipient et descend en dehors, assez bas pour que son extrémité libre soit constamment placée au-dessus du niveau du liquide dans lequel plonge l'autre extrémité. De la sorte, on peut, sans avoir de vase dont le fond soit percé, diriger une irrigation continue sur le point précis que l'on veut soumettre à la réfrigération.

Quant aux appareils que j'emploie pour obvier aux inconvénients que j'ai signalés, et notamment pour éviter l'humidité du lit, on en comprendra facilement la construction, en se rappelant les gouttières dont j'ai parlé en traitant des moyens de maintenir les membres immobiles, et dont on trouvera une description détaillée aux articles consacrés aux maladies du genou, du pied, du poignet, etc., etc.

Ces gouttières sont garnies de taffetas ciré; sur une grande partie de leur longueur existe en arrière une fente à travers laquelle les liquides peuvent facilement s'écouler. Ces fentes sont prolongées au-dessus et au-dessous de l'articulation, afin de livrer sûrement passage au liquide qui tombe sur cette dernière; toutefois, l'expérience m'ayant démontré que souvent le liquide éprouve de la peine à s'échapper, que celui-ci s'accumule de chaque côté entre le membre et l'appareil, et qu'il se forme ainsi deux rigoles qui conduisent l'eau jusque vers les parties supérieures du membre, j'ai fait établir des rainures transversales qui conduisent l'eau à la fente située au fond de la gouttière. A défaut de cette modification, j'ai employé de petits morceaux de bois placés entre le membre et l'appareil, et qui servaient de conducteurs au liquide.

Comme l'expérience m'a fait connaître la difficulté avec laquelle on recueille les liquides qui tombent de la gouttière, j'ai fait attacher en dehors de l'appareil une toile cirée qui, repliée sur elle-même, forme un tuyau dans lequel se réunissent toutes les eaux qui tombent de l'appareil, et qui les conduit dans un vase placé au pied du lit.

L'emploi des irrigations continues d'eau froide et des compresses mouillées peut être suivi d'accidents assez nombreux, contre lesquels il est important de se mettre en garde. Si les liquides glissent le long des membres, et qu'une partie du tronc soit mouillée, les malades sont exposés à toutes les conséquences graves que peut entraîner le contact de l'humidité avec le tronc. Ainsi, des rhumatismes articulaires se sont déclarés à la suite des irrigations d'eau froide mal dirigées; ainsi, j'ai vu survenir le tétanos dans un cas où l'on pratiquait l'irrigation, et je suis disposé à l'attribuer à ce que le liquide qu'on faisait tomber sur le coude avait glissé sur le côté de la poitrine.

Je viens de décrire les appareils au moyen desquels on peut éviter ces inconvénients; il est d'autres accidents qui méritent encore d'être notés, bien qu'ils n'aient pas la même importance.

Lorsque la réfrigération est trop prolongée, on l'a accusée de favoriser la gangrène et d'empêcher le développement des phénomènes de réaction nécessaires à la guérison. Nul doute qu'il ne soit possible de modifier la température et la quantité du liquide, de manière à éviter les dangers de cet excès de réfrigération; mais, en résumé, à raison des difficultés que présente l'emploi des irrigations d'eau froide, je leur préfère l'usage des pulpes de plantes fraîches, et en particulier de celle de pommes de terre. Je pense qu'il faut, dans les trois ou quatre premiers jours, renouveler ces applications toutes les demi-heures, puis toutes les heures, et arriver ainsi au bout de huit jours à la suspension complète de tous les moyens qui produisent du froid.

Il est bien peu de cas où l'emploi des réfrigérants dans l'entorse récente soit formellement contre-indiqué. Il serait imprudent, sans doute, de faire plonger les articulations atteintes d'entorse dans l'eau glacée, pendant la période menstruelle. Mais il y aurait peu d'inconvénients à employer, dans ces circonstances, les cataplasmes préparés avec la pomme de terre râpée. Boyer, qui proscrit l'eau froide dans ce cas, conseille alors l'emploi des défensifs résolutifs, et notamment de l'étoupade de Moscati, que je décrirai plus tard. Si, au moment de l'accident, le malade est haletant et couvert de sueur, on attendra, pour employer les réfrigérants, que le calme de la respiration et de la circulation soit rétabli. Si l'on craint une congestion fâcheuse du cerveau ou de la poitrine, sous l'influence de la rétrocession du sang provoquée par la réfrigération d'un membre, on pourra, dans quelques cas, pratiquer une saignée générale ou appliquer des sangsues. Enfin, si dans quelques circonstances particulières il était impossible de mettre en usage les réfrigérants, il faudrait avoir recours alors aux sangsues appliquées au-dessus de l'articulation forcée, et employer les autres moyens que je vais décrire, tels que le massage, l'immobilité, etc.; mais, dans tous les cas, il faudra se garder des applications chaudes émollientes, qui favorisent le développement de l'inflammation et son passage à l'état chronique.

De l'immobilité à la suite des entorses.

Les déchirures de ligaments et les fractures d'os, qui peuvent être la suite des mouvements forcés ou des entorses, nécessitent l'immobilité des articulations pendant un temps plus ou moins long, et pour obtenir cette immobilité, le chirurgien a divers moyens à sa disposition : le séjour du malade au lit sans aucun appareil; l'emploi des appareils ordinaires, avec les coussins et les attelles disposés comme pour la fracture des os qui avoisinent l'articulation malade; l'emploi de l'étoupade de Moscati ou du bandage amidonné; enfin, celui des gouttières.

On s'habitue généralement à prescrire le séjour au lit comme un moyen d'assurer le repos des articulations. C'est ce qui semble résulter, du moins, de la lecture de tous les articles que l'on trouve sur les maladies articulaires dans les Dictionnaires ou dans les Traités généraux de chirurgie. On y répète jusqu'à satiété : le malade sera soumis au repos le plus absolu; il gardera le lit, et comme l'on n'ajoute rien sur cette question, le séjour au lit est considéré comme synonyme de repos d'une articulation.

Il ne faut pas une bien longue réflexion pour s'apercevoir que le séjour au lit ne constitue pas le repos d'une articulation. Des pressions exercées sur diverses parties les distendent avec plus ou moins de violence, comme on peut s'en convaincre en se rappelant ce que j'ai dit sur les effets des positions dont la plupart, loin de permettre le repos véritable des articulations, sont la cause d'une distension violente des moyens d'union des os. Peut-être même si, dans les entorses du pied, l'on réussit quelquefois en permettant au malade de se lever, doit-on attribuer le succès à ce que, durant la marche, l'articulation malade est soustraite à l'influence fâcheuse d'une mauvaise position. Enfin, le séjour au lit, en abandonnant l'articulation à elle-même, est un état mixte qui n'est ni le repos ni le mouvement, et sur lequel il faut bien se garder de compter toutes les fois que l'immobilité d'une articulation est jugée nécessaire.

Les appareils avec des coussins de balle d'avoine et des attelles latérales sont loin d'être convenables. Pour les mettre en usage, on commence par entourer le membre d'un bandage roulé, on place ensuite des coussins de balle d'avoine sur les côtés, puis des attelles droites en dedans et en dehors. Il est impossible de faire choix d'appareils plus vicieux. Avec ces appareils, l'immobilité est maintenue à l'aide d'une compression circulaire, et cette compression augmente souvent la douleur et l'inflammation, au lieu de les diminuer; souvent même elle est insupportable. Dans les entorses tibio-tarsiennes, qui sont les plus fréquentes, ces appareils ne soutiennent pas assez bien le pied, et, en le laissant retomber, exposent à tous les accidents qui peuvent résulter de sa mauvaise position et de la distension des ligaments.

L'étoupade de Moscati et le bandage amidonné sont fréquemment employés à la suite des entorses, lorsqu'on veut établir un certain degré de compression sur les parties malades et assurer l'immobilité d'une articulation.

L'étoupade de Moscati, telle qu'on l'applique le plus ordinairement, se prépare avec de l'étoupe, de l'alun pulvérisé, du blanc d'œuf et de l'eau-de-vie camphrée. On commence à délayer l'alun dans le blanc d'œuf et l'on ajoute en dernier lieu l'eau-de-vie camphrée. Ce mélange se fait à parties égales, et lorsque les substances ont été bien battues ensemble, on étend la pâte liquide qu'elles forment sur un gâteau d'étoupes de grandeur convenable, et l'on enveloppe immédiatement les parties malades avec cette sorte d'emplâtre. Ce topique agit d'abord par l'impression de froid qu'il produit, et par la propriété astringente et résolutive de quelques-unes des substances qui le composent ; puis il ne tarde pas à se dessécher, et il forme alors autour de l'articulation un moule solide dont l'action médicamenteuse est tout-à-fait nulle. L'appareil ainsi desséché exerce souvent sur les parties malades une compression douloureuse, aussi est-on dans l'usage de l'arroser deux fois par jour, pour qu'il conserve un certain degré de fraîcheur et de mollesse. Puis, lorsque le gonflement des parties venant à diminuer, la pression exercée sur elles n'est plus suffisante, on fait une nouvelle application du topique, et l'on continue ainsi jusqu'à la cessation du gonflement et des douleurs de l'articulation.

Appliquée de cette manière, l'étoupade ne ressemble guère au moyen conseillé par Moscati, pour les fractures du col de l'humérus. (Ce chirurgien enveloppait, dans ces cas, l'épaule avec des étoupes et des compresses imbibées de blanc d'œuf.) Elle offrirait plus d'analogie avec le défensif que Ledran composait avec le bol d'Arménie, le blanc d'œuf et le vinaigre.

Sans nier les avantages des bandages inamovibles, et notamment du bandage amidonné, dans certaines fractures et dans tous les cas où l'indication d'une compression circulaire constante est la seule à remplir, je trouve que, dans le traitement des entorses, ces bandages présentent plusieurs inconvénients : 1° ils enveloppent immédiatement et de toute part les articulations malades, il est impossible de faire sur elles les applications réfrigérantes que j'ai indiquées et qui sont d'une grande utilité. 2° Si le gonflement des parties augmente, il faut inciser longitudinalement le bandage et souvent aussi l'enlever tout à-fait, pour soulager le malade en faisant cesser une constriction trop forte. Si l'engorgement diminue, le bandage n'exerce plus une compression égale et suffisante, il faut le renouveler ou lui faire subir des modifications que sa rigidité et sa friabilité rendent difficiles à exécuter. 3° Ces bandages n'assurent la bonne position et l'immobilité de l'articulation malade qu'à l'aide d'une compression circulaire très-forte et qui est souvent intolérable. 4° Il est très-difficile d'obtenir avec ces bandages une immobilité complète, parce que, appliqués seulement autour de l'articulation malade, ils ne maintiennent pas tout le membre dans une bonne position. Pour l'entorse du pied, par exemple, alors même que l'articulation tibio-tarsienne est convenablement entourée d'un bandage amidonné, si la jambe n'est pas maintenue elle-même dans une bonne position, et si elle peut tourner à droite ou à gauche, le malade, en se soulevant dans son lit, s'appuiera sur le côté interne ou sur le côté externe du pied, et celui-ci sera dès-lors plus ou moins entraîné dans un mouvement vicieux, d'où pourra résulter le passage de la maladie à l'état chronique.

Les gouttières de M. Mayor sont de beaucoup préférables à tous les moyens que nous venons d'examiner ; elles permettent d'assurer l'immobilité dans une bonne position, tout en laissant les articulations à découvert et en n'exigeant pas qu'une compression soit exercée sur elles. On conçoit toute l'importance de cette dernière condition : si l'articulation n'est pas comprimée, le gonflement peut se faire au dehors sans que l'inflammation soit rendue plus douloureuse par la constriction exercée sur elle, et si l'articulation est à découvert on peut appliquer sur elle toutes les substances réfrigérantes dont nous avons démontré les avantages.

Mes appareils réunissent les mêmes avantages ; mais je les préfère parce qu'étant munis de trépieds, ils ne peuvent se renverser dans aucun sens et sont plus mobiles que ceux de M. Mayor, et parce que, se moulant avec plus d'exactitude sur les formes des membres, ils permettent à ceux-ci de rester fixes sans qu'on ait besoin de les serrer par aucune de leurs extrémités. En même temps qu'ils sont de la plus grande commodité pour le malade, ils réunissent toutes les conditions que l'on peut exiger, car ils assurent l'immobilité sans compression et dans une position favorable.

Du temps pendant lequel doivent être continués l'immobilité des articulations et le séjour au lit. — Le temps pendant lequel une articulation est maintenue immobile doit être aussi court que possible. Aussitôt que l'inflammation aiguë est dissipée, il faut permettre au malade d'exécuter de légers mouvements, il faut en imprimer soi-même aux articulations. Par là on prévient les accidents si graves et si nombreux qu'entraîne l'immobilité des articulations (1), et si, malgré ces précautions, le mal passe à l'état chronique, il faut employer les traitements décrits à l'article *inflammation chronique des articulations.*

Mouvements artificiels et massages.

Tous les auteurs sont d'accord sur l'utilité de prévenir l'inflammation par l'emploi des répercussifs, et de maintenir dans un repos plus ou moins prolongé les articulations qui sont le siége d'entorses récentes. Parmi les moyens que l'on peut mettre en usage dans ces cas, faut-il comprendre encore le massage longtemps prolongé et certains mouvements imprimés aux os qui forment les articulations?

Suivant la plupart des chirurgiens, lorsqu'on ne trouve ni fracture avec déplacement, ni luxation, il n'y a point de traitement mécanique à employer. Cette opinion est loin d'être acceptée par les gens du peuple, et l'on s'ait que les rhabilleurs auxquels ils ont recours à la suite des entorses, impriment aux articulations des mouvements plus ou moins étendus et qu'ils exercent sur elles des pressions et des frictions vigoureuses. Quelle est de ces deux pratiques celle qui doit être adoptée? La solution de cette difficulté me paraît très-importante. Je vais examiner les questions qui s'y rattachent, en distinguant ce qui

(2) Voyez page 68 et suivantes.

a rapport aux mouvements artificiels et ce qui a rapport au massage.

Mouvements artificiels. — Plusieurs auteurs ont conseillé d'imprimer des mouvements aux articulations qui viennent d'être affectées d'entorses.

Fabrice d'Aquapendente fait un précepte de cette pratique. Il conseille de faire des tractions et de s'assurer de la bonne position des surfaces articulaires par des mouvements de va et vient.

Dans son Mémoire sur les entorses (1), M. Ribes émet aussi cette idée qu'il faut imprimer, aux articulations qui sont le siége d'entorse, des mouvements et des pressions qui puissent remettre en place les parties qu'on peut supposer être éloignées de leur situation normale.

Ces préceptes sont vagues, et il est difficile d'en faire l'application. Je pense que l'on peut établir avec plus de précision qu'à la suite d'une entorse, il faut imprimer à l'articulation malade tous les mouvements qu'elle peut exécuter dans l'état sain, et, si quelques-uns de ces mouvements sont difficiles, il faut exercer les tractions et les pressions nécessaires pour qu'ils puissent s'accomplir. En agissant ainsi, on s'assure, lorsque les os peuvent se mouvoir dans toutes les directions qui appartiennent à l'état normal, qu'aucun obstacle ne s'oppose à ces mouvements, et s'il est difficile, impossible même, de les faire exécuter, on en conclut que probablement il existe quelques déplacements insensibles.

En agissant suivant ces préceptes dans les entorses du genou, on fléchira la jambe sur la cuisse, et si cette flexion est impossible, on exercera une traction sur les os de la jambe; puis, passant l'avant-bras en arrière de la partie supérieure du tibia, on tirera cette partie en avant, pendant qu'on fera exécuter le mouvement de flexion.

Dans les entorses de l'articulation tibio-tarsienne, l'on étendra et l'on fléchira alternativement le pied sur la jambe, au besoin,

(1) Mémoire et observ. par M. Ribes, t. 2, p. 492.

il sera utile d'exercer des tractions pour faciliter ces mouvements.

Dans les entorses de l'épaule, on cherchera à produire des mouvements de circumduction, et si le malade ne peut écarter que difficilement le bras du tronc, on agira comme si l'on voulait réduire une luxation de l'humérus dans le creux de l'aisselle.

Des observations nombreuses démontrent l'utilité de ces manœuvres. Ainsi, en ce qui regarde le genou, des faits empruntés à la pratique de Hey et d'Astley Cooper prouvent que le mouvement de flexion peut faire cesser promptement les douleurs et l'impossibilité de marcher, consécutives à des entorses de cette articulation.

J'ai obtenu les résultats les plus satisfaisants de cette pratique. Je rappellerai à ce sujet l'observation suivante.

OBSERVATION. — *Luxation présumée des cartilages sémi-lunaires.* — Un homme très-vigoureux, âgé de 45 ans, se fit une entorse du genou dans un mouvement forcé de rotation de la jambe en dehors. Je le vis deux jours après cet accident : l'on ne pouvait reconnaître dans le genou aucun dérangement physique, il y avait seulement un peu d'épanchement de liquide dans la cavité synoviale. Le malade ne pouvait marcher qu'avec une peine extrême, il souffrait beaucoup et ne pouvait étendre que très-incomplètement la jambe sur la cuisse. Cette disproportion entre la gêne des mouvements, qui était portée très-loin, et l'inflammation, qui était peu intense, me fit penser qu'il y avait peut-être luxation des cartilages sémi-lunaires. Je fis alors fléchir le genou aussi fortement que possible : cette flexion fut douloureuse. Après l'avoir effectuée une première fois, j'étendis la jambe et je la fléchis de nouveau. Cette manœuvre fut suivie d'un soulagement immédiat, le malade put marcher avec moins de peine et étendre complètement la jambe sur la cuisse. L'inflammation se dissipa avec rapidité.

Cette pratique m'a réussi d'une manière non moins remarquable dans un cas d'extension forcée du coude. Au cinquième jour après l'accident cette articulation était très-douloureuse et la flexion était impossible ; il n'existait aucune luxation manifeste. J'opérai cependant comme si les os de l'avant-bras eussent été déplacés en arrière, j'exerçai des extensions, et je fis ensuite fléchir l'avant-bras sur le bras ; les douleurs et la gêne des mouvements cessèrent de suite d'une manière presque complète.

Je me rappelle aussi avoir vu des cas où des malades qui, à la suite d'entorse de l'épaule, éprouvaient de vives douleurs dans cette articulation, ont été rapidement soulagés par des extensions pratiquées sur le bras, celui-ci faisant angle droit avec le tronc, et par des mouvements de circumduction exécutés pendant que l'on tirait sur l'humérus.

Je n'ai pas eu l'occasion de répéter ces manœuvres sur la hanche, et en les faisant dans les entorses de la main ou du pied je n'ai observé aucun succès évident.

Des frictions prolongées et du massage.— Parmi les affections confondues sous le nom d'entorses, il en est de deux sortes : les unes sont consécutives à des mouvements imprimés aux articulations par la contraction musculaire, telle est par exemple l'entorse qui succède à un mouvement brusque par lequel on tourne le cou, ou par lequel on redresse la colonne vertébrale. Les autres succèdent aux mouvements forcés produits par des violences extérieures : On trouve dans les entorses du pied le type de ces dernières. Cela posé, je crois pouvoir établir : que dans les entorses dues à la contraction musculaire, le massage est très-utile, et qu'il est en quelque sorte le seul traitement efficace ; que dans les entorses produites par des violences extérieures, il est encore d'une utilité réelle, quoique moins générale.

Les preuves sur lesquelles je m'appuie pour démontrer que le massage est utile dans les entorses produites par les contractions musculaires, sont surtout des preuves de faits. Ces faits sont tirés de la pratique de Pouteau, de Lieutaud, de M. Récamier et de M. Martin aîné, ancien chirurgien en chef de l'hospice de la Charité de Lyon. Ils sont empruntés enfin aux observations que j'ai faites en me guidant sur les préceptes donnés par ces auteurs.

On trouvera l'exposition détaillée de ces faits dans les articles consacrés à la description des phénomènes morbides qui succèdent aux mouvements forcés de la colonne vertébrale, du cou et de l'épaule, etc. Je ferai remarquer d'ailleurs dès à présent, que l'entorse par contraction musculaire se rencontre surtout dans des régions où des muscles épais recouvrent les articulations, et qu'elle ne s'observe guère au poignet, ni au coude-pied, qui présentent des dispositions anatomiques peu favorables à ce genre de lésion.

Après les preuves pratiques que l'on trouvera rassemblées dans les articles que j'indique, les démonstrations théoriques ne peuvent être qu'accessoires; seraient-elles obscures, insuffisantes, le fait n'en resterait pas moins vrai. Qu'il me suffise de dire que, suivant l'observation de M. Martin, les muscles qui se sont violemment contractés restent raides, dans une sorte de crampe, et que le massage fait cesser cette contraction spasmodique rebelle à tout autre moyen.

Dans les entorses produites par des violences extérieures, le massage a-t-il encore quelques avantages? Les faits qui pourraient permettre de répondre à cette question sont nombreux et concluants; je me contenterai, toutefois, de citer ceux qui ont un caractère scientifique.

La *Gazette Médicale* de 1836, n° 50, renferme un Mémoire de M. Magne sur le traitement de l'entorse au moyen du frottement et du massage combinés. L'auteur n'a employé cette méthode que dans quatre cas d'entorses récentes; mais les résultats qu'il a obtenus sont très-significatifs.

La première observation est celle d'un jeune homme dont le pied fut porté dans une extension forcée. Douleur très-vive, impossibilité de placer le pied à terre, large ecchymose. Deux séances de massage suffirent pour dissiper complètement tous ces accidents.

DEUXIÈME OBSERVATION. — *Extension forcée du pied*, gonflement, ecchymose, impossibilité de marcher; massage vingt-quatre heures après l'accident, rétablissement immédiat des fonctions du membre.

TROISIÈME OBSERVATION. — *Adduction forcée*, douleur, insomnie; massage vingt-quatre heures après l'accident, guérison immédiate.

QUATRIÈME OBSERVATION. — *Entorse du poignet* résultant d'une chute de vingt pieds de haut, dans laquelle le poids du corps avait porté en totalité sur la main fléchie; douleur et gonflement considérables. Un autre chirurgien prescrivit trente sangsues, des cataplasmes et des bains émollients; aucun amendement. Au bout d'un nombre de jours qu'il ne détermine pas, l'auteur met en usage des frictions et le massage, et deux heures après, la douleur avait disparu et le membre avait repris ses fonctions.

Ces guérisons si instantanées se sont toutes parfaitement maintenues.

Le procédé opératoire employé par l'auteur est le suivant : il commence par pratiquer sur le membre , en passant sur la jointure, des frictions d'abord très-légères, et dont il augmente graduellement l'intensité. Ces frictions doivent être faites sur tout le pourtour de l'articulation, en insistant néanmoins plus longtemps sur les points les plus douloureux.

Ce premier temps de l'opération doit durer de 45 minutes à une heure. A cette époque, la douleur et le gonflement ont déjà sensiblement diminué. On fait alors exécuter à l'articulation quelques légers mouvements, puis on revient aux frictions qu'on porte au point du véritable massage. Au bout de 30 à 40 minutes de ces nouvelles pratiques , on fait mouvoir l'articulation dans tous les sens, pendant 5 ou 6 minutes. Cette épreuve n'amène déjà presque aucune douleur. Enfin, on termine cette série d'opération par un massage de 15 à 20 minutes; après quoi on prescrit au blessé de marcher. La durée totale de l'opération est d'environ deux heures.

Pour consolider la guérison, on répète encore deux ou trois fois le frottement et le massage combinés , le jour même ou le lendemain de l'accident.

J'ai pratiqué quelquefois le massage des articulations atteintes d'entorses; toujours j'en ai obtenu un soulagement, jamais une guérison complète, comme dans les cas que je viens de citer. Il est vrai de dire que je n'ai point pris l'ensemble des précautions conseillées par M. Magne , et n'ayant fait des frictions que pendant quelques minutes, je ne puis citer mes observations comme propres à juger sa méthode.

En comparant les résultats pratiques que l'on obtient de l'emploi des mouvements artificiels et du massage dans les entorses, avec les données d'anatomie pathologique fournies par l'expérimentation directe, j'ai été conduit à reconnaître certains rapports entre ces deux ordres de faits.

Dans les expériences sur le genou, des mouvements alternatifs de flexion et d'extension font disparaître le déplacement des cartilages semi-lunaires, produit par le mouvement de rotation et d'adduction forcée : dans celle que l'on pratique sur la hanche, on voit des lambeaux de la capsule et des muscles déchirés pénétrer dans l'intérieur de la cavité cotyloïde et s'interposer entre les surfaces articulaires. Des mouvements modérés imprimés à la cuisse dégagent ces parties et rétablissent leurs rapports normaux. Enfin, au coude et à l'épaule, l'expérimentation permet de constater quelquefois aussi les mêmes résultats. Ce sont précisément ces articulations du genou, du coude et de l'épaule dans lesquelles on a obtenu les avantages les plus incontestables des tractions et des mouvements propres à remettre en place des parties déplacées. J'ai lieu de croire que les mêmes manœuvres seraient très-utiles dans certains cas d'entorses de la cuisse.

Au poignet et au coude-pied, la lésion que l'on constate le plus souvent à la suite des entorses, c'est la déchirure dés gaînes tendineuses et des muscles; c'est la fracture des extrémités articulaires des os. L'immobilité dans une bonne position semble être alors le traitement le plus convenable. Les mouvements artificiels ne sont pas indiqués. Toutefois il faut remarquer qu'à la suite des entorses de ces articulations comme de toutes les autres, les tendons peuvent se déplacer et abandonner leurs gaînes; que des lambeaux musculaires peuvent s'interposer entre les surfaces articulaires, ou bien entre les fragments; que des luxations incomplètes peuvent avoir lieu. On comprend que des pressions exercées méthodiquement, que le massage, puissent alors avoir une influence favorable pour remédier à quelques-uns de ces désordres physiques, notamment aux déplacements des tendons, ainsi qu'aux luxations incomplètes.

Traitement de l'inflammation aiguë consécutive aux entorses.

Lorsque l'inflammation aiguë n'a pas été prévenue, quel est le traitement qu'il convient de lui appliquer ? On conseille, en général, l'emploi des cataplasmes chauds, émollients, des sangsues, le séjour au lit et le repos le plus complet de l'articulation. C'est là le traitement mis en usage dans les hôpitaux, même au début de l'accident. Je ne saurais trop insister sur la supériorité de la pratique vulgaire qui emploie les réfrigérants au début des entorses. Les cataplasmes chauds ne calment point les douleurs, n'empêchent pas le développement des phénomènes inflammatoires, et c'est à leur emploi trop général qu'il faut attribuer bien souvent la persistance des congestions et des gonflements articulaires dans les entorses. Mais si ce traitement antiphlogistique et émollient doit être proscrit dans les premiers jours qui suivent les entorses, peut-on y avoir recours lorsque l'inflammation est développée? sans aucun doute, il convient dans ce cas; en le mettant en pratique, on doit insister sur les applications de sangsues en grand nombre sur le trajet des veines qui reviennent des parties enflammées, et maintenir l'articulation immobile au moyen de gouttières appropriées.

Traitement des lésions chroniques consécutives aux entorse.

Le traitement des lésions chroniques qui peuvent succéder aux entorses varie suivant la nature de chacune d'elles. Nous ne pouvons en exposer ici toutes les variétés. Ainsi, nous n'avons pas à nous occuper du traitement spécial des fongosités et des abcès qui peuvent survenir à la suite de mouvements forcés, chez des scrofuleux ou sur des sujets atteints de diathèse purulente. Nous circonscrirons la question aux cas qui s'observent chez des malades bien constitués, et qui se réduisent à des douleurs avec difficulté dans les mouvements, sans lésion apparente, ou accompagnée d'inflammation chronique.

Les moyens que l'on trouve conseillés pour ces cas dans tous les auteurs classiques sont l'immobilité et l'emploi des frictions stimulantes, comme celles de baume de Fioraventi, de baume nerval, de baume opodeldoch; les bains excitants dans des solutions alcalines, telles que la décoction de cendres, le sang de bœuf, la décoction de plantes aromatiques; enfin les diverses espèces de douches, et spécialement les douches sulfureuses et salines.

Sans doute, il est des cas où ces divers excitants ont amélioré l'état des malades et contribué à leur guérison, mais il en est beaucoup d'autres où ils ont aggravé tous les accidents ; ils conviennent chez les malades d'un tempérament lymphatique, lorsque les articulations ne sont le siége d'aucun élancement inflammatoire et d'aucune chaleur ; ils sont nuisibles quand il existe des symptômes tranchés d'inflammation chronique, et que les malades sont sanguins et vigoureux. Dans aucun cas ils ne constituent une méthode vraiment efficace, et ce n'est pas sur eux qu'il faut compter.

L'immobilité n'est pas moins nuisible dans l'immense majorité des cas. Pour s'en convaincre, on n'a qu'à se rappeler les accidents graves que nous avons démontré en être la suite (page 68 et suiv.) lorsqu'elle agit sur des articulations saines. Loin d'assujettir au repos les jointures depuis longtemps malades à la suite d'entorses, il faut leur imprimer chaque jour les mouvements qui appartiennent à l'état normal, et même exercer sur elles les tractions qui seraient utiles pour faire disparaître des déplacements insensibles. J. Hunter s'exprime ainsi à propos de ces mouvements (1) : « Dans beaucoup de cas les entorses restent douloureuses après que les symptômes primitifs se sont dissipés. On fait souvent disparaître cette douleur en donnant du mouvement à la partie ; il semble que quelque chose se remplace par ce mouvement. »

A ces mouvements l'on doit joindre un massage très-longtemps prolongé et répété plusieurs fois au besoin.

M. Brulet, de Dijon, a publié dans le journal de cette ville plusieurs observations d'entorses traitées par le massage. Je vais les reproduire textuellement ; elles me paraissent très-propres à entraîner la conviction. Voici ce que dit M. Brulet :

« Un praticien très-estimé, M. Guyot de Norges, donne ses soins pendant trois mois à un homme qui avait une forte entorse à l'un des pieds. Tout ce que son expérience put lui suggérer dans cette circonstance fut employé, mais vainement : le malade boîtait toujours. Celui-ci, las de ses douleurs et de sa claudication, va un jour dans un village voisin chercher secours près d'un rebouteur. Après des pressions fortes, prolongées et douloureuses, pour remettre, dit le malade, ses nerfs déplacés, il marcha

(1) *Œuvres de John Hunter*, trad. de Richelot, t. I, p. 575.

facilement, et revint chez lui avec autant d'aisance que s'il n'eût jamais eu d'entorse. M. Guyot vit ce malade le lendemain et put constater ce singulier résultat qui l'étonna vivement.

« M. de Nans tombe de cheval et ne se relève qu'avec une entorse très-douloureuse de l'un des pieds La marche est impossible, les douleurs sont déchirantes, le gonflement est énorme. Pendant trois mois il est traité à l'hôpital militaire de Lyon, sans le moindre succès. Au bout de ce temps cette entorse est encore ce qu'elle était à son début. Amené à Dijon, et conduit chez Mlle Dupuis, il est pendant deux heures soumis à des pressions diverses faites avec les mains, et à un massage doux ou plus fort. selon les circonstances. La douleur produite par cette opération est quelquefois si forte que l'expression manque au malade pour la peindre. Au bout de deux heures, les douleurs diminuent et cessent complètement. Le malade revint immédiatement chez lui, librement et faisant des entrechats dans sa cour pour mieux constater la réalité de sa guérison.

« M. de Lachad... tombe de cheval et a, par le fait de cette chute, une forte entorse de l'un des genoux. La chirurgie, pendant deux mois, fait d'inutiles efforts pour alléger son mal : le moindre mouvement du membre développe de cruelles douleurs. Fatigué de cette situation qui menaçait de se prolonger indéfiniment, il s'adresse à l'art de Mlle Dupuis, qui fait pour le genou de M. L... ce qu'elle a fait pour le pied de M. de N... Les douleurs causées par la pression des pouces, et la distension latérale de la peau, sont si vives qu'elles produisent trois lipothymies. L'opérateur n'en continue pas moins sa manipulation. Après deux heures et demie, la sensibilité du genou est rentrée dans son état normal; extension et flexion se font sans douleurs, et M. de L... retourne chez lui aussi libre des mouvements de son membre malade que de celui qui ne l'avait point été.

« Deux séminaristes de Plombières tombent, l'un de dessus un mur qu'il veut franchir, l'autre du sommet d'une roche. Tous deux ont une entorse de l'un des pieds. Le premier est soumis aux pressions de Mlle Dupuis, le huitième jour de sa chute ; le second, le troisième jour. Chez tous deux l'articulation malade est très-tuméfiée, douloureuse, et la marche est impossible. Trois heures suffisent pour faire cesser complètement tous ces accidents, et nos deux séminaristes eussent été de Dijon à Plombières à pied, si la permission leur en eût été donnée. »

Par quel procédé opératoire arrive-t-on à ces résultats? On débute par embrasser l'articulation malade des deux mains. Avec un ou les deux pouces, on cherche les lieux les plus douloureux et la direction que suit la douleur. Lorsqu'on s'est assuré de ces deux faits, on commence par frotter doucement avec les pouces sur le trajet des parties les plus sensibles, tantôt dans un sens vertical, tantôt en décrivant des lignes divergentes. Bientôt la friction est plus énergique, sans cependant la pousser jusqu'à enlever l'épiderme. La douleur s'accroît toujours par elle, et ses aiguillons sont quelquefois d'une grande violence. La conduite à tenir alors varie selon la nature du sujet, son courage, les accidents que cause ce surcroît de douleur, les effets locaux qui en résultent. On prolonge, l'on suspend ou l'on modère simplement les frictions, selon le caractère de tous ces phénomènes.

La durée totale de cette opération, à laquelle on joint un massage plus ou moins fort et étendu, varie selon les cas. Généralement on persévère dans tout ce qui la constitue jusqu'à la cessation entière de toute douleur : c'est le fait le plus commun. Quelquefois on revient pendant deux ou trois jours à cette opération. Chez un très-petit nombre de sujets, on est forcé d'insister sur elle pendant cinq à six jours.

M. Brulet pense que le massage émousse en quelque sorte la douleur, ce qui, dit-il, est d'autant plus probable que l'opérateur ne s'arrête que lorsque les pressions d'abord très-pénibles à supporter, cessent de provoquer des souffrances. L'explication de M. Brulet me paraît digne d'être prise en considération; peut-être faut-il ajouter que ces pressions longtemps exercées favorisent la résolution des liquides infiltrés ; quoi qu'il en soit, la méthode que nous venons d'exposer est précieuse, surtout dans les entorses du pied et du poignet. Lorsque j'en ai fait usage, j'ai toujours vu un certain soulagement en être la conséquence, et si je n'ai obtenu que des résultats bien inférieurs à ceux que fait connaître le journal de Dijon, peut-être faut-il l'attribuer à ce que je n'ai pas appliqué la méthode pendant le temps et avec la persévérance nécessaires.

Si le massage était insuffisant et s'il existait en même temps des signes d'inflammation, que l'articulation fût chaude, que le malade y ressentît des battements, que ses douleurs augmentassent à la suite d'un exercice trop prolongé, il faudrait recourir aux applications réfrigérantes répétées de temps en temps. Aucun moyen ne m'a paru plus efficace dans les cas que je viens de spécifier. On peut employer alors les bains froids, dans les entorses du pied et du poignet, ou les applications de cataplasmes préparés avec la pulpe de plantes fraîches. Ces bains froids peuvent être répétés tous les jours et prolongés graduellement de cinq minutes à une heure ; ils doivent être associés à des frictions sur les parties malades. Il est plus utile de les prendre dans le courant d'une rivière que dans un vase où l'eau reste immobile ; on peut les remplacer avec avantage par des douches froides dont on rend la percussion de plus en plus énergique.

CHAPITRE II.

CONTUSION DES ARTICULATIONS.

Lorsque des corps contondants agissent sur des articulations, ils peuvent ne produire aucune solution de continuité à la peau. Ce cas est le seul dont je m'occuperai dans ce chapitre ; il sera question des plaies contuses dans l'article suivant.

Les contusions des jointures se rapprochent par tant de points des entorses que nous pouvons en tracer l'histoire brièvement. La plupart des considérations que nous avons présentées sur les conséquences et le traitement de ces dernières, s'appliquent aux effets et au traitement des contusions.

Et d'abord, en ce qui concerne l'anatomie pathologique, nous retrouvons dans les contusions comme dans les entorses, des lésions physiques, des épanchements de sang et inflammations consécutives. Les effets physiques des contusions, comme ceux des mouvements forcés, varient suivant la nature des tissus sur lesquels elles portent ; nous aurons donc à étudier leurs effets sur le tissu cellulaire, les nerfs, les vaisseaux, la membrane synoviale, les os, les cartilages et enfin les ligaments.

La contusion du *tissu cellulaire extérieur* aux articulations peut être portée au point de rompre les lames qui circonscrivent les cellules ; cette déchirure peut être tout à la fois l'effet de la compression directe exercée sur les tissus par les corps contondants et de la distension des cavités du tissu adipeux par la graisse qui y est contenue et que la contusion tend à exprimer. Ces désordres sont d'autant plus grands, toutes choses égales d'ailleurs, que le tissu cellulaire repose sur des corps plus durs ; celui par exemple qui est appliqué sur les extrémités osseuses souffre beaucoup plus d'une contusion que celui qui repose sur les muscles.

Les *nerfs* contus peuvent être complètement divisés; mais s'ils sont soumis à une pression trop faible pour les rompre complètement, la matière pulpeuse contenue dans leurs canaux peut être exprimée, et la continuité de l'influx nerveux interrompue, lors même que le nerf paraît intact à l'extérieur.

Les altérations que les *vaisseaux* éprouvent sous l'influence d'une contusion sont analogues à celles qui atteignent les nerfs. Dans les cas les plus graves ils sont complètement divisés ; dans les cas moins graves, leurs tuniques internes et moyennes sont seules rompues.

La *membrane synoviale* peut être directement atteinte par les corps extérieurs. Ainsi, au genou où elle déborde l'interligne articulaire, et se répand sur les faces externes et antérieures du fémur, elle peut être contuse et comprimée contre les os ; il en est à peu près de même en avant de l'articulation tibio-tarsienne et en arrière du poignet, etc. La contusion exercée sur cette partie de la membrane synoviale peut en interrompre la continuité, sans que la peau soit altérée, et elle peut être suivie de dépôts sanguins dans l'articulation.

Au genou, où les phénomènes sont plus faciles à apercevoir qu'aux autres articulations, il n'est pas rare d'observer ces accumulations de liquide ; la teinte bleuâtre que prend consécutivement la peau, jointe à une sorte de crépitation, y démontre suffisamment la présence du sang.

Les contusions des *extrémités osseuses* qui concourent à former les articulations, peuvent s'accompagner de fractures dans lesquelles des fragments plus ou moins étendus peuvent être complètement détachés du corps de l'os. Tantôt la solution de continuité divise les cartilages inter-articulaires, tantôt elle laisse ces cartilages intacts. Dans certains cas, les fragments conservent leurs rapports naturels avec l'os dont ils ont été séparés ; dans d'autres, ils éprouvent un déplacement plus ou moins étendu.

Indépendamment de ces fractures complètes, il en est où la lame superficielle du tissu compacte est seule fracturée, la continuité du corps de l'os n'étant point interrompue. J'ai fait des expériences pour étudier ce genre de fractures ; voici ce qu'elles m'ont appris :

Lorsque l'on frappe avec violence l'extrémité d'un os long, celle du fémur, par exemple, il arrive souvent que l'action du corps contondant en brise la lame externe, l'enfonce dans le tissu celluleux, et que celui-ci est brisé en plusieurs fragments ; la matière infiltrée dans les aréoles osseuses est exprimée des cellules où elle est contenue, et se mêle à du sang épanché. Cette contusion de l'os, avec enfoncement de la lame externe et écrasement du tissu celluleux, peut s'observer sans doute assez fréquemment, sans qu'on la soupçonne ; aucun signe physique ne traduit la lésion à l'extérieur, et celle-ci ne se manifeste que par des douleurs persistantes dont on ignore la raison anatomique.

Je ne serais pas éloigné de croire qu'il pût y avoir contusion et écrasement de tissu celluleux, sans que la lame compacte extérieure eût été rompue. Je pense qu'il peut en être ainsi, d'après l'observation faite plusieurs fois d'une fracture de la table interne des os du crâne, sans lésion de la table externe ; mais je n'ai pas fait d'expériences directes propres à m'éclairer sur cette question.

Les *cartilages* peuvent être contus directement ; ainsi, lorsque la jambe est fléchie sur la cuisse, et que les cartilages de la partie antérieure de la poulie fémorale ne sont recouverts que par des parties molles, des coups portés sur eux peuvent les contondre, les briser et les enfoncer dans le tissu celluleux du fémur. Cependant, comme les cartilages sont protégés par les os dans presque toutes les articulations, dans le plus grand nombre des cas, ils ne peuvent souffrir de l'action des corps contondants que par l'ébranlement qui leur est communiqué à travers les os.

La distinction que je viens de faire sur les contusions des cartilages s'appliquent à celles des *ligaments* ; ceux-ci peuvent être directement broyés par des corps contondants, ou indirectement altérés par eux ; ce qui s'observe surtout dans les cas où se produisent des luxations.

Pour que la contusion des os puisse être une cause de luxation, il faut que l'un des os composant l'articulation soit fixe, et que celui sur lequel porte le coup soit susceptible de quelques déplacements. Ainsi, au genou, si la partie postérieure du fémur est soutenue par un billot, et que la partie supérieure du tibia porte à faux, si l'on percute vivement sur le devant de ce dernier os, on le pousse en arrière, et l'on peut produire ainsi une luxation par contusion. Les ligaments sont alors déchirés, ou arrachent les parcelles osseuses auxquelles ils s'insèrent ; ainsi, au genou, les deux ligaments croisés après une contusion comme celle que je viens de décrire, se détachent par une de leurs extrémités, entraînant quelques fragments osseux et flottent dans l'articulation.

Les mêmes lésions des ligaments peuvent succéder à des contusions, sans qu'il y ait cependant des déplacements durables, les os revenant d'eux-mêmes à la situation dont ils se sont éloignés. Ainsi, dans l'expérience que je citais plus haut, et dans laquelle on percute sur la partie supérieure du tibia, tandis que le fémur seul porte à faux, on peut, comme je m'en suis assuré, déchirer des ligaments croisés, et séparer le tibia du fémur, sans que cette séparation soit durable. A la dissection, on trouve les os dans leurs rapports naturels.

A la suite des effets physiques produits par les contusions, comme après ceux qui suivent les mouvements forcés, on peut observer des épanchements de sang, soit dans la cavité de la membrane synoviale, soit dans le tissu cellulaire. En général, ces épanchements sont plus considérables dans les contusions que dans les entorses, parce que la déchirure des vaisseaux est plus considérable. Peut-être aussi faut-il, pour expliquer la fréquence des épanchements sanguins dans des cavités articulaires à la suite des contusions, tenir compte de la nature des articulations qui y sont le plus exposées. Le genou est contus plus souvent qu'aucune autre jointure, parce que c'est lui qui porte ordinairement sur le sol à la suite des chutes, et l'on sait que sa membrane synoviale est celle où les épanchements de liquide se font avec le plus de facilité et se traduisent le plus clairement au dehors.

Les inflammations consécutives aux contusions ont les mêmes caractères anatomiques et les mêmes symptômes que celles qui succèdent aux entorses; elles me paraissent cependant avoir plus de tendance à se terminer par suppuration. Sans doute, la désorganisation beaucoup plus considérable des tissus est cause de cette fâcheuse prédisposition.

Lors même qu'aucune inflammation apparente ne succède aux contusions, celles-ci peuvent laisser à leur suite des douleurs qui se prolongent avec une incroyable obstination.

Tout ce que nous avons dit sur la gravité et la variété des lésions chroniques qui peuvent avoir des entorses pour point de départ, s'applique aux suites des contusions. Les différences sous ce rapport dépendent sans doute de la gravité des lésions physiques et des soins consécutifs; elles doivent aussi être attribuées aux variétés que présente la constitution des malades.

L'observation démontre que chez les hommes bien constitués, si la peau reste intacte, les contusions les plus graves, même avec fracture ou luxation, n'entraînent presque jamais ce que l'on appelle des tumeurs blanches; tandis que les contusions les plus légères sont quelquefois suivies de graves accidents chez les adultes, et surtout chez les enfants dont la constitution est altérée; preuve à ajouter à tant d'autres, de l'importance qu'il faut attribuer à la constitution dans l'étiologie des maladies articulaires.

La méthode que l'on doit suivre dans le diagnostic, lorsqu'on est appelé auprès d'un malade dont une articulation a été contuse, est celle que nous avons conseillée à la suite des entorses; il faut rechercher d'abord quelle lésion physique a produit la contusion. Les ecchymoses du tissu cellulaire démontrent la rupture de ses cellules et celle des petits vaisseaux qui le parcourent. Les épanchements de liquide dans la cavité articulaire, formés brusquement et accompagnés de la sensation particulière que produit le sang coagulé, font présumer les épanchements sanguins dans la synoviale, et par suite la rupture de cette membrane. Le toucher et la crépitation pourront permettre de reconnaître des fractures plus ou moins complètes, et même l'enfoncement de la table externe des os, lorsque la partie enfoncée est superficielle, comme les condyles du fémur. A moins de désordres considérables, il est difficile sans doute de reconnaître directement la déchirure des ligaments; mais on devra soupçonner l'existence de cette lésion toutes les fois que, par suite de l'action de la cause contondante, les os auront éprouvé des déplacements temporaires assez étendus pour que les ligaments n'aient pu rester intacts.

Après ce diagnostic des lésions physiques, on doit rechercher la nature des lésions secondaires qui se développent consécutivement aux contusions, mais ce point de diagnostic ne doit pas être discuté ici; il l'a été en partie à l'article consacré à l'entorse, et j'y reviendrai dans les chapitres suivants.

Le traitement des contusions est semblable à celui des entorses. Dans les moments qui suivent l'accident, il faut prévenir le développement de l'inflammation consécutive par l'emploi des réfrigérants, s'assurer qu'il n'existe aucune luxation, et, pour en avoir la preuve, imprimer aux os qui forment l'articulation contuse tous les mouvements qui appartiennent à l'état normal. Ces mouvements exécutés, on doit placer l'articulation dans l'immobilité; préférer, pour assurer celle-ci, les moyens qui n'exercent pas de compression, si l'inflammation aiguë est à craindre, ou si elle est déjà développée. Indépendamment de ces moyens, on peut recourir au massage prolongé, comme celui que nous avons conseillé dans les entorses. Je l'ai employé quelquefois dans les contusions, et spécialement dans celles du pied. Le premier cas où je l'ai mis en usage est celui d'un homme qui aurait reçu sur le coude-pied le choc d'une masse considérable de bois. Il était résulté de cette percussion un épanchement considérable de sang, caractérisé par le gon flement immédiat avec teinte bleuâtre très-marquée de la peau. Je vis le malade un jour après l'accident. Le moindre contact était douloureux, et lorsque je demandai au malade de poser le pied à terre, il n'eut pas plus tôt fait ce que je lui demandais, qu'une douleur extrêmement vive l'obligea de se coucher. Immédiatement après, je lui fis des frictions douces sur toute l'étendue du pied, pendant 8 minutes à peu près. Ces frictions, d'abord douloureuses, le devinrent de moins en moins. La friction achevée, le malade se leva immédiatement et fit plusieurs pas. Le soulagement était des plus remarquables. Le massage fut répété quatre jours de suite, matin et soir ; chaque jour le malade se leva et fit des marches de plus en plus longues. Le cinquième jour il sortit de l'hôpital, marchant avec facilité, et ayant obtenu, sous l'influence du massage seul, une amélioration des plus extraordinaires. Au moment de son départ, l'ecchymose, suite de la résorption sanguine, dépassait le milieu de la jambe.

Plusieurs autres faits sont venus confirmer l'utilité de ce moyen, et sans doute beaucoup de substances qui ont été vantées dans le traitement des maladies articulaires, n'ont dû leur efficacité qu'aux frictions que nécessitait leur emploi.

Lorsque l'inflammation aiguë est développée, elle réclame l'usage des antiphlogistiques locaux et généraux. Voyez, pour le détail de ce traitement, l'article consacré à l'arthrite aiguë de cause interne.

Quant aux lésions chroniques qui peuvent succéder aux contusions, elles réclament les mêmes moyens que celles qui suivent les entorses. Je rappellerai surtout ici l'utilité du massage prolongé lorsque la douleur persiste sans lésion matérielle ; l'emploi des réfrigérants, s'il y a inflammation chronique avec chaleur, rougeur de la peau et tendance à l'état aigu : les vésicatoires, les emplâtres, les douches sulfureuses, et en général les excitants, lorsque les malades sont d'une constitution et d'un tempérament lymphatique, et qu'il n'y a pas de tendance à des inflammations aiguës.

CHAPITRE III.

DES PLAIES DES ARTICULATIONS.

Les plaies des articulations sont bornées aux parties molles qui entourent les membranes synoviales, ou bien elles pénètrent jusque dans la cavité articulaire. Dans le premier cas, elles ne diffèrent point de celles qui sont produites dans la continuité des membres ; dans le second, elles peuvent entraîner des accidents spéciaux souvent très-graves, qui diffèrent essentiellement de ceux qui suivent les entorses ou les luxations traumatiques avec intégrité de la peau. Quelle que soit, dans ces dernières, l'étendue de la déchirure des capsules fibreuses et du tissu cellulaire, l'on ne voit jamais ces abcès profonds, avec décomposition putride, qui surviennent fréquemment à la suite des plaies pénétrantes et qui peuvent entraîner à la mort.

Les auteurs classiques ont divisé ces plaies en trois ordres, suivant la nature des corps qui les produisent : plaies par instrument piquant, par instrument tranchant, par instrument contondant. Cette division mérite d'être conservée ; il faut même la porter plus loin, car des différences très-importantes s'observent entre les plaies faites par des instruments du même genre.

Les plaies par piqûre sont plus ou moins étroites, suivant qu'elles sont produites par une aiguille, une pointe d'épée ou un poignard ; leur trajet est tantôt direct, tantôt plus ou moins oblique au-dessous de la peau ; si elles sont directes et qu'elles offrent une certaine largeur, leurs suites peuvent être graves ; si elles sont obliques et étroites, elles participent du caractère des plaies sous-cutanées, et comme ces dernières, elles n'ont aucune tendance à se terminer par suppuration.

Dans les plaies par instrument tranchant, la solution de continuité est également plus ou moins étendue et directe, et l'air a plus ou moins de tendance à pénétrer dans la cavité articulaire; plus cette pénétration est facile, plus les accidents qui peuvent compliquer ce genre de plaies sont à redouter.

Les plaies contuses des jointures se produisent de deux manières. Dans les cas les plus ordinaires, un corps contondant broie les parties molles extérieures, et ouvre l'article. Dans d'autres cas, les os se luxent, et l'un d'eux, déchirant les tissus extra-articulaires de dedans en dehors, se fait jour à travers la peau. Dans ces deux ordres de circonstances, les accidents sont beaucoup plus à craindre qu'à la suite des plaies par instruments tranchants; il me semble, en les comparant l'un à l'autre, qu'il y a moins de dangers à redouter lorsque la jointure est ouverte par l'effet d'une luxation que par suite d'une contusion; dans ce dernier cas, le broiement des parties molles est plus considérable, et la mortification plus à craindre.

Suites des plaies des articulations. — Les plaies des articulations présentent de grandes différences dans leurs suites. Quelquefois elles restent à l'état de simplicité et guérissent avec rapidité ; le plus souvent leur marche est entravée par des inflammations variables, par leur intensité, leur étendue et leur mode de terminaison.

Lorsque les plaies des articulations ne sont suivies d'aucun symptôme inflammatoire, ni d'aucune douleur, elles guérissent par adhésion immédiate de leurs bords, au moyen d'une couche de lymphe plastique; et après quelques jours de repos, le malade peut mouvoir l'articulation qui n'a rien perdu de la liberté et de l'intégrité de ses mouvements. Dans quelques cas moins simples, mais encore très-heureux, l'inflammation se développe, mais reste dans les limites d'un travail adhésif et sécrétoire. Le trajet de la plaie s'endolorit et se tuméfie, la capsule synoviale, faiblement irritée, sécrète de la sérosité; il se forme, en un mot, une hydarthrose de forme inflammatoire sub-aiguë. Soit par le bienfait de la nature, soit par les secours de l'art, la réaction s'arrête là, et ne se change point en phlegmasie purulente. La plaie se réunit encore par première intension, et l'hydarthrose finit par disparaître.

Il est un ordre de conséquence observé chez les animaux par M. Guérin, mais qui ne semble pas avoir été constaté jusqu'ici sur l'homme. Il consiste dans la réunion de la plaie extérieure et dans l'absence de réunion de la plaie faite à la membrane synoviale. Il en résulte un épanchement de synovie dans le tissu cellulaire, où ce liquide s'accumule comme dans une bourse muqueuse; en un mot, il y a formation de tumeurs synoviales.

Ces cas favorables ne s'observent que dans les simples piqûres ou dans les plaies par instrument tranchant, dans lesquelles le rapprochement des bords a été fait peu de temps après l'accident et a été soigneusement maintenu. Lorsque les plaies sont contuses, ou que produites par piqûre ou par incision, elles n'ont pas été convenablement soignées au début, une inflammation très-intense ne tarde pas à se manifester dans l'articulation; leurs suites sont alors extrêmement fâcheuses.

Au quatrième ou au cinquième jour, quelquefois au second ou au troisième, il se manifeste une douleur vive, profonde, exaspérée par le moindre mouvement ou la plus légère pression; l'article se tuméfie et devient plus chaud; la peau est luisante, tendue, ordinairement sans rougeur; le tissu cellulaire s'infiltre; les lèvres de la plaie deviennent pâles, blafardes, boursoufflées, et il en suinte un pus séreux, ténu; la fièvre s'allume, la figure se colore et s'anime, la respiration s'accélère, la langue est sèche, la soif est intense, et quelquefois le délire survient. L'engorgement inflammatoire s'étend souvent à tout le membre qui prend un volume énorme.

Ordinairement, il suffit de quelques jours pour que la suppuration s'établisse; le pus distend la cavité synoviale, il l'ulcère dans quelques points, il forme des fusées le long des membres; les ligaments se ramollissent, les os deviennent mobiles, les cartilages se corrodent, les surfaces articulaires, privées de cartilages, deviennent sèches, rugueuses et tendent à se nécroser; les souffrances sont insupportables.

Le tétanos et la résorption purulente peuvent se développer dans le cours des trois ou quatre premières semaines. La résorption purulente est surtout à craindre ; elle s'annonce par des accès de fièvre intermittente pernicieuse, précédés de frissons, et se termine presque constamment par la mort.

Lors même que ces graves accidents ont été prévenus, les malades ne doivent pas être considérés comme à l'abri de tout danger. Souvent ils s'épuisent sous l'influence de suppurations interminables et d'inflammations aiguës qui se reproduisent toutes les fois que du pus se fait jour au dehors. La fièvre hectique s'empare d'eux et les conduit à la mort.

Quand ils sont bien constitués, et quand les efforts de la nature viennent seconder les soins de l'art, on voit quelquefois la suppuration diminuer, le pus perdre ses mauvaises qualités, les cartilages et les portions d'os nécrosés s'exfolier. Toute la surface suppurante, soit des parties molles, soit des parties dures, se couvre de bourgeons charnus ; la lymphe plastique s'organise à leur surface, et réunit les surfaces contiguës des os qui se soudent ainsi en totalité ou en partie. Le malade guérit alors avec une ankylose plus ou moins complète.

Dans quel état se trouvent les articulations à l'époque où, après avoir été ouvertes, elles sont le siége de suppurations qui se font jour dans les tissus environnants ? On peut en juger par les faits suivants que j'emprunte à la clinique de M. Dupuytren. Il s'agit de quatre malades qui ont succombé à des accidents consécutifs à des luxations du pouce, dans lesquels des os déplacés avaient perforé la peau.

Premier cas. — Luxation de la première phalange du pouce, avec plaie, tétanos. Mort le quatorzième jour. Les cartilages étaient détruits et les surfaces osseuses noirâtres dans l'articulation luxée.

Deuxième cas. — Luxation de la deuxième phalange, vaste abcès de l'avant-bras et de la main. Mort le vingt-cinquième jour. Les gaînes synoviales des tendons sont épaissies et pleines de pus, les tendons paraissent sains. Les deux rangées du carpe sont séparées par le pus, les os sont dénudés, mais ne paraissent pas altérés.

Troisième cas. — Homme de 67 ans. Luxation du pouce, abcès de l'avant-bras et de la main. Mort le soixantième jour. L'articulation radio-carpienne est remplie de pus. Les os de l'avant-bras et du carpe sont complètement dépouillés de cartilages. Les ligaments sont ramollis et les os d'une mobilité extrême. Les synoviales sont épaissies.

Quatrième cas. — Luxation de la deuxième phalange, abcès gangréneux de l'avant-bras. Mort le 150e jour. Articulation radio-carpienne pleine de pus; destruction complète des cartilages; os lisses et grisâtres.

Quelque incomplètes que soient ces observations, elles suffisent pour établir la promptitude avec laquelle les cartilages disparaissent de la surface des os dans les jointures qui sont le siége de l'inflammation suppurative, et de la facilité avec laquelle le pus se répand alors dans les gaînes des tendons et des muscles.

Les graves accidents que nous venons de décrire ne sont pas les seuls que puisse entraîner l'ouverture des articulations, il peut s'y joindre une décomposition putride du sang et du pus. Cet accident est surtout à craindre lorsque les parties molles et les os ont été violemment contus, et que l'articulation est grande et largement ouverte. Il peut, toutefois, se manifester à la suite des plaies par instrument tranchant, lorsque l'air pénètre dans l'articulation et qu'il s'y est fait un épanchement de sang.

Voici les symptômes locaux qui se manifestent alors : l'articulation se tuméfie et devient le siége d'une douleur extrêmement vive; des liquides s'épanchent en abondance dans la cavité articulaire, et se mélangent au sang. Tous ces produits se décomposent, deviennent fétides et mélangés de bulles d'air.

En même temps que se produisent ces symptômes locaux, l'état général prend un caractère alarmant; une fièvre brûlante s'allume, le pouls est extrêmement fréquent, la peau sèche prend une teinte légèrement ictérique, la langue se dessèche, et les symptômes les plus caractéristiques qui se manifestent alors, me paraissent la fétidité des selles et le délire. La fétidité des selles est extrême et ne cesse pas, quelle que soit l'abondance des évacuations, tant que la putréfaction continue dans la plaie. Le délire est ordinairement sourd. On a besoin de lier les malades pour les empêcher de tomber de leur lit, mais ils ne poussent pas des cris et ne sont jamais furieux. Souvent, après être restés quelques jours dans cet état de fièvre et de délire, ils périssent sans avoir eu aucun accès de fièvre, précédé de frissons et suivi de sueur. A l'autopsie, on ne trouve aucune trace d'abcès intérieur ; le sang est liquide et la putréfaction s'opère avec une extrême rapidité.

On voit sans peine combien ces accidents, que je considère comme dus à une *résorption putride*, sont différents de ceux qui appartiennent à la *résorption purulente*. Dans cette dernière, il n'y a jamais de délire; des accès de fièvre intermittente, avec les caractères les plus pernicieux, annoncent l'invasion et les progrès du mal; la suppuration se forme dans les veines, et on la trouve souvent disséminée dans un grand nombre d'organes.

Les circonstances au milieu desquelles se produisent les deux ordres de résorptions que nous comparons entre elles, ne diffèrent pas moins que les accidents qui en sont la suite; la résorption putride appartient à la première période des plaies graves, celle de l'épanchement de sang; la résorption purulente a une période secondaire, celle de la suppuration. Je me borne à ces indications générales; ce n'est pas ici le lieu de traiter, avec tous les développements qu'elle exige, de la distinction fondamentale des résorptions putrides ou purulentes qui succèdent aux plaies; qu'il me suffise de dire que cette distinction (1) n'a été faite par aucun auteur moderne, et que la confusion qui en est résultée n'a pas peu contribué à jeter de l'obscurité sur les suites des plaies en général, et sur celles des articulations en particulier.

Causes de la gravité des plaies des articulations.

Quelques-unes des causes invoquées par les anciens pour expliquer la gravité des plaies articulaires ont perdu, de nos jours, toute la valeur qu'on leur avait accordée. Ainsi, la

(1) M. Berard aîné, dans son article *pus*, du Dictionnaire en 25 volumes, a bien distingué la résorption purulente qui succède aux plaies de celle que l'on voit survenir à la suite des ouvertures des grands abcès froids, et qu'il a désignée sous le nom de *résorption putride*, mais il n'a pas établi de distinction entre les diverses résorptions consécutives aux plaies.

lésion des aponévroses et des tendons qui entourent les articulations, et qu'on regardait autrefois comme doués d'une grande sensibilité, est considérée maintenant comme étrangère à la production des accidents.

Les conditions qui rendent si graves les plaies des articulations sont, principalement, le siége et l'étendue des cavités articulaires, et la nature des tissus qui concourent à en former les parois. Le siége de ces cavités est tel, que le sang et le pus, lorsqu'ils y sont accumulés au contact de l'air, ne peuvent s'écouler qu'incomplètement et avec difficulté, et que les produits de leur décomposition restent longtemps en rapport avec les tissus qui les absorbent. La profondeur à laquelle ces liquides sont situés est telle, que s'ils ulcèrent la capsule fibreuse, au lieu d'arriver à l'extérieur, ils pénètrent dans les gaînes des tendons ou des muscles, et produisent une longue série d'accidents. Cependant, ce n'est pas seulement parce qu'elles sont étendues et profondes que les cavités articulaires sont le point de départ de graves accidents à la suite des plaies, c'est qu'étant circonscrites en partie par des os, et ceux-ci se dénudant par l'absorption des cartilages, et se nécrosant ensuite, leur oblitération est impossible jusqu'à ce que l'élimination des parties nécrosées ait eu lieu; cette élimination, comme on le sait, est toujours très-longue à s'opérer et rencontre de très-grands obstacles. Qu'on le remarque, toutefois, ces décompositions putrides, ces suppurations profondes, ces nécroses consécutives ne se manifestent qu'autant que l'air a été mis en contact avec l'intérieur des articulations.

Ce phénomène, considéré comme point de départ des accidents qui succèdent aux plaies, est de la plus haute importance. Depuis plus d'un demi-siècle, la plupart des chirurgiens, dont les opinions ont fait loi dans la science, l'ont placée en première ligne parmi les causes qui rendent si graves certaines plaies articulaires. « On sait, dit Boyer, qu'un des effets ordinaires de l'action de l'air sur les parties qui sont ordinairement à l'abri de son impression, et notamment sur les membranes séreuses, est de produire leur inflammation. Or, la membrane synoviale qui tapisse les articulations étant, comme l'expérience l'a appris, beaucoup plus susceptible des effets nuisibles de l'impression de l'air que les autres membranes séreuses, on ne peut s'empêcher de regarder cette impression comme la cause principale des accidents inflammatoires dont les plaies des articulations sont fréquemment accompagnées. » La vérité de cette opinion a été souvent démontrée par l'expérience clinique, mais les preuves les plus puissantes en sa faveur ont été fournies par les applications de la méthode sous-cutanée. Les recherches les plus complètes, dans ce sens, appartiennent à M. Jules Guérin, dont nous allons brièvement analyser un Mémoire, publié en 1840 (1). Ce chirurgien a fait ses premières recherches sur les animaux; ainsi, ayant ouvert successivement, sur deux chiens, par la méthode sous-cutanée, les articulations huméro-cubitales, radio-carpiennes, fémoro-tibiales et tibio-tarsiennes, les plaies ont été guéries sans aucune trace d'accidents inflammatoires; seulement, lorsque les articulations ainsi ouvertes ont été laissées libres de leurs mouvements, il s'est formé autour des plaies des tumeurs synoviales; mais lorsqu'elles ont été maintenues au repos et dans l'extension permanente, la guérison s'est opérée sans aucun accident, et par l'adhésion immédiate des bords de la plaie de la capsule, aussi bien que de ceux de la plaie extérieure. Quant aux faits observés chez l'homme, M. Guérin a pris pour point de départ les luxations traumatiques, dans lesquelles il y a des déchirures plus ou moins considérables sous la peau des capsules articulaires, et qui ne sont presque jamais suivies d'arthrite suppurative. Appuyé sur ces résultats, que l'observation clinique confirme tous les jours, ce médecin a fait un assez grand nombre de fois la section sous-cutanée des ligaments et d'une portion des capsules fibreuses du genou ou du pied, pour remédier à des difformités des articulations. Ces opérations ont toujours été exemptes d'accidents inflammatoires.

On doit aussi à M. Goyrand, d'Aix, une observation clinique qui démontre l'innocuité des plaies articulaires, pourvu qu'elles soient pratiquées suivant la méthode sous-cutanée. Ce chirur-

(1) *Gazette médicale*, 1840.

gien a eu l'idée d'appliquer cette méthode à l'extraction des corps étrangers des articulations, opération que l'on sait être dangereuse dans un grand nombre de cas, lorsqu'elle est pratiquée suivant la méthode ordinaire. Nous aurons l'occasion de rapporter plus au long l'observation du chirurgien d'Aix, quand nous ferons l'histoire des corps étrangers. Il nous suffit ici de nous appuyer sur l'expérience de ce praticien pour fortifier les principes que nous adoptons sur l'innocuité presque absolue des plaies sous-cutanées des articulations.

Si ces principes sont vrais, on comprend pourquoi les plaies accidentelles, dont les conditions physiques se rapprochent de celles des ponctions sous-cutanées, sont bien plus rarement compliquées que celles qui en diffèrent. Les plaies par instruments piquants doivent leur innocuité fréquente à leur étroitesse et à leur obliquité qui s'opposent à l'entrée de l'air. Les plaies par instruments tranchants exposent beaucoup plus à des accidents, à moins qu'elles ne soient peu étendues, obliques au-dessous de la peau et parallèles à la direction des fibres coupées; Si elles sont considérables, perpendiculaires à la surface de la peau et transversales par rapport aux ligaments, leur écartement plus facile rend l'entrée de l'air inévitable. Enfin, les plaies contuses sont, en général, les plus exposées à l'action de l'air, et par consequent les plus sujettes à des accidents graves.

Indépendamment des conditions physiques des plaies qui favorisent plus ou moins l'action de l'air sur la synoviale, nous devons insister sur l'influence fâcheuse que peuvent exercer, sous le même rapport, les mouvements inconsidérés de l'articulation. On sait, depuis les recherches de M. Jules Guérin sur l'intervention de la pression atmosphérique dans les exhalaisons séreuses, et mes propres recherches sur les injections forcées des articulations, que les cavités articulaires ont une capacité fort inégale suivant telle ou telle position, et que les divers mouvements qu'elles exécutent y déterminent des alternatives de rétrécissement et d'ampliation. Or, dans le cas d'ampliation, les parois étant en partie résistantes et non susceptibles d'affaissement, il y a une tendance au vide, et si la cavité communique avec l'extérieur, il y a une véritable succion exercée sur l'air. Il est bien facile dès-lors de comprendre comment, dans le cas de plaie articulaire, les mouvements auxquels le malade peut se livrer doivent favoriser l'introduction de l'air, si la plaie n'est pas hermétiquement fermée, et que cette entrée sera d'autant plus facile, que l'on maintiendra les os dans les rapports où ils laissent entre eux un plus grand intervalle.

C'est à tort, à mon sens, que l'on attribuerait l'influence nuisible de l'air sur les articulations à une action irritante dont rien ne démontre la réalité. Les effets nuisibles de ce fluide dépendent de la tendance à la putréfaction qu'il imprime à tous les liquides avec lesquels il se trouve en contact. Sans doute, la synovie est au nombre de ces derniers, mais ceux dont la décomposition a le plus d'importance, sont le sang qui s'épanche toujours dans des articulations perforées, et le pus qui ne tarde pas à s'y produire. Il est si vrai que la décomposition de ces liquides est la cause principale des accidents consécutifs à la pénétration de l'air dans les articulations, que ces accidents sont toujours précédés et accompagnés de cette décomposition. Avant qu'ils se développent et pendant leur cours, les liquides qui sortent des articulations sont fétides, chargés de bulles d'air, et ils dégagent des vapeurs d'acide sulfhydrique.

Les douleurs très-vives qui accompagnent les plaies articulaires graves sont généralement attribuées au peu d'extensibilité des tissus fibreux qui ne cèdent point à la dilatation exercée par les liquides intra-articulaires, et l'on admet qu'elles sont d'autant plus intenses, que la plaie est plus étroite et que les liquides et l'air ont plus de peine à s'échapper. On s'est beaucoup exagéré l'influence de cette incarcération des liquides, puisque dans certaines arthrites rhumatismales, on voit des sécrétions assez abondantes pour produire en moins de vingt-quatre heures une distension considérable des parois articulaires. Et cependant il est rare de voir cette arthrite rhumatismale, quelque douloureuse qu'elle soit en général, s'accompagner des souffrances atroces et intolérables, qui sont le triste privilége de l'arthrite traumatique suppurative.

Cette intensité plus grande des douleurs, comme les autres symptômes spéciaux qui suivent les plaies articulaires, me paraissent dépendre du caractère que la solution de continuité imprime à tous les accidents qui en sont la suite. Ce caractère, comme je l'ai dit, est une certaine tendance à la décomposition des produits sécrétés, tendance qui n'existe jamais dans les arthrites rhumatismales les plus intenses, ou à la suite des luxations avec déchirures des capsules, mais sans division de la peau.

Diagnostic.

Lorsqu'une plaie existe au voisinage d'une articulation, il peut être difficile, à moins qu'elle ne soit accompagnée d'un grand délabrement et n'ait ouvert largement les jointures, de reconnaître si elle est limitée aux parties molles extérieures, ou si elle pénètre dans la cavité articulaire. Pour reconnaître cette pénétration, il faut tenir compte de la situation de la plaie, de sa direction, de son étendue et de sa forme, comparées à la largeur de l'instrument vulnérant ; l'écoulement d'un liquide visqueux, transparent, fait présumer que la synoviale est ouverte. Mais il est bon de faire observer que cet écoulement peut manquer, bien que la plaie soit pénétrante, par suite d'un changement de situation qui a déterminé un défaut de parallélisme entre l'ouverture des téguments et celle de la membrane synoviale ; d'autre part, la sortie d'un liquide analogue à la synovie peut se rencontrer dans le cas de plaie non pénétrante, lorsque, par exemple, une gaîne tendineuse ou une bourse muqueuse a été ouverte. Quand il reste des doutes sur la pénétration de la plaie, il faut bien se garder de la sonder, même avec ménagement. Cette conduite n'est permise que si l'on a lieu de croire à la présence d'un corps étranger. Il est évident, en effet, que l'introduction du stylet peut avoir les plus fâcheux inconvénients, soit par l'irritation qu'il occasionne sur l'intérieur de la jointure, soit parce qu'il favorise l'entrée de l'air par le rétablissement du parallélisme des ouvertures, ou qu'il décolle les lèvres de la plaie qui peuvent être déjà agglutinées. Il faut renoncer à toute manœuvre imprudente, et, dans l'incertitude, on doit se conduire comme si l'articulation était intéressée.

Pronostic.

Ce que nous avons dit des conséquences des plaies articulaires et des causes qui les entraînent, nous dispense d'établir le pronostic d'une manière détaillée. Evidemment il varie suivant les conditions immédiates que présente la blessure, suivant l'existence ou l'absence des conditions générales ou locales qui favorisent le développement des complications ; enfin, suivant la nature et la violence des accidents, et les désordres qu'ils ont produits.

Traitement.

Le traitement des plaies des articulations varie suivant la nature des instruments qui les ont produites, le genre d'accident qui se développe et la période de la maladie à laquelle on est appelé. Je les examinerai :

A. Dans les premiers jours qui suivent la solution de continuité, avant que l'inflammation se soit développée ;

B. A l'époque où cette inflammation existe ;

C. Lorsqu'à la suite du broiement des parties molles ou du séjour du sang dans la cavité articulaire, des accidents putrides se sont développés ;

D. Lorsque la cavité articulaire est en suppuration.

En se rappelant les conséquences graves des plaies pénétrantes des articulations, on comprend que leur traitement, au moment où elles viennent d'être faites ou peu de temps après, doit avoir pour but essentiel de prévenir le développement de l'inflammation et la décomposition putride qui s'empare si rapidement des liquides sécrétés ou épanchés dans la cavité articulaire. Or, d'après ce que nous savons maintenant des causes essentielles de ces accidents, il est évident qu'il faut, le plus tôt et le plus complètement possible, empêcher l'introduction et le séjour de l'air dans la jointure. Si l'on remplit ces deux indications fondamentales peu de temps après que la plaie a été faite, on a lieu d'espérer qu'une maladie très-grave en elle-même n'entraînera que des suites assez légères, et qu'une plaie pénétrante aura été ramenée aux conséquences d'une simple entorse. Ce résultat est si important que l'on ne saurait trop s'appliquer à discuter toutes les conditions qui peuvent permettre de l'obtenir.

Deux méthodes se présentent pour atteindre ce but : le bandage inamovible et les moyens qui permettent de laisser l'articulation à nu, ou de la recouvrir de pièces de pansement que l'on renouvelle de temps à autre.

Le *bandage inamovible* a été conseillé par Larrey (1). Voici comment il décrit l'application de ce bandage, après avoir indiqué les opérations que réclame quelquefois le traitement des plaies articulaires, telles que le débridement de la plaie, l'extraction des fragments d'os détachés et la ligature des vaisseaux ouverts, il ajoute : « Ces premières indications remplies, on fait évacuer, par la position favorable du membre et une légère pression exercée sur tout le pourtour de l'article, les fluides épanchés dans la capsule synoviale. On rapproche les bords de la plaie ainsi simplifiée, et on les maintient, autant que possible, dans un contact immédiat, au moyen de bandelettes agglutinatives et d'un appareil contentif qui se compose de compresses imbibées d'une liqueur tonique et légèrement répercussive, telle que l'eau végéto-minérale, mêlée d'eau-de-vie camphrée et de blanc d'œuf battus ensemble, d'un bandage à plusieurs chefs, et d'une bande, si elle est nécessaire. Le membre est posé dans une situation en rapport avec l'usage que l'individu devra en faire par la suite, au cas qu'on ne puisse obtenir la guérison de la plaie que par l'ankylose de l'articulation. Par conséquent, cette situation pourra varier selon chaque membre. Il ne faut jamais lever l'appareil, à moins d'accident imprévu, tel qu'une hémorrhagie ou le déplacement inconsidéré des pièces principales de cet appareil, avant le vingt-unième jour. Il est même très-avantageux de le laisser jusqu'à l'époque de la guérison complète. L'on doit seconder les effets de l'opération et de l'appareil compressif par tous les moyens propres à

(1) *Clin. chirurg.*, t. 3, p. 381.

prévenir l'inflammation locale et la fièvre traumatique ; on y parvient à l'aide des saignées générales, s'il y a lieu, des ventouses scarifiées posées à l'épigastre ou à la nuque, s'il survenait des céphalalgies, par l'usage des boissons délayantes fraîches, la diète, le repos, et par le soin qu'on a eu de mettre le membre, lors du premier pansement, dans une situation convenable, et dans une immobilité complète, afin de favoriser l'ankylose, si elle est indispensable. »

Le bandage inamovible n'a jamais pu se répandre dans la pratique. Il serait préférable à tout autre moyen s'il prévenait l'inflammation violente et la suppuration de la cavité articulaire ; mais il n'en est rien ; au-dessous de ce bandage, l'articulation se gonfle et, comme le corps qui l'enveloppe est inextensible, elle éprouve une compression toujours douloureuse et, dans quelques cas, suivie de mortification de la peau. Lorsque la suppuration se forme dans l'articulation, elle est forcée de fuser le long des membres, et, si elle parvient à se faire jour au dehors, elle se décompose et exhale une odeur fétide. Tous ces accidents obligent d'enlever le bandage à une époque plus ou moins rapprochée de son application, et forcent par conséquent de renoncer à l'inamovibilité qui fait le caractère spécial de la méthode.

On éviterait sans doute la plupart de ces accidents si, à l'exemple des vétérinaires, et particulièrement d'Hurtrel d'Arboval, et de M. Lecoq, professeur à l'École de Lyon, on entourait l'articulation avec des étoupes, et qu'on maintînt celles-ci par un bandage qu'on pût enlever à volonté. Mais ces moyens compressifs, quelles que soient les modifications qu'on leur fasse subir, ne suffisent point pour remplir les indications qu'on doit se proposer ; la méthode complexe, qui me paraît devoir être préférée, consiste dans l'emploi simultané de l'immobilité, de la réunion immédiate, et des réfrigérants.

De l'immobilité dans la position où les cavités articulaires ont le moins de capacité. — On a vu par les expériences qui me sont propres et par celles de M. Jules Guérin, qu'il est des positions dans lesquelles les cavités articulaires ont la moindre capacité possible ; mais que si cette position vient à changer et les os à se mouvoir l'un sur l'autre, la cavité articulaire s'agrandit nécessairement. On comprend sans peine, d'après l'énoncé de ce fait, que si une plaie communique avec une articulation, celle-ci, en exécutant des mouvements, remplira en quelque sorte l'office d'un soufflet dont les parois latérales seront alternativement rapprochées et éloignées. L'air y rentrera lorsque les os prendront la situation qui agrandit la cavité articulaire, et il en sera exprimé, lorsque cette cavité diminuera par un changement de rapport entre les os.

Pour éviter ce double effet, on comprend facilement qu'il faut placer les os dans les rapports qui donnent à la jointure le moins de capacité possible ; mais ce n'est pas assez que les surfaces articulaires soient exactement appliquées les unes contre les autres, si l'on veut que l'air ne puisse pénétrer dans leur intervalle, il faut rendre l'immobilité complète, car le moindre mouvement agrandirait la cavité articulaire et, par suite, appellerait l'air dans son intérieur. Nous ferons remarquer que, par une heureuse coïncidence, la position qui diminue le plus possible la capacité de l'articulation est précisément celle qui permet à un membre ankylosé de remplir le mieux ses fonctions ; ainsi à la hanche, au genou, au poignet c'est l'extension, au coude-pied c'est la flexion, qui réduisent à ses plus petites dimensions l'intervalle inter-articulaire, et, en supposant que la guérison ne puisse avoir lieu que par ankylose, l'une ou l'autre de ces positions est, comme on le sait, respectivement la meilleure pour chacune de ces articulations.

En traitant des maladies du pied, du genou, en un mot, de chaque articulation en particulier, j'indiquerai les appareils spéciaux qu'il faut employer pour maintenir ces positions avec fixité ; il me suffit de dire ici que l'application du principe que je pose m'a paru de la plus haute importance. J'ai vu les accidents putrides ne point se manifester dans une articulation du pied, largement ouverte à la suite d'une déchirure de la peau, produite par l'issue de l'extrémité inférieure du tibia. Si le pied, au lieu d'être maintenu constamment relevé, au moyen d'une gouttière, et assujetti dans la plus parfaite immobilité, avait été tantôt relevé et tantôt abaissé ; si l'astragale et le tibia eussent ainsi, par leur écartement, appelé de temps en temps l'air dans l'articulation, sans aucun doute, les liquides accumulés dans la jointure se seraient décomposés, et le malade aurait été en proie à des accidents auxquels il a heureusement échappé. Je pense que la fréquence des accidents graves signalés par tous les auteurs qui ont écrit sur les plaies articulaires doit être attribuée, en partie du moins, à ce qu'ils ne donnaient pas aux articulations la position qui leur convient, et qu'ils employaient des appareils insuffisants pour assurer une immobilité absolue.

Il faut le remarquer, du reste, l'immobilité dans une bonne position peut toujours être mise en usage, quel que soit le genre de plaie qui ait été fait à une articulation. Sous ce rapport, elle est d'un emploi beaucoup plus général que la réunion immédiate qui va nous occuper.

La réunion immédiate des plaies articulaires prévient les accidents avec d'autant plus de certitude, qu'elle est pratiquée à une époque plus rapprochée de l'accident. Les moyens que l'on peut employer pour l'obtenir sont les emplâtres agglutinatifs, les bandages unissants, la suture.

Les emplâtres agglutinatifs et les bandages ne remplissent que d'une manière bien insuffisante le but auquel ils sont destinés ; ils ont, du reste, l'inconvénient de recouvrir la jointure et de gêner l'emploi des réfrigérants qu'il est souvent utile de mettre en usage. C'est donc à la suture qu'il faut avoir recours ; on peut choisir entre la suture à points séparés, la suture enchevillée et la suture entortillée. La première est la plus usitée ; mais je crois la dernière préférable, parce qu'à son aide on oblitère beaucoup plus complètement l'ouverture extérieure, et qu'on rapproche les tissus à une plus grande profondeur. Quoi qu'il en soit des procédés de suture, quelles sont les espèces de plaies articulaires où cette opération doit être mise en usage ? Ordinairement inutile dans le traitement des piqûres, elle est d'une nécessité presque absolue lorsque la solution de continuité a été produite par un instrument tranchant. Mais est-il convenable de suturer, lorsque les articulations ont été largement ouvertes par des corps contondants, tels que les projectiles lancés par la poudre à canon, ou lorsque la plaie a été produite par les os qui, en se luxant, ont perforé toutes les parties molles situées à l'extérieur de la jointure.

Sans doute, la suture n'est point applicable aux plaies qui s'accompagnent d'un broiement considérable; mais ne serait-il pas convenable de l'appliquer aux plaies consécutives aux luxations ?

De l'emploi des réfrigérants. — Lors même que l'on a placé les articulations ouvertes dans de bonnes positions, et que l'on a pratiqué la suture, l'inflammation aiguë est toujours à craindre, et l'on doit s'appliquer à la prévenir.

Indépendamment des moyens généraux, tels que la saignée, la diète, les boissons rafraîchissantes que l'on peut employer dans ce but, il est nécessaire de recourir à des moyens locaux. Nous pourrions reproduire ici la discussion que nous avons longuement agitée à l'article *entorse*, et dans laquelle nous nous sommes appliqué à démontrer que pour prévenir cette inflammation, il ne fallait pas recourir aux émollients, tels que les cataplasmes tièdes, mais aux réfrigérants. Je crois inutile de reproduire ce que nous avons longuement discuté, et je me borne à rappeler qu'entre tous les moyens proposés, ceux qu'on doit préférer sont les bains locaux froids longtemps prolongés, quand le mal est au pied ou à la main; les cataplasmes de pommes de terre fraîches et râpées, quand il est plus rapproché du tronc.

On peut aussi recourir aux irrigations continues, quand on possède des appareils assez bien faits pour que l'eau ne touche que les parties malades, et qu'elle n'imbibe point de proche en proche la chemise des malades et le lit sur lequel ils reposent. J'aurai toujours présent à l'esprit un enfant de 12 ans, dont l'articulation du coude fut largement ouverte en devant à la suite d'une luxation dans laquelle l'humérus s'échappa à travers une ouverture de la peau. Après la réduction, l'on fit des irrigations continues d'eau froide, l'inflammation et la décomposition putride furent parfaitement prévenues; mais le tétanos se déclara vers le septième jour et entraîna la perte du malade. Malgré les précautions que nous avions prises, l'eau qui tombait sur le coude mouilla la chemise et le matelas pendant plusieurs jours. J'ai toujours craint que cette humidité n'eût puissamment contribué à produire le tétanos. Aussi, comme l'on ne peut jamais empêcher l'humidité de se propager au tronc, lorsque l'on fait des irrigations sur d'autres articulations que celles du pied et du poignet, je pense que l'on doit réserver les irrigations uniquement à ces jointures ; encore ne peut-on les faire qu'avec des appareils plus perfectionnés que ceux qui ont été employés jusqu'à présent.

En résumé, pour prévenir les accidents consécutifs aux plaies des articulations, on s'appliquera d'abord à remettre les os dans leur position normale, si toutefois ils ont été éloignés de cette position. On ramènera les os dans la position où ils laissent entre eux le moindre intervalle ; par là on exprime l'air qui peut être entré dans l'articulation. L'articulation étant maintenue dans cette bonne position, on pratiquera la suture de la plaie, si la contusion et le broiement des parties molles n'est pas trop considérable. On placera le membre dans une gouttière qui l'assujétit dans la position où l'articulation a le moins de capacité possible ; l'appareil doit maintenir les os dans cette situation, sans comprimer les membres et tout en laissant l'articulation à découvert. On recouvre cette articulation avec des cataplasmes de pulpes de plantes fraîches hachées et râpées, et l'on renouvelle ces cataplasmes tous les quarts-d'heure dans les premiers temps, et à des distances de plus en plus grandes, à mesure que l'on s'éloigne du moment de l'accident.

Tous ces moyens sont utiles. Il ne faut pas, toutefois, s'en exagérer les avantages ; ils modèrent l'inflammation, mais dans les plaies étendues, ils ne suffisent pas, du moins dans les hôpitaux, pour prévenir la suppuration de la cavité articulaire et les conséquences graves qu'elle entraîne. Voici deux cas où quelques-uns d'entre eux ont été mis en usage. Dans le premier, j'ai fait des irrigations continues avec un mélange d'eau et d'eau-de-vie camphrée, afin de prévenir plus sûrement la décomposition putride que je redoutais.

OBSERVATION. — *Luxation du tibia en dedans, avec déchirure de la peau, accidents nombreux. Guérison après un an et demi de traitement.* — M. Pernon, d'une vigoureuse constitution, âgé de 48 ans, fut renversé d'une voiture qui était entraînée rapidement sur une descente. Dans sa chute, il se luxa le pied en dehors ; le tibia perça la peau en dedans de l'articulation tibio-tarsienne, et sortit à travers l'ouverture faite à la peau. Il fut remis presque immédiatement en place, et dès le lendemain le malade fut apporté à l'Hôtel-Dieu de Lyon. La réduction était parfaite, la malléole du tibia était fracturée à sa base, le péroné était divisé à 7 ou 8 centimètres au-dessus de son extrémité inférieure, et une plaie qui comprenait à peu près le tiers de la circonférence du membre existait en dedans de l'articulation tibio-tarsienne.

Pour maintenir le membre immobile, sans avoir besoin d'exercer une compression sur lui, je le plaçai dans une des gouttières que je décrirai à l'article consacré aux maladies du pied. Cette gouttière était garnie de taffetas ciré dans son tiers inférieur et ouverte en arrière dans la même étendue, de manière à permettre l'écoulement facile des liquides qui pourraient s'écouler de la plaie, ou qui seraient versés sur le membre. Je voulais aussi assurer l'immobilité, sans que les pansements nécessitassent aucun dérangement du membre, mais il fut impossible d'atteindre ce but, car les appareils que je fis construire ayant tous eu quelques vices de construction qui entraînèrent des pressions douloureuses, il nous fallut les changer plusieurs fois. Cependant, préoccupé de cette idée, qu'il s'agissait tout à la fois de prévenir l'inflammation et d'empêcher la décomposition putride de la plaie, je fis pendant les huit premiers jours des irrigations continues, d'abord avec de l'eau mélangée à parties égales d'eau-de-vie camphrée, puis avec de l'eau-de-vie camphrée pure, en employant jusqu'à 3 litres de cette eau-de-vie par jour. Le but fut parfaitement atteint, le gonflement du membre fut très-borné, le malade souffrit à peine, il n'eut pas de fièvre, et jamais aucun symptôme putride ne se manifesta dans les liquides qui s'écoulaient de la solution de continuité.

A partir du huitième jour, on suspendit l'irrigation ; toutes craintes de décomposition putride étaient dissipées, mais des abcès ne tardèrent pas à se manifester, soit dans l'articulation, soit autour d'elle, et pendant les trois premiers mois il fallut en ouvrir successivement plusieurs autour et au-dessus de l'articulation, soit du côté interne, soit du côté externe ; des collections purulentes se formèrent également à la plante du pied, et nécessitèrent des ouvertures.

Après un séjour de quatre mois à peu près, le malade sortit de l'hôpital, plus de cinq à six fistules étaient ouvertes tout autour de l'articulation. Celle-ci était énormément gonflée, souvent elle ne faisait éprouver aucune douleur ; mais, après quelques jours de repos, se manifestait une nouvelle inflammation, produite par le pus qui tendait à sortir. Le malade avait alors de la fièvre et souffrait très-vivement, son pied avait tous les caractères que l'on peut assigner aux tumeurs blanches.

Cependant il avait été aisé de connaître, dès le second mois, que les os de la jambe nécrosée entretenaient ces fistules. Je ne pus en extraire que quelques parcelles de peu d'importance, vers le sixième mois. Le malade commença alors à reprendre ses occupations, portant sa jambe en l'air, et exposé souvent à des inflammations aiguës qui se reproduisaient lorsque du pus ou de petites esquilles se présentaient au dehors. Enfin, après un an et demi, ayant reconnu qu'un séquestre volumineux était mobile, je fis une grande incision au côté interne de l'articulation, et je parvins à extraire la totalité de l'extrémité inférieure du tibia, qui s'était détachée à 2 centimètres à peu près au-dessus des surfaces articulaires. Ces dernières étaient jaunâtres et complètement privées de cartilages. A partir de ce moment, la cicatrisation se fit rapidement, et le malade guérit avec ankylose.

Observation. — *Luxation du tibia en dedans, avec large déchirure de la peau.* — La femme ***, âgée de 45 ans, d'une bonne constitution, mais d'un embonpoint extrême, se laissa tomber d'une échelle de 10 à 12 pieds de haut. Dans cette chute, elle se luxa le pied, et le tibia sortit à travers une ouverture pratiquée au côté interne de l'articulation. Quelques heures après son accident, elle fut apportée à l'Hôtel-Dieu de Lyon. La plante du pied regardait en dehors, et plus des deux tiers des surfaces articulaires du tibia se montraient à travers l'ouverture de la peau. La réduction se fit sans peine, le membre fut placé dans une gouttière appropriée, et il fut maintenu immobile et couvert seulement de quelques linges secs; le pied, repoussé par la semelle de la gouttière, se maintint fléchi à angle droit sur la jambe. Dans cette position, qui est celle où l'articulation tibio-tarsienne a le moins de capacité, l'air ne put entrer dans l'articulation, il n'y eut un peu de fièvre que pendant les trois premiers jours. La malade déclara, pendant les deux premières semaines, ne pas éprouver de douleurs, et pendant tout ce temps il ne sortit à travers la plaie qu'un peu de sérosité rougeâtre, si peu abondante que, du 3 au 25 janvier, l'on n'eut pas besoin de changer les linges sur lesquels le membre était placé.

Vers cette époque, on reconnut de grands abcès au côté externe de l'articulation. Ces abcès entraînèrent tous les accidents que nous avons décrits dans l'observation précédente. La malade quitta l'hôpital vers le troisième mois, sans que nous ayons su comment la maladie s'était terminée. Sa vie ne courait plus aucun danger, le mal était réduit à une lésion toute locale.

Des cas où l'inflammation aiguë est développée.

Je suppose que l'inflammation ait un caractère franchement inflammatoire, ce qui s'observe surtout à la suite des piqûres ou des plaies par instruments tranchants, qui ont été réunies. Dans ces cas, après avoir placé l'articulation immobile dans une bonne position, au moyen de gouttières appropriées, il faut recourir aux antiphlogistiques locaux et généraux; pratiquer une ou plusieurs saignées du bras; appliquer des sangsues en grand nombre et souvent renouvelées au-dessus du siége du mal; ouvrir, quand on le peut, les veines qui reviennent de la partie enflammée, comme les veines du pli du bras dans les plaies du poignet. Mais quelles applications doit-on faire sur les jointures? Faut-il les recouvrir de cataplasmes émollients ou recourir à des applications réfrigérantes? Quoique ces dernières soient incontestablement moins utiles qu'avant le développement des accidents inflammatoires, elles me paraissent de beaucoup préférables aux émollients; la maladie étant de cause extérieure, l'on ne doit pas craindre de la répercuter; l'on peut choisir, suivant les articulations que l'on traite, entre les nombreuses applications réfrigérantes dont nous avons parlé en traitant de l'entorse.

Mais supposons, comme il n'arrive que trop souvent, que malgré l'emploi de ces moyens, l'inflammation ne soit pas calmée ou fasse des progrès, n'existe-t-il point d'autres méthodes en dehors de celle que nous venons de signaler? Ne trouvant rien à cet égard dans les traités de pathologie, j'ai consulté les vétérinaires sur les moyens qu'ils emploient dans ces cas difficiles. Plusieurs de leurs procédés me paraissent dignes de la plus sérieuse attention. Ceux que j'ai à signaler sont l'emploi du vésicatoire, celui de l'eau de Rabel, et enfin la cautérisation. C'est une pratique depuis longtemps usitée à l'école vétérinaire de Lyon, que celle d'entourer les articulations qui ont été le siége de plaies d'une couche de *pommade à vésicatoire*. Cette application paraît agir par la dérivation puissante qu'elle exerce, et par le gonflement qu'elle produit dans les bords de la plaie.

Ce gonflement suffit pour oblitérer la solution de continuité lorsque celle-ci est peu considérable. Je dois dire que l'emplâtre-vésicatoire ne produit pas chez les chevaux une vésication véritable; il se borne à irriter la peau et à gonfler l'épiderme. C'est donc une question de savoir s'il agirait aussi efficacement sur l'homme, et s'il ne devrait pas être remplacé par une couche épaisse d'emplâtre simple ou par une couche de poix, qui produirait sur l'homme un effet semblable à celui que la pommade cantharidée détermine sur les chevaux.

M. Mercier, d'Évreux, conseille de placer sur les plaies des articulations un plumasseau de charpie imbibé d'eau de Rabel. Cette eau agit en oblitérant les plaies, soit par la coagulation de l'albumine, soit par le gonflement qu'elle détermine dans leurs bords. M. Mercier emploie cette méthode quel que soit l'état de l'articulation; il dit obtenir des guérisons sans ankylose. Sans aucun doute, en accordant à l'eau de Rabel toute l'efficacité que lui suppose l'auteur que nous venons de citer, on ne peut compter sur son action lorsque les accidents inflammatoires sont développés.

Le *cautère actuel* peut-il être plus efficace? nous n'osons l'assurer. Voici, toutefois, les procédés suivant lesquels les vétérinaires l'emploient dans les plaies articulaires : tantôt ils appliquent la cautérisation transcurrente sur la peau qui avoisine la solution de continuité; le gonflement des tissus rapproche les bords de celle-ci et en favorise la cicatrisation; tantôt une tige de fer chauffée à blanc est enfoncée dans la fistule. M. Renault ne propose la cautérisation que comme dernière ressource. Les Anglais sont très-disposés à employer ce moyen qu'ils appliquent seulement sur l'ouverture extérieure, afin de déterminer la formation d'une eschare qui arrête la synovie et permet à la capsule de se cicatriser. Ainsi, dans le Manuel des propriétaires de chevaux, William Rydin conseille de cautériser les plaies pénétrantes des articulations ou des gaînes tendineuses avec un fer émoussé, afin qu'il ne pénètre pas trop avant.

Des cas où le sang se décompose dans la cavité articulaire et où le malade est en proie à des accidents putrides.

Nous avons vu que pour prévenir les accidents putrides, on peut employer la réunion immédiate, l'immobilité dans une bonne position, les réfrigérants, soit aqueux, soit alcooliques ; mais tantôt ces moyens sont impuissants, comme dans les plaies très-contuses, tantôt ils sont employés trop tard ou ne le sont pas du tout. Les accidents putrides peuvent se développer alors ; des gaz fétides s'échappent de l'articulation ; le malade est en proie à une fièvre brûlante et au délire.

Les antiphlogistiques que l'on peut croire indiqués parce qu'il y a beaucoup de douleur et de gonflement, et que la douleur et le gonflement sont souvent considérés comme des preuves d'inflammations franches ; les antiphlogistiques, dis-je, sont complètement inutiles, si même ils n'aggravent la situation des malades.

Que reste-t-il donc à faire dans ces cas difficiles ? Faut-il ouvrir largement l'articulation pour donner une issue facile aux matières putrides qu'elle contient ? Faut-il employer les réfrigérants ou recourir aux antiseptiques ? Je vais essayer de répondre à ces diverses questions.

Et d'abord, faut-il agrandir largement la plaie d'une articulation, lorsque, après avoir été ouverte, celle-ci est le siége d'une décomposition putride ou purulente ?

En principe, il paraît convenable d'agrandir l'ouverture, de manière à ce que le sang et le pus puissent s'écouler avec facilité. Ce conseil peut être appuyé sur cette observation, que les plaies les plus graves des articulations sont celles où la solution de continuité est assez large pour permettre l'introduction de l'air, et assez étroite pour que le pus soit retenu. Il y a moins d'accidents à craindre lorsque l'ouverture est très-étendue. M. Bouchacourt, chirurgien en chef désigné de la Charité de Lyon, dans un Mémoire sur les plaies, publié dans la *Revue Médicale*, a cité trois cas d'ouvertures étendues du genou et du coude, qui ont été suivis de guérison ; il a pu attribuer celle-ci à la grande étendue de la plaie qui avait été faite à la cavité synoviale.

En principe, on pourrait donc établir qu'il est utile d'ouvrir largement les articulations où du sang se décompose. Mais, il faut le dire, l'utilité de ce conseil ne s'appuie, à ma connaissance, sur aucun fait dans lequel son application ait été suivie d'un bon résultat, et il suffit de se rappeler la disposition anatomique des articulations pour comprendre les inconvénients dont ces larges débridements doivent être accompagnés. Au pied et au genou, par exemple, le nombre et l'importance des parties molles ne permet pas de débrider en arrière, où le débridement pourrait seul remplir complètement le but qu'on se propose; et sur les côtés, de grandes incisions détacheraient trop complètement les os les uns des autres, sans rendre facile l'écoulement du pus. Le débridement des articulations paraît, en général, offrir trop d'inconvénients pour qu'on doive les tenter.

Je n'ai jamais vu faire usage des réfrigérants, tels que les cataplasmes de pomme de terre fraîches, les irrigations d'eau froide, dans les cas que je viens de spécifier. Je suis loin d'assurer qu'ils puissent réussir; car, utiles pour prévenir les accidents, ils peuvent être impuissants à les combattre. Mais je crois qu'ils peuvent calmer l'inflammation et modérer les accidents putrides; je serais donc disposé à y avoir recours.

Quant aux antiseptiques, sans doute, il est inutile de les employer si les articulations ont été ouvertes par des projectiles lancés par la poudre à canon, ou que les parties molles qui les entourent aient été si fortement contuses qu'elles doivent nécessairement se mortifier. Dans ces cas, il faut se décider de bonne heure à l'amputation, c'est la seule ressource qui permette de sauver le malade; les antiseptiques, comme les réfrigérants, et les antiphlogistiques, sont impuissants à arrêter la marche du mal vers une terminaison funeste. Mais si l'articulation n'est pas désorganisée, qu'elle ait été simplement ouverte et que du sang s'y décompose, peut-on injecter dans sa cavité de l'eau vulnéraire, de l'eau-de-vie camphrée ou du baume de Fioraventi, afin d'arrêter la décomposition putride?

Personne que je sache n'a conseillé ce moyen, personne ne l'a mis en pratique, et l'idée seule de l'employer soulève tant de répulsion, aujourd'hui que les principes de la médecine physiologique survivent encore aux attaques dont ils ont été l'objet, que je dois m'appliquer avec soin à justifier leur emploi que je ne crains pas de proposer.

L'inflammation qui se manifeste dans les articulations quand elles sont ouvertes et que le sang se décompose dans leur cavité, sont des inflammations consécutives; elles sont un effet de la décomposition putride des matières que contient l'articulation, et tant que cette décomposition n'est pas arrêtée, les accidents qui en sont les effets suivent leur cours. Or, rien de plus propre à arrêter cette décomposition putride que les alcooliques, qui agissent chimiquement sur les liquides, de manière à y suspendre la fermentation putride, et sur les solides auxquels ils communiquent une inflammation franche, dont le peu de gravité en elle-même est prouvé par les résultats des injections iodées dans les hydarthroses; il y a sous ce rapport substitution d'une maladie grave, il est vrai, mais non mortelle, à celle que l'on veut combattre.

Depuis longtemps, je suis revenu à l'usage des vulnéraires dans toutes les plaies contuses, et si ces topiques, qui sont toujours composés de substances excitantes et antiseptiques, m'ont paru en général inefficaces dans les cas où les contusions étaient profondes et avaient détruit la structure des parties, ils m'ont paru d'une incontestable utilité dans les plaies contuses superficielles où leur action pouvait se faire sentir sur toutes les parties altérées. Je maintiens comme vraies les assertions des auteurs du siècle passé sur l'utilité de ces moyens, et je crois devoir rappeler ici les opinions de quelques-uns d'entre eux. Je ne doute pas que, si l'on a cessé de suivre leur pratique, ce n'est pas qu'elle fût nuisible en fait, c'est qu'en principe elle était contraire aux idées théoriques répandues dans la science.

Elie Col de Villars dit (1) en traitant des fractures compliquées :

(1) *Cours de chirurgie*, t. V, pag. 56.

« On se contentera donc de couvrir les os de charpie sèche et de plumaceaux entassés pour absorber le pus de la plaie. On peut cependant tremper la charpie ou les plumaceaux dans de l'esprit-de-vin, ou de l'eau vulnéraire, ou dans de la teinture de myrrhe et d'aloës, ou les charger de poudre de myrrhe, d'encens, d'aloës, de gentiane, et même d'euphorbe, ou de quelque autre médicament dessiccatif pour avancer l'exfoliation.

« A l'égard des chairs de la plaie, comme elles sont contuses et qu'elles doivent suppurer, on enduira les plumaceaux ou les bourdonnets d'un bon digestif, animé d'un peu d'eau-de-vie ou d'esprit-de-vin, pour s'opposer à leur corruption, et l'on en remplira bien la plaie, afin de contenir les chairs. »

A l'article des fractures compliquées, par J.-L. Petit (1), on trouve le passage suivant :

« S'il survient une disposition à la gangrène, il faut abandonner le bandage qui vient d'être décrit, et se servir du bandage à dix-huit chefs. On applique les fomentations capables de résister à la pourriture, comme l'esprit-de-vin animé de camphre, de sels marin et ammoniaque, de cendre de sarment. Les teintures de myrrhe, d'aloës, d'aristoloche longue et ronde sont aussi très-bonnes pour résister à la pourriture. »

Après avoir cité une observation de fracture compliquée, Lamotte ajoute (2) : « Comme j'ai dit dans l'observation précédente que je mis un plumaceau trempé dans l'eau-de-vie sur la portion des os découverte, et des plumaceaux couverts de digestif sur la plaie, je me suis dispensé d'en parler à celle-ci où j'ai fait la même chose, ainsi qu'au pansement des abcès et de la plaie qui resta après la chute de l'eschare que fit le bouton de vitriol, regardant cela comme une répétition ennuyeuse, en supposant que l'on s'imagine bien que ces abcès et cette plaie ne se sont pas incarnés et cicatrisés sans le secours d'aucun onguent, quoiqu'ils pussent bien le faire, mais avec un peu de temps.

« Ce sont, toutefois, les remèdes dont je me sers presque tou-

(1) *Traité des maladies des os*, t. 2, p. 21.

(2) *Chirurgie de Lamotte*, t. 2, p. 573.

jours en ces cas, de même que d'eau-de-vie, d'esprit-de-vin, ou de teinture de myrrhe ou d'aloës sur les os découverts, afin de les dessécher et en procurer plutôt l'exfoliation, et de l'onguent digestif pour incarner et consolider les plaies. »

Je pourrais ajouter un grand nombre de citations à celles que je viens de faire, pour démontrer l'importance que des hommes très-expérimentés ont attribué à l'emploi des antiseptiques dans le traitement des plaies profondes avec décomposition putride, et pour conduire les chirurgiens modernes à revenir sur la proscription qui s'attache aujourd'hui à tous les vulnéraires. Sans doute, ces moyens sont inutiles ou dangereux dans les plaies simples par instrument tranchant, mais dans les plaies contuses et avec décomposition putride, ils sont préférables à tous les cérats et à tous les cataplasmes de la chirurgie moderne.

M. Rey, professeur à l'École vétérinaire de Lyon, a fait deux fois, sur mon invitation, des injections irritantes dans des articulations ouvertes et devenues le siége de suppuration. Une première fois, c'était dans l'articulation du premier avec le second phalangien d'un cheval, l'opération réussit parfaitement et la cicatrisation parut hâtée par l'injection irritante; la seconde fois, les accidents suivirent leur cours et, la guérison n'ayant pu avoir lieu, l'on fut obligé d'abattre le cheval. Le liquide injecté dans ces expériences était de la teinture d'iode pure. De l'eau-de-vie camphrée me paraîtrait de beaucoup préférable, car elle serait tout aussi antiseptique, et elle serait beaucoup moins irritante.

Ces faits me confirment dans l'opinion que l'on peut se faire *à priori*, savoir que les injections irritantes ou antiseptiques, lors même qu'elles jouiraient d'une efficacité réelle, ne peuvent être utiles que dans certains cas, et qu'il en est un grand nombre où elles doivent rester complètement impuissantes.

Des cas où l'articulation ouverte est devenue le siége d'une suppuration abondante.

Lorsqu'à la suite d'une plaie, la suppuration s'est développée dans la cavité articulaire, la plupart des moyens qui conviennent aux autres périodes du mal ne trouvent plus leur application. La réunion par la suture ou par les bandelettes serait dangereuse en retenant le pus; les réfrigérants exposeraient à tous les accidents de la résorption purulente; les antiseptiques alcooliques augmenteraient l'inflammation sans produire, comme dans le cas de décomposition putride, des effets avantageux sous d'autres rapports. Les seuls moyens locaux que l'on puisse employer alors sont les appareils qui assurent l'immobilité dans une bonne position et les pansements qui maintiennent la propreté; ce sont ceux, en un mot, que l'on conseille dans les fractures compliquées avec suppuration. La méthode à adopter est celle qui convient le mieux dans ce genre de fracture. Les uns conseillent le bandage de Scultet et les attelles solides, les autres le bandage amidonné; d'autres encore, la planchette. Pour moi, je préfère l'emploi de mes gouttières modifiées de manière à permettre l'écoulement de la suppuration en arrière, tout en assurant l'immobilité, et tout en conservant la propreté la plus parfaite. J'ai fait dessiner l'un de ces appareils (pl. XIV, fig. 4), c'est celui qui peut s'appliquer au genou. De chaque côté de l'articulation est un volet que l'on peut écarter à volonté pour en découvrir les 3/4 antérieurs ; derrière elle est une longue fente longitudinale, par laquelle s'écoule la suppuration. Toutes les parties qui peuvent être en contact avec le pus sont garnies de taffetas ciré. Une fois que l'articulation est dans cet appareil, on peut ne lui faire exécuter aucun mouvement pendant plusieurs mois, bien qu'on la panse plusieurs fois par jour, et que l'on y maintienne la plus exacte propreté. On conçoit que les gouttières qui s'appliquent à une articulation quelconque peuvent être modifiées comme celle que je viens de décrire.

Pour faciliter les pansements et les soins de propreté, j'ai fait un très-grand usage de ces appareils dans des fractures compliquées, et je n'hésite pas à dire qu'elles sont supérieures à tous les autres moyens que l'on a imaginés pour ce genre de lésions ; elles le sont également pour le pansement des plaies articulaires.

Cependant, lorsque du pus s'est accumulé dans une articulation, la capsule fibreuse et les tissus environnants se ramollissent dans diverses directions, et des abcès se forment dans le tissu cellulaire profond à une distance plus ou moins grande de la jointure. Les praticiens ne sont pas d'accord sur la grandeur des incisions nécessaires pour vider ces dépôts. J. L. Petit recommande de les faire d'une certaine étendue : « Il faut, « dit-il, non seulement ouvrir, mais encore faire de grandes « ouvertures qui communiquent les unes avec les autres, « afin qu'il n'y ait aucune partie, ni aucun recoin de la « jointure qui ne puisse être nettoyé par les injections, et « qui ne se vide avec facilité par les ouvertures. Je sais, « ajoute-t-il, que quelquefois les os s'altèrent, et qu'on est « obligé de les faire exfolier, mais on ne doit pas en accuser les « incisions. C'est bien moins l'impression de l'air que le séjour « du pus qui, dans ce cas, cause l'altération des os; ainsi ce « qu'on peut faire de mieux pour l'éviter, c'est d'ouvrir de « bonne heure, de donner de la pente aux matières par une « situation convenable et de nettoyer la jointure au moyen des « injections. »

David pense, au contraire, qu'il ne faut pas se presser d'ouvrir les dépôts qui communiquent dans les articulations, et que, lorsqu'on juge l'évacuation du pus qu'ils contiennent absolument indispensable, il ne faut la procurer qu'avec le trois-quarts; il dit qu'il n'a jamais eu à se louer des grandes incisions que Petit recommande dans certains cas, pour vider les dépôts articulaires.

La pratique de Jean-Louis Petit est approuvée par Boyer, en ce qui regarde les suites de plaies, seule question qui soit examinée ici; je crois également que c'est celle qu'il est le plus convenable de suivre.

Cependant un traitement général doit toujours se réunir à ces soins locaux. Le plus important sans aucun doute est l'habitation dans un lieu parfaitement sain. On ne saurait croire combien est grande la différence entre les résultats que l'on obtient à la ville, et surtout à la campagne, et ceux que l'on observe dans la pratique des hôpitaux; dans ces derniers, les suppurations fétides, les résorptions purulentes et, par suite, les morts sont incomparablement plus fréquentes.

Les antiphlogistiques, et surtout les saignées, ne sont point indiqués après l'établissement de la suppuration ; la théorie comme l'expérience les condamnent.

De tous les traitements généraux, celui qui me paraît le mieux indiqué, c'est le traitement par les purgatifs. J'ordonne, pour l'ordinaire, chaque jour un 1/2 gramme de rhubarbe uni à un 1/2 gramme de calomélas, ou bien tous les jours 60 grammes de crême de tartre soluble. La fétidité extrême des selles que rendent les malades prouve surabondamment que les purgatifs sont indiqués, et qu'il est de la plus haute importance de déterminer l'évacuation des principes nuisibles qui ont pénétré dans la circulation. Après les évacuants, ce sont sans doute les toniques, comme les préparations de quinquina, auxquels il faut avoir recours.

Aux suppurations aiguës des articulations et aux abcès consécutifs dans les parties environnantes, succèdent des fistules interminables qui réclament en général l'emploi des injections irritantes et des douches chaudes et froides. Souvent ces fistules sont entretenues par des os nécrosés, et bien que ces os se séparent des parties vivantes, ils ne peuvent être éliminés spontanément, retenus qu'ils sont par les parties molles indurées et percées de trajets fistuleux trop étroits pour leur livrer passage. Dans des cas de ce genre, où l'on pouvait croire à la nécessité d'une amputation, il a suffi, pour obtenir la guérison par ankylose, d'extraire les os nécrosés à travers une ouverture plus ou moins étendue. Ainsi, l'on a vu plus haut un cas où j'ai pu extraire la totalité de l'extrémité inférieure du tibia, et je vais citer un cas où j'ai pu remplacer l'amputation du doigt par l'extraction des deux surfaces articulaires nécrosées.

OBSERVATION. — *Suppuration de l'une des articulations du doigt, nécrose consécutive, guérison par l'extraction des os nécrosés.* — Un homme de 35 ans, d'une bonne constitution, s'enfonça une épine dans l'articulation de la troisième avec la seconde phalange de l'indicateur droit ; cette piqûre fut suivie d'une suppuration de l'intérieur de l'articulation, et cette suppuration, après avoir causé les douleurs les plus vives, se fit jour au dehors. Un mois après le début des accidents, le malade vint à l'Hôtel-Dieu pour se faire amputer le doigt indicateur. Il était dans l'état suivant : le gonflement qui entourait la jointure malade occupait toute la circonférence du doigt; le stylet, introduit dans l'articulation fistuleuse, pénétrait jusque dans l'articulation; celle-ci était le siége d'une crépitation manifeste. En faisant mouvoir latéralement la troisième sur la seconde phalange, on reconnaissait que les liens fibreux étaient affaiblis, puisqu'on pouvait produire des mouvements de latéralité dans tous les sens.

Puisque du pus venait de l'intérieur de l'articulation, et que cette articulation était le siége d'une crépitation manifeste, les cartilages étaient absorbés; si ces cartilages avaient complètement disparu, la superficie des os qui forment la jointure devait être nécrosée; s'ils étaient nécrosés, la guérison ne pouvait avoir lieu que par leur élimination, et cette élimination était impossible à travers l'ouverture fistuleuse très-étroite que présentaient leurs parties molles. Je pensai que l'amputation du doigt était nécessaire, mais je préférai la faire dans l'articulation malade, pensant que, la dernière phalange une fois enlevée, l'extrémité de la seconde phalange mise à nu s'exfolierait et pourrait fournir des bourgeons charnus propres à la cicatrisation.

Lorsque j'eus fait la section de la moitié postérieure du doigt et ouvert l'articulation, je reconnus que la surface articulaire des deux os qui composent la jointure, était nécrosée et parfaitement isolée. Je les saisis avec une pince et j'en fis l'extraction; il me parut inutile alors d'achever l'amputation, et je réunis la plaie que je venais de faire. La réunion eut lieu par première intention, le malade n'éprouva aucune douleur, et il fut parfaitement guéri quinze jours après l'opération.

L'extraction des surfaces articulaires nécrosées n'a été suivie d'aucune espèce d'accident dans le cas que je viens de citer, et la guérison complète ne s'est pas fait attendre. Les résultats n'ont pas été moins favorables lorsque j'ai pratiqué la même opération à la suite d'abcès chauds produits par une cause interne (ces cas seront rapportés à l'article *arthrite aiguë*). Il ne faut jamais assimiler les opérations que l'on pratique sur des articulations depuis longtemps ouvertes, à celles toujours si graves dans lesquelles on ouvre les cavités synoviales qui, jusque là, n'avaient pas été soumises au contact de l'air. Dans les premières, le tissu cellulaire environnant est induré, imperméable à l'infiltration purulente; les tissus ont perdu leur sensibilité, et, depuis longtemps en rapport avec l'air et le pus, ils ne sont plus altérés par leur contact. On peut donc ouvrir largement les articulations depuis longtemps percées de trajets fistuleux, lorsque des os complètement nécrosés et détachés de toutes parts y entretiennent la suppuration. Malheureusement, les cas où les os, altérés par le contact d'une longue suppuration, se détachent complètement, sont extrêmement rares. On n'observe cette séparation que chez les hommes bien constitués et devenus malades accidentellement. Si elle était fréquente, il faudrait remplacer les résections par l'extraction des séquestres osseux, et celle-ci trouverait des cas d'application extrêmement utiles.

CHAPITRE IV.

DE L'ARTHRITE AIGUE.

L'arthrite aiguë peut se développer à la suite d'une violence extérieure ou n'être précédée d'aucune lésion traumatique. Dans le premier cas, elle est consécutive à des mouvements forcés, à des contusions ou à des plaies. Déjà nous avons traité de cette inflammation traumatique dans les articles qui précèdent, nous n'y reviendrons pas, et nous ne parlerons ici que de l'inflammation aiguë non traumatique, de celle que l'on désigne en général sous le nom d'arthrite rhumatismale, d'arthrite de cause interne, d'arthrite spontanée. J'emploierai de préférence l'expression d'arthrite de cause interne, quoique cette expression semble exclure les inflammations produites par des refroidissements, lesquelles sont cependant comprises parmi celles qui doivent être décrites dans ce chapitre ; mais cette expression est généralement reçue, et pour ce motif je la préfère à celle d'arthrite non traumatique, qui rend cependant plus exactement ma pensée.

Je n'ai pas besoin de démontrer combien les inflammations de cause interne sont différentes de celles qui surviennent à la suite des plaies pénétrantes des articulations. Ces dernières s'accompagnent souvent de phénomènes de décomposition putride, et ont une si grande tendance à se terminer par suppuration, qu'elles forment une classe tout-à-fait à part. Mais il est nécessaire de montrer tout de suite quels motifs m'ont engagé à décrire isolément les inflammations qui succèdent aux entorses et celles qui reconnaissent une cause interne.

Sans doute, on trouve certaines altérations communes aux unes et aux autres. Dans les arthrites de cause interne, comme dans celles qui sont produites par des violences extérieures, il y a injection sanguine de divers tissus articulaires et sécrétion de produits anormaux, tels que la sérosité ou la lymphe plastique ; dans les unes comme dans les autres, l'articulation est plus chaude, des douleurs s'y font sentir, et les mouvements sont rendus difficiles ; mais l'on trouve entre elles les différences les plus profondes, à quelque point de vue qu'on les examine.

Lorsque la maladie est produite par une violence extérieure, aucun symptôme général n'en précède l'apparition ; quand elle est de cause interne, les frissons, la fièvre en marquent le début.

Dans le premier cas, on trouve des épanchements de sang, et les tissus extérieurs à la synoviale sont souvent plus affectés que cette membrane ; dans le second, il n'y a jamais d'épanchement de sang, et la synoviale est presque toujours le siége principal de la maladie.

Sous le rapport des symptômes, on remarque cette différence qu'en général l'inflammation traumatique, après avoir atteint un certain degré d'intensité, diminue graduellement ; tandis que l'arthrite de cause interne, lorsqu'elle est intense, peut se prolonger obstinément pendant des mois entiers, sans suivre une marche régulière d'accroissement ou de décroissement.

Enfin, si l'on compare le traitement des arthrites suites d'entorse ou de contusion, à celui des arthrites de cause interne, on trouve entre elles des différences non moins prononcées. L'indication principale à remplir dans le traitement des premières consiste à les faire avorter ; le bain froid prolongé et employé au début est préférable à tous les autres moyens ; dans les arthrites de cause interne, cette méthode de traitement répercussif serait dangereuse, mortelle peut-être. L'on ne doit pas agir seulement sur l'articulation malade, il faut s'appliquer à détruire l'état intérieur dont la lésion locale est la conséquence.

Les inflammations aiguës de cause interne peuvent être bornées à une seule articulation, ou en envahir un certain nombre. Dans le premier cas, elles portent le nom de rhumatisme localisé ; dans le second, celui de rhumatisme aigu ou de rhumatisme poly-articulaire. Il n'existe pas entre ces deux états des différences essentielles, ce sont les mêmes causes, les mêmes indications thérapeutiques ; cependant, j'ai cru devoir leur consacrer un article séparé ; je l'ai fait dans le but de donner à chaque partie de leur histoire les développements convenables. En traitant de l'arthrite localisée, j'insisterai surtout sur les lésions anatomiques et sur les traitements locaux qui ne trouveraient pas naturellement leur place dans l'histoire du rhumatisme aigu. En traitant de ce dernier, j'insisterai spécialement sur les symptômes généraux et sur les traitements qui tendent à modifier l'économie tout entière ; mais, je le répète, ce n'est que pour faciliter une exposition complète que j'ai fait cette séparation ; elle n'implique point une différence de nature entre l'inflammation bornée à une articulation, et celle qui en envahit un grand nombre.

J'ai préféré commencer par la description de l'arthrite localisée, conformément à l'ordre que j'ai adopté dans plusieurs parties de cet ouvrage, et qui consiste à faire précéder l'étude des états généraux par celle des lésions locales, et les parties obscures de la science par celles que nous connaissons le mieux.

Anatomie pathologique.

Les arthrites aiguës offrent de grandes différences entre elles ; dans les plus simples, il y a seulement congestion sanguine des vaisseaux capillaires et arrêt du cours du sang dans les vaisseaux congestionnés.

Dans celles qui sont un peu plus intenses, à la congestion sanguine se joint la sécrétion de la sérosité, c'est-à-dire un produit tout formé dans le sang, et qui s'en sépare, comme on le sait, avec une grande facilité.

A un degré plus élevé, il n'y a pas seulement congestion sanguine, sécrétion de sérosité; il y a de plus sécrétion de lymphe plastique, c'est-à-dire de la fibrine du sang, matière qui peut s'organiser, et qui, en passant par divers degrés d'organisation, donne naissance à des fongosités, du tissu cellulaire, des tissus fibreux et même des os.

Enfin, des sécrétions de pus peuvent s'ajouter à la congestion et aux sécrétions de sérosité et de lymphe plastique. C'est alors que les inflammations acquièrent le plus de gravité.

On voit, d'après cet aperçu, que pour traiter complètement des caractères anatomiques de l'arthrite aiguë, nous devons examiner successivement les arthrites 1° avec simple congestion sanguine; 2° avec sécrétion de sérosité; 3° avec sécrétion de lymphe plastique; 4° avec suppuration.

Remarquons par avance que le siége principal de l'arthrite aiguë est la membrane synoviale de l'articulation. Qu'on lise les observations que renferme le Traité de Brodie sur les maladies articulaires, et celles que M. Gendrin a rassemblées dans son Traité anatomique des inflammations, et l'on verra que, dans la grande majorité des cas, la membrane synoviale est seule rouge, et contient seule des produits de sécrétion inflammatoire. Lorsque l'inflammation envahit plusieurs des tissus articulaires, c'est encore cette membrane synoviale dont les lésions ont le plus de gravité.

Les symptômes observés pendant la vie confirment tous les jours ce que les autopsies ne permettent d'observer que dans des cas exceptionnels; car l'invasion des arthrites étant brusque, leur marche rapide, les douleurs qu'elles produisent très-vives, elles doivent avoir pour siége des membranes très-vasculaires, comme le sont les synoviales.

Congestion sanguine. — La congestion sanguine dans les membranes synoviales présente les mêmes caractères généraux que dans les autres tissus. Voici les particularités que je crois pouvoir y signaler : lorsqu'elles deviennent le siége d'une injection, celle-ci se fait dans le tissu cellulaire sous-jacent à la membrane, encore plus que dans cette membrane elle-même, phénomène qui, dans les synoviales, rappelle ce que l'on observe constamment dans les séreuses qui sont toujours moins congestionnées que leur tissu cellulaire sous-jacent.

Cette considération fait présumer, comme l'observation le démontre, que les membranes synoviales ont plus de tendance à se congestionner là où elles ne sont unies aux parties sous-jacentes que par un tissu cellulaire très-lâche, et que plus sont étendus leurs rapports avec ce tissu cellulaire, plus est grande aussi leur disposition à s'enflammer.

En remarquant que dans le genou les surfaces où la synoviale n'adhère que faiblement aux parties environnantes sont très-étendues, et que sous le rapport de la surface occupée par le tissu cellulaire sous-synovial, les articulations de la hanche et du pied viennent après celle du genou, j'ai compris pourquoi le genou, puis la hanche et le pied sont, de toutes les articulations, celles qui se prêtent le plus facilement aux développements des phénomènes inflammatoires.

On pourra suivre, dans les articles consacrés aux maladies de chaque articulation, le développement du fait général que je pose en principe, et qui peut se résumer ainsi : *La disposition des membranes synoviales à se congestionner est en raison directe de l'étendue de tissu cellulaire lâche sous-jacent à ces membranes.*

Dans les cas où il y a simplement congestion sanguine, les cartilages peuvent être altérés, comme nous le prouverons à l'article *rhumatisme aigu*, mais c'est surtout avec les inflammations plus graves que celles où il y a simplement congestion sanguine que s'observent ces altérations des cartilages. C'est donc plus loin que nous aurons à en traiter

Sécrétion de sérosité. — La sécrétion de la sérosité peut se faire dans les membranes synoviales, dans les gaînes tendineuses, dans le tissu cellulaire lâche et sous-cutané ; en un mot, dans tous les tissus qui sont normalement chargés de sécréter un liquide séreux.

Les autopsies d'arthrites aiguës ont démontré quelquefois une accumulation de sérosité dans les synoviales articulaires, mais c'est l'observation clinique qui le plus souvent fait reconnaître les sécrétions séreuses. Ainsi, rien de plus ordinaire que de trouver, pendant la vie, des arthrites du genou, du pied, du coude, du poignet avec les signes les plus incontestables d'une accumulation de liquide dans les cavités articulaires. La facilité avec laquelle ces épanchements se résorbent, montre qu'ils ne sont formés ni par du pus, ni par du sang, et qu'ils sont seulement constitués par la sérosité.

Les synoviales tendineuses, à en juger par les autopsies et par les symptômes extérieurs, sont aussi, dans l'arthrite aiguë, le siége assez fréquent de sécrétion de sérosité ; c'est autour du pied et de la main que ces états morbides s'observent le plus souvent. Quant au tissu cellulaire sous-cutané, il devient souvent œdémateux, ou, en d'autres termes, infiltré de sérosité. Il y a lieu de penser que cette infiltration de sérosité est toujours consécutive à de graves altérations des parties profondes, et spécialement à des sécrétions de fausses membranes dans les synoviales.

Sécrétion de matière organisable. — Il est des arthrites aiguës dans lesquelles la sécrétion de la lymphe plastique se joint aux congesions sanguines et aux sécrétions de sérosité. Ces inflammations, toujours très-douloureuses et difficiles à guérir, peuvent entraîner à leur suite des ankyloses et des luxations spontanées. Lorsqu'elles se forment dans le cours d'un rhumatisme aigu généralisé, les douleurs disparaissent ordinairement des autres régions, et l'inflammation de l'articulation malade n'est plus susceptible ni de résolution prompte, ni de déplacement.

Dans les arthrites aiguës très-intenses, les sécrétions de lymphe plastique peuvent se faire dans tous les tissus. On trouve dans les auteurs des exemples nombreux d'épanchements de fausses membranes dans les cavités articulaires. Je citerai surtout ceux que Brodie a rassemblés dans son article sur l'*inflammation de la membrane synoviale* ; ceux que M. Gendrin a résumés dans son *Traité anatomique des inflammations*, et enfin quelques-uns des faits cités par M. Bouillaud dans son *Traité du rhumatisme aigu.*

Les fausses membranes peuvent s'épancher, sans aucun doute, dans les gaînes synoviales des tendons placés au voisinage des jointures, lorsque celles-ci sont le siége d'inflammations aiguës; car, à la suite de ces dernières, les tendons perdent quelquefois leur mobilité, ce qui suppose des adhérences et, par suite, des sécrétions de lymphe plastique entre eux et leurs gaînes. La même sécrétion peut se faire indubitablement dans le tissu cellulaire extérieur aux articulations; car, ce tissu devient le siége d'adhérences, et il s'y forme du tissu lardacé, qui est un des produits de l'organisation de la lymphe plastique. Enfin, les luxations spontanées qui se produisent quelquefois après les arthrites aiguëes très-intenses, et qui ne peuvent s'opérer sans que la résistance des ligaments ne soit diminuée, permettent également d'admettre que ces derniers ont été ramollis par la matière organisable qui s'y est infiltrée. Qu'on le remarque toutefois, c'est en nous appuyant sur des raisonnements déduits de faits cliniques, bien plus que sur des autopsies, que nous pouvons démontrer que dans certaines arthrites aiguës les fausses membranes peuvent s'épancher dans tous les tissus qui concourent à former les jointures. Je ne doute pas que les dissections qui pourront être faites par la suite ne confirment les propositions que j'avance, mais il faut avouer que les preuves matérielles fournies par les autopsies sont encore bien insuffisantes.

Cependant, lorsque la membrane synoviale est le siége d'une inflammation pseudo-membraneuse, les cartilages s'absorbent complètement ou en partie, comme le prouvent les craquements qui s'observent à une époque avancée de la maladie, et la formation des ankyloses qui ne peuvent se faire sans que les cartilages soient absorbés. Dans la neuvième observation de Brodie, on trouve un exemple d'arthrite aiguë dans laquelle les cartilages étaient devenus moins adhérents à l'os.

Avec les désordres graves que nous venons de signaler dans les parties profondes des articulations, coexiste ordinairement une œdème du tissu cellulaire sous-cutané. Cet œdème est un phénomène dont on trouve beaucoup d'analogues dans d'autres inflammations. Les autopsies démontrent que dans les phlegmons, autour de la partie infiltrée de pus ou de lymphe plastique, on trouve toujours le tissu cellulaire rempli de sérosité. Même disposition dans les arachnoïdites, dans les pleurésies, dans les péritonites. En un mot, lorsque dans un tissu quelconque existe une inflammation avec sécrétion de pus et de lymphe plastique, le tissu cellulaire environnant est œdémateux.

D'après cette loi, on pourrait présumer que lorsque la membrane synoviale est le siége d'une vive inflammation, comme dans l'arthrite pseudo-membraneuse, le tissu cellulaire extérieur à l'articulation doit être œdémateux; c'est ce qui a lieu en effet, et je pense que ce signe ne doit faire défaut que lorsque l'inflammation de la synoviale est trop faible pour faire sentir son influence jusqu'au tissu cellulaire sous-cutané, ou qu'elle est assez intense et assez étendue pour avoir un caractère phlegmoneux jusque dans ce tissu cellulaire.

Indépendamment des cas que nous venons d'étudier et dans lesquels les fausses membranes sont blanches, molles et sans vaisseaux, il en est où on les trouve devenues vasculaires et passées à l'état celluleux ou fibreux. Tous les jours on a l'occasion de voir à la surface interne des synoviales des fongosités, c'est-à-dire de la lymphe plastique pénétrée de vaisseaux, et les os qui forment l'articulation devenir adhérents par du tissu cellulaire ou par du tissu fibreux. Mais, pour suivre les divisions que nous avons adoptées dans cet ouvrage, nous renvoyons aux articles *arthrite chronique, tumeurs fongueuses* et *ankyloses*, la description de ces produits; il nous suffira, pour le moment, d'avoir montré dans l'arthrite aiguë des sécrétions de fausses membranes et d'avoir fait pressentir les phases diverses par lesquelles ces matières doivent passer.

Sécrétion de pus. — La sécrétion du pus n'a que peu de tendance à se faire dans les articulations à la suite des inflammations aiguës. Ce serait à tort cependant que l'on prétendrait que cette terminaison n'a jamais lieu. Rien n'est plus ordinaire que de l'observer dans les articulations des doigts chez des hommes bien constitués, qui ne sont sous l'influence d'aucune maladie préexistante, qui ne se sont fait aucune piqûre, et qui ont été simplement soumis à un refroidissement ou à quelque autre cause moins appréciable. On trouve, en outre, des cas d'arthrites aiguës terminés par suppuration dans les articulations du genou, de la hanche, du poignet, etc., etc. M. Bouillaud a cité deux cas de ce genre observés dans l'articulation du genou (1). Le premier de ces faits est emprunté à M. Cruveilhier, et le second à M. Fauchié. Plus loin, à l'article du traitement, je citerai un cas remarquable d'inflammation aiguë de cause interne, fixée dans les articulations du poignet, et dans laquelle eut lieu une production de pus qui entraîna la nécrose de plusieurs des os du carpe. A l'article des maladies de la hanche, je citerai également un cas du même genre qui finit par déterminer une luxation consécutive du fémur.

Nous devons faire remarquer, avec M. Bouillaud, que l'inflammation aiguë, bornée à une articulation, est plus souvent suivie d'abcès que celle qui est disséminée dans un grand nombre de jointures. Ce résultat dépend sans doute de ce que l'inflammation, dans le premier cas, acquiert en général une plus grande intensité.

Les abcès chauds des articulations sont toujours précédés d'une inflammation très-intense, c'est-à-dire d'une inflammation avec sécrétion de sérosité et de lymphe plastique, soit dans la synoviale, soit dans les tissus environnants. Cependant, lors même qu'ils sont formés rapidement, à part les cas où ils se produisent dans les articulations des doigts, ils ne tendent pas à se faire jour au dehors. Ordinairement la synoviale s'épaissit, ainsi que les tissus fibreux environnants. Cet épaississement a lieu par l'organisation fibreuse de la lymphe plastique, dans tous les tissus qui entourent la synoviale. Il en résulte une véritable disposition enkystée.

On a surtout l'occasion de suivre ces phénomènes dans les abcès chauds du genou ; la sortie du pus, lorsqu'elle a lieu, ne laisse aucun doute sur la nature du liquide que contenait la synoviale, et cependant ce liquide était resté longtemps avant

(1) *Traité du rhumatisme aigu*, Observations 19 et 20.

de se faire jour au dehors, et avant cette ouverture il s'était formé une induration avec épaississement des parties molles extérieures à l'articulation.

Dans quelques cas, cet enkystement du pus n'a pas lieu, et la synoviale, ainsi que les capsules fibreuses, ne tardent pas à être perforées et à permettre l'épanchement de la suppuration dans les parties molles environnantes.

Lorsque le pus est sorti de la synoviale, pour se répandre dans le tissu cellulaire, il ne suit pas en général la direction qu'il devrait prendre s'il n'était influencé dans sa marche que par la résistance des aponévroses et des muscles. Cette marche déterminée par la résistance des tissus normaux, et qui est telle qu'on peut la prévoir *à priori*, ne s'observe que dans les abcès froids. Sans doute, dans tous les cas, le pus qui sort d'une synoviale passe à travers les tissus qui lui offrent le moins de résistance, mais les sécrétions que produisent les phénomènes inflammatoires modifient tellement la résistance des tissus que, dans les parties enflammées, cette résistance ne peut être estimée d'après les connaissances que l'on possède sur l'anatomie normale.

En général, lorsqu'à la suite d'une inflammation aiguë pseudo-membraneuse, il s'est formé du pus dans la synoviale, et que ce pus se fait jour au dehors, il va presque directement de l'articulation à l'extérieur, sans s'épancher dans le tissu cellulaire, et l'ouverture des trajets fistuleux au dehors est peu distante de leur ouverture dans l'articulation. Cette disposition suppose que des adhérences cellulo-fibreuses ont réuni solidement entre eux les tissus dans lesquels le pus pénètre, c'est ce qui n'a pas lieu toujours. Dans ces derniers cas, le pus entre dans des gaînes tendineuses ou dans de grands espaces cellulaires, et peut fuser à des distances plus ou moins grandes des articulations. Sa pénétration dans les gaînes tendineuses s'observe surtout aux doigts, dans la gaîne des fléchisseurs, et sa pénétration dans de grands espaces cellulaires, au genou, lorsqu'il se répand entre le triceps et le fémur. Cependant lorsqu'il se fait jour spontanément au dehors, la fièvre cesse, les douleurs et l'inflammation locale éprouvent une remarquable diminution.

On n'observe aucune trace de ces décompositions putrides et de ces fièvres de mauvais caractère qui sont si fréquentes à la suite de l'ouverture des abcès froids des articulations, lorsque cette ouverture est faite avec le bistouri. Il est difficile de rendre compte de cette différence, mais l'observation ne permet pas de douter de sa réalité.

La matière organisable est toujours épanchée en quantité plus ou moins considérable dans les tissus articulaires qui sont le siége d'une inflammation phlegmoneuse aiguë ; elle peut y être blanche et sans vaisseaux, pénétrée de vaisseaux et devenue fongueuse , enfin convertie en tissus cellulaire ou fibreux. Les changements qu'elle produit dans les tissus où elle est infiltrée sont très-différents, suivant que son organisation est plus ou moins avancée. Ces tissus sont ramollis, si elle est sans vaisseaux ou encore fongueuse, et ce ramollissement, s'il affecte les liens fibreux, diminue l'union des os les uns avec les autres, et prédispose aux luxations spontanées. Au contraire, si la lymphe plastique est devenue celluleuse ou fibreuse, elle produit de l'induration et les os sont maintenus plus solidement entre eux que dans l'état normal.

Les abcès chauds des articulations entraînent rapidement l'absorption complète des cartilages. Les os, ainsi privés de cartilages, ne se recouvrent pas de fongosités, comme dans les tumeurs fongueuses suppurantes que nous décrirons plus tard ; ils restent secs, complètement dénudés, et ils ne tardent pas à se mortifier. Si l'élimination de la partie mortifiée se fait rapidement , deux séquestres peuvent se former dans l'articulation. C'est surtout aux doigts et au poignet que j'ai observé ces nécroses des extrémités articulaires ; nous verrons par la suite que la connaissance de ces faits est importante pour le diagnostic, et influe puissamment sur la pratique.

Causes.

L'arthrite aiguë, indépendante de toute violence extérieure, est tantôt primitive, tantôt consécutive à d'autres maladies. Dans le premier cas, elle survient d'ordinaire à la suite de refroidissements produits par l'air ou par le contact prolongé de l'humidité ; quelques conditions spéciales favorisent en général l'effet de ces refroidissements, telles sont la sueur provoquée par l'exercice, l'écoulement des règles, etc. Nous avons examiné avec tant de détails, page 88 et suivantes, les conditions dans lesquelles les refroidissements sont nuisibles, que nous pouvons nous borner ici à quelques indications. Faisons remarquer que toute espèce de cause qui amène la suppression brusque d'une évacuation, comme, par exemple, une émotion morale qui supprime la sécrétion menstruelle, celle des lochies ou celle des règles, peut déterminer une arthrite localisée. Mais, le plus souvent, cette maladie est consécutive à des affections antérieures et spécialement au rhumatisme aigu. Celui-ci, après s'être manifesté dans diverses articulations, se fixe sur l'une d'elles. Ainsi localisé, il acquiert ordinairement une grande intensité.

Quelquefois l'inflammation aiguë se manifeste dans une jointure, sans avoir été précédée immédiatement des symptômes du rhumatisme aigu, et doit cependant être considérée comme une de ses conséquences ; je veux parler des cas où des malades ayant eu, à une époque antérieure, des arthrites multipliées dont ils sont guéris depuis un temps plus ou moins long, voient, sans cause extérieure, se produire une arthrite aiguë. Évidemment, dans ces cas, la cause réelle du mal est la prédisposition qu'a créée chez le malade le rhumatisme dont il a été primitivement affecté, et dès-lors c'est avec juste raison que l'arthrite qui se développe spontanément en apparence est considérée comme étant la conséquence de cette prédisposition.

Les autres espèces d'arthrites consécutives surviennent à la suite des fièvres éruptives, telles que la scarlatine, la petite-vérole, à la suite des phlébites utérines, des distensions du canal de l'urèthre ; dans tous ces cas elles ont des caractères spéciaux en rapport avec la maladie antécédente. Comme elles ont la même nature, qu'elles soient bornées à une articulation ou qu'elles s'étendent à un grand nombre d'entre elles, j'en indiquerai seulement ici l'existence ; je me réserve d'en traiter plus tard avec détail, à l'article consacré au rhumatisme consécutif.

Symptômes.

Nous avons vu que, sous le rapport anatomique, il existe des différences importantes entre les diverses variétés d'arthrites aiguës de cause interne ; il est cependant un certain nombre de symptômes qui leur sont communs à toutes. Ainsi il y a toujours de la douleur et de la gêne dans les mouvements, l'invasion en est plus ou moins brusque et précédée de frissons.

La douleur, dans les arthrites aiguës, est ordinairement assez vive, lors même que l'inflammation se borne à l'injection des vaisseaux et à une sécrétion de sérosité inappréciable à l'extérieur ; elle devient plus intense quand il y a distension de la capsule par la sérosité, et elle peut être extrêmement violente lorsque l'inflammation est une sécrétion de fausses membranes ou de pus. La gêne des mouvements offre les mêmes variétés ; dans les inflammations les plus intenses, elle est portée à ce point, que les mouvements sont absolument impossibles.

Le gonflement de l'articulation enflammée ne peut pas être considéré comme un symptôme commun à toutes les arthrites aiguës. D'abord, il n'a lieu que lorsqu'il y a sécrétion de sérosité ou de fausse membrane. La simple injection des vaisseaux ne suffit pas pour le produire, et lors même que les sécrétions morbides se sont faites dans les cavités articulaires, le gonflement n'est point appréciable à l'extérieur, si les parties molles épaisses recouvrent l'articulation, comme on le voit à l'épaule et à la hanche. Quelquefois, quand le gonflement de l'articulation elle-même n'est pas apparent, celui des ganglions lymphatiques qui sont en communication avec elle est manifeste. C'est ce que l'on voit surtout dans les ganglions du pli de l'aîne à la suite des inflammations aiguës de la hanche.

La rougeur à la peau est plus rare que le gonflement ; elle ne se manifeste que dans les cas peu nombreux où l'inflammation s'est propagée de la synoviale jusqu'au tissu cellulaire le plus extérieur.

Lorsqu'il y a *inflammation aiguë avec sécrétion de sérosité dans la synoviale*, on trouve d'abord la douleur et la gêne des mouvements dont je viens d'indiquer les caractères. Il y a de plus (je ne parle ici que des articulations recouvertes de parties molles peu épaisses, comme le genou) tuméfaction plus ou moins considérable. Cette tuméfaction a les mêmes limites que la synoviale distendue, et elle est le siége d'une fluctuation distincte; elle est plus saillante dans les positions où les surfaces articulaires pressent fortement les unes contre les autres, et diminue dans celles où les surfaces articulaires sont écartées.

Si la sécrétion de sérosité s'est faite dans les synoviales tendineuses, on en reconnaît la présence à un gonflement et à une fluctuation dont le siége et les limites sont parfaitement celles de ces synoviales. Dans les cas où la sécrétion de sérosité se fait dans le tissu cellulaire sous-cutané, le gonflement s'accompagne de tous les signes de l'œdème inflammatoire (1).

Comme *la sécrétion de lymphe plastique* dans la cavité synoviale coexiste toujours avec une injection vasculaire plus ou moins intense et une certaine quantité de sérosité, on observe tout à la fois les symptômes qui manifestent sa présence, et ceux des arthrites avec épanchement séreux.

La douleur y acquiert presque toujours une extrême intensité; elle est assez vive, lors même que le malade garde le repos, pour le priver de tout sommeil, et pour lui faire pousser des cris déchirants, dès qu'on imprime les plus légers mouvements à l'articulation malade. Cette douleur si intense, si continue, si facilement exaspérée, se prolonge avec une incroyable obstination. Elle dure quelquefois des mois entiers sans éprouver d'amendement durable; il est difficile de comprendre une maladie plus cruelle, et qui exige une intervention plus active de l'art.

La chaleur est ordinairement très-vive; les mouvements sont complètement impossibles; le tissu cellulaire est œdémateux; le gonflement est formé par une masse molle, pâteuse, dans laquelle on ne peut reconnaître aucune fluctuation.

Si l'épanchement de fausses membranes se fait dans les gaînes des tendons, le gonflement qui siége au niveau de ces

(1) Voyez l'article *hydarthrose*, où toutes les questions relatives au diagnostic des épanchements séreux dans les articulations sont longuement examinées.

gaînes est pâteux, sans fluctuation distincte; s'il occupe le tissu cellulaire, la rougeur arrive jusqu'à la peau, le toucher est insupportable, les tissus sous-cutanés sont durs, tendus et ils n'offrent pas leur souplesse normale, qui est ordinairement conservée dans les hydarthroses.

Symptômes propres aux arthrites aiguës avec suppuration. — On peut avoir à examiner les abcès chauds des articulations : 1° lorsque le pus est encore renfermé dans la membrane synoviale ; 2° lorsqu'il a percé cette membrane et qu'il s'est répandu dans le tissu cellulaire ; 3° lorsqu'il s'est fait jour au dehors.

Tant que *le pus est encore renfermé dans la membrane synoviale*, il est très-difficile de le distinguer de la sérosité et de décider si l'on a affaire à un abcès ou à une hydarthrose. Dans l'un et l'autre cas, il y a gonflement avec fluctuation ; dans l'un et l'autre cas, il peut y avoir empâtement des tissus par l'infiltration des fausses membranes. Cependant, on peut présumer que la suppuration s'est produite, lorsque les douleurs sont extrêmement vives et que la tuméfaction a le caractère phlegmoneux jusqu'au-dessous de la peau. Cette présomption est surtout juste, lorsqu'on a affaire à une inflammation des articulations des doigts ; mais elle pourrait induire en erreur s'il s'agissait du genou ou de toute autre articulation étendue. Enfin, quand le malade est scrofuleux ou affecté de diathèse purulente, la terminaison par suppuration est plus probable que s'il est bien constitué. La nature des causes doit influer aussi beaucoup sur le jugement. Nous verrons, en traitant du rhumatisme consécutif, que lorsque les articulations s'affectent à la suite des phlébites utérines, des distensions du canal de l'urèthre, etc., elles ont une grande tendance à produire de la suppuration.

Lorsque *le pus est passé de la synoviale dans le tissu cellulaire*, il est très-important de ne pas confondre la tumeur qu'il produit avec un abcès du tissu cellulaire, indépendant de toute maladie de l'articulation. Cette erreur sera évitée, si du liquide existe encore dans la synoviale, et surtout si l'on a pu assister à toutes les phases de la maladie et reconnaître successivement une inflammation aiguë de la jointure, une accumulation de liquide dans sa cavité, et enfin une fluctuation dans le tissu cellulaire. Des signes d'absorption des cartilages et de ramollissement des ligaments peuvent, du reste, beaucoup aider alors à reconnaître qu'il y a maladie dans l'articulation elle-même.

Lorsque *le pus dans les membranes synoviales s'est fait jour au dehors* par des trajets fistuleux, on détermine ordinairement avec facilité que ce pus a son origine dans la synoviale articulaire ; on trouve tous les signes qui annoncent qu'un liquide était renfermé dans cette synoviale avant que l'ouverture se fût faite, et quelques-uns de ces signes persistant encore ; le rapprochement d'une sécrétion de liquide dans la synoviale et la sortie du pus par les trajets fistuleux, montrent suffisamment que le pus a bien sa source dans la cavité articulaire.

Diverses lésions concomitantes confirment ce diagnostic, tels sont le gonflement qui envahit tout le contour de l'articulation, la mobilité des os les uns sur les autres dans des directions qui n'appartiennent point à l'état normal; enfin, une crépitation distincte qui ne laisse aucun doute sur l'absorption des cartilages.

On doit remarquer cependant que le diagnostic, facile en apparence dans le cas où existent ces trajets fistuleux, est quelquefois très-obscur à la hanche ou aux pieds, par exemple.

A la hanche, l'on voit bien la suppuration qui s'écoule des parties profondes, mais l'on a peine à s'assurer que l'articulation soit malade, et l'on doit craindre que l'abcès n'ait son origine dans le tissu cellulaire et non dans l'articulation. Aux pieds, on peut se demander si le pus qui vient des parties profondes a son origine dans les os ou dans les articulations ; celles-ci étant très-serrées, les liquides qui s'accumulent ne forment pas des tumeurs distinctes comme dans les articulations du coude et du genou, et la place qu'elles occupent peut être confondue avec celle des os.

Un signe peut contribuer à lever ces doutes, c'est l'introduction du stylet dans le trajet fistuleux. Si les articulations sont recouvertes de fongosités, le stylet ne vient point frapper contre des parties dures, tout en pénétrant à une assez grande profondeur, circonstance qui fait penser que les os ne sont pas malades. Si l'articulation est dénudée et en suppuration, le stylet pénètre quelquefois entre les surfaces articulaires, et lèverait tous les doutes, si l'on ne craignait encore de confondre cette pénétration entre les surfaces articulaires avec la pénétration dans le tissu celluleux des os.

Pronostic.

Si l'arthrite ne s'accompagne d'aucune sécrétion nouvelle, assez considérable pour se manifester au dehors, elle n'entraîne aucune conséquence grave, et elle se dissipe souvent au bout de quelques jours ou de quelques semaines. Dans les cas les plus graves de ce genre, il y a persistance dans les douleurs et dans la gêne des mouvements.

Lorsque l'inflammation aiguë a produit une sécrétion de sérosité, la maladie dure au moins plusieurs semaines; elle peut se terminer par résolution, mais dans des cas assez nombreux, cette résolution ne se fait pas, et une hydarthrose chronique succède à l'hydarthrose aiguë. Quoi qu'il en soit, aucune conséquence funeste n'est encore à craindre dans ce cas.

Il n'en est plus de même lorsque l'inflammation a été assez intense pour qu'il y ait eu sécrétion de lymphe plastique, surtout si cette sécrétion s'est faite simultanément dans la cavité articulaire, dans les gaînes tendineuses, dans l'épaisseur des ligaments et dans le tissu cellulaire. En supposant que cette lymphe plastique s'organise régulièrement, ce qui est peut-être le cas le plus favorable, car son absorption complète est douteuse, il en résulte des adhérences entre les surfaces articulaires, entre les tendons et leurs gaînes, entre les muscles et leurs aponévroses, entre les ligaments et leurs parties environnantes, enfin une ankylose plus ou moins complète. Si la lymphe plastique ne s'organise pas régulièrement, elle reste molle et fongueuse, et la maladie prend à la longue le caractère grave qui est propre aux maladies désignées sous le nom de tumeurs blanches; les ligaments se ramollissent, et si l'articulation est maintenue dans une mauvaise position, il peut survenir une luxation spontanée.

Dans la grande majorité des cas, les douleurs persistent avec une opiniâtreté incroyable, et lorsque, au bout de trois mois, de pareilles inflammations sont guéries, au genou, par exemple, avec la conservation d'une certaine liberté dans les mouvements, on doit s'estimer très-heureux.

La gravité des cas où il se forme du pus dans les articulations est bien plus grande encore que lorsqu'il y a simplement production de fausses membranes. Il est toujours à craindre alors qu'une amputation devienne nécessaire, et dans les circonstances les plus favorables, si c'est une grande articulation qui est affectée, la guérison ne peut être obtenue qu'après un ou deux ans, et doit toujours être achetée au prix d'une ankylose.

Traitement.

Le traitement de l'arthrite aiguë de cause interne doit être général et local.

La nécessité d'un *traitement général* repose sur les raisons suivantes : 1° l'inflammation articulaire résulte d'une disposition interne de l'organisation; tant que cette disposition persiste on a lieu de craindre la durée de ses effets, et c'est un traitement général qui seul peut la guérir. 2° Les arthrites aiguës s'accompagnent toujours de symptômes généraux qui doivent être traités tout aussi bien que la lésion locale. 3° Enfin, même dans les arthrites les plus localisées, les douleurs, la gêne dans les mouvements se font sentir dans plusieurs articulations, et témoignent assez de la généralité de la cause productrice du mal.

Le traitement interne à mettre en usage dans ces cas est celui du rhumatisme aigu. Ce n'est pas ici le lieu de le faire connaître avec détail; je me bornerai à dire qu'il est beaucoup moins efficace dans le rhumatisme localisé que dans le rhumatisme qui affecte plusieurs articulations. Cette opinion est celle de M. Gendrin, qui regarde comme très-efficace dans le rhumatisme aigu, l'emploi du nitrate de potasse à haute dose; celle de M. Bouillaud, dont on connaît les opinions sur les avantages des saignées coup sur coup dans la même maladie; de M. Briquet, qui attribue au sulfate de quinine à haute dose une influence si grande sur la guérison du rhumatisme général; enfin, celle de M. Chomel, qui emploie, comme on le sait, un traitement éclectique basé sur les indications.

Le traitement local se compose d'agents mécaniques destinés à placer les membres dans les conditions physiques les plus favorables à la guérison, et de moyens locaux propres à dissiper l'inflammation.

Le traitement mécanique est indispensable dans les inflammations aiguës des articulations. Ces articulations doivent être maintenues dans le repos autant que durent les phénomènes inflammatoires, et il faut, pour prévenir tous les dangers inhérents aux positions funestes qu'adoptent les malades, placer leurs membres dans des appareils qui en assurent l'immobilité dans une bonne position.

J'ai déjà développé dans un autre article les principes qui doivent servir de guide dans le choix des positions, mais, comme l'application de ces principes au traitement des inflammations aiguës est de la plus haute importance, je vais les résumer brièvement.

Dans les arthrites, une position est nuisible lorsqu'elle entraîne la distension continue des parties molles de l'un des côtés d'une articulation, lorsqu'elle tend à produire des luxations spontanées, et que, dans le cas d'ankylose, elle peut empêcher ou rendre difficile l'exercice du membre malade. Ainsi, dans une inflammation aiguë de l'articulation tibio-tarsienne, si le pied repose sur son bord externe et qu'il soit renversé en dedans, les parties molles situées à la partie externe de l'articulation, les ligaments et la membrane synoviale seront distendus. Cette distension ne peut exister sans être une cause de douleur et de persistance de l'inflammation. Autre exemple : un homme est affecté d'une phlegmasie interne de l'articulation de la hanche; instinctivement et croyant soulager la douleur qu'il éprouve, il fléchit la cuisse et la porte dans l'adduction et la rotation en dedans. Dès ce moment il s'est placé dans une mauvaise position, car non seulement la capsule articulaire est distendue en dehors, première cause d'aggravation du mal, mais encore le fémur éprouve un mouvement de rotation à la faveur duquel une partie de sa tête tend à abandonner la cavité cotyloïde.

Une position est utile lorsqu'elle n'entraîne la distension d'aucune partie de la synoviale et des ligaments, qu'elle n'expose à aucune luxation spontanée, qu'elle permet, dans le cas d'ankylose, un exercice aussi facile que possible du membre malade. Toutes les fois qu'un membre malade est affecté d'arthrite aiguë il faut donc le placer dans la position qui remplit le mieux les conditions précédentes, ce qui est d'autant plus facile que, par une coïncidence très-heureuse, les positions qui préviennent les distensions des parties molles sont aussi celles qui empêchent les luxations spontanées et permettent aux membres, s'ils viennent à s'ankyloser, le plus facile exercice de leurs mouvements.

Nous avons décrit, page 121 et suivantes, les moyens de ramener les articulations d'une mauvaise à une bonne position, et les appareils qui permettent d'en assurer l'immobilité ; nous ne reviendrons point sur ces questions qui ont été traitées une fois pour toutes ; nous nous bornerons à rappeler que les appareils d'immobilité que l'on doit préférer sont ceux qui fixent les membres sans exercer sur eux de compression, et que, dans l'arthrite aiguë bien plus que dans toute autre arthropathie, les gouttières que nous cherchons à faire prévaloir ont la supériorité la plus incontestable sur les autres moyens.

Lorsque je traiterai des maladies de chaque articulation en particulier, et surtout des maladies du genou et de la hanche, je citerai des faits nombreux qui serviront à démontrer qu'en ramenant les articulations enflammées à une bonne position, et en les maintenant immobiles dans celle-ci, on produit une diminution prompte de la douleur et de tous les autres symptômes inflammatoires, et que dans des cas nombreux, lorsque tous les moyens ordinaires, sangsues, narcotiques, séjour au lit, etc., restaient complétement impuissants depuis des semaines et même des mois entiers ; il a suffi de redresser les membres et de les placer dans de bons appareils pour qu'une amélioration prompte et inespérée fût le résultat de ce traitement.

Sans doute, l'emploi de cette méthode entraîne de vives douleurs pendant tout le temps nécessaire au redressement; si, par exemple, l'inflammation occupe le genou, et que la jambe soit pliée sur la cuisse, il n'y a point de soulagement, il y a même exaspération des douleurs pendant tout le temps qu'on met à étendre graduellement la jambe sur la cuisse. Ce temps est court si la flexion a moins d'un mois de durée, il est au moins de deux ou trois jours si cette flexion existe depuis deux ou trois mois ; mais le redressement opéré, et le membre placé immobile dans une gouttière, le mieux se fait sentir immédiatement. Sur plus de vingt cas, je n'en ai trouvé encore que deux dans lesquels la méthode soit restée impuissante. Il s'agissait d'inflammation du poignet que je maintenais dans la pronation. J'ai reconnu depuis que l'insuccès devait être attribué à ce que cette position est défavorable, le poignet devant être maintenu dans un état moyen entre la pronation et la supination.

Tout en présentant l'immobilité dans une bonne position comme une méthode aussi utile qu'elle est rationnelle, je suis loin de me dissimuler les bornes de sa puissance. Un traitement mécanique éloigne les causes mécaniques du mal, et dans l'espèce, lorsqu'une position vicieuse entraîne la distension de certaines parties, une bonne position fait cesser ces distensions sans soustraire le mal à l'influence des autres causes qui l'ont produit et qui l'entretiennent.

D'après ces considérations, on serait porté à penser que, dans les arthrites de cause interne, l'immobilité dans une bonne position devrait avoir une utilité très-restreinte. Les résultats de l'expérience ont dépassé, sous ce rapport, les prévisions de la théorie ; probablement, dans ces cas où les moyens mécaniques ont eu des effets si remarquables, il y avait une tendance naturelle à la guérison ; cette tendance était détruite par les effets des mauvaises positions, et, cette cause d'aggravation éloignée, l'inflammation a pu suivre sans obstacle sa marche naturelle vers une amélioration progressive.

Les *moyens locaux* proposés pour combattre l'arthrite aiguë de cause interne sont très-nombreux, et les appréciations que l'on en trouve dans les auteurs très-diverses. Voici, d'après Barthès, ceux que l'on doit employer (1), lorsque le rhumatisme est fixé dans une articulation, et que les saignées générales ont été pratiquées. « Les saignées locales faites au-dessus « de la partie affectée, par le moyen des scarifications ou par « l'application des sangsues, sont généralement très-avanta- « geuses. C'est ce qui a été d'abord reconnu par Baillou, et « ensuite par Sydenham, Boerhaave, Cullen.....

« Il est essentiel d'observer que si l'on n'a fait précéder « qu'imparfaitement les évacuations de sang et autres géné- « rales qui pouvaient être indiquées, une saignée locale assez « forte, opérée par l'application des sangsues, peut déter- « miner, dans la partie affectée, une aggravation considérable « et permanente des effets du rhumatisme.....

« Quand on a insisté suffisamment sur les évacuations révul- « sives de la fluxion rhumatique, il faut tâcher de résoudre « l'engorgement que celle-ci a formé, et recourir aux résolutifs « tant externes qu'internes. Pour opérer cette résolution, il peut « être fort utile d'appliquer des vésicatoires au-dessus des par- « ties fortement affectées... Le vésicatoire est d'autant plus utile « que le rhumatisme est plus fixé dans la partie au-dessus de « laquelle on applique ce remède.

« Les rubéfiants agissent d'une manière analogue à celle des « vésicatoires. Ainsi, Tralles rapporte qu'à la suite de suppres- « sions répétées de la transpiratien, il fut pris à l'épaule gauche « d'un rhumatisme très-chaud et très-douloureux, qui s'étendit « aux muscles pectoraux, et causa une fausse pleurésie ; qu'a- « près une forte saignée, il se fit appliquer sur l'endroit souffrant « un sinapisme actif qui y détermina bientôt un érysipèle qui « le guérit.

(1) *Traité des maladies goutteuses*, tome I, p. 323 et 327.

J'ai cité ce passage de Barthès pour montrer, d'après un grand maître, dans quel ordre doivent être employés les moyens locaux dans le traitement de l'arthrite aiguë ; mais comme ceux d'entre ces moyens qu'indique Barthès ne sont pas décrits avec assez de développements, et qu'il en est de très-utiles dont il ne parle pas, je vais reprendre la question et traiter successivement des évacuations sanguines, des applications de cataplasmes ou de fomentations émollientes, narcotiques ou irritantes, des vésicatoires, des frictions mercurielles, et enfin des moyens qui conviennent surtout lorsque le mal tend à passer à l'état chronique, et qui sont : les mouvements artificiels, la compression, les douches, etc.

Les *évacuations sanguines locales* se font par les sangsues, les ventouses simples ou scarifiées, et par la saignée des veines qui reviennent des parties enflammées.

On peut appliquer les *sangsues* sur l'articulation malade, au-dessus de cette articulation et au-dessous d'elle.

Peu de personnes ont proposé d'appliquer les sangsues au-dessous des articulations, ce qui conduit à ne pas insister sur les dangers de l'application qu'on peut en faire dans ce lieu. Chacun sait que les sangsues agissent non-seulement par la soustraction de sang qu'elles opèrent, mais par la dérivation que produit l'irritation et la douleur causées par leurs morsures. Or, si cette irritation attire le sang dans les parties où elle se fait sentir, les sangsues appliquées au-dessous d'une jointure, tout en la dégorgeant, doivent y attirer le sang.

L'analogie qu'on peut déduire de la fluxion qu'on détermine dans l'utérus ou dans le rectum, en appliquant des sangsues au-dessous de ces parties, montre assez que, placées de même par rapport aux jointures, elles ne peuvent qu'y augmenter la congestion sanguine. La conviction où j'étais du danger de leur application dans ce lieu, ne m'a pas permis de vérifier expérimentalement la justesse de mes craintes.

L'application des sangsues sur les articulations mêmes est très-généralement usitée ; cependant, lorsqu'on les place ainsi directement sur le siége du mal, on peut y augmenter la congestion sanguine au lieu de la diminuer. Ce résultat est surtout à craindre, lorsque les sangsues sont placées en petit nombre, et que les symptômes inflammatoires ont beaucoup d'activité ; il doit être attribué à ce que les sangsues attirent le sang dans le lieu sur lequel elles agissent.

Cette action dérivative est mise à profit tout aussi bien que la soustraction du sang, lorsqu'on applique les sangsues au-dessus de l'articulation malade, ou, en termes plus généraux, sur le trajet des veines qui reviennent des parties enflammées. Appliquées de la sorte, elles n'augmentent jamais l'inflammation ni les douleurs, et si elles sont indiquées par la nature du mal, l'on en obtient constamment un résultat avantageux. On les place dans les inflammations du pied, en dedans ou en dehors de la partie moyenne de la jambe; dans les inflammations du genou, en dedans ou en dehors de la partie moyenne de la cuisse ; à mesure que les symptômes inflammatoires diminuent, si de nouvelles émissions sanguines deviennent nécessaires, on les rapproche de plus en plus de l'articulation malade.

En ce qui regarde le nombre des sangsues, je ne puis que répéter ce qui a été dit tant de fois, savoir : qu'il doit être proportionné à la force des malades et à l'intensité de l'inflammation. En général, il doit être considérable, ainsi que M. Lisfranc en a donné le précepte et l'exemple.

Les *ventouses* simples ont trop peu d'action pour qu'on les considère comme des ressources efficaces dans les arthrites aiguës; mais les ventouses scarifiées peuvent être substituées avec avantage aux sangsues. Comme ces dernières, elles agissent par la soustraction d'une certaine quantité de sang, et par la dérivation qui résulte de la douleur et de l'inflammation qu'elles produisent dans le lieu où elles ont été placées. Quelques auteurs, M. Bouillaud entre autres, les considèrent comme plus efficaces que les sangsues elles-mêmes.

La saignée des veines qui reviennent des parties enflammées a été préconisée par les anciens ; M. Janson, ancien chirurgien en chef de l'Hôtel-Dieu de Lyon, les a remises en honneur. Tandis que les sangsues et les ventouses se bornent à extraire le sang de la peau, la saignée des veines sous-cutanées soustrait directement le sang aux parties profondes ; elle doit être employée toutes les fois qu'elle est praticable. J'y ai eu souvent recours dans les inflammations aiguës de l'articulation du poignet ; un soulagement marqué en a toujours été la conséquence. Jamais la phlébite n'a suivi cette opération sur plus d'une douzaine de cas. Une observation très-remarquable , c'est que le sang retiré de la veine dans toutes ces opérations, a été constamment d'un rouge vif, semblable à celui qu'on retire des artères ; il semblerait, d'après cela , que le sang artériel , en traversant les capillaires enflammées , ne se convertit pas en sang veineux, comme il devrait le faire dans l'état normal.

Cataplasmes et fomentations. — Les cataplasmes que l'on emploie habituellement dans les arthrites aiguës sont des cataplasmes émollients de farine de graines de lin, de mie de pain, de mauve, etc., auxquels on ajoute, quand on veut produire un effet narcotique, des décoctions plus ou moins concentrées de têtes de pavots , de feuilles de morelle ou de jusquiame, des décoctions d'opium ; ces cataplasmes sont employés tièdes et renouvelés plusieurs fois par jour. Doit-on continuer à en faire ainsi un usage habituel ? Je crois qu'il est permis d'en douter, et je suis disposé à partager l'opinion de Scudamore, qui en blâme l'emploi. Jamais je n'ai vu un soulagement marqué être la suite de leur application.

Peut-on espérer de meilleurs résultats des fomentations tièdes avec des décoctions émollientes ou narcotiques, comme celles de mauve, de têtes de pavots, d'opium, etc. ? c'est ce que l'expérience seule peut apprendre, et je ne saurais me prononcer à cet égard. Quoi qu'il en soit, quand on passe en revue les cataplasmes et les fomentations qui ont été signalés à diverses reprises comme propres à soulager les inflammations aiguës rhumatismales, et qui portent le titre d'anti-arthriques, on trouve toujours des composés plus ou moins toniques dont l'alcool fait en général partie ; je citerai comme exemple le cataplasme de Pradier et celui de M. Trousseau. Voici leur composition :

Cataplasme de Pradier.

Baume de la Mecque.		24 gram.
Safran.		16
Sauge.	aa	30
Salsepareille. . .		
Quinquina rouge,		
Alcool.		4000

Dissolvez le baume dans le tiers de l'alcool ; faites digérer les végétaux pendant 4 jours dans le reste ; filtrez et réunissez les liqueurs. Mêlez-en une partie avec

Eau de chaux . . . . 2 parties,

et faites un cataplasme avec farine de lin. . . . . Q. S.

Cataplasme anti-arthritique de M. Trousseau.

Mie de pain de seigle. . . . . 1 kilog.

Alcool camphré, quantité suffisante pour délayer la mie de pain. Faites chauffer à un feu doux. Quand le cataplasme est fait, versez à sa surface :

Laudanum de Sydenham. . . . . . . 32 gr.
Extrait de datura stramonium. 16

Appliquez sur la partie douloureuse et recouvrez d'une bande de toile cirée. Le cataplasme sera laissé pendant trois jours au moins.

J'ai souvent fait usage de cataplasmes préparés avec de la farine de graines de lin délayée dans de l'eau-de-vie saturée de camphre. L'expérience m'a démontré que ce cataplasme, que l'on renouvelait deux fois par jour, produit en général un amendement très-marqué dans les symptômes.

Scudamore, dans son article sur le traitement local de l'inflammation aiguë de cause rhumatismale (1), blâme l'emploi des moyens capables de produire une chaleur extrême ; il recommande seulement l'emploi constant de la lotion évaporante tiède, d'après la méthode qu'il indique en traitant de la goutte ; il a vu cette lotion produire les meilleurs effets dans quelques cas de rhumatismes aigus. Voici quelle est cette lotion et comment il l'emploie :

La lotion est composée d'une partie d'alcool et de trois parties d'une mixture camphrée (il ne dit pas ce que c'est que cette

(1) *Traité de la goutte et du rhumatisme*, tome 2, p. 398.

mixture); il applique la lotion sur l'endroit affecté au moyen de compresses, rendues d'abord agréablement tièdes par l'addition d'une quantité suffisante d'eau bouillante ou très-chaude. Il a observé que lorsqu'on appliquait ce remède à une trop haute température, son action était plus nuisible qu'utile; la lotion doit avoir une tiédeur agréable; une compresse de linge, composée de six ou huit doubles, doit en être constamment humectée, et on doit recouvrir ces compresses d'une enveloppe aussi légère et aussi fraîche qu'il sera possible; jamais Scudamore n'a vu la rétropulsion être la conséquence de l'emploi de cette méthode; les malades s'en sont toujours bien trouvés.

Les moyens que nous venons d'indiquer conviennent surtout dans la période d'invasion et d'accroissement; mais lorsque la maladie est devenue stationnaire et qu'elle est à cette période que l'on a désignée sous le nom de *période d'état*, il faut recourir à d'autres moyens. Ceux que l'on a conseillés sont les narcotiques, les frictions mercurielles et les vésicatoires.

Les *narcotiques* que l'on peut mettre en usage sont ceux dont nous avons indiqué la composition page 140 et suivantes, tels que les huiles de jusquiame, de belladone, le baume tranquille, les fomentations avec la décoction de plantes narcotiques, etc., etc. Mais de tous les moyens de calmer les douleurs par des applications directes, les plus efficaces, sans aucun doute, sont les vésicatoires ammoniacaux, saupoudrés de deux ou trois centigrammes d'hydrochlorate de morphine. Pour les appliquer, on fait préparer de la pommade de Gondret. On recouvre une surface de peau égale à celle d'une pièce de 2 francs, avec une couche épaisse de cette pommade, et on la laisse en place de cinq à dix minutes, suivant qu'elle produit plus ou moins promptement une chaleur brûlante à la peau, jusqu'à ce que l'on trouve au-dessous de l'épiderme une légère couche de sérosité. L'épiderme enlevé, on saupoudre la surface de peau mise à nu avec l'hydrochlorate de morphine, et l'on recouvre le tout d'un morceau de diachylon. Pendant deux jours, on peut faire absorber encore de la morphine par ce petit vésicatoire; mais, passé ce temps, l'absorption n'a plus lieu, et si l'on a besoin de faire absorber encore de la morphine, l'application de nouveaux vésicatoires devient nécessaire. Nous avons publié, M. Trousseau et moi, dans les *Archives de Médecine*, année 1832, un Mémoire sur l'emploi de l'hydrochlorate de morphine dans le rhumatisme aigu; nous nous étions exagéré sans doute l'importance de ce moyen comme méthode de traitement général, mais il doit rester dans la pratique pour remplir l'indication spéciale que présentent les cas où la douleur est extrême.

Les *frictions mercurielles*, soit sur l'articulation malade, soit autour d'elle, ont été très-vantées par quelques auteurs. Pour être efficaces, elles doivent être faites de manière à produire un effet général; 8 à 10 grammes au moins d'onguent mercuriel doivent être employés dans la journée. Les frictions ne doivent pas être bornées à la surface malade, elles doivent s'étendre au-dessus et au-dessous d'elle; l'on doit avoir soin de laisser l'onguent mercuriel en place, et de le recouvrir de taffetas ciré, pour que les linges ne l'absorbent pas. Si, comme il arrive quelquefois, les frictions mercurielles exaspèrent les douleurs, il faut, en les faisant, s'éloigner du siége du mal.

Cependant, de tous les moyens locaux que l'on peut employer, lorsque la période croissante de l'arthrite aiguë est passée, le plus usité et sans doute l'un des plus efficaces, c'est le vésicatoire.

Les *vésicatoires* qui doivent être préférés sont ceux que l'on prépare avec l'emplâtre de cantharide; on peut leur donner, comme on le fait d'ordinaire, une forme ronde et un diamètre de 8 ou 10 centimètres; ou bien, à l'exemple de M. Velpeau, une telle étendue qu'ils embrassent tout le contour de l'articulation; on peut les faire sécher aussitôt après que l'épiderme a été soulevé par la sérosité, ou les entretenir par des pommades excitantes. Les vésicatoires étendus et que l'on panse avec du cérat pour en dessécher promptement la surface, sont incontestablement les plus efficaces; on les renouvelle, suivant le besoin, un nombre plus ou moins considérable de fois; on doit les placer, comme nous l'avons recommandé pour les sangsues, au-dessus de l'articulation malade plutôt que sur cette articulation elle-même.

Cependant, tandis que l'on emploie diverses médications pour calmer les douleurs ou pour produire la résolution des produits épanchés, l'on ne doit pas oublier combien il est nécessaire de ramener l'articulation dans une position favorable, et de la maintenir immobile dans cette position. Souvent il suffit d'employer ce traitement mécanique pour faire cesser les douleurs les plus aiguës, et pour amener une marche graduellement décroissante dans une arthrite grave qui, depuis plusieurs semaines, n'éprouvait aucune amélioration, et paraissait devoir entraîner les conséquences les plus fâcheuses. Je citerai plusieurs exemples de ce genre à l'article qui doit être consacré aux inflammations du genou et de la hanche, etc. Je me bornerai à en rapporter ici quelques-uns comme exemples de l'efficacité de cette méthode.

Observation. — *Inflammation aiguë très-intense d'un genou qui n'avait jamais été malade; inutilité des anti-phlogistiques; soulagement prompt et durable par l'emploi d'une bonne position.* — En 1839, M. le docteur Varambon m'appela en consultation auprès d'un jeune homme de 24 ans, fortement constitué, qui avait une inflammation aiguë du genou droit, avec tous les caractères que j'ai décrits dans l'observation précédente. Le mal durait depuis dix jours; malgré un traitement anti-phlogistique local et général, il allait en augmentant et les douleurs étaient si vives que le sommeil était entièrement perdu et que tout contact était insupportable. Nous étendîmes la jambe sur la cuisse et nous la plaçâmes dans une gouttière convenablement construite. Le redressement fut douloureux, mais quelques heures après qu'il eut été effectué, les souffrances diminuèrent, et elles cessèrent presque entièrement le lendemain. Le mal suivit une marche graduelle vers la guérison, et le malade recouvra, du deuxième au troisième mois, l'exercice complet de son membre.

Le souvenir de ce malade est bien présent à mon esprit, car ce furent les réflexions que je fis après l'avoir visité qui me conduisirent à la théorie que je soutiens aujourd'hui sur les bonnes et les mauvaises positions. J'avais conseillé le redressement en disant que la jambe remplirait mieux ses fonctions droite que pliée, si elle venait à s'ankyloser, et que les difficultés du redressement augmentant avec l'ancienneté de la maladie, il fallait l'opérer le plus tôt possible. J'ajoutai, qu'à en juger par des faits antérieurs, ce redressement soulagerait le malade.

Cependant l'on m'objecta que la position qu'avait choisie instinctivement le malade devait être la plus convenable, et qu'on augmenterait probablement les souffrances en lui en substituant une autre.

J'étais convaincu que je défendais une opinion vraie en soutenant la nécessité du redressement et du changement de position, mais je cherchais en vain une réponse satisfaisante aux objections qui m'étaient présentées ; ce fut en cherchant cette réponse que j'arrivai à comprendre que le malade plaçait sa jambe de manière à distendre les parties externes de son articulation, et qu'en redressant sa jambe et la faisant reposer sur sa face postérieure, on ferait cesser cette distension.

Observation. — *Inflammation aiguë très-intense développée dans un genou sain ; insuccès des antiphlogistiques les plus actifs ; persistance du mal tant que le genou est resté fléchi ; redressement et suspension du genou ; guérison complète par ankylose.* — Une femme de 32 ans, d'une obésité remarquable, fut prise, sans cause connue, d'une inflammation aiguë du genou droit ; elle vint à l'Hôtel-Dieu de Lyon dans le mois de mai 1836, huit jours après son accident, et fut couchée au n° 2 de la salle Saint-Paul.

Le genou était à cette époque extrêmement gonflé, et sa circonférence avait 43 millimètres de plus que celle du côté sain ; il était rouge, chaud, et faisait éprouver de si vives douleurs que la malade pouvait à peine goûter un instant de repos. Tous les signes d'un épanchement liquide dans la membrane synoviale existaient au plus haut degré ; mais comme la fluctuation ne se faisait sentir que très-profondément et que la douleur semblait très-superficielle, on pouvait penser que le tissu cellulaire était enflammé aussi bien que la membrane synoviale. Une fièvre inflammatoire extrêmement intense compliquait cet état.

Dans la première semaine, cette malade, d'une forte constitution, fut saignée quatre fois ; 120 sangsues furent successivement appliquées à la partie interne de la cuisse, un peu au-dessus du genou ; des cataplasmes de farine de graine de lin furent maintenus sur la tumeur. La malade prit des boissons adoucissantes, et la liberté du ventre fut maintenue par des lavements. Ce traitement ne produisit aucune amélioration dans l'état local, la fièvre devint seulement moins forte.

Pendant le cours de la troisième et de la quatrième semaine, l'on revint de nouveau aux applications de sangsues ; on employa des cataplasmes arrosés, tantôt de laudanum, tantôt d'extrait de belladone, tantôt préparés avec les feuilles de morelle et de jusquiame ; on donna quelques purgations avec l'eau de Sedlitz, le tout sans produire d'amélioration.

Dans la cinquième et la sixième semaines, nous essayâmes les effets des préparations de morphine appliquées sur des vésicatoires ammoniacaux qu'on répéta en grand nombre autour de l'articulation du genou. La morphine produisit l'assoupissement, les vomissements, les sueurs, en un mot, les symptômes généraux qui lui sont propres, mais elle ne détermina aucune espèce d'amélioration locale.

Cependant, à la fin de la sixième semaine, l'état de la malade devint plus grave que jamais : la circonférence du genou du côté malade était de trois travers de doigt plus considérable que du côté sain ; l'on sentait une fluctuation distincte au-dessus de la rotule, dans toute l'étendue limitée par la membrane synoviale. Cette fluctuation se faisait sentir aussi entre le tibia et le fémur de l'un et l'autre côté, ainsi que sur les parties latérales du ligament rotulien. En fixant le fémur et saisissant la partie supérieure du tibia, l'on pouvait faire exécuter à ce dernier os des mouvements latéraux assez étendus, ce qui n'a jamais lieu dans l'état normal, et ce qui prouvait le ramollissement des ligaments et faisait craindre une luxation spontanée. Lorsque la malade faisait des mouvements dans son lit, elle sentait des craquements dans le genou, preuve incontestable de l'ulcération des cartilages. Cependant une fièvre ardente persistait toujours, et la malade, faible et amaigrie, ne pouvait exécuter un seul mouvement dans son lit, et ne pouvait être soulevée qu'avec peine.

Quoique je n'eusse point à cette époque (1836) des idées aussi nettes sur les dangers des positions vicieuses qu'adoptent de préférence les malades affectés d'inflammations très-vives du genou, je remarquai que la malade se tenait couchée sur le côté gauche, qui était le côté affecté, et que la jambe, légèrement fléchie sur la cuisse, reposait sur son côté externe. Je pensais alors qu'il était nécessaire de changer cette position, que nous avons reconnue évidemment propre à entretenir les désordres graves qui commencent dans l'articulation du genou. J'étendis la jambe, je la fis reposer sur sa face postérieure, je la maintins dans cette position au moyen d'un appareil de fracture avec des coussins et des atelles latérales, et je tins le membre élevé et dans une direction oblique. L'extension de la jambe fut douloureuse, mais put être exécutée sans trop d'efforts.

Ce changement de position et la fixité que maintenait l'appareil furent suivis de la diminution des douleurs dès le premier jour ; mais, comme la malade continuait à rester immobile dans son lit, je pensai à suspendre la jambe en attachant des cordes aux deux extrémités des atelles latérales et en fixant ces cordes au ciel de lit. Cette suspension produisit les effets les plus satisfaisants : sitôt qu'à son aide la malade put se déplacer dans son lit, rester tantôt couchée, tantôt à moitié assise, ses douleurs cessèrent, elle reprit le sommeil et son genou commença à diminuer. Elle resta dans cet appareil suspendu pendant deux mois et demi, c'est-à-dire jusqu'à la fin du quatrième mois du traitement. Nous ne fîmes autre chose pendant ce temps que d'exercer une compression, d'abord avec un bandage de Scultet, puis avec deux bandages de Scultet entre lesquels on plaçait des atelles flexibles ; plus tard, enfin, avec des bandelettes de diachylon. Pendant tout ce temps l'amélioration ne cessa pas d'être progressive, quoique lente, et si au commencement du cinquième mois, le genou du côté malade avait encore un travers de doigt et demi de plus de circonférence que celui du côté sain ; s'il existait encore les signes du ramollissement des ligaments et des cartilages; la fluctuation, les douleurs avaient disparu, le genou reprenait de la fermeté, et nous pûmes cesser la suspension sans que les douleurs se manifestassent de nouveau ; mais nous crûmes convenable de continuer la compression jusqu'à la fin du sixième mois. A cette époque les forces commencèrent à se rétablir, la face à se colorer, et la malade put commencer à se lever. Elle resta cependant encore trois mois à l'hôpital et sortit ensuite parfaitement guérie, le genou du côté malade plus petit que celui du côté sain, et si complètement ankylosé qu'on ne pouvait faire exécuter aucune espèce de mouvement par le tibia sur le fémur.

J'ai revu plusieurs fois cette malade pendant l'espace de deux ans, et jamais elle n'a éprouvé de récidive dans son mal; sa constitution était redevenue aussi forte qu'avant sa maladie.

Lorsque les arthrites aiguës ont duré pendant un certain temps; qu'elles se sont prolongées, par exemple, cinq à six semaines, les moyens que nous avons conseillés jusqu'à présent ne doivent pas être continués. Autant l'immobilité est utile dans la période croissante et dans la période d'état, autant elle devient funeste, prolongée au-delà d'un certain temps; elle entretient alors des douleurs, favorise l'absorption des cartilages, et peut être suivie d'une ankylose, ou tout au moins d'une difficulté irrémédiable dans les mouvements; il devient donc indispensable de substituer les mouvements naturels ou artificiels à l'immobilité. Ce n'est que graduellement et avec beaucoup de précautions que l'on peut rétablir le jeu naturel des articulations. Les procédés à suivre dans ces cas ont été indiqués en général, page 131 et suivantes; nous y reviendrons dans les articles consacrés à chaque maladie articulaire en particulier.

Les autres moyens que l'on peut employer à l'époque où les arthrites aiguës tendent à passer à l'état chronique, sont la compression, les douches, le massage, les cataplasmes irritants. La compression convient surtout lorsqu'on veut obtenir la résorption des matières épanchées; elle doit être faite avec les bandelettes de diachylon. Les douches combinées avec un léger massage facilitent également la résolution, elles aident à rétablir les mouvements; elles doivent être faites en arrosoir et non à plein jet, pour ne point déterminer trop d'irritation. Je me borne à en indiquer l'emploi ainsi que celui des cataplasmes irritants, des frictions stimulantes. Je reviendrai sur toutes ces questions à l'article qui sera consacré à l'arthrite chronique.

Nous avons examiné jusqu'ici le traitement de l'arthrite aiguë dans les cas ou cette inflammation n'entraîne point la production du pus, mais s'il se forme à sa suite un véritable abcès chaud, quelle est la conduite que l'on doit tenir? Remarquons d'abord que si l'on a lieu de craindre cette fâcheuse terminaison, il importe encore plus que dans les inflammations pseudo-membraneuses de recourir à un traitement mécanique bien dirigé, car les ligaments étant plus ramollis, l'on a plus à craindre des luxations spontanées; l'immobilité est du reste très-nécessaire si l'on veut obtenir l'ankylose, seule ressource qui reste dans les cas les plus favorables. Si des trajets fistuleux sont ouverts au dehors, les appareils doivent être modifiés, de manière à assurer l'immobilité la plus absolue, tout en permettant de faire des pansements qui entretiennent la propreté (voyez p. 130).

Ces précautions prises, on pourra se contenter des moyens propres à calmer l'inflammation et la douleur, si les phénomènes inflammatoires sont très-intenses et que le pus se fraie rapidement sa route au dehors. L'expérience démontre que la perforation de la peau est suivie alors d'un grand soulagement, et qu'elle n'entraîne jamais à sa suite les symptômes de la résorption purulente.

Le traitement à suivre est beaucoup moins simple si les abcès articulaires tendent à s'enkyster dans la capsule épaissie. La conduite à tenir dans ces cas, en supposant que les malades soient bien constitués, me paraît devoir consister surtout dans l'emploi des moyens qui donnent une marche aiguë à l'abcès de l'articulation. Dans ce but, l'on peut recourir aux cataplasmes maturatifs, comme ceux qui sont composés avec la pulpe d'oignons de lis cuits sous la cendre et mélangés pour un cinquième avec des cataplasmes émollients. On peut également employer les cataplasmes préparés avec la graine de lin, délayée dans de la graisse fondue, à laquelle on ajoute un dixième d'onguent basilicum ou d'onguent de la mère.

Cependant, lors même que le pus resterait enfermé indéfiniment dans la membrane synoviale, il faudrait bien se garder de lui frayer une issue au dehors par une ouverture qui resterait béante. Cette opération pourrait être suivie des plus graves accidents, ainsi que nous le démontrerons, surtout en traitant des abcès froids des articulations. Il serait également inutile d'employer des ponctions étroites et successives suivant la méthode de Boyer. A la suite de ces ponctions, comme après celles que l'on pratique dans l'hydrocèle, le liquide évacué se reproduit peu de temps après sa sortie, et si l'on revient plusieurs fois à des ponctions nouvelles, l'une des ouvertures pouvant rester béante, on s'expose aux accidents qui suivent les plaies pénétrantes des articulations.

J'ai pensé que l'on pourrait appliquer à ces cas difficiles, surtout au genou, les principes de l'incision sous-cutanée de la synoviale, telle que M. Goyrand d'Aix l'a faite pour les hydarthroses. Cette méthode me paraît reproduire aussi exactement que possible la marche naturelle des abcès dans le cas où leur ouverture se fait spontanément, et où le pus, après avoir percé la synoviale, s'épanche dans le tissu cellulaire. Elle a aussi l'avantage de s'appliquer indistinctement aux cas où il y a simplement de la sérosite dans l'articulation, et à ceux où il a du pus. Je dois dire du reste que les idées que je propose ici n'ont pas été soumises à l'expérimentation, et qu'elles sont purement théoriques, mais je les crois dignes d'être appréciées par l'expérience.

Lorsque le pus de la synoviale est passé dans le tissu cellulaire, on peut, comme lorsqu'il est encore dans la cavité de l'articulation, abandonner son élimination aux efforts de la nature, pourvu qu'il ait une grande tendance à se porter au dehors; mais souvent il décolle les muscles et les aponévroses, les dissèque dans une grande étendue et ne perce point la peau. Dans ce cas, les ponctions successives sont indiquées si la collection purulente est très-considérable; les grandes incisions faites avec le bistouri ou avec le caustique de Vienne doivent être préférées. L'expérience démontre que ces incisions ne sont pas suivies d'accidents ; leur innocuité dépend de l'obliquité du trajet par lequel l'ouverture extérieure communique avec l'articulation, et surtout de ce que la cavité articulaire, privée de cartilages et recouverte de tissus fibreux ou de fongosités, n'a plus sa structure naturelle. Quoi qu'il en soit, on ne doit pas s'attendre à voir la guérison suivre l'ouverture d'un abcès qui communique avec une articulation. En général, ces ouvertures restent fistuleuses et résistent aux moyens qu'on emploie pour les guérir. Dans quelques cas, elles sont entretenues par des os nécrosés, et, comme à la suite des suppurations aiguës chez des hommes bien constitués, les os nécrosés se détachent complètement, on peut obtenir la guérison sans qu'il soit nécessaire d'amputer les membres; il suffit d'extraire ces os nécrosés à travers une incision plus ou moins étendue. Déjà j'ai montré les effets heureux de cette opération, lorsqu'elle est pratiquée à la suite des accidents qu'entraînent les plaies pénétrantes des articulations; elle ne donne pas des résultats moins satisfaisants lorsque des suppurations survenues spontanément dans les jointures ont entraîné des nécroses. Les exemples que je vais citer sont relatifs aux suites des abcès des articulations des doigts ou du carpe; je n'ai pas eu l'occasion d'en observer de semblables dans les grandes articulations du coude, du genou, du pied, etc.

Les deux premiers exemples sont ceux de malades chez lesquels on a pu enlever des os entiers complètement dénudés par la suppuration; les suivants s'appliquent à des cas où les surfaces articulaires étaient seules mortifiées et séparées du reste de l'os.

Observation. — *Abcès de deux articulations d'un doigt; nécrose consécutive de la phalange comprise entre ces deux articulations; extraction de l'os; guérison par ankylose.* — Un jeune homme, à la suite d'un panaris aigu, eut toute la partie dorsale et les deux extrémités de la seconde phalange de l'annulaire gauche mises à nu par la suppuration. Cet os était nécrosé lorsque le malade vint à l'hôpital ; je crus plus simple de l'enlever que de faire l'amputation du doigt. Il était privé de cartilages, ainsi que les deux surfaces avec lesquelles il s'articulait. Il avait conservé sa forme et sa dureté. La résection faite, je plaçai le doigt opéré sur une attelle. Il n'y eut point de réaction à la suite de cette opération, qui avait été peu douloureuse. La troisième phalange vint rejoindre la première, et après trois semaines la guérison était complète. Le doigt annulaire était raccourci et son extrémité ramenée au niveau de celle du petit doigt ; la troisième phalange ne pouvait exercer aucun mouvement sur la première, mais les mouvements de totalité du doigt étaient assez bien conservés ; la difformité était peu considérable.

AUTRE OBSERVATION. — *Nécrose de la presque totalité de la seconde rangée du carpe, à la suite d'un abcès aigu des articulations de cette partie ; extraction de ses os ; guérison par ankylose.* — Étienne Bressat, âgé de 39 ans, garçon meunier, fortement constitué, fut affecté, sans cause appréciable, d'une violente inflammation du carpe. Un abcès se forma rapidement à la partie externe supérieure du cinquième métacarpien, et s'ouvrit spontanément le sixième jour de l'invasion de la maladie ; l'inflammation se propagea le long de l'avant-bras. Le malade se rendit alors à l'hôpital de Bourg, où plusieurs abcès furent ouverts sur le dos du carpe et le long de la partie interne du cubitus.

Au bout de quatre mois de séjour à l'hôpital de Bourg, le malade, ne trouvant aucun soulagement, vint à l'Hôtel-Dieu de Lyon, où il entra le 22 avril 1837. Voici quel était son état : plusieurs cicatrices recouvrent la partie interne du cubitus ; l'inflammation est étendue le long de l'avant-bras ; la flexion des doigts est impossible, la main est engorgée au niveau du carpe ; trois fistules se remarquent en ce point, l'une à la partie interne de l'os crochu, la seconde à la partie postérieure du même os, la troisième enfin, derrière le trapèze ; le deuxième métacarpien articulé avec le trapézoïde est totalement luxé et fait saillie dans la paume de la main ; les fistules suppurent abondamment ; autour du carpe et de l'articulation du poignet il existe un gonflement considérable et cet empâtement qui est propre aux tumeurs fongueuses des articulations. Les trajets fistuleux s'étendent de la face dorsale à la face palmaire de la main ; le stylet introduit dans leur cavité pénètre à travers les articulations privées de ligaments, et rencontre des os durs et dépouillés de périoste. La main ne peut se maintenir étendue, et sitôt qu'elle cesse d'être soutenue par une palette, elle se fléchit par son propre poids, sans pouvoir se relever.

A la vue de désordres aussi graves, l'amputation de l'avant-bras paraissait indispensable ; mais sachant que les tumeurs fongueuses des articulations, semblables à ces fongosités qui entourent les pois des cautères, ne sont que de simples effets qui disparaissent avec la cause qui les entretient ; instruit par l'expérience des guérisons rapides qui suivent l'extraction des os des doigts, lorsqu'à la suite des panaris aigus, ils ont été isolés par la suppuration, je pensai à faire pour les os du carpe nécrosés ce que j'avais fait pour ces derniers, et à les extraire à travers une incision. Encouragé par la mobilité que le stylet me faisait reconnaître dans les os dénudés, je pénétrai jusqu'à eux par deux incisions longitudinales de deux pouces de long, faites sur le dos du carpe, dans le prolongement du deuxième et du quatrième métatarsien. J'enlevai avec des pinces une partie de l'os crochu; mais, ne pouvant saisir les autres os nécrosés de la même manière, je passai une spatule au-dessous d'eux, et je poussai ainsi au dehors la totalité du grand os et la moitié du trapézoïde. Bien que le stylet me fît reconnaître encore quelques parties d'os dénudées, je ne pus en extraire davantage. Ceux que j'enlevai étaient durs, complètement privés de périoste et de cartilages.

Le malade fut pansé avec de la charpie imbibée d'eau blanche; il ne survint aucun accident. Le dégorgement des tissus s'opéra avec rapidité, l'inflammation s'éteignit comme par enchantement. Au bout de trois semaines, elle avait presque disparu, et toutes les fistules étaient guéries, à l'exception d'une seule qui fournissait encore un peu de pus. Le stylet introduit à travers cette fistule faisait reconnaître un morceau d'os nécrosé que je cherchai, mais en vain, à extraire. Ce ne fut que six mois et demi après la première opération que cet os finit enfin par sortir, et qu'un peu plus tard la suppuration cessa complètement. Avant cette époque, les fongosités s'étaient déjà affaissées, les ligaments avaient repris plus de force, et la main, étendue dans la direction de l'avant-bras, avait acquis peu à peu assez de force pour se soutenir sans le secours d'une palette. Lorsqu'après la sortie spontanée du dernier fragment osseux, toutes les fistules furent guéries, la main, un peu plus courte que celle du côté opposé, avait repris son volume naturel, elle était ankylosée avec le poignet. La peau était intimement adhérente aux os, les mouvements des doigts très-bornés; mais, à part cette difficulté de mouvement, la guérison était complète, et une grave mutilation avait été épargnée au malade.

Il est des cas où il m'a été possible d'extraire seulement les surfaces articulaires à travers une incision assez grande pour ouvrir largement l'articulation malade ; j'ai eu l'idée de cette méthode en disséquant l'articulation d'un doigt que j'avais amputé. Cette articulation était énormément tuméfiée, fongueuse et percée de trajets fistuleux. Après l'avoir ouverte, je trouvai que les deux surfaces articulaires étaient privées de cartilages, nécrosées et complètement détachées du corps des phalanges par des bourgeons charnus. Il suffit, pour les enlever, de les saisir avec des pinces et d'exercer sur elles une légère traction. Les extrémités restantes des os, recouvertes de bourgeons charnus, étaient dans les conditions les plus favorables à la formation d'une ankylose.

Encouragé par cet exemple, je pensai que, dans les cas où une suppuration aiguë entraîne la nécrose des surfaces articulaires, on pouvait ouvrir largement l'articulation, enlever les parties nécrosées, si celles-ci étaient séparées des portions saines, et réunir ensuite de manière à obtenir l'ankylose; le succès a répondu à ces prévisions.

Dans les deux cas où j'ai mis cette méthode en pratique, c'étaient les articulations qui unissent entre elles les phalanges des doigts qui étaient affectées. Je fis une incision qui ouvrait largement en arrière la moitié postérieure de l'articulation; il fut aisé d'enlever, à l'aide d'une pince, les extrémités articulaires nécrosées. La réunion opérée ensuite, et maintenue par un appareil convenable, se fit en quelques semaines et sans aucun accident.

Il est à regretter que les cas où l'on peut faire les opérations faciles et sans danger que nous venons de décrire, ne se présentent jamais à la suite des abcès des grandes articulations, comme ceux du coude ou du genou. Le grand nombre de vaisseaux qui nourrit les extrémités articulaires des os volumineux en prévient la nécrose, et ne permet pas à leur superficie de se détacher assez complètement pour qu'on puisse l'enlever à travers une incision. Je présume que si cette opération était praticable, elle ne serait suivie que d'un médiocre danger, car l'articulation étant désorganisée, on n'aurait pas à craindre les accidents que l'air produit sur les articulations saines.

CHAPITRE V.

DU RHUMATISME ARTICULAIRE AIGU.

Si l'on examine les jugements portés au lit du malade par les praticiens, on voit qu'ils donnent ce nom de rhumatisme aigu à tous les cas où des douleurs se manifestent avec acuité et sans cause traumatique dans plusieurs articulations, spécialement lorsque ces douleurs s'accompagnent de gêne des mouvements, de tuméfaction des parties molles, et de symptômes fébriles.

Parmi les lésions articulaires qui se manifestent par ces symptômes, l'on trouve les plus grandes variétés sous le rapport des causes, des altérations anatomiques, des conséquences et du traitement. L'on a donc confondu des affections très-diverses sous le nom de rhumatisme aigu. L'idée de cette confusion s'établit chaque jour de plus en plus dans la science, et déjà quelques auteurs ont détaché plusieurs variétés de maladies du groupe où elles avaient été confusément rassemblées.

Ainsi, 1° depuis les travaux nombreux dont la résorption purulente a été le sujet, les inflammations douloureuses qui se manifestent fréquemment dans plusieurs articulations, chez des malades qui sont en proie à cette redoutable maladie, ont été distinguées du rhumatisme ordinaire, et c'est une vérité généralement admise aujourd'hui, que ce serait confondre les affections les plus distinctes, que de décrire, comme une seule maladie, le rhumatisme aigu qui survient chez un homme sans maladie antérieure, avec le rhumatisme qui est l'une des conséquences de l'infection purulente.

2° M. Cruveilhier, dans son grand travail d'*Anatomie pathologique*, a décrit à part le rhumatisme qui survient à la suite des couches, et il a montré que ce genre de rhumatisme coïncidait fréquemment avec l'inflammation des veines ou des lymphatiques de l'utérus ; qu'il avait beaucoup de tendance à se terminer par suppuration, et que les malades qui en étaient affectées finissaient ordinairement par périr. Evidemment, la maladie aiguë des articulations qui survient dans ces graves conditions est bien distincte des affections articulaires aiguës qui se développent sans maladie antérieure et qui ne se terminent presque jamais par suppuration, ainsi qu'on le voit dans le rhumatisme ordinaire.

3° Plusieurs auteurs ont distingué le rhumatisme blennorrhagique du rhumatisme indépendant de tout écoulement par le canal de l'urètre. M. Ribes, en démontrant que ce genre de rhumatisme aigu cédait à l'emploi du baume de copahu administré à hautes doses, en a confirmé par des faits thérapeutiques le caractère spécial.

Sans doute, il ne suffit pas de détacher de la masse confuse des maladies que l'on a décrites pêle-mêle sous le nom de rhumatisme aigu, l'arthrite suppurative qui est la suite de l'infection purulente, celle qui survient après les couches, et enfin l'inflammation des jointures qui est consécutive à la blennorrhagie ; les distinctions que nous établirons par la suite montrent que celles qui existent sont vraiment insuffisantes ; mais on voit, dans ce qui a déjà été fait, une tendance vers le but qu'on doit se proposer, de débrouiller enfin, par des distinctions motivées, le chaos des maladies rhumatismales. Pour moi, m'emparant de cette idée que je crois féconde, je chercherai à établir de nombreuses distinctions dans les maladies confondues sous le nom de rhumatisme aigu.

Voici sur quelles observations ces distinctions seront fondées :

Je crois pouvoir établir en principe qu'il n'est aucune maladie capable, par sa nature ou par son siége, de réagir sur le reste de l'économie, qui ne puisse entraîner comme conséquence, dans certaines conditions, un rhumatisme articulaire aigu. Ainsi, sans parler des grandes plaies, de la phlébite utérine, de la blennorrhagie, dont nous avons indiqué plus haut les rapports avec l'arthrite généralisée, on voit des rhumatismes survenir à la suite de la distension du canal de l'urètre par des sondes ou par des canules; on en voit à la suite de la morve, à la suite de la scarlatine et de la variole; peut-être en voit-on qui ont un rapport de causalité, la gale et la syphilis.

Or, il est bien évident qu'un rhumatisme, qui n'est qu'une manifestation dans les jointures d'une maladie déjà existante dans d'autres parties du corps, est parfaitement distinct de celui qui se développe sans être précédé d'aucune maladie antérieure, et que parmi les premiers de ces rhumatismes, c'est-à-dire parmi ceux qui sont consécutifs, il y a autant de différences qu'il y a de maladies primitives dont ils peuvent être la conséquence.

C'est en se fondant sur ces observations qu'on est d'abord conduit à établir deux grandes divisions entre les rhumatismes aigus; la première comprend tous les rhumatismes qui se développent, sans être précédés d'aucune autre maladie, et que l'on peut appeler rhumatismes primitifs, rhumatismes ordinaires.

La seconde comprend tous les rhumatismes qui surviennent à la suite d'autres maladies, et que l'on peut désigner sous le nom de rhumatismes consécutifs.

Musgrave, dans un Traité de la goutte atonique, a décrit des gouttes consécutives; Selle a fait des distinctions semblables pour le rhumatisme; Barthez a reproduit avec quelques modifications les idées de ces auteurs. Nous profiterons de leurs travaux, mais nous verrons que les observations recueillies depuis eux permettent de traiter d'une manière plus positive qu'ils ne l'ont fait, du rhumatisme consécutif.

Le rhumatisme aigu primitif ou celui qui ne dépend d'aucune maladie antérieure est ordinairement inflammatoire. C'est le premier que nous décrirons.

Il serait à désirer, pour plus de précision, qu'au mot de rhumatisme on en substituât d'autres qui entraînassent des idées plus nettes, et que des états aussi divers que ceux que nous allons décrire fussent désignés par des noms différents; mais il y a tant d'inconvénients à créer des noms nouveaux ou à détourner les noms connus de leur acception ordinaire, que je continuerai à me servir de celui de rhumatisme pour désigner les états divers que je vais passer en revue.

DU RHUMATISME AIGU INFLAMMATOIRE.

Le rhumatisme aigu que je vais décrire ici est celui dans lequel plusieurs articulations sont simultanément ou successivement le siége de phénomènes inflammatoires, qui s'accompagne des symptômes généraux de la fièvre, et qui n'est consécutif à aucune maladie antérieure.

Les rhumatismes consécutifs ont tous un caractère spécial en rapport avec les maladies dont ils sont la conséquence, et le plus grand nombre d'entre eux tendent à la suppuration. Le rhumatisme inflammatoire primitif, au contraire, ne se termine, que dans des cas exceptionnels, par la formation de pus; ses produits sont la sérosité et les fausses membranes; il survient d'ordinaire à la suite d'un dérangement dans les fonctions normales, dans celles de la peau ou de la menstruation.

Les détails dans lesquels nous sommes entré au sujet des causes qui peuvent produire indistinctement l'une des affections générales dont les maladies articulaires sont la conséquence, nous dispensent de traiter avec développements des causes spéciales du rhumatisme inflammatoire aigu. Après avoir prouvé que des refroidissements (v. p. 87 et suiv.), le séjour dans des habitations humides, la suppression des menstrues, des lochies, de la sécrétion lactée, etc., peuvent produire des rhumatismes aigus non inflammatoires, des rhumatismes chroniques, il s'agit seulement de rechercher ici dans quelles conditions spéciales les causes communes, jusqu'à présent énumérées, produisent des rhumatismes aigus, avec le caractère inflammatoire.

Parmi ces conditions spéciales, on peut signaler la force de la constitution et le tempérament sanguin, surtout lorsqu'ils existent chez des individus dans la force de l'âge. En général, les causes déterminantes n'agissent point pendant un temps prolongé. Rarement l'on voit l'influence chronique de l'humidité déterminer un rhumatisme articulaire aigu ; ordinairement il survient à la suite d'un refroidissement brusque, comme celui qui est produit par un courant d'air frais, pendant que le corps est en sueur.

Lorsque, à la suite de l'une des causes productrices, le rhumatisme aigu doit se développer, le malade reste pendant un certain temps dans un état de malaise général qui n'offre encore rien de spécial; c'est ce qu'on appelle la période d'incubation. L'invasion a lieu par un frisson plus ou moins prolongé, bientôt suivi de douleurs dans une ou plusieurs jointures ; ces douleurs augmentent d'intensité, s'accompagnent souvent de rougeurs et de gonflements. La période dans laquelle s'accomplissent ces phénomènes porte le nom de période d'augment. Cependant, la maladie, entièrement développée, persiste dans un état plus ou moins stationnaire, pendant un certain temps, c'est la période d'état. La quatrième période ou celle de déclin, comprend tout le temps qui s'écoule depuis le moment où la maladie commence à décroître jusqu'à celui de sa terminaison complète.

De toutes ces périodes, il en est une que nous devons faire connaître avec plus de détails, c'est celle où la maladie est parfaitement caractérisée, où elle a pris son entier développement. Nous allons l'étudier sous le rapport de l'anatomie pathologique et des symptômes extérieurs. J'ai préféré renvoyer à l'article traitement ce qui est relatif au caractère que présentent les autres périodes, et toutes les discussions relatives à la durée et à la gravité plus ou moins grande des diverses formes de rhumatismes aigus. L'étude de ces diverses questions, rapprochée de celle des méthodes thérapeutiques, offrira plus d'intérêt et nous fournira des éléments nécessaires à l'appréciation des méthodes thérapeutiques dont la valeur est encore si mal précisée dans le rhumatisme aigu.

Anatomie pathologique des articulations dans le rhumatisme inflammatoire aigu.

Les articulations dans lesquelles se manifestent les symptômes propres au rhumatisme aigu sont le siége d'inflammations plus ou moins graves qui offrent trois variétés principales : 1° celle où l'inflammation est avec sécrétion de sérosité ; 2° celle où il y a sécrétion de fausses membranes ; 3° celle où il y a sécrétion de pus.

Il existe sans doute des cas où il ne se fait aucun épanchement dans l'articulation ; l'observation directe ne permet pas de se prononcer actuellement sur les altérations qu'on peut observer alors.

Les cas ou l'inflammation existe dans la synoviale avec épanchement de sérosité sont les plus communs, à en juger par les symptômes observés pendant la vie.

Rien de plus ordinaire que de trouver dans des rhumatismes aigus des gonflements produits par l'accumulation d'un liquide dans les membranes synoviales ; les exemples évidents de ce genre de lésions s'observent surtout au genou, au poignet et au coude.

Les signes physiques qu'on peut observer dans ces hydrarthroses aiguës ne démontrent pas autre chose, sinon qu'il y a un liquide dans la synoviale, mais ce liquide est probablement de la sérosité ; car, si c'était du pus, il ne serait pas résorbé, et l'expérience témoigne, au contraire, qu'il se résorbe en général avec une grande facilité.

Cependant quelle que soit la valeur des symptômes pour faire juger de l'état anatomique des articulations dans le rhumatisme aigu, des autopsies seraient bien préférables, soit parce qu'elles feraient connaître les faits avec plus de précision, soit parce qu'elles pourraient révéler des altérations que l'inspection directe peut seule faire connaître.

Il semble, au premier abord, que la science doive posséder un grand nombre d'autopsies de cette nature, car les malades qui meurent, dans le cours d'un rhumatisme aigu, de maladie du cœur ou de l'encéphale ne sont pas très-rares. Cependant j'ai cherché vainement dans les auteurs, des autopsies complètes de ces maladies ; il n'y en a aucune dans les deux ouvrages sur le rhumatisme qui contiennent le plus de données anatomiques, celui de Latour fils et celui de M. Bouillaud ; ce dernier auteur n'a cité que des cas de rhumatisme où du pus avait été observé dans les synoviales, et, dans son *Traité des maladies du cœur*, en décrivant les autopsies de malades morts à la suite d'endocardite ou de péricardite rhumatismales, il ne dit rien de l'état anatomique des articulations où des douleurs s'étaient fait sentir durant la vie. Nous profiterons plus loin des observations de M. Bouillaud sur les rhumatismes avec formation de pus, mais elles ne peuvent servir à éclairer la question que je soulève actuellement.

Je puis citer un fait que je dois à l'obligeance de M. Rodet, chirurgien désigné de l'hospice de l'Antiquaille à Lyon, et qui pourra suppléer en partie au silence gardé par les auteurs.

Observation. — *Rhumatisme articulaire aigu ; mort; inflammation avec sécrétion de sérosité dans la synoviale d'un grand nombre d'articulations ; ulcération des cartilages et séparation de ces cartilages en des espèces de pinceaux formés par leurs fibres isolées les unes des autres.* — Le sujet de cette observation est une femme de 52 ans, d'une bonne constitution. Elle entra à l'Hôtel-Dieu le 3 août, huit jours après l'invasion de son rhumatisme, à la suite d'un refroidissement, et elle mourut le 20 août, vingt-cinquième jour de sa maladie. Les douleurs de rhumatisme aigu se firent sentir successivement dans presque toutes les jointures des membres supérieurs et inférieurs. Plusieurs d'entre elles furent le siége de rougeur et de gonflement. La mort parut produite par des symptômes cérébraux qui commencèrent à se manifester cinq jours avant la mort. La malade fut prise d'un délire aigu, accompagné de douleurs de tête très-intenses, et remplacées dans les deux derniers jours par un coma profond. Cette malade fut traitée par des moyens peu énergiques : saignée deux fois répétée, sangsues, camphre et nitre à faibles doses, vésicatoires sur les jointures, etc., etc.

L'autopsie fut faite 40 heures après la mort, la décomposition putride était très-avancée.

Les genoux contenaient l'un et l'autre 3 à 4 cuillerées d'une sérosité transparente ; toute la synoviale était rouge, œdémateuse et parsemée de petites franges fortement injectées. Ses vaisseaux se prolongeaient sur la circonférence des cartilages, ceux-ci étaient érodés et rugueux sur plusieurs parties des surfaces articulaires du tibia, du fémur et de la rotule. Dans plusieurs parties, et surtout sur ce dernier os, ils étaient veloutés, formés de filaments longs de 6 à 7 millimètres, flexibles et plus ou moins isolés les uns des autres. On eût dit que les fibres juxtaposées qui constituent les cartilages avaient été isolées les unes des autres, et qu'elles étaient légèrement hypertrophiées.

Les mêmes altérations existaient dans le coude du côté gauche. Le lieu où la lésion des cartilages était le plus avancée était sur la surface articulaire du cubitus.

Dans les deux articulations tibio-tarsiennes, dans celle de la première rangée du tarse avec la seconde, dans les deux hanches, dans le poignet droit, il n'y avait point d'altération des cartilages ; la synoviale était seulement injectée et contenait un peu de sérosité.

Les articulations de l'épaule et du poignet droit n'offraient aucune altération. Dans aucune jointure on ne trouva de lésion dans les tissus fibreux.

On examina le cœur, les poumons, le cerveau et les viscères de l'abdomen, mais l'on n'y trouva aucune altération qui ne pût être attribuée à la décomposition putride.

Il résulte de cet ensemble de preuves que l'inflammation des synoviales avec sécrétion de sérosité est la lésion la plus commune dans les articulations affectées de rhumatisme aigu, et que cette inflammation peut s'accompagner de lésions graves des cartilages. Ces lésions doivent contribuer puissamment, lorsqu'elles existent, à la persistance des douleurs articulaires.

La lésion locale des articulations qu'on observe dans le rhumatisme aigu peut être une inflammation des synoviales avec sécrétion de fausse membrane.

Les inflammations aiguës des synoviales avec sécrétion de fausses membranes sont plus rares dans le rhumatisme aigu que les inflammations avec sécrétion de sérosité ; elles peuvent cependant exister, comme le prouvent l'anatomie pathologique et les symptômes observés pendant la vie.

L'ouvrage de Brodie sur les maladies des articulations contient plusieurs exemples de rhumatisme aigu avec sécrétion de fausses membranes à l'intérieur des membranes synoviales. La sixième observation de M. Bouillaud est un exemple du même genre. L'autopsie de rhumatismes chroniques consécutifs aux rhumatismes aigus ne peut d'ailleurs laisser aucun doute sur l'existence des inflammations pseudo-membraneuses dans cette dernière maladie.

Quelquefois on observe dans le rhumatisme aigu des gonflements articulaires qui ont exactement les limites de la membrane synoviale, qui persistent après la disparition de tout épanchement de liquide, et qui ont le caractère mou, pâteux. Des adhérences et des ankyloses incomplètes surviennent presque constamment à la suite de ces tuméfactions ; tous ces symptômes ne peuvent dépendre que de la présence des fausses membranes dans les cavités synoviales, et de la formation du tissu fibreux consécutif à leur organisation.

Il est à remarquer toutefois que c'est dans l'arthrite aiguë localisée que l'on observe surtout ces inflammations pseudo-membraneuses.

Il peut y avoir formation de pus dans les articulations affectées de rhumatisme aigu.

Chacun sait que du pus peut se former d'une manière aiguë dans les articulations. Ces cas s'observent surtout dans le cours des résorptions purulentes ou dans celui des rhumatismes suites de couches, mais la science n'est pas également fixée sur la question de savoir si le rhumatisme aigu primitif, tel que nous l'étudions ici, peut se terminer par suppuration. Les faits qui permettent de résoudre cette question ont été rassemblés par M. Bouillaud (1), au nombre de trente-sept. Cet auteur les divise en trois catégories. A son exemple, je tiendrai surtout compte de ceux qui sont compris dans la première série. (Les faits qui appartiennent aux deux secondes devant être considérés comme des exemples douteux de rhumatismes.) Cependant, les vingt-deux faits de la première catégorie ne peuvent servir à prouver que le rhumatisme aigu, généralisé, primitif, le seul dont nous nous occupions ici, puisse se terminer par suppuration. Nous devons éliminer les exemples de rhumatismes chroniques (16e, 17e et 18e observations); ceux de rhumatismes localisés (12e, 19e, 20e et 21e observations) ; les rhumatismes consécutifs aux couches (7e, 8e, 9e, 10e et 11e observations). A ces éliminations, je crois devoir encore ajouter celles des faits qui manquent de détails suffisants pour

(1) *Traité du rhumatisme aigu.*

faire juger dans quelles conditions le rhumatisme s'est développé (13e et 14e observations) ; et enfin les cas où l'autopsie a démontré la présence d'une sérosité mêlée de fausses membranes et non celle du pus (5e, 6e et 22e observations).

Après toutes ces éliminations, qui s'élèvent à dix-sept, il reste encore, parmi les faits cités par M. Bouillaud, cinq cas qui appartiennent bien aux rhumatismes aigus, généralisés, sans maladie antérieure, et qui se sont terminés par suppuration ; ce sont les 1re, 2e, 3e, 4e et 15e observations.

On pourrait peut-être ajouter à cette liste deux faits que j'ai trouvés dans l'*Essai sur le rhumatisme* de Latour fils, page 102, et qui appartiennent à des rhumatismes aigus terminés par suppuration ; mais dans l'un de ces cas, rédigé par Vial, les circonstances antérieures ne sont pas signalées ; et dans l'autre, qui est bien un exemple de rhumatisme primitif, la suppuration existait entre les muscles ; l'on n'en trouva point dans les articulations, il y avait seulement dans celle de l'épaule une assez grande quantité de synovie jaune et épaisse. Quoi qu'il en soit de la valeur de ces derniers faits, toutes les objections faites par M. Chomel contre cette idée que du pus peut se former à la suite d'une affection rhumatismale, tombent devant une analyse sévère. Ce professeur soutient que ceux qui ont cru trouver des faits à l'appui de l'opinion que le rhumatisme aigu peut se terminer par suppuration, ont confondu avec le véritable rhumatisme les suites de résorption purulente ou des suppurations phlegmoneuses du tissu cellulaire. Nous avons été beaucoup plus sévère que M. Chomel lui-même ; nous avons éliminé non-seulement les abcès des articulations, consécutifs à l'infection purulente, mais encore ceux qui étaient survenus à la suite des couches, ceux qui étaient chroniques ou localisés, et cependant nous avons trouvé cinq cas qui confirmaient parfaitement l'opinion défendue par M. Bouillaud.

Si l'on connaît assez bien l'anatomie pathologique des articulations affectées de rhumatisme articulaire aigu, lorsque l'inflammation est assez intense pour qu'il y ait sécrétion de sérosité ou de fausse membrane dans des synoviales, l'on a des connaissances moins précises sur l'état de ces articulations, lorsqu'elles sont le siége de douleurs et de gêne dans les mouvements, sans aucune altération appréciable à l'extérieur.

L'on doit regretter de nouveau ici que l'on n'ait pas profité, pour éclairer ces questions, de l'autopsie des malades qui sont morts de maladies du cœur et de l'encéphale pendant le cours d'un rhumatisme aigu. Cette lacune ne peut être comblée par l'observation clinique, et l'on en est réduit à des conjectures.

Il est permis de présumer que dans les cas où il n'y a que des douleurs et de la gêne dans les mouvements, les altérations anatomiques sont les mêmes, mais à un moindre degré que dans les inflammations des synoviales avec sécrétion de sérosité; il est probable que dans ces cas la synoviale est rouge, et qu'elle contient peu ou point de sérosité.

On voit, par tout ce que je viens de dire, que j'admets avec Bichat, MM. Récamier, Bouillaud, etc., que ce sont les synoviales dans lesquelles existent spécialement les lésions anatomiques dans le rhumatisme aigu. Le tissu fibreux n'est jamais affecté primitivement, et il ne l'est que dans les cas graves où l'inflammation de la synoviale s'est propagée aux tissus qu'elle tapisse.

De la coïncidence des inflammations internes avec les inflammations articulaires dans le rhumatisme aigu.

C'est un fait bien établi par l'observation qu'avec les inflammations des membranes synoviales, coïncident fréquemment des inflammations des membranes séreuses des grandes cavités. Ainsi, dans le cours d'un rhumatisme articulaire aigu, on peut voir se développer des pleurésies, des péricardites, des péritonites, des arachnoïdites, et enfin des inflammations de la tunique vaginale.

Parmi ces inflammations, celles qui ont le plus fixé l'attention des observateurs sont la péricardite et l'endocardite. Voici comment M. Bouillaud, à qui l'on doit la découverte des rapports qu'ont les inflammations du cœur avec le rhumatisme articulaire aigu, résume ses observations sur ce sujet :

« Sur cent quatorze cas de rhumatismes articulaires aigus,

recueillis par nous avec les plus grands détails, dans un espace de six à sept ans, il y en a soixante-quatorze d'une grande intensité ou d'une intensité moyenne, et quarante de légers. Or, parmi les soixante-quatorze cas de la première catégorie, nous en comptons soixante-quatre dans lesquels s'est rencontrée la coïncidence *certaine* d'une endocardite ou d'une endo-péricardite (dans trois autres cas, la coïncidence fut douteuse), tandis que dans les quarante cas de la seconde catégorie, il n'en est qu'un seul dans lequel la coïncidence dont il s'agit ait été constatée.

« Donc, d'après ces faits, qui se reproduisent d'ailleurs chaque jour dans tous les autres services où l'exploration des malades est faite avec soin par des observateurs consciencieux et exercés; donc, d'après ces faits, dis-je:

« 1° Dans le rhumatisme articulaire aigu, violent, généralisé, la *coïncidence* d'une endocardite, d'une péricardite ou d'une endo-péricardite est la *règle*, la *loi*, et la non-coïncidence, l'*exception*.

« 2° Dans le rhumatisme articulaire aigu, léger, partiel, apyrétique, la *non-coïncidence* d'une endocardite, d'une péricardite ou d'une endo-péricardite est la *règle*, et la coïncidence, l'*exception*. »

J'emprunte également à M. Bouillaud le résumé suivant sur la coïncidence des phlegmasies des méninges cérébrales et rachidiennes avec un rhumatisme articulaire aigu (p. 249, etc.)

« Je crois que la première espèce de coïncidence (celle de méningite cérébrale), n'est pas commune. Storck, Stoll et Scudamore en fournissent quelques exemples. M. le professeur Marjolin m'a cité un cas du même genre qu'il a observé chez un libraire de Paris. M. le docteur Coqueret m'en a cité un autre. Je lis dans les leçons de M. Chomel sur le rhumatisme, que le docteur Leloutre, mort à la fleur de son âge, il y a quelques années, tomba, peu de jours après l'invasion d'un rhumatisme articulaire aigu, dans un état comateux et apoplectiforme qui l'emporta rapidement.

« Pour moi, depuis sept à huit ans, je n'ai rencontré ni à l'hôpital, ni dans la ville, aucun cas de cette redoutable coïncidence de méningite cérébrale avec un rhumatisme articulaire aigu. Mais j'ai vu quelques cas de grave affection des membranes de la moelle épinière, et, par suite, de cette dernière elle-même, dont les premiers symptômes avaient coexisté avec un rhumatisme articulaire. »

Je dois faire remarquer que les inflammations dont je viens de parler et qui se développent dans les organes intérieurs ne sont pas ordinairement l'effet d'une répercussion du rhumatisme. Ce cas peut s'observer sans doute, et l'on trouve dans les auteurs, surtout dans Sydenham, Stoll, Chomel, trop d'observations qui démontrent que des accidents graves intérieurs ont succédé à la disparition des douleurs des jointures dans un rhumatisme articulaire, pour que l'on puisse douter de la possibilité de ces répercussions.

Mais ce serait une erreur d'attribuer constamment à cette cause l'inflammation des organes internes, pendant le cours d'un rhumatisme aigu. Ces inflammations, et spécialement les endocardites et les péricardites, peuvent simplement coexister avec celles des synoviales; et souvent on voit les péricardites naître et s'aggraver, pendant que les lésions articulaires n'éprouvent aucune diminution, et même pendant qu'elles s'accroissent.

Je suis très-disposé à adopter la manière de voir de M. Bouillaud, qui considère comme un fait de simple coïncidence et non comme le résultat d'une répercussion, la plupart des inflammations internes qui se manifestent dans le cours d'un rhumatisme aigu. Lorsqu'on sera bien convaincu, comme je le démontrerai plus tard, que ce rhumatisme est une affection générale dont les inflammations articulaires ne sont que l'une des manifestations, l'on ne s'étonnera pas que la cause qui agit simultanément sur tout l'organisme, produise ses effets sur les organes intérieurs, aussi bien que sur les articulations.

Symptômes du rhumatisme aigu inflammatoire.

Dans l'étude du rhumatisme inflammatoire aigu, l'attention doit se fixer :

1° Sur les caractères que présentent les articulations affectées ;

2° Sur l'état des organes internes, tels que le cœur, la plèvre, qui peuvent être enflammés en même temps que les articulations ;

3° Sur les symptômes généraux, ou, en d'autres termes, les troubles fonctionnels qui surviennent dans les organes qui ne sont le siége d'aucune altération matérielle.

Il est des cas où les symptômes que présentent les articulations affectées se bornent à des douleurs et à de la gêne dans les mouvements. On peut douter alors de l'existence d'une inflammation articulaire aiguë ; mais si le mal s'aggrave, le caractère inflammatoire ne tarde pas à se montrer avec évidence.

Les articulations affectées offrent alors tous les symptômes de l'inflammation aiguë à divers degrés d'intensité. Ces symptômes, dans les cas ordinaires, sont ceux de l'arthrite aiguë avec sécrétion de sérosité, et dans des cas heureusement plus rares, ceux des inflammations avec sécrétion de fausses membranes.

Comme les caractères propres à ces inflammations ont été décrits avec détails dans le chapitre précédent, page 285 et suivantes, je crois devoir, en ce qui les concerne, renvoyer à ce chapitre. Il me suffira, pour le moment, de faire remarquer que plus les inflammations sont intenses, plus elles ont de fixité, et plus elles tendent à se borner à un petit nombre d'articulations.

Les symptômes locaux que présentent les organes internes qui peuvent être malades en même temps que les articulations, ne doivent pas être décrits avec détails dans cet ouvrage. C'est surtout dans l'ouvrage de M. Bouillaud que l'on trouve des détails précis sur ces questions de diagnostic ; on consultera particulièrement avec profit ce qu'il a écrit sur les signes de la péricardite et de l'endocardite.

Les symptômes généraux doivent être étudiés sous le rapport de la circulation, des fonctions de la peau, des urines, etc., etc.

La circulation dans les rhumatismes inflammatoires est toujours activée, le pouls est plein, fort et fréquent. Chez les sujets dont l'artère, dans l'état normal, bat environ 72 fois par minute, on compte 100 à 120 pulsations dans le même espace de temps. La fièvre est des plus violentes et peut être considérée comme le type de la fièvre inflammatoire.

Le caillot (1) que fournissent les saignées bien faites, lorsque le rhumatisme articulaire se trouve parfaitement développé, est ferme, rétracté, recouvert d'une couenne qui s'organise rapidement en une sorte de membrane épaisse de 4, 6, 8 millimètres et même plus, dense, résistante; les bords du caillot sont ordinairement renversés; il flotte au milieu d'une sérosité parfaitement limpide, jaunâtre ou verdâtre, plus ou moins abondante, suivant la constitution des malades, selon que les saignées ont été plus ou moins répétées, etc.

La couenne des saignées par la lancette a été notée par tous les bons observateurs, tels que Sydenham, Stoll, etc. Dans le rhumatisme fébrile, dit le célèbre praticien de Vienne, la couenne du sang fut toujours très-inflammatoire, et si épaisse qu'on apercevait à peine un peu de sang ou de partie rouge; cette couenne était moins considérable et moins épaisse dans toutes les autres maladies inflammatoires, quelque graves qu'elles fussent. Sydenham avait déjà dit que la couenne rhumatismale ressemble à la couenne pleurétique, comme un œuf à un œuf (*sicut ovum ovo*).

Ces faits tendaient à faire présumer que la fibrine qui constitue la couenne inflammatoire est en plus grande proportion dans le sang de ceux qui sont affectés de rhumatisme aigu.

Les recherches très-précises de MM. Andral et Gavarret ont mis ce fait hors de doute. Après avoir établi que la proportion moyenne de la fibrine dans l'état de santé est de 2 à 3 millièmes, ils ont reconnu que cette proportion augmente constamment dans le rhumatisme. Voici comment M. Andral rend compte de ses observations (2) :

« Il est une maladie qui, à beaucoup d'égards, semble différer des inflammations ordinaires, et dans laquelle cependant la

(1) Bouillaud, *Traité du rhumatisme aigu.*

(2) *Essai d'hématologie pathologique*, p. 95.

fibrine obéit encore à la même loi que dans celles-ci : je veux parler du rhumatisme articulaire. S'il est aigu, la fibrine augmente d'une manière constante, ainsi que me l'a démontré l'analyse du sang de 43 saignées, dans lesquelles j'ai trouvé, en fibrine, une fois le chiffre 4, six fois le chiffre 5, quinze fois le chiffre 6, treize fois le chiffre 7, trois fois le chiffre 8, trois fois le chiffre 9, deux fois le chiffre 10.

« Mais si le rhumatisme articulaire n'est plus que sub-aigu, la fibrine cesse de s'élever autant, bien qu'elle dépasse encore généralement la limite supérieure de son état physiologique; dans six cas de ce genre, elle oscilla entre 4 et 5.

« Si, enfin, le rhumatisme articulaire est décidément chronique, la fibrine revient tout-à-fait à sa quantité normale. »

La peau, dans le rhumatisme aigu inflammatoire, est chaude, mais non d'une chaleur sèche et âcre, comme dans les résorptions purulentes, par exemple ; sa chaleur est douce, et elle est habituellement inondée de sueur. Lorsque cette diaphorèse a persisté pendant quelques jours, on rencontre des sudamina ordinairement très-nombreux, accompagnés ou non d'une véritable éruption miliaire et de taches rouges, analogues à celles de la roséole.

L'existence de cette éruption miliaire n'avait point échappé à l'esprit observateur de Stoll : « La fièvre rhumatismale, dit-il, était accompagnée quelquefois d'éruption miliaire, blanche, rouge ou mêlée. »

La *sueur* des rhumatisants, suivant M. Bouillaud, est un peu visqueuse, d'une odeur fade ou acescente; elle est tantôt acide et tantôt neutre.

L'incertitude dans laquelle nous laissent ces observations sur la composition chimique des sueurs dans le rhumatisme, me fait regretter de n'avoir jamais entrepris de recherches, pour combler la lacune que présente la science sous ce rapport. Je puis, toutefois, citer les observations suivantes, qui sont dues à mon parent, M. Eugène Bonnet.

Etant interne dans le service de M. Brachet, salle St-Jean et Ste-Anne, ce jeune médecin eut plusieurs fois l'occasion d'étudier les qualités de la transpiration chez les individus atteints de rhumatisme aigu inflammatoire. Il a surtout gardé le souvenir de deux malades, tous les deux jeunes, et chez lesquels la fièvre était remarquable par son intensité, et les sueurs par leur extrême abondance.

A plusieurs reprises, il essuya, au moyen du papier de tournesol, la transpiration qui couvrait le corps de ces malades; il n'a jamais rencontré les qualités acides qui leur appartiennent normalement, mais des propriétés alcalines manifestes. Il n'a fait de semblables observations que pendant la période d'acuité de la maladie.

Les *urines*, dans le rhumatisme aigu, du moins dans le cours de la maladie, sont très-colorées et laissent déposer un sédiment briqueté toujours très-considérable. Elles sont rares, en général, et d'autant plus rares que les sueurs ont été plns abondantes; leur excrétion est quelquefois rendue très-difficile par les douleurs générales que ressentent les malades, et qui augmentent au moindre mouvement; elles se troublent ordinairement très-peu de temps après leur émission, et sont quelquefois si épaisses, si bourbeuses, qu'elles ressemblent à du moût de raisin; elles rougissent alors très-fortement le papier de tournesol, etc. (1).

M. Martin Solon (2) a fait connaître plusieurs observations chimiques très-intéressantes sur l'état des urines dans le rhumatisme aigu. Il a constaté, indépendamment des caractères physiques que je viens de rappeler, que les urines étaient très-acides, que leur densité était de 1018 à 1028, et qu'elles déposaient abondamment de l'acide urique rouge et des urates mêlés d'une petite quantité de mucus. Dans deux cas, il a constaté une proportion plus considérable d'urée. Il n'a trouvé l'urine neutre ou alcaline que dans des cas assez rares où le nitrate de potasse avait été pris à haute dose. Un interne de l'Hôtel-Dieu de Lyon m'a dit avoir trouvé deux fois les urines alcalines dans le rhumatisme aigu, mais je crains que ces observations n'aient pas été faites

(1) Bouillaud, *Traité du rhumatisme.*

(2) *Mémoire sur l'emploi du nitrate de potasse dans le traitement du rhumatisme aigu, Bulletin thérapeutique*, année 1843.

de manière à éviter les erreurs qui peuvent résulter de la décomposition de l'urine.

Considérations générales sur le rhumatisme inflammatoire aigu.

Dans le rhumatisme aigu, les lésions articulaires ne constituent qu'une partie de la maladie; l'inflammation des organes internes coexiste fréquemment avec celle des articulations; le sang est altéré, et il n'est pas une fonction qui ne soit modifiée plus ou moins profondément. Il y a évidemment une affection générale de l'organisme, et, à défaut d'autres preuves, le changement qu'éprouve le sang suffirait à lui seul pour démontrer l'existence d'une maladie générale; car le sang, pénétrant dans toute l'économie, modifie nécessairement tous les organes.

On peut avancer avec non moins de certitude que cet état général, qui constitue le rhumatisme articulaire aigu, est un état inflammatoire; la composition du sang est celle qu'on observe dans les inflammations les mieux caractérisées; les symptômes généraux sont ceux de la fièvre inflammatoire.

Les lésions que l'anatomie pathologique constate dans les viscères qui peuvent être affectés en même temps que les articulations, sont celles qui sont propres aux inflammations évidentes; les mêmes caractères se retrouvent dans les lésions locales des articulations.

A l'autopsie on trouve l'injection des vaisseaux de la membrane synoviale et des parties environnantes, les sécrétions de sérosité, de fausse membrane et de pus, en un mot, toutes les variétés de produits de sécrétion qu'on rencontre habituellement dans les parties enflammées.

Pendant la vie, ces articulations sont douloureuses, chaudes, tuméfiées, plus ou moins rouges ; elles présentent, en un mot, les caractères de l'inflammation. M. Bouillaud a remarqué que le sang retiré par des ventouses et qui provient d'une articulation rhumatisée, se coagule plus promptement et forme une véritable couenne inflammatoire.

Tous ces faits démontrent que l'état local dans le rhumatisme aigu consiste dans une véritable inflammation; c'est bien à tort que M. Chomel a refusé ce caractère à l'état local dans le rhumatisme aigu, se fondant, dit-il, sur la mobilité des douleurs dans ce rhumatisme, et l'absence de cette mobilité dans les inflammations. Mais, on ne saurait trop le reconnaître, les inflammations rhumatismales ne sont pas plus mobiles que les autres, une fois qu'elles sont bien caractérisées; quand il y a de la sérosité ou des fausses membranes dans une articulation, elles y restent obstinément fixées; quand le mal se borne à des douleurs, ces douleurs sont mobiles, il est vrai, mais cette mobilité appartient à toutes douleurs sans altération matérielle.

Si la nature inflammatoire du rhumatisme aigu primitif ressort évidemment de l'analyse des symptômes et des altérations anatomiques qu'il laisse après la mort, elle n'est pas moins démontrée par la nature des moyens thérapeutiques dont l'expérience constate l'utilité. S'il est des méthodes de traitement qui aient joui d'un crédit général, qui aient compté en leur faveur une suite de puissantes autorités, ce sont incontestablement les antiphlogistiques; nous verrons à l'article *traitement du rhumatisme aigu* que ce sont les boissons rafraîchissantes, les saignées, le nitrate de potasse à des doses diverses, qui se sont maintenus le plus constamment dans la pratique, au milieu des variations sans nombre qu'ont subies les théories sur le rhumatisme.

Cependant, si l'on ne peut douter que celui que nous décrivons dans ce chapitre soit essentiellement inflammatoire, on peut se demander s'il n'y a pas quelque chose en dehors de cet état inflammatoire local et général, s'il ne faut pas considérer comme l'un des éléments de la maladie des produits de sécrétion qui seraient retenus ou rentrés dans le sang; on peut se demander si, l'état inflammatoire apaisé, il ne peut pas rester un principe morbide qui tend à entretenir ou à reproduire les douleurs. Je suis disposé à répondre par l'affirmative à ces questions; mais il faut avouer que ce sont là des solutions qu'il est impossible de démontrer avec rigueur, et dont la vérification échappe à nos méthodes d'observation. Je les indique sans les discuter longuement : nous devons toujours nous arrêter au seuil des hypothèses.

Traitement du rhumatisme articulaire aigu.

Il faudrait passer en revue toute la matière médicale, si l'on voulait énumérer tous les médicaments que l'on a conseillés contre le rhumatisme articulaire aigu. Vomitifs, purgatifs, diurétiques, sudorifiques, contro-stimulants, anti-périodiques, narcotiques, dissolvants du sang, émissions sanguines locales et générales, vésicatoires multipliés, tout a été conseillé dans le traitement de cette maladie; bien plus, parmi tant de méthodes contradictoires, il n'en est pas une seule que l'observation n'ait, suivant ses inventeurs, démontré être d'une remarquable efficacité.

Pour ne parler que des vingt-cinq années qui viennent de s'écouler, combien de méthodes efficaces, merveilleuses, ont été proposées contre le rhumatisme articulaire aigu! Tantôt c'est le tartre stibié qui, administré suivant les procédés de la méthode contro-stimulante, abrége le cours des rhumatismes, fait cesser promptement les douleurs, etc., etc.; quelques annés plus tard, c'est la morphine, administrée par la méthode endermique, qui remplace le tartre stibié, et produit, à son tour, les résultats les plus remarquables. Quand on est las de cette méthode, aussi pénible qu'impuissante, les saignées coup sur coup viennent prendre place sur la scène; avec elles, plus de mortalité, plus de lésions consécutives graves, plus de rhumatismes dont la durée ne soit abrégée des deux tiers. Tant de succès n'empêchent pas les ecclectiques de vanter, comme bien supérieur aux méthodes exclusives, le traitement basé sur les indications, et, pendant que quelques-uns d'entre eux croient posséder la suprême sagesse et regardent avec dédain les tentatives d'un empirisme aveugle, le nitrate de potasse à haute dose et le sulfate de quinine viennent revendiquer à leur tour le titre de spécifique dans le rhumatisme articulaire aigu.

Enfin, tandis qu'on s'évertue à chercher dans le fond des officines toutes les substances imaginables pour guérir le rhumatisme, une voix partie de l'Allemagne proclame que l'eau pure est le plus efficace de tous les moyens.

A cette simple énumération de tout ce qui a été nouvellement proposé, ou de ce que l'on a exhumé des traditions anciennes dans l'espace de quelques années, pour le traitement du rhumatisme aigu, il y a de quoi gémir sur la marche de la médecine actuelle, et l'on se demande avec effroi quelle est donc la difficulté de l'observation clinique, puisqu'elle démontre avec une apparence de vérité presque égale l'utilité de tant de moyens contradictoires dont les uns ne peuvent être utiles qu'autant que les autres ne le sont pas, et l'on se rappelle involontairement les réflexions de Sauvages, lorsque, comparant le traitement du rhumatisme aigu par les échauffants, suivant la méthode de Lobb, avec le traitement par les saignées recommandé par Sydenham, il ajoute que la nature est bien puissante pour guérir les malades, puisqu'elle en vient à bout malgré les obstacles que le médecin lui oppose.

Cependant l'impuissance ou le peu d'efficacité de tous ces moyens est suffisamment démontré par les essais journaliers qu'on en fait au lit du malade, par l'oubli dans lequel ils tombent, et par le peu d'empressement que mettent à les adopter ceux qui n'ont pas la satisfaction de s'en déclarer les inventeurs.

Parmi les causes qui ont conduit à tant d'illusions sur l'efficacité de certains traitements, il faut placer en première ligne la complaisance avec laquelle on considère comme guéris les malades qui n'ont éprouvé qu'une simple amélioration dans leur état. Rien de plus ordinaire, dans le cours d'un rhumatisme aigu, que de voir cesser, pendant un certain temps, la fièvre et les gonflements articulaires, sans que les douleurs aient disparu et que les mouvements se soient rétablis; cependant on voit des observateurs prévenus noter comme guéris des malades qui sont dans ce triste état. Les semaines que les rhumatisants passent encore à languir dans leur lit, ils les comptent sous le nom de convalescence, et si un malade est resté, par exemple, deux mois avant de pouvoir reprendre ses travaux, on trouve le moyen de prouver qu'il a été guéri au bout de 30 jours. Seulement sa convalescence s'est prolongée pendant un mois.

Ce n'est pas là que s'arrêtent les illusions des observateurs prévenus. Souvent, après qu'ils ont noté une prétendue guérison, l'on voit survenir une récidive; des douleurs se déclarent dans les articulations primitivement malades ou dans des articulations qui n'avaient pas encore été affectées. Peu importe, le malade était guéri; ce qu'il ressent est une récidive, et non point le résultat de la prolongation de son rhumatisme.

Ceux qui n'ont jamais suivi, dans les hôpitaux, les observateurs décidés à trouver la matière d'un mémoire dans les essais qu'ils font d'une méthode de traitement, auront peine à croire au tableau de mœurs médicales que je trace ici. Ce tableau est vrai cependant, je le dessine d'après nature; je souhaite, sans pouvoir l'espérer, que l'on ne puisse plus en trouver les modèles à l'avenir.

Cependant il ne suffit pas d'observer les effets d'un traitement avec impartialité pour en apprécier la valeur, dans un cas donné; il faut pouvoir établir dans ce cas ce que serait devenue la maladie abandonnée à elle-même. Qu'a-t-on fait pour se guider dans cette détermination? Additionnant le nombre de jours qu'ont duré un certain nombre de rhumatismes traités d'une façon ou de l'autre, et divisant ce nombre par celui des rhumatismes qu'on compare entre eux, on a trouvé ce que l'on appelle la durée moyenne du rhumatisme aigu; cette durée moyenne a été fixée de 6 à 8 septénaires par M. Bouillaud, un mois et demi à deux mois.

Puis quand, après l'emploi d'une certaine méthode, la durée des rhumatismes a été en deçà de la moyenne admise, on a considéré cette méthode comme efficace, et lorsque la maladie s'est prolongée au-delà, elle a été déclarée dans des conditions exceptionnelles.

Évidemment il n'y a que des erreurs à recueillir d'une semblable manière de faire; la médecine ne se règle pas par des méthodes de recherches de la nature de celle que j'expose. En pratique, elle ne connaît que des individualités. Lorsqu'un enfant vient de naître, si l'on sait que la moyenne de la vie est, par exemple, de 21 ans, pourra-t-on dire que l'éducation physique qu'on lui a donnée a été mauvaise si la mort a lieu avant 21 ans, et qu'elle a été bonne si la mort ne survient qu'après le temps. Non, sans aucun doute ; on aura besoin, pour décider cette question avec quelques chances de succès, de tenir compte des forces, du tempérament, en un mot, de toutes les conditions spéciales où se trouvait l'enfant à examiner.

Il devrait en être de même pour le rhumatisme; il s'agit moins de savoir si la durée moyenne de cette maladie est de 30, 40 ou 50 jours, que de pouvoir déterminer dans un cas donné quelle sera la durée probable de la maladie.

Cette détermination ne peut être faite à l'époque de l'invasion du rhumatisme. Personne ne peut déterminer, dans les premiers temps qui suivent son invasion, quel sera le nombre des articulations affectées, si les organes internes deviendront ou non malades, quel sera le degré de l'inflammation, etc.

Or, si l'on ne peut prévoir l'une de ces choses dans les premiers temps de l'invasion d'un rhumatisme, l'on ne peut apprécier l'effet d'un traitement employé à cette époque. Même quand l'observation est complète, on ne peut assigner la part qu'a eue dans le résultat la tendance naturelle du mal ou la puissance du traitement.

On ne peut vraiment juger de l'efficacité d'une méthode thérapeutique dans le rhumatisme aigu, que lorsque cette maladie, abandonnée à elle-même pendant une semaine ou deux, a manifesté clairement son étendue et son intensité. Si à cette époque il n'y a dans les articulations aucun gonflement, aucune lésion appréciable, qu'il n'y ait que de la gêne et de la douleur, il est difficile de dire quand le mal tendra à disparaître, mais la terminaison peut être plus ou moins prompte. Il n'en est plus de même si l'on trouve tous les signes d'une hydarthrose dans un grand nombre d'articulations; il faut s'attendre à une durée d'un mois au moins, heureux encore quand la guérison arrive dans un temps aussi court.

Enfin, si, dans une ou plusieurs articulations, on trouve les signes d'une inflammation phlegmoneuse, ou, en termes plus rigoureux, d'une inflammation avec sécrétion de fausse membrane et de sérosité, la maladie se prolongera deux ou trois mois au moins, et quelquefois ne guérira jamais.

Toutes choses égales d'ailleurs sous le rapport des conditions anatomiques, le pronostic est moins grave si le malade est vigoureux, si la cause de son rhumatisme a été de courte durée, comme un refroidissement brusque; s'il n'a eu aucune lésion antérieure. Les difficultés que l'on peut prévoir sont bien plus grandes, au contraire, si la santé générale a été détériorée, si le séjour plus ou moins prolongé dans un lieu humide a produit de tels changements dans l'économie que, l'état aigu dissipé, le malade ne soit pas guéri, et si les accidents qu'il éprouve sont la reproduction d'accidents semblables plus ou moins éloignés. Ce n'est donc pas en admettant que la durée moyenne d'un rhumatisme est de 40 à 60 jours, et, partant de cette idée comme d'un principe, que l'on pourra avoir le critérium d'une méthode de traitement. C'est en tenant compte de toutes les variétés de causes, de constitution et d'état anatomique que nous venons de rappeler. N'oublions pas surtout qu'il y a de l'arbitraire dans un pronostic porté au début du rhumatisme, et que l'on ne peut considérer comme vraiment efficaces que les moyens qui produisent une amélioration marquée, lorsqu'après une ou deux semaines, le gonflement et les douleurs ont acquis leur plus haut degré d'intensité.

Parmi les causes qui, dans ces derniers temps, ont le plus contribué à jeter la confusion dans tout ce qui a été fait sur le rhumatisme, il faut signaler la tendance à trouver un remède applicable à toutes les périodes de la maladie. Ceux qui ont mis en usage certains moyens, les saignées répétées, le sulfate de quinine, le nitrate de potasse, les ont appliqués à leurs rhumatisants, quelle que fut l'époque du mal à laquelle ceux-ci leur étaient présentés; de là devait résulter, et il en est résulté en effet, que certains moyens, utiles à une période du rhumatisme, nuisibles à d'autres, ont eu les résultats les plus variés, et que, dans ces résultats contradictoires, les adversaires comme les partisans de la méthode ont pu puiser à pleines mains des arguments en faveur de leurs idées. Cependant, le soin de distinguer les diverses phases des rhumatismes, d'appliquer à chacune d'elles des méthodes différentes, ressortait des principes les plus élémentaires du traitement médical des maladies, et avait été signalé par plusieurs auteurs, mais surtout par Barthez, dont le travail sur le rhumatisme est sans doute empreint de cet arbitraire que portent dans leurs travaux les hommes qui ne prennent pour guide que les conceptions de leur esprit, mais dans lesquels l'on retrouve toujours l'analyse la plus féconde.

C'est en tenant compte de tous ces principes que, profitant des recherches jusqu'à présent publiées, on pourra produire un travail lumineux sur le traitement du rhumatisme aigu. Dégagé du désir de mettre un moyen en relief de préférence à un autre, tenant un compte rigoureux de la marche du mal, appréciant les différences qui résultent de la période où celui-ci est arrivé, l'auteur pourra composer un travail impartial dans lequel la part que l'on doit faire à la nature sera soigneusement dégagée de celle qui revient à l'art. Toutes les acquisitions de la science pourront y être mises à profit; les excitants dans la période d'incubation qui s'écoule entre l'action de la cause et le début des accidents inflammatoires; les saignées actives au début de l'inflammation; les dissolvants de la fibrine, le nitrate de potasse, par exemple, dans la période où la couenne inflammatoire est le plus développée; les évacuants par les selles, mais surtout par les sueurs, au déclin de la maladie. Mais un travail semblable, véritable monographie, suppose de longues études cliniques dirigées sur ce sujet spécial; en attendant que je puisse le faire, je vais exposer les principaux travaux qui ont été publiés sur le rhumatisme inflammatoire aigu; je résumerai en terminant les conclusions thérapeutiques qui me paraissent ressortir de ces travaux.

Conditions hygiéniques.

La première question à examiner dans le traitement du rhumatisme articulaire aigu est celle des conditions physiques, nécessaires, inévitables qui entourent le malade, et auxquelles, même en dehors de tout soin médical, il ne saurait être soustrait: je veux parler de l'air qu'il respire, du lit sur lequel il repose, de l'attitude qu'il y prend, des couvertures qui le protégent, de ses boissons, etc.

Ces diverses conditions, qui constituent son hygiène, n'ont

point été comprises de la même manière par tous les praticiens. La plupart, préoccupés de cette idée que le rhumatisme aigu est la suite d'un trouble des fonctions de la peau, veulent favoriser la solution de la maladie en excitant la transpiration cutanée. Dans ce but, ils recommandent un air chaud dans l'appartement, un lit chargé de couvertures, des boissons diaphorétiques, et souvent ils enveloppent les articulations malades de masses de coton qu'ils recouvrent encore de taffetas gommé.

Sans aucun doute, lorsqu'après un refroidissement, le rhumatisme est à craindre, rien n'est plus rationnel que de provoquer par ces moyens une réaction salutaire. Mais quand la fièvre inflammatoire s'est développée, que le malade éprouve des transpirations abondantes et sans aucun bénéfice, il n'y a que des inconvénients à user de pareils moyens; ils augmentent la fièvre et les douleurs locales, et ils abattent les forces par des sueurs exagérées.

Je n'hésite pas à me ranger à l'opinion de quelques médecins, et de M. Chomel en particulier, suivant lesquels, dans le rhumatisme aigu, comme dans tout état inflammatoire, le malade doit être placé dans des conditions hygiéniques propres à le calmer; il faut que l'air de son appartement ait une température de 12 à 15° centig., que son lit soit ferme, ses couvertures légères, et que ses boissons soient fraîches. La douleur lui commande impérieusement l'immobilité; le médecin doit s'appliquer à la lui garantir le mieux possible. Lorsque l'inflammation est peu intense, qu'elle est répartie dans un grand nombre de jointures, le lit est suffisant pour l'assurer; il n'en est plus de même quand le mal est grave et qu'il s'est fixé sur une ou deux articulations. Il peut être utile alors de recourir aux appareils immobilisateurs dont nous avons parlé en traitant de l'arthrite aiguë.

Ce premier point sur l'hygiène du malade arrêté, j'aborde le traitement proprement dit du rhumatisme aigu.

Parmi les traitements conseillés par les auteurs contre cette maladie, les uns ont le caractère d'une méthode, les autres consistent dans l'application d'un remède. Les premiers résultent de l'association et de la combinaison de moyens dirigés dans un but déterminé, et appropriés aux diverses périodes du mal comme aux diverses conditions de sa nature. Les seconds sont constitués par l'emploi d'un seul médicament plus ou moins exclusif. Je vais exposer les méthodes, je ferai connaître ensuite les remèdes.

Je crois ne pouvoir mieux faire, pour donner l'idée exacte d'une méthode en général, que d'analyser celle que Barthès a proposée dans son *Traité des maladies goutteuses.*

Traitement du rhumatisme aigu, d'après Barthez (1).

Suivant Barthez, dans les premiers temps du rhumatisme aigu qui est simplement inflammatoire, il faut employer une méthode de traitement analytique où l'on attaque les éléments dont la maladie est composée. Dans les temps avancés et dans le déclin du rhumatisme, il faut suivre une méthode de traitement naturelle où l'on dirige et favorise les mouvements par lesquels la nature tend à opérer la solution de la maladie.

En suivant la méthode analytique qu'il faut adopter au début du rhumatisme aigu inflammatoire, la saignée est un remède presque toujours nécessaire ; elle ne doit être pratiquée que dans le premier septénaire, et l'on doit toujours craindre d'abuser de sa répétition.

On doit en même temps employer de légers laxatifs, tels que le petit-lait et des purgatifs salins médiocrement actifs; on doit aussi donner des diaphorétiques et des diurétiques très-doux, tels que l'infusion de fleurs de sureau nitrée; ces moyens conviennent surtout aux sujets chez lesquels la bile et la pituite abondent, mais on doit les mettre en usage avec beaucoup de réserve, surtout les purgatifs; en excitant des évacuations qui ruinent les forces, ceux-ci détourneraient la crise par les sueurs que la nature peut affecter.

(1) *Traité des maladies goutteuses*, tome I, p. 321.

Quand la fluxion rhumatique est entièrement fixée, il faut tâcher de résoudre les engorgements qu'elle a formés, et dans ce but, recourir aux résolutifs internes; parmi ces résolutifs, Barthès signale surtout : 1° le camphre, tout en prévenant que ce médicament est peu efficace, lorsque le rhumatisme est localisé et qu'il a un caractère phlegmoneux ; 2° la décoction de polygala qui, suivant Sarcone, rend le sang moins couenneux, et surtout le sel ammoniac uni au nitre et employé à doses assez fortes ; il conseille aussi l'usage des fleurs d'arnica en infusion; 3° enfin, si la douleur est très-vive, il faut recourir à l'opium; mais ce moyen ne doit être employé qu'avec beaucoup de réserve, parce qu'il peut déterminer le transport du rhumatisme sur le cerveau ou les poumons, et qu'il resserre le ventre, etc.

Quand la fluxion et la fièvre rhumatique ont diminué, en suivant la méthode analytique, il faut passer à une méthode naturelle, dans laquelle on se propose d'exciter, d'aider et de compléter les évacuations salutaires, qui tendent à la solution du rhumatisme aigu.

Dans ce but, si les forces sont languissantes, il faut avoir recours au quinquina. Ce moyen est dès-lors indiqué dans d'autres cas que ceux où les exacerbations de la maladie sont périodiques et séparées par des intermittences considérables.

On peut faire usage du rob de sureau à la dose de 3 à 4 onces par jour; ce moyen dispose aux évacuations par les selles, les urines et la transpiration.

Barthez a obtenu les effets les plus heureux de l'opium uni au camphre ; il approuve l'emploi d'une combinaison d'opium et d'esprit de Mindérérus, d'opium et d'ipécacuanha comme dans la poudre de Dower, et enfin d'opium, de tartre émétique et de valériane; il n'indique pas les circonstances qui doivent faire préférer un de ces moyens aux autres.

Parmi les préparations diaphorétiques, l'auteur recommande surtout le vin stibié, donné par gouttes, les bains chauds pris avec beaucoup de précaution. Enfin, l'on peut recourir, en terminant, à l'emploi des purgatifs énergiques. Le moyen qui lui paraît le plus convenable est la teinture de gayac, suspendue dans de l'eau d'orge à l'aide d'un jaune d'œuf, et donnée à la dose de 15 grammes au plus.

L'auteur termine en indiquant les méthodes empiriques qui ont été conseillées dans le traitement du rhumatisme; il signale, entre autres, l'emploi du nitre à une dose élevée, jusqu'à 10 gros par jour, suivant la méthode de Brocklesby. Il aurait pu placer ce moyen parmi les dissolvants du sang, et le joindre à ceux qu'il énumère comme pouvant être ordonnés dans la deuxième période.

Après l'exposition de la méthode de Barthez, je vais analyser celle de Duringe. Je rapproche ainsi deux noms bien inégalement connus dans la science; mais comme la méthode du dernier renferme l'association de moyens empiriques d'une grande activité, je crois utile de la faire connaître.

Traitement général du rhumatisme articulaire aigu, d'après Duringe (1).

Duringe conseille dans le traitement du rhumatisme inflammatoire l'emploi d'une méthode énergique. Suivant lui, il faut avant tout faire une saignée au moyen de la lancette. Le nombre de ces saignées et la quantité de sang tirée dans chacune d'elles, doivent varier suivant les indications connues, mais il faut éviter avec le plus grand soin l'abus des évacuations sanguines. Les saignées trop abondantes font prendre au rhumatisme inflammatoire un caractère de malignité, et favorise sa dégénération en rhumatisme chronique. Comme Barthez, il conseille des boissons adoucissantes, dans lesquelles on fait dissoudre un ou deux gros de nitre par jour, et de légers laxatifs, tels que des lavements huileux, etc.

Immédiatement après la saignée, ou du moins dès que l'état inflammatoire est suffisamment diminué, il fait prendre une demi-once à une once d'huile de ricin ou de sulfate de magnésie; cette purgation doit être réitérée tous les jours ou tous les deux jours, pendant une semaine à peu près.

(1) *Traité du rhumatisme*, p. 97.

Après deux jours de purgation, il faut employer les moyens propres à rétablir les fonctions de la peau ; à cet effet, l'auteur conseille l'usage de l'opium combiné avec le calomélas ; il donne un quart de grain à un demi-grain d'opium uni à un grain de calomélas, toutes les heures ou toutes les deux heures. Quelquefois il préfère le tartre émétique combiné avec le sel ammoniac ou l'opium, le camphre et le tartre stibié combinés ensemble.

Enfin, à la place de ces derniers moyens, l'auteur emploie souvent la teinture de colchique, mélangée soit avec du laudanum, soit avec du camphre ; dans les cas graves, il en donne 30 à 40 gouttes, trois à quatre fois par jour ; dans les cas légers, il n'en donne que 20 à 25 gouttes. Il diminue les doses à mesure que la violence des symptômes devient moindre. L'auteur dit avoir obtenu les meilleurs résultats de ce traitement, mais il ne cite aucun des cas où il dit l'avoir employé.

Après l'exposition des méthodes précédentes, je passe à celle des moyens plus ou moins exclusifs qui ont été conseillés contre le rhumatisme aigu. Je parlerai seulement de ceux qui conservent aujourd'hui un certain nombre de partisans ; telles sont les saignées, le nitrate de potasse, l'opium, le tartre stibié, le sulfate de quinine et enfin l'hydrothérapie.

Traitement par les saignées répétées.

La saignée au début du rhumatisme aigu a été conseillée par tous les auteurs ; elle l'a été par Baillou, Sydenham, Stoll, Sarcone, Barthez, Tissot, etc., et l'on sait qu'elle est généralement employée dans tous les hôpitaux. L'utilité d'une ou deux saignées dans la période d'accroissement du rhumatisme aigu doit être regardée comme une vérité acquise à la science. Il n'en est pas de même des saignées en grand nombre, pratiquées à toutes les périodes du rhumatisme.

Le premier auteur qui ait conseillé cette méthode des saignées répétées est Sydenham. Voici comment il s'exprime (1):

(1) *Traité des maladies aiguës*, sect. VI, c. 5.

« Dès que je suis appelé, je prescris sur-le-champ une saignée de bras de 10 onces ; le lendemain, je fais tirer une égale quantité de sang ; un ou deux jours après, selon les forces du malade, troisième saignée ; enfin, après un intervalle de trois ou quatre jours, selon les indications fournies par les forces du malade, par son âge, par sa constitution et d'autres circonstances, j'ordonne une quatrième saignée, qui le plus ordinairement est la dernière. Car il est rare que nous ouvrions la veine plus de quatre fois. »

Sarcone (1) suivit une méthode aussi énergique dans le traitement de la fièvre rhumatismale qui régna à Naples, en 1764 ; Tissot (2) dit dans son *Avis au peuple* : « Si le mal ne diminue pas considérablement après la première saignée, il faut la réitérer au bout de quatre heures. J'en ai fait faire quatre dans les deux premiers jours, et quelques jours après, une cinquième. »

M. Bouillaud, de nos jours, est l'auteur qui a le plus insisté sur les saignées nombreuses ; il a modifié les règles qui doivent présider à leur emploi, et donné à sa méthode le nom de *méthode des saignées coup sur coup*. J'extrais textuellement de son livre (3) le passage qui renferme la formule selon laquelle il veut qu'on pratique les émissions sanguines chez un individu adulte, d'une bonne constitution, et dont le rhumatisme est accompagné d'une fièvre assez intense pour réclamer un énergique traitement.

« *Premier jour de traitement.* — A la visite du soir, on pra« tique une saignée du bras de 4 palettes.

« *Deuxième jour.* — Une saignée du bras de 3 palettes et « demie à 4 palettes est faite matin et soir. Dans l'intervalle de « ces deux saignées, on a recours à une application de sangsues « ou mieux de ventouses scarifiées autour des articulations les « plus malades, ainsi que sur la région précordiale, quand le « péricarde ou l'endocarde sont sérieusement affectés eux-mê-

(1) *Sarcone istoria*, t. I, p. 109.

(2) *Avis au peuple*, rhumatisme, § 169.

(3) *Traité du rhumatisme articulaire*, p. 351.

« mes, et cette saignée locale est de 3, 4 ou même 5 palettes, « selon la gravité des cas.

« *Troisième jour.* — Dans certains cas, l'amélioration est « telle qu'on peut s'abstenir de nouvelles émissions sanguines. « Mais il n'en est pas ainsi dans les cas graves et très-graves. « On pratique alors une quatrième saignée de 3 à 4 palettes, « et une saignée locale de la même dose, soit sur les articula- « tions, soit sur la région précordiale, s'il existe une coïnci- « dence d'endocardite, ou de péricardite, ou d'endo-péri- « cardite.

« *Quatrième jour.* — Dans les cas de moyenne gravité, la « fièvre, les douleurs, le gonflement des articulations, en un « mot, tout l'appareil inflammatoire a le plus souvent cessé « dès ce jour, et l'on s'abstient de nouvelles émissions san- « guines. Dans les cas où la résolution n'a pas encore franche- « ment commencé, on pratique une cinquième saignée du bras « de 3 palettes environ.

« *Cinquième, sixième et septième jours.* — En général, à cette « époque, la résolution est en pleine activité pour les rhumatis- « mes articulaires aigus dont la gravité n'a pas été au-delà de « la moyenne. Mais assez souvent, dans les rhumatismes articu- « laires aigus très-graves avec endocardite ou endo-péricardite, « ou pleurésie très-prononcée, le temps des émissions sangui- « nes n'est pas encore passé. Alors, dans l'espace des trois jours « dont il s'agit, on pratique deux ou trois nouvelles saignées « du bras, et une nouvelle saignée locale, en même temps qu'on « applique de larges vésicatoires, soit sur la région du cœur, « soit sur les articulations, soit enfin sur l'une ou sur les autres « en même temps. Dans quelques cas de cette dernière catégorie, « nous avons été obligé de tirer jusqu'à 8, 9 et 10 livres de sang; « et, comme je crois l'avoir déjà dit, nous n'avons perdu aucun « des sujets chez lesquels la maladie ayant présenté cette extrême « gravité, nous avons dû recourir à cet extrême remède.

« Quoi qu'il en soit, dans la majorité des cas très-graves eux- « mêmes, dès le sixième, le septième ou le huitième jour, la « convalescence se déclare franchement, et, règle générale, l'on « peut commencer à nourrir les malades. »

La quantité moyenne du sang, extraite par ces saignées répétées, a été de 4 livres 1/2 environ en cinq saignées, tant générales que locales, dans les cas d'une intensité moyenne, et de 5 à 6 livres environ en six ou sept saignées dans les cas d'une gravité plus que moyenne.

M. Bouillaud ajoute une très-faible importance aux moyens, autres que la saignée. Les seuls moyens auxiliaires dont il ait fait usage sont l'opium, quelques topiques émollients et une compression légère sur les articulations tuméfiées.

Les résultats qu'a donnés entre les mains de M. Bouillaud la méthode des saignées coup sur coup ont été, dans certains cas, des plus brillants, puisque quelques jours ont suffi pour enrayer un rhumatisme bien caractérisé. C'est surtout dans les affections récentes et d'une intensité moyenne que de semblables succès ont été obtenus. Quant aux résultats généraux, voici comment il les expose lui-même, p. 355 :

« Récapitulons les trois grands résultats dont l'expérience a « clairement démontré la réalité :

« 1° La nouvelle méthode réduit à zéro la mortalité, même « dans les cas les plus graves, pourvu qu'elle puisse être em- « ployée à temps ;

« 2° Elle prévient le passage de la maladie à l'état chroni- « que, terminaison fâcheuse même lorsqu'elle n'a lieu que « pour les articulations, mais très-grave, et souvent mortelle « au bout d'un temps plus ou moins long, quand elle a lieu « également par l'endocardite qui accompagne presque constam- « ment les grands rhumatismes généralisés ;

« 3° Elle abrége la durée du rhumatisme articulaire aigu « intense, de telle sorte qu'elle n'est plus que d'un ou deux sep- « ténaires, au lieu de six à huit, terme moyen. »

L'époque à laquelle s'établit la convalescence, c'est-à-dire celle à laquelle le mouvement fébrile est complètement tombé, varie dans les observations de M. Bouillaud du quatrième au douzième jour ; il fixe du seizième au dix-neuvième jour la durée moyenne du temps qui s'écoule entre le début du traitement et la guérison définitive.

Or, dans les observations de M. Bouillaud, l'âge moyen de

la maladie, à l'époque du début du traitement, était d'environ neuf jours. Il en résulte que la durée totale de l'affection a été, chez la plupart des individus soumis à sa méthode de traitement, d'environ vingt-cinq à vingt-huit jours.

En présence d'une série d'observations aussi complète que celle de M. Bouillaud, on se sent entraîné vers l'emploi des saignées nombreuses et rapprochées; cependant, plusieurs objections d'une haute gravité s'élèvent contre cette méthode. Sydenham, qui en avait pu étudier soigneusement les effets, puisqu'il l'avait mise longtemps en pratique, reconnaît, dans sa lettre à Robert Brady, que les saignées répétées non-seulement abattent dans le moment les forces du malade, mais encore, pour peu qu'il soit d'une constitution débile, le rendent plus apte à contracter d'autres maladies pendant quelques années. « L'expérience m'a appris, dit-il, qu'après la seconde ou tout au plus la troisième saignée, il valait mieux administrer et répéter souvent les cathartiques jusqu'à la complète cessation des symptômes, que de laisser tout à faire à la phlébotomie. » Stoll, qui avait quelquefois suivi la première méthode de Sydenham, a aussi remarqué que la longue durée du mal n'en était point abrégée. « Nous brisâmes, dit-il, les forces des malades plus vite que la maladie; les malades restèrent immobiles pendant plusieurs semaines. » Barthès avait sans doute rencontré des faits de ce genre, puisqu'il dit qu'on doit toujours craindre d'abuser de la répétition des saignées, et qu'il recommande d'en user avec modération. Enfin, d'après les médecins ou les élèves qui ont suivi le service de M. Bouillaud, les convalescences n'y sont pas franches, elles sont toujours très-lentes, et il n'est pas rare de voir reparaître dans d'autres services les malades qui en ont été renvoyés comme guéris; leur rhumatisme a récidivé, ou ils sont réduits à un état de faiblesse et d'anémie dont on les retire fort péniblement.

Des faits de cette nature avaient frappé le professeur Lordat; voici dans quels termes énergiques il exprime sa pensée sur les effets des saignées coup sur coup :

« La saignée jusqu'au blanc est le knout de la thérapeutique. Elle met ceux qu'elle n'a pas tués dans l'impossibilité de présenter des symptômes pendant quelque temps ; mais tout comme les Russes ainsi fustigés retombent souvent dans la faute qui leur avait mérité cette punition, de même l'affection qui avait donné lieu à la saignée reproduit les mêmes symptômes, dès que le système a assez de forces pour les former. »

En tenant compte de l'ensemble des travaux que je viens de citer, l'on est conduit à penser que dans des cas spéciaux, dans les rhumatismes aigus et généralisés existant chez des hommes jeunes et vigoureux, la méthode des saignées coup sur coup peut être employée surtout au début du mal avec les plus grands avantages ; mais cette méthode doit être exceptionnelle, et dans l'immense majorité des cas, l'on doit se borner, suivant le conseil de la plupart des praticiens, à quelques saignées proportionnées aux forces du malade et à l'intensité de l'état inflammatoire.

Traitement par le nitrate de potasse.

Il en est du nitrate de potasse comme de la saignée ; à petite dose, on le trouve conseillé dans presque tous les auteurs qui ont traité du rhumatisme articulaire aigu. Je signalerai surtout Sydenham, Barthez, Tissot qui prescrivent des boissons légèrement nitrées. Le nitre a aussi été conseillé à haute dose, et le nombre des médecins qui l'ont employé de la sorte, dans ces derniers temps, est très-considérable. Brocklesby, cité par Barthez (1), paraît être celui qui a le premier expérimenté le nitre à haute dose. « Il en a donné jusqu'à 10 gros (40 grammes) par jour, pendant quatre ou cinq jours de suite, en faisant boire en même temps une très-grande quantité de boisson délayante, prise chaude, comme d'une infusion de sauge ou de gruau. » Macbrige et William White ont suivi avec succès la méthode de Brocklesby. M. Gendrin est l'auteur qui a récemment importé cette méthode en France ; il a commencé à employer le nitre à la dose de 8 ou 10 grammes, et il l'a porté graduellement jusqu'à celle de 40 ou 50 grammes. Les résultats favora-

(1) *Traité des maladies goutteuses*, t. I, p. 341.

bles qu'il en a obtenus dans un grand nombre de cas sont consignés dans le numéro de février 1841, du *Journal des connaissances médico-chirurgicales.* M. Forget (1), et M. Stœber (2) ont imité la pratique de M. Gendrin, et, comme lui, ont eu lieu de se louer de ses effets. Enfin, M. Martin Solon a publié (3) un Mémoire très-étendu sur l'emploi du nitrate de potasse dans le rhumatisme articulaire aigu. Je me contenterai de citer les conclusions de ce dernier Mémoire, parce qu'elles sont appuyées sur des faits précis, et qu'elles sont conformes à celles de tous les auteurs qui ont étudié la question.

« 1° Le nitrate de potasse est facilement toléré par les rhumatisants, à la dose de 20 à 60 grammes.

2° Appliqué au traitement du rhumatisme articulaire aigu, il en détermine la solution en quatre ou dix jours, et le plus souvent sept. Son action suffit dans les cas les plus intenses, lorsqu'ils sont simples.

3° Ce résultat a lieu sans qu'il y ait d'effet apparent autre qu'un abaissement de la fréquence du pouls et une diminution de la chaleur de la peau; l'augmentation des sécrétions cutanées, alvines et urinaires ne semble pas le favoriser.

4° Le nitrate de potasse à haute dose arrête presque toujours les progrès du rhumatisme, ou bien, si de nouvelles articulations s'endolorisent, l'intensité des douleurs va graduellement en diminuant. Ce traitement, par sa rapidité, prévient les endocardites, rend la convalescence très-courte et les rechutes moins fréquentes.

5° Cette médication est suffisante et conserve toute son efficacité lorsque le rhumatisme est compliqué d'une faible endocardite.

6° Quand la circulation est gênée, et quand une autre phlegmasie s'ajoute à l'arthritis, les émissions sanguines ou les divers moyens appropriés à la nouvelle maladie doivent concourir au traitement. Le nitrate de potasse, à son tour, sera un adjuvant

(1) *Gazette médicale*, 1er janvier 1843.
(2) *Bulletin thérapeutique*, 15 juin 1843.
(3) *Bulletin thérap.*, octobre 1843.

utile contre quelques arthritis aiguës rebelles à la saignée, et une acquisition précieuse pour la thérapeutique de certains cas de rhumatisme articulaire aigu qui ne comportent point l'usage des émissions sanguines. »

L'importance des faits qui ont été publiés sur l'emploi du nitrate de potasse dans le rhumatisme articulaire aigu, et la concordance des observations les unes avec les autres, nous font un devoir d'examiner avec soin le mode d'administration, la dose et l'action de ce médicament.

Le nitrate de potasse doit être administré en solution étendue : sous cette forme il ne produit aucun effet toxique. Les observations de MM. Orfila et Devergie sur l'empoisonnement qu'il peut produire à la dose de 30 à 60 grammes, ne se rapportent qu'au cas où il est administré en substance et non en solution. « Il faut le prescrire, dit M. Martin Solon, aux « doses de 8, 10 et 15 grammes par litre de tisane, de ma« nière que le malade prenne, dans les vingt-quatre heures, « de 16, 20, 40 ou même 60 grammes de sel potassique. La « dose ordinaire est de 30 grammes. On ne doit arriver à 60 « que quand la soif est vive et qu'il devient nécessaire d'accor« der cinq à six pots de tisane pour l'étancher. On peut em« ployer pour véhicule une simple limonade, une infusion de « fleurs de tilleul, de fleurs pectorales ou de toute autre plante « légèrement aromatique qui s'accorderait au goût du malade. « La tisane sera convenablement édulcorée, ordinairement « froide, et donnée par verre d'heure en heure ou de demi« heure en demi-heure, suivant le désir du malade et la quan« tité qu'on en doit administrer. »

La durée du traitement par le nitrate de potasse ne doit pas être très-prolongée. On s'accorde généralement à le considérer comme devant agir pendant les quatre ou cinq premiers jours de son administration; passé ce temps, s'il ne survient aucun amendement, il sera inutile d'insister sur son emploi.

A quelle période du mal convient-il d'administrer le nitrate de potasse dans le rhumatisme articulaire aigu? Cette question n'a point été examinée par les auteurs. On va voir que la réponse est subordonnée à la solution de cet autre problème :

comment agit le nitrate de potasse dans le rhumatisme articulaire aigu?

Tous les auteurs sont d'accord sur les effets physiologiques du nitrate de potasse; Jœrg, qui les avait le premier constatés d'une manière positive, avait vu que l'usage de ce sel à petite dose, augmente ordinairement la sécrétion urinaire et modifie à peine la sécrétion cutanée; qu'il exerce une action sédative générale, bientôt suivie d'une réaction énergique. M. Martin Solon, qui a surtout bien étudié les effets thérapeutiques de ce médicament, a vu que, le plus souvent, il n'y a point de sueur augmentée, celle qui existe paraissant être un phénomène de la maladie et non un résultat du remède; qu'il n'y a point d'excrétion alvine liquide plus considérable, point d'urine surabondante; seulement la sécrétion a paru devenir, par l'usage du sel, plus claire, limpide, jaune orangée, de jumenteuse, jaunâtre et briquetée qu'elle était; enfin, un peu plus abondante qu'auparavant, et en proportion correspondante à celle des boissons. Les effets les plus évidents que cet observateur ait reconnus sont le ralentissement de la circulation, la diminution de la fièvre et l'abattement de la douleur.

Ces faits établis, on peut se demander quelle interprétation l'on doit en donner. D'après Brocklesby, ce serait par une sécrétion critique des urines et une diaphorèse salutaire que la fièvre serait jugée dans le traitement par le nitrate de potasse. Mais les faits démentent cette opinion.

Aujourd'hui c'est comme sédatif ou contro-stimulant que le nitre est surtout employé. Mais, qu'on le remarque bien, ce mot de *contro-stimulant* n'explique rien; il ne fait qu'indiquer un fait, sans donner la raison de son existence. Il en est de même du mot *altérant* dont se sert M. Martin Solon. Comme celui de contro-stimulant, il n'exprime qu'une modification particulière exercée sur l'organisme, sans en spécifier le caractère.

La véritable explication, et que je m'étonne de ne voir indiquée dans aucun des Mémoires cités plus haut, c'est la dissolution du sang par l'action du nitre; c'est pourtant celle que les anciens médecins avaient soupçonnée.

En 1741, Bœcher publiait un travail sur cette question : *An nitrum sanguinem resolvat aut coagulet?* Il considérait le nitre comme un dissolvant susceptible de détruire la plasticité du sang. Barthez, de même que l'auteur que je viens de citer, considérait le nitrate de potasse comme doué d'une action spéciale sur le sang, « comme un résolutif de l'état du sang et des humeurs. » Il conseille son emploi « lorsqu'on a tiré par la saignée un sang tenace et coenneux, et qu'on a d'autres signes sensibles de l'épaississement du sang et des humeurs dans le rhumatisme aigu. »

Mais il est facile de démontrer directement que le nitre agit alors en dissolvant le sang, en diminuant sa plasticité ; il suffit pour cela de prouver qu'il est absorbé et que, chimiquement, il dissout la fibrine dont la proportion augmente dans tout état inflammatoire, et en particulier dans le rhumatisme articulaire aigu.

En premier lieu, le nitre est absorbé. Raynard d'Amiens l'a trouvé dans le sang et dans l'urine d'un homme à qui il l'avait administré à haute dose. M. Martin Solon l'a découvert également dans l'urine, et en si grande quantité qu'il pouvait en obtenir des cristaux. Enfin, mon parent, M. Eugène Bonnet, a constaté sa présence dans l'urine de plusieurs malades traités dans le service de M. Brachet.

En second lieu, le nitrate de potasse dissout la fibrine. C'est là un fait acquis à la science depuis les travaux de M. Denis sur ce sujet. Je l'ai moi-même constaté dans bien des circonstances, soit en recevant le sang d'une saignée dans une solution de nitrate de potasse, soit en faisant macérer de la fibrine dans cette solution saturée. Dans le premier cas, le sang restait liquide, il ne se formait pas de caillots ; dans le second, la fibrine se dissolvait complètement.

Ces explications chimiques s'accordent parfaitement avec les faits observés au lit du malade. Si le nitrate de potasse est un dissolvant du sang, il ne peut être utile que dans les cas où il y a état inflammatoire du sang et augmentation de la fibrine. C'est ce que l'expérience démontre en effet. M. Martin Solon n'en a rien obtenu en l'absence de la fièvre. « Il n'a pas, dit-il, d'action bien importante dans le traitement du rhumatisme articulaire chronique, des arthrites partielles apyrétiques, du rhumatisme musculaire ou fibreux choronique et des rhumatalgies. » Il ne faut donc employer le nitre que quand le sang est enflammé, c'est-à-dire aux diverses époque de la maladie où le sang est couenneux, mais surtout au commencement dans la période d'invasion et d'état du rhumatisme.

En voyant l'utilité d'un dissolvant de la fibrine, tel que le nitre, dans le rhumatisme aigu, on se demande si l'on ne pourrait pas recourir aux autres sels qui ont aussi la propriété de dissoudre la fibrine, tels que l'hydrochlorate d'ammoniaque et l'iodure de potassium. C'est là précisément ce que quelques praticiens ont déjà fait. Barthez dit que le sel ammoniac, pris à doses assez fortes, lui a paru un résolutif fort avantageux dans la première période du rhumatisme aigu (1), et l'iodure de potassium a été conseillé dans ces derniers temps.

Mais ces moyens, jouissant de propriétés excitantes très-énergiques, doivent être proscrits dans l'état inflammatoire. Comme l'expérience l'indique, le nitrate de potasse doit leur être préféré. Ce moyen est l'un de ceux qui, semblables à la saignée, doivent rester dans la pratique ; ce n'est pas seulement vers le début de la maladie qu'il peut être utile, mais lorsque celle-ci a acquis toute son intensité et qu'elle est arrivée à ce que l'on appelle sa période d'état.

Traitement par l'opium.

L'histoire du traitement du rhumatisme aigu vient de nous montrer que la saignée et le nitrate de potasse ont été conseillés par un si grand nombre d'auteurs, qu'ils se sont maintenus dans la pratique à travers toutes les vicissitudes qu'a subies le traitement du rhumatisme aigu. Il en est de même de l'opium ; l'existence constante de la douleur devait conduire à le mettre fréquemment en usage ; aussi, l'a-t-on prescrit à haute ou à petite dose, seul ou associé à divers médica-

(1) Loc. cit., t. I, p. 329.

ments. Les combinaisons les plus répandues dans la pratique ont été celles de l'opium avec l'ipécacuanha, qui constitue la poudre de Dower, si généralement employée; celle de l'opium et du camphre dont Barthez dit avoir obtenu les effets les plus heureux; enfin celle de l'opium avec le calomel, comme le recommandait Duringe.

Dans le traitement du rhumatisme aigu, l'opium a été administré à haute dose, soit à l'intérieur, soit en applications externes. M. le docteur Corrigan préfère l'usage interne; il ne donne guère moins de 50 à 60 centigrammes d'opium par jour. En même temps, il fait sur les articulations douloureuses des embrocations avec l'essence de térébenthine chaude, l'eau-de-vie camphrée ou une simple décoction de tête de pavots. M. Piedagnel a lu à l'Académie de médecine un Mémoire dans lequel il cherche à démontrer les avantages de la méthode de M. Corrigan.

Nous avons fait, M. Trousseau et moi, des expériences nombreuses sur les effets de l'opium administré par la méthode endermique, dans le rhumatisme articulaire aigu, et nous avons rendu compte de nos observations dans un Mémoire publié en 1832, dans les *Archives générales de médecine.*

Cependant, quels que soient les éloges donnés au traitement du rhumatisme aigu par l'opium à haute dose, il importe de prémunir les praticiens contre l'importance exagérée qui lui a été donnée. Les grands observateurs de tous les temps ont signalé les inconvénients qu'il entraîne; Sydenham, Cullen, Quarin, Van-Swieten, Barthez ont proscrit l'opium ou en ont beaucoup restreint l'usage dans le rhumatisme aigu. L'expérience, dit Barthez, apprend que l'opium est le plus souvent un palliatif équivoque des douleurs de rhumatisme, et que, lorsque son action vient à cesser, les douleurs se renouvellent dans la même partie ou dans d'autres avec autant ou plus de violence. « Il est à craindre, ajoute-t-il, que l'opium ne détermine le transport du rhumatisme sur le cerveau ou les poumons, qu'il n'augmente l'échauffement en resserrant le ventre, etc. » A en juger par les cas nombreux où j'ai eu l'occasion de suivre le traitement du rhumatisme par l'opium à hautes doses, les malades sont jetés par le narcotisme dans un état très-pénible ; leurs douleurs deviennent moins aiguës à la vérité, mais ils éprouvent des envies de vomir, un malaise général ; les rêves les plus fatigants troublent leur sommeil, et lorsqu'ils sortent de l'assoupissement où ils ont été plongés, leurs douleurs se reproduisent avec presque autant d'intensité qu'auparavant. Ils les préfèrent toutefois au malaise indicible qui suit l'emploi de l'opium. Ce moyen doit être proscrit à haute dose et tant que dure l'état inflammatoire ; on ne doit l'employer qu'en petite quantité et dans les cas où il est indiqué par la violence des douleurs.

Traitement par l'émétique à haute dose.

Les préparations antimoniales, depuis leur découverte, ont souvent été conseillées dans le rhumatisme chronique ; cependant, excepté Haxa, qui prescrivait le vin stibié par goutte dans le rhumatisme aigu, il faut arriver jusqu'à Rasori pour trouver une large application de l'antimoine dans le traitement de cette affection. L'émétique administré suivant les principes de l'école italienne, dans le but de combattre le rhumatisme articulaire aigu, a joui en France, grâce au patronage de Laennec, d'une vogue momentanée. Mais des observations plus récentes, celles de Dance, de MM. Chomel et Trousseau, ont diminué de beaucoup l'importance qu'on avait d'abord accordée à cette médication. Le Mémoire de Dance (1) appuyé sur vingt faits soigneusement observés et dont les conséquences sont rigoureusement établies, est sans contredit le travail le plus complet qu'on ait publié sur cette matière ; aussi nous servira-t-il de guide dans l'appréciation de la méthode antimoniale.

Les auteurs qui ont administré l'émétique comme contro-stimulant dans le rhumatisme aigu, ont conseillé, en général, de débuter par une dose de 20 à 30 centigrammes. Quelques-uns ont eu la hardiesse d'aller graduellement en augmentant jusqu'à 1 gramme, 1 gramme 1/2 et même 2 et 4 grammes. Les effets déterminés par ces doses énormes n'ont pas différé

(1) *Archives de médecine*, 1829.

sensiblement de ceux que l'on obtient par de plus petites quantités. Dance établit qu'à la dose de 40 centigrammes, l'émétique doit produire son maximum d'action.

La forme que l'on préfère généralement pour l'administration de l'émétique est une solution de ce sel dans 100 grammes environ d'infusion ou d'eau sucrée, à prendre dans la journée par petites portions et d'heure en heure.

L'administration de l'émétique dans le rhumatisme aigu a toujours été suivie de déjections abondantes pendant les deux ou trois premiers jours. La tolérance s'est en général établie au troisième ou au quatrième jour.

Une sédation assez marquée dans la fièvre rhumatismale, une diminution notable, quelquefois complète, du gonflement articulaire ont souvent été observées à la suite de ces évacuations. Dans plusieurs cas cette prompte amélioration s'est maintenue pendant la période de tolérance, et la guérison a été définitive. Tels sont les cinq cas rapportés par Dance dans lesquels quelques jours ont suffi à l'établissement de la guérison. Mais, dans la grande majorité des cas, la fièvre et les douleurs articulaires ont reparu dans toute leur intensité aussitôt après l'établissement de la tolérance.

Il résulte de cette observation, vérifiée par MM. Chomel et Trousseau, qne le tartre stibié n'agit point sur l'affection rhumatismale en sa qualité d'agent contro-stimulant, mais simplement par la dérivation puissante que déterminent les évacuations qu'il provoque.

Quant aux résultats généraux obtenus par l'émétique à haute dose dans le rhumatisme aigu, ils sont de nature à ne point encourager les praticiens à persévérer dans de nouvelles recherches sur ce sujet.

Sous le rapport des résultats obtenus, les malades de Dance ont été classés de la manière suivante :

5 malades atteints de rhumatismes médiocres ou touchant à leur terminaison ont été guéris complètement dans l'espace d'un petit nombre de jours. Tous ont éprouvé des vomissements et des évacuations alvines au début du traitement. Plus tard il y a eu tolérance plus ou moins grande.

3 malades affectés de rhumatisme assez intense ont paru d'abord retirer un soulagement véritable du traitement; mais après une courte rémission, survenue à la suite des évacuations excessives, la maladie a reparu avec une nouvelle intensité aussitôt que la tolérance s'est établie incomplètement.

Chez 10 malades le rhumatisme était violent ou d'une intensité moyenne : on n'a observé chez les uns aucun effet; chez d'autres, une exacerbation de la maladie; dans quelques cas, un soulagement temporaire

2 malades ont éprouvé, à la suite du traitement par l'émétique, une irritation assez violente des voies digestives.

Le Mémoire de Dance se termine par la conclusion suivante:

« Si nous avions recours à cette médication contre le rhuma-« tisme, ce serait au début de cette maladie et non à une pé-« riode avancée; mais nous aurions une plus grande confiance « dans le traitement antiphlogistique, et nous n'insisterions pas « sur l'emploi du tartre stibié dans la persuasion où nous som-« mes que le rhumatisme a quelque chose de fixe dans sa mar-« che et sa durée, malgré les moyens les plus actifs et les plus « perturbateurs. »

Traitement par le quinquina et le sulfate de quinine à haute dose.

L'idée d'appliquer le quinquina au traitement du rhumatisme articulaire aigu n'est point nouvelle; Morton, Fothergill, Barthez ont conseillé l'emploi de ce moyen dans quelques cas d'affections rhumatismales présentant un certain degré d'intermittence ou liées à quelque fièvre de mauvais caractère. Plus tard, Haygarth l'érigea en méthode générale dans le traitement du rhumatisme aigu. Tandis que ses devanciers n'avaient jugé le quinquina utile que dans des cas exceptionnels, il se crut autorisé à le proclamer un spécifique de l'affection rhumatismale.

Haygarth administrait le quinquina en poudre à la dose de 2 à 12 grammes par jour. Cette pratique eut un petit nombre d'imitateurs; elle était à peu près complètement tombée dans l'oubli, lorsque M. Briquet vint, en 1842, appeler l'attention des médecins sur les effets du sulfate de quinine à haute dose dans le rhumatisme articulaire aigu. Cette pratique a été imitée par M. Andral, et les résultats obtenus par ces deux expérimentateurs méritent de fixer l'attention. Voici le résumé de leurs travaux :

Dans un premier Mémoire, publié en 1842, et dont le compte-rendu a été fait par la *Gazette Médicale* de la même année, M. Briquet rapporte que sur vingt-trois malades, vingt-un ont été radicalement guéris ; un le deuxième jour du traitement, quatorze le troisième, et six le quatrième. Des deux derniers, l'un ne fut guéri que le septième jour, et chez l'autre le traitement fut abandonné.

Dans un second Mémoire, publié deux mois et demi après celui que nous venons de citer, le même auteur a fait connaître l'observation de vingt-sept nouveaux malades. Sur ces vingt-sept malades, trois sont sortis du septième au dixième jour du traitement, onze du douzième au vingtième jour, deux le vingt-sixième jour, et deux le trente-cinquième et trente-sixième jour, un le quarante-septième jour, un le cinquantième jour, et un le soixantième. Ce qui donne pour moyenne vingt-trois journées de séjour à l'hôpital. Au moment de la publication de ces faits, trois malades restaient encore dans les salles, tous guéris ou en convalescence. Un seul avait vu son état s'améliorer seulement, mais sa maladie était ancienne et il avait été exténué par un régime antiphlogistique rigoureux (7 saignées, 4 vési., 15 bouteilles d'eau de Sedlitz).

Les observations dues à M. Andral ont été recueillies dans son service par M. Monneret, qui en a publié le résumé (1). Le travail de M. Monneret comprend vingt-deux observations; sur ce nombre, sept malades ont été guéris, l'état des autres simplement amélioré.

Le sulfate de quinine peut être administré en poudre ou en solution. C'est cette dernière forme à laquelle on s'est arrêté, parce que l'absorption du remède en est plus complète, qu'on peut le fractionner et le suspendre s'il survient des accidents toxiques.

(1) *Gazette médicale*, 1843.

Dans le commencement de ses expériences, M. Briquet donnait jusqu'à 5 et 6 grammes par jour de sulfate de quinine ; plus tard, les inconvéniens qui se montrèrent ont fait réduire la dose à 1, 2 ou 3 grammes au plus, suivant la gravité des cas. Le sel était administré dissous dans une potion gommeuse de 190 grammes, à l'aide de 10 à 12 gouttes d'acide sulfurique. Cette potion était donnée par cuillerée, de manière à être prise en douze heures.

Quant aux effets immédiats, voici les plus remarquables : le pouls est manifestement ralenti et la fièvre paraît diminuer ; les malades éprouvent une sorte d'ivresse, que l'on a désignée sous le nom d'*ivresse quinique* ; ils ne peuvent appliquer leur esprit, ils éprouvent des bourdonnements, des sifflements, des tintements d'oreille, et assez souvent un peu de dureté de l'ouïe, de faiblesse de la vue, des vertiges et de la titubation. Ces troubles fonctionnels sont ordinairement passagers, mais quelquefois ils deviennent plus graves, et les malades tombent dans un véritable état typhoïque, caractérisé par l'adynamie et la prostration. Quatre malades sont morts à la suite de ces accidents : le premier, dans le cours d'un rhumatisme articulaire aigu, a été frappé d'un délire furieux, et à l'autopsie l'on a trouvé la pie-mère injectée, ainsi que la surface du cerveau ; cet organe était superficiellement ramolli. Le second, affecté d'un rhumatisme chronique, a succombé à des symptômes cérébraux ; la pie-mère était légèrement injectée. Le troisième, également atteint de rhumatisme chronique, est mort après avoir présenté les phénomènes caractéristiques de l'action toxique du sulfate de quinine ; on n'a trouvé aucune lésion dans le cerveau. Dans le dernier cas enfin, il s'agit d'un jeune fille atteinte d'un rhumatisme aigu consécutif à une phlébite qu'avait causée une saignée malheureuse. Sa mort fut précédée d'une perte subite de connaissance avec aspect tétanique et raideur de tout le corps.

On peut dire sans doute, pour affaiblir l'impression pénible qu'ont produite ces faits, que dans tous ces cas le sulfate de quinine a été donné en poudre et non en solution, que dans quelques-uns d'entre eux l'on aurait pu s'arrêter (ce qu'on n'a pas fait) dès que les premiers accidents se sont déclarés. Le premier malade, d'ailleurs, offrit des symptômes qu'on observe souvent dans le rhumatisme articulaire aigu, traité par d'autres moyens que le sulfate de quinine, et le dernier présenta des signes de résorption purulente qui, comme on sait, suffit à elle seule pour entraîner la mort.

Toutes ces considérations constituent, si l'on veut, des circonstances atténuantes, mais elles n'ont pas d'autre valeur. Les malades sont morts avec les symptômes caractéristiques de l'empoisonnement par le sulfate de quinine, et de ces quatre malades, deux étaient affectés de rhumatisme chronique dont tout le monde connaît le peu de gravité.

En présence de ces faits, on est conduit à rejeter l'emploi du sulfate de quinine à la dose de 2 à 3 grammes par jour. Cette proscription est d'autant mieux justifiée, que la moyenne de vingt-trois jours, qui est celle des rhumatismes traités par M. Briquet, n'a rien qui soit propre à entraîner la conviction, puisqu'un nombre indéterminé de malades, entre ceux qui y ont été soumis, avaient des affections légères ou de médiocre intensité. Mais si l'on doit cesser de tenter des expériences dangereuses avec le sulfate de quinine à haute dose, peut-on recourir à ce médicament en le donnant à des doses ordinaires, comme celles de 25 à 50 centigrammes par jour. L'expérience ne permet pas de se prononcer sur la valeur du sel de quinine administré de la sorte; mais il est permis de douter de son efficacité. Probablement il ne doit rester dans la pratique que comme moyen accessoire de combattre des symptômes intermittents qui pourraient se manifester dans le cours du rhumatisme aigu. Si la faiblesse était extrême dans la période décroissante de la maladie, le quinquina pourrait sans doute être aussi employé ainsi que le conseillait Haygarth.

Traitement par les procédés hydro-thérapeutiques.

Les procédés hydro-thérapeutiques que nous avons décrits, page 173 et suivantes, tels que le grand bain froid précédé de sueurs, ne sont pas usités dans le rhumatisme articulaire aigu. Le moyen conseillé dans ce cas par Priesnitz est l'enveloppement humide. Je vais faire connaître cette méthode de traitement, en transcrivant ce qu'en dit M. Scoutteten dans son ouvrage sur l'hydrothérapie.

« Voici comment on procède pour pratiquer l'enveloppement humide : on place sur un lit ordinaire deux ou trois couvertures de laine, qui ne montent que jusqu'à la hauteur de l'oreiller; elles sont recouvertes d'un drap de lit, préalablement mouillé, tordu énergiquement par les mains de deux hommes. Ce drap ne descend que jusqu'aux pieds, l'excédant est reporté vers la tête. Cette précaution est prise pour ne pas accumuler trop d'humidité vers les pieds, qui habituellement se réchauffent plus difficilement que les autres parties.

« Pour isoler la tête du drap mouillé, on place sous elle un oreiller ou simplement un autre drap sec plié en plusieurs doubles.

« Le malade, complètement nu, est posé sur le drap mouillé; on lui enveloppe séparément les jambes et les cuisses, et le drap est croisé sur la poitrine, en portant les angles vers le dos. Les couvertures de laine sont repliées ensuite et de la même manière que dans l'enveloppement sec. L'impression du froid passe rapidement; elle dure rarement au-delà de 8 à 10 minutes. La chaleur transforme bientôt le drap en une large fomentation, qui assouplit la peau et la prépare favorablement à laisser échapper la sueur. Il n'est pas rare de la voir percer le lit et couler sur le plancher. Lorsque le malade commence à suer, la face se colore, les yeux s'injectent légèrement, la circulation s'accélère, et souvent le pouls bat cent pulsations à la minute. C'est une espèce de fièvre artificielle déterminée par l'élévation de température.

« L'enveloppement humide est souvent employé dans le traitement des maladies aiguës. C'est un excellent moyen pour enlever la chaleur fébrile et rendre rapidement le calme à tout l'organisme, mais alors il faut bien se garder de provoquer la sueur; loin de là, il est indispensable de la renouveler, dès que le drap sèche; on le change quelquefois de demi-heure en demi-heure, même plus souvent, si la fièvre est violente et l'agitation excessive. »

M. Scoutteten a fait connaître, avec détails, trois cas de rhumatismes aigus traités par les moyens qui viennent d'être décrits ; l'un d'eux est l'observation d'un jeune homme de 27 ans : dès le second jour, le drap mouillé fut mis en usage, il y eut une amélioration prompte ; on suspendit les moyens hydrothérapiques, le rhumatisme se manifesta de nouveau ; on revint à une nouvelle application du traitement, il survint une crise sous forme d'eczéma. La guérison fut complète trente-cinq jours après la première apparition des accidents.

La durée totale de ce rhumatisme fut assez longue pour que l'on puisse douter que le traitement ait été d'une efficacité réelle ; à part l'amélioration immédiate qui a suivi l'emploi du drap mouillé, le mal paraît avoir suivi sa marche naturelle.

La deuxième observation citée par M. Scoutteten, page 296, est celle d'un officier, âgé de 29 ans, affecté d'un rhumatisme aigu qui envahit toutes les articulations des membres. Un traitement antiphlogistique assez actif fut employé pendant les vingt-six premiers jours, sans que les symptômes fussent amendés. Après ce temps, on eut recours au drap mouillé ; l'amélioration fut immédiate et très-remarquable ; dix jours après le début de ce nouveau traitement, c'est-à-dire trente-six jours après l'invasion du mal, la guérison fut complète. Les effets du drap mouillé paraissent ici plus évidents ; le mieux a été immédiat et durable, la guérison a été prompte. Il est à remarquer, toutefois, que la maladie durait depuis vingt-six jours, ce qui sans doute favorisait les effets de tous les moyens employés à cette période.

La troisième observation est celle d'une femme, mère de plusieurs enfants, affectée d'un rhumatisme inflammatoire fixé au poignet. Pendant trois mois, cette inflammation persista, en faisant éprouver les douleurs les plus vives et sans être améliorée par les traitements nombreux et variés que l'on mit en usage. Au commencement du quatrième mois, M. Scoutteten eut recours au traitement hydrothérapeutique par les bains froids et les compresses sur les articulations ; l'amélioration fut rapide, et, après quinze jours, la guérison était complète. On remarquera que ce cas ne peut pas être assimilé aux précédents, soit parce que le rhumatisme ne fut pas traité à une époque rapprochée de son invasion et que toute fièvre avait disparu alors, soit parce que l'on fit le traitement par les bains et non par le drap mouillé.

Après avoir rapporté les trois observations que je viens d'analyser, M. Scoutteten ajoute : « Je possède l'histoire de vingt-deux autres faits non moins concluants que les précédents et que je crois inutile de rapporter. »

Pour moi, il me semble que si ces vingt-deux faits sont aussi différents les uns des autres que ceux qui viennent d'être cités, si les traitements ont été essayés, tantôt au début du rhumatisme, tantôt après trois ou quatre septénaires, tantôt lorsque le mal avait duré plusieurs mois; si dans certains cas l'amélioration a été douteuse, dans d'autres évidente, les conclusions que l'on en peut tirer n'ont pas le caractère de simplicité que semble leur supposer M. Scoutteten, et qu'il ne serait pas inutile de faire connaître les faits avec détails pour que l'on pût en apprécier la valeur.

J'ai fait usage du drap mouillé dans le traitement du rhumatisme aigu; mais je dois dire que je ne l'ai pas employé avec les précautions que recommande M. Scoutteten; on le mettait le soir et on l'enlevait le lendemain matin, c'est-à-dire qu'on employait l'eau froide plutôt comme agent tonique et réchauffant, que comme moyen antiphlogistique. Aussi n'ai-je vu survenir dans le développement de la fièvre aucun changement, et mes observations, en cela, ne contrôlent en rien celles des hydropathes. Je n'ai d'ailleurs jamais pu insister longtemps, parce que le succès ne venait pas assez promptement justifier la continuation d'un pareil moyen.

Mais si je ne peux pas prouver que l'emploi du drap humide soit utile pendant la fièvre, il n'en est plus de même quand la fièvre est tombée et qu'il reste du gouflement, de la douleur et une raideur considérable dans les jointures ; le bain froid peut produire alors des effets très-remarquables. On a vu que M. Scoutteten a cité un cas de succès chez un malade affecté d'une arthrite rhumatismale qui durait depuis trois mois. Je ferai connaître quelques cas de ce genre lorsque je traiterai du rhumatisme chronique.

En résumé, je n'ai aucune raison pour recommander l'usage du drap mouillé dans la période croissante ou dans la période d'état du rhumatisme. Je crois cependant que dans cette dernière phase de la maladie, ce moyen mérite d'être étudié, parce que l'eau ainsi employée a une action antiphlogistique des plus puissantes. Quand le mal se prolonge au-delà de deux mois et qu'il tend à passer à l'état chronique, le bain froid précédé de sueurs est incontestablement utile chez les malades vigoureux et disposés à une réaction énergique. J'ai observé qu'à cette période de la maladie, il est plus facile qu'au début d'apprécier les effets d'une méthode de traitement. Pendant le premier mois d'un rhumatisme aigu, on ne peut guère sans erreur déterminer la marche du mal abandonné à lui-même, et par suite l'influence exercée sur lui par l'emploi d'une méthode quelconque ; mais après deux ou trois mois, quand, depuis longtemps, aucune amélioration ne succède à la disparition des symptômes aigus, si une méthode de traitement, telle que l'hydrothérapie, fait disparaître les douleurs et le gonflement, et rend aux articulations leur mobilité dans un temps fort court, on ne peut douter qu'elle n'ait exercé une influence heureuse sur la marche de la maladie.

Pour compléter le cadre que je m'étais tracé dans l'étude des moyens propres à combattre le rhumatisme aigu, il me resterait à parler des sudorifiques, des purgatifs, des mercuriaux et des vésicatoires multipliés.

Les sudorifiques ont produit des résultats avantageux, surtout au début du rhumatisme aigu, lorsque celui-ci avait été produit par des refroidissements. Les purgatifs, et en particulier les préparations de colchique, ont procuré des succès, soit au début, soit à la période où le rhumatisme tend à passer à l'état chronique. Les vésicatoires multipliés et appliqués successivement sur toutes les articulations souffrantes, ont réussi entre les mains de M. Martin jeune, ancien chirurgien en chef de la Charité de Lyon.

Nous verrons plus tard que les vomitifs et les mercuriaux ont été conseillés dans le rhumatisme puerpéral ; mais comme il n'existe pas de travaux sur ces moyens thérapeutiques, comme sur le nitrate de potasse, le sulfate de quinine, dont les effets ont été étudiés avec soin par les auteurs modernes, je me contente de les indiquer ici. J'aurai, du reste, l'occasion de revenir sur leur emploi quand je parlerai des rhumatismes consécutifs.

Conclusions.

Après l'énumération longue, quoique incomplète, des moyens qui ont été conseillés ou expérimentés dans le traitement du rhumatisme aigu, le lecteur doit rester incertain sur ce qu'il ferait s'il avait à traiter l'une de ces maladies. Il est difficile, au milieu de la divergence des opinions et de l'impuissance de la plupart des moyens, de tracer une règle de conduite à laquelle l'expérience donne une pleine justification. Il me semble, toutefois, que l'on peut établir qu'il ne faut point se borner à l'emploi d'un moyen en excluant tous les autres. L'on doit recourir à une méthode qui varie suivant les diverses périodes du mal, et qui se prête aux formes particulières de l'affection et aux conditions spéciales du malade.

Nous avons vu que l'on pouvait distinguer quatre périodes dans le rhumatisme aigu : la première s'étend depuis le moment d'action de la cause morbide, jusqu'à celui où les douleurs se déclarent, c'est la période d'incubation ; la seconde est celle où le mal se développe et s'accroît, c'est la période d'augment ; la troisième, celle où les phénomènes morbides ne s'aggravent plus et ne diminuent pas encore, c'est la période d'état ; la quatrième enfin, celle où la maladie suit une marche plus ou moins rapide vers la guérison.

Dans la première période, les agents à employer différeront comme la cause de la maladie ; si cette cause est un refroidissement, on devra recourir aux sudorifiques ; si c'est une aménorrhée, aux emménagogues; si c'est la suppression d'une hémorrhagie active, à la saignée.

Passé cette première période, les moyens cessent de varier avec la cause; le mal une fois développé, l'indication des agents thérapeutiques doit surtout être puisée dans l'étude des caractères spéciaux qu'il présente.

Dans la deuxième période, celle de *croissance* et d'*augment*, c'est le traitement antiphlogistique qui est indiqué; des saignées doivent être alors faites avec une énergie proportionnée à la force des sujets et à l'intensité de l'inflammation; leur action doit être secondée par des boissons tempérantes, par l'immobilité et le nitrate de potasse à haute dose.

Dans la troisième période ou celle d'*état*, on peut recourir au nitrate de potasse, à l'émétique, aux préparations opiacées et camphrées; mais souvent ces préparations sont impuissantes, et l'on voit les malades passer des semaines et des mois dans d'atroces souffrances, sans que l'on parvienne à les soulager; on peut obtenir alors les améliorations les plus marquées, en immobilisant les articulations malades dans une bonne position.

Dans la quatrième période, les moyens qui favorisent les fonctions de la peau et des muqueuses, les purgatifs, les sudorifiques, sont surtout nécessaires. A côté d'eux, et comme agissant avec plus d'énergie, il faut placer les bains de vapeur ou même les bains froids, administrés de manière à provoquer une vive réaction à la peau.

On voit par là, qu'en ayant égard aux diverses périodes du rhumatisme primitif, on peut utiliser la plupart des moyens conseillés dans le traitement de cette maladie. Dans l'article suivant, où nous décrirons plusieurs autres variétés de maladies aiguës des articulations, nous verrons qu'il est peu de méthodes qui ne puissent trouver leur application dans certains cas particuliers.

DES RHUMATISMES AIGUS CONSÉCUTIFS.

Il est peu de maladies aiguës qui ne puissent entraîner à leur suite des douleurs ou des lésions articulaires présentant plus ou moins les symptômes du rhumatisme aigu. Une connaissance complète de tous ces états consécutifs jetterait un grand jour sur la question des maladies rhumatismales. Quoique la science soit encore bien loin de ce but désiré, il est plusieurs espèces de rhumatismes consécutifs sur lesquels nous possédons un assez grand nombre de faits bien observés pour en tracer l'histoire. Ces espèces sont : le rhumatisme blennorrhagique ; la maladie purulente des jointures qui se manifeste à la dernière période de l'infection purulente ; le rhumatisme puerpéral ; celui qui est consécutif aux distensions du canal de l'urètre, et celui qu'entraînent à leur suite les fièvres éruptives.

Je traiterai d'abord du rhumatisme blennorrhagique ; de tous ceux qui succèdent à d'autres maladies, c'est celui qui se rapproche le plus du rhumatisme inflammatoire aigu primitif. Je décrirai ensuite le rhumatisme consécutif aux grandes plaies ; ce dernier survient dans le cours de l'infection purulente, et se termine toujours par suppuration ; il offre le type des affections aiguës purulentes des jointures. C'est à ce type, bien plus qu'à celui du rhumatisme inflammatoire, qu'appartiennent les affections aiguës des jointures consécutives aux couches, aux distensions du canal de l'urètre et aux fièvres éruptives. Nous en traiterons en dernier lieu. Comme elles tiennent tantôt du caractère du rhumatisme inflammatoire primitif, qui ne tend pas à la suppuration, tantôt du rhumatisme essentiellement purulent, qui succède aux grandes plaies et aux phlébites, on ne peut bien les faire connaître qu'après avoir tracé l'histoire des deux grands types dont elles sont des associations ou des variétés.

DU RHUMATISME BLENNORRHAGIQUE.

On donne le nom de rhumatisme blennorrhagique à l'inflammation aiguë d'une ou de plusieurs jointures survenant à la suite d'un écoulement urétral. La spécialité de la cause, comme la spécialité du traitement de ce genre de rhumatisme, doivent nous conduire à le décrire à part.

Sous plusieurs rapports, le rhumatisme blennorrhagique ressemble tellement au rhumatisme inflammatoire primitif, qu'on peut longtemps l'avoir sous les yeux sans soupçonner la cause spéciale qui lui a donné naissance; le plus souvent, il a un caractère inflammatoire aigu; il occupe successivement ou simultanément un grand nombre d'articulations; il entraîne des sécrétions séreuses dans les synoviales, il n'a point de tendance à la suppuration, et il exige un traitement antiphlogistique.

Outre les caractères qui lui sont communs avec le rhumatisme primitif, il présente encore quelques caractères spéciaux: 1° sous le rapport des circonstances au milieu desquelles il se produit; 2° sous le rapport de son siége; 3° sous le rapport de son traitement.

Lorsqu'un rhumatisme articulaire aigu se manifeste chez un malade atteint de blennorrhagie, on peut observer trois cas qu'il importe de distinguer les uns des autres. Dans les cas les plus simples, l'écoulement et le rhumatisme coexistent simultanément, sans que l'un paraisse influer sur l'autre; dans ces conditions se trouve la première observation publiée par M. Velpeau. Le gonflement des deux genoux se développa dans le cours d'une blennorrhagie qui durait depuis cinq mois, et le développement de la maladie articulaire ne modifia en rien la quantité de l'écoulement. Le rhumatisme est alors indépendant de la blennorrhagie; il est faible, car s'il était intense, il entraînerait probablement la suppression ou la diminution de l'écoulement urétral.

Après les cas où la maladie articulaire et celle de l'urètre coexistent sans influer l'une sur l'autre, viennent ceux où le rhumatisme articulaire aigu se développe pendant le cours d'une blennorrhagie, et en entraîne la suppression, après avoir duré un temps plus ou moins long. Dans ce cas, dont on trouve diverses observations dans les auteurs, et spécialement dans l'ouvrage de M. Gibert sur les maladies vénériennes, la blennorrhagie se supprime, comme le ferait tout autre écoulement, sous l'influence d'une dérivation puissante. Il est douteux que le rhumatisme mérite alors le nom de *rhumatisme blennorrhagique*. Ce nom doit être conservé au cas où la suppression d'un écoulement est suivie d'un rhumatisme articulaire aigu, et où l'étude des causes productrices du mal fait penser que la suppression de l'écoulement a seule contribué à la production du rhumatisme. Si jamais on veut faire une monographie exacte du rhumatisme blennorrhagique, il faudra ranger les observations sous les trois chefs que je viens d'indiquer, et insister surtout sur le diagnostic et le traitement de celles qui appartiennent à la dernière catégorie.

Les articulations qui sont spécialement le siége du rhumatisme blennorrhagique sont les articulations des genoux. L'inflammation peut toutefois se manifester dans les pieds, dans les hanches, dans le coude, etc., en un mot, dans une articulation quelconque.

Dans toutes les observations de rhumatisme blennorrhagique qui sont citées par les auteurs, et dans celles que j'ai recueillies, lorsque le mal occupait les genoux, les signes de l'hydarthrose étaient très-évidents.

Je ne connais aucun cas où ce genre de rhumatisme ait été suivi de la mort, et j'ai cherché vainement l'histoire d'une autopsie de rhumatisme survenu à la suite d'un écoulement.

Suivant M. Ribes, le rhumatisme blennorrhagique exige, comme traitement spécial, l'emploi du baume de copahu à haute dose. Dans le Mémoire qu'il a publié sur l'action du baume de copahu dans la gonorrhée et dans les accidents produits par la suppression spontanée de cet écoulement (1), il cherche d'abord à démontrer que, dans les cas qui font le sujet de son travail, le copahu doit être administré à haute dose, c'est-à-dire à des doses qui dépassent 10 à 15 grammes par jour, et, après avoir cité des faits pour prouver l'utilité de cette méthode, non seulement dans la gonorrhée, mais dans les inflammations blennorrhagiques des testicules, dans les toux

(1) *Revue médicale*, 1822.

et les ophthalmies de même origine, il ajoute : « J'ai recueilli deux observations de gonflement et d'engorgement très-douloureux du genou, après la suppression subite de la gonorrhée. Chez l'un des sujets de ces observations, les deux genoux furent affectés en même temps ; chez l'autre, le genou droit était seulement engorgé et douloureux. Dans ces deux cas, le baume de copahu a été employé pendant douze jours avec un succès complet, et les malades ont guéri sans qu'on eût mis d'autres moyens en usage. »

Ce passage est le seul que j'ai trouvé dans le Mémoire de M. Ribes qui soit relatif au rhumatisme blennorrhagique.

M. Velpeau a publié quelques recherches sur le rhumatisme blennorrhagique, dans le tome II de sa *Clinique chirurgicale.* Il traite ce rhumatisme par le baume de copahu combiné avec le poivre cubèbe. Voici la formule qu'il adopte : On prend deux gros de copahu et quatre ou six gros de cubèbe ; on forme ainsi avec de la magnésie et deux grains d'opium une pâte que l'on divise en six parties et qu'on fait prendre en deux jours, une le matin, une à midi, une le soir. Si la maladie s'améliore, il ne faut pas cesser pour cela l'emploi du remède, on donne un jour de repos au malade ; on reprend une nouvelle dose le quatrième jour, laquelle dure trois jours ; le septième, nouveau repos ; on commence la troisième dose le huitième jour, on la fait durer quatre jours.

Au traitement par le copahu et le cubèbe, M. Velpeau joint, suivant les cas, des frictions mercurielles, des vésicatoires volants et la compression. Il cite trois cas où ces divers moyens ont été employés. Le premier ne peut être rigoureusement considéré comme un rhumatisme blennorrhagique, car le gonflement des deux genoux se manifesta sans que l'écoulement, qui durait depuis cinq mois, fût supprimé, et même sans que sa quantité fût diminuée ; le traitement consista dans le repos, une saignée au début, et l'administration d'un mélange de baume de copahu et de poivre cubèbe ; trois jours après l'administration de ces moyens, la blennorrhagie disparut, et la maladie du genou était guérie neuf jours après l'entrée du malade à l'hôpital.

Les deux autres observations se rattachent plus immédiatement que celle-ci au sujet qui nous occupe. L'inflammation aiguë des articulations du genou avec hydarthrose se manifesta peu de temps après la suppression d'un écoulement. Dans le premier cas, le malade guérit après 23 jours de traitement; sa constitution était bonne. Dans le second cas, la maladie résista obstinément pendant un mois et demi à un traitement où le copahu et le cubèbe, des vésicatoires volants, des frictions mercurielles furent successivement employés. Il est à remarquer que la constitution du malade était extrêmement détériorée.

Si je m'en rapporte au petit nombre de cas où j'ai vu expérimenter le baume de copahu dans le rhumatisme blennorrhagique, on ne retire pas de son emploi des effets plus évidents que M. Velpeau n'en a retiré de la combinaison du cubèbe et du copahu. Je pense donc qu'il ne faut pas négliger les moyens que nous avons spécialement recommandés dans le rhumatisme primitif inflammatoire, c'est-à-dire les saignées et le nitrate de potasse, et qu'il ne faut recourir au copahu qu'après avoir modéré par les antiphlogistiques l'état inflammatoire.

DU RHUMATISME AIGU SUITE DE L'INFECTION PURULENTE.

Dans le cours de l'affection générale désignée sous le nom d'*infection purulente*, il se manifeste souvent dans les articulations des douleurs aiguës avec gonflement, et à l'autopsie l'on trouve de la suppuration dans les jointures qui ont été le siége de ces gonflements et de ces douleurs. Tous les auteurs modernes ont senti la nécessité de distinguer cette affection aiguë des articulations du rhumatisme ordinaire. Cette distinction est fondée sur les raisons les plus solides, et sa justesse fait voir combien était irréfléchie la confusion qui s'est si longtemps maintenue, de toutes les affections aiguës des jointures, sous le nom de *rhumatisme articulaire aigu*.

La maladie des articulations qui survient dans le cours de la résorption purulente a des caractères tout-à-fait spéciaux sous le rapport des circonstances au milieu desquelles elle se développe, de la nature des altérations articulaires, et enfin sous le rapport de sa gravité.

Je ne citerai pas ici des observations particulières, car il est si commun d'observer dans les hôpitaux des épanchements de pus dans les synoviales articulaires à la suite de la résorption purulente, que les faits isolés n'ont pas besoin d'être reproduits.

Les circonstances au milieu desquelles se développe l'affection aiguë des articulations, suite de résorption purulente, sont, avant tout, l'existence d'une plaie, spécialement de celles qui intéressent les veines ou les tissus veineux. La résorption purulente ne peut avoir lieu que lorsqu'il y a solution de continuité, et que celle-ci a été produite par un instrument piquant, par un instrument tranchant, ou par une contusion avec déchirure; jamais elle n'est la suite d'une solution de continuité produite par la cautérisation. Il faut, toutefois, pour que la cautérisation n'expose pas à l'infection purulente, qu'elle ait détruit toutes les parties qu'elle a mises à découvert, et qu'ainsi elle n'ait pas servi simplement à faire une perforation à de grandes cavités dont elle aurait laissé les parois dans leur état normal.

J'ai développé avec détail ces idées sur la nature des plaies qui prédisposent à l'infection purulente dans mon Mémoire sur la cautérisation (1).

Sans doute, il est des cas où des solutions de continuité qui n'intéressaient que la peau et le tissu cellulaire ont été suivies d'infection purulente, mais ces cas sont extrêmement rares; presque toujours il y a dans la plaie, qui est le point de départ de l'infection purulente, division des veines ou des tissus veineux; j'entends ici par tissus veineux, ceux qui sont formés par des cellules qui communiquent librement avec les veines, et qui paraissent constitués par un tissu analogue à celui de ces vaisseaux. Dans ce cas se trouvent le tissu celluleux et le canal médullaire des os; il est impossible de pousser une injection dans ce tissu celluleux ou ce canal médullaire, sans que cette injection ne pénètre dans toutes les veines circonvoi-

(1) *Gazette médicale*, 1843.

sines ; il en est de même des tissus érectiles de la verge ou du vagin. Les amputations des membres, opérations dans lesquelles il y a division tout à la fois du canal médullaire des os et de veines nombreuses, sont, de toutes les opérations, celles qui exposent le plus à l'infection purulente. Puis viennent les plaies des veines, les divisions qui pénètrent jusque dans l'intervalle des muscles, etc., etc.

Lorsqu'une plaie doit être le point de départ d'une infection purulente, il se manifeste des symptômes d'une suppuration plus ou moins étendue dans les veines ou dans le canal médullaire des os. Les signes de ces suppurations ne sont pas très-caractéristiques dans la plupart des cas. Si les veines sont superficielles, des lignes rouges indiquent leur trajet, et elles forment un cordon dur et douloureux ; mais souvent la suppuration a commencé à s'y former, qu'aucun signe caractéristique n'en indique la présence.

Le diagnostic est bien plus difficile encore quand les veines sont profondes et occupent le centre d'un membre. Le gonflement et la douleur très-vive de ce membre, l'aspect grisâtre de la plaie peuvent faire présumer plutôt qu'ils ne démontrent l'existence de la phlébite. Quant à la suppuration du canal médullaire, on peut en soupçonner l'existence à la suite des amputations, toutes les fois que l'on voit s'élever du milieu de la section de l'os un champignon grisâtre et fongueux.

A ces symptômes locaux s'en joignent de généraux, qui indiquent un trouble profond de l'économie. Au début de la suppuration, le malade est abattu, sans appétit, en proie à une soif ardente, avec fièvre brûlante et continue; ses selles sont fétides, sa face altérée. Plus tard se manifestent des frissons avec un sentiment de froid général. Ces frissons durent un quart-d'heure, demi-heure, une heure; ils sont suivis ensuite d'une chaleur brûlante et d'une transpiration abondante. Les accès de fièvre intermittente pernicieuse que constitue l'ensemble de ces symptômes, se renouvellent un certain nombre de fois, à des époques irrégulières, et cessent ordinairement après deux ou trois jours, pour faire place à une fièvre continue qui ne tarde pas à entraîner les malades.

Pendant le cours de cette fièvre intermittente pernicieuse, se manifestent ordinairement des symptômes qui font présumer des abcès disséminés dans le foie ou dans les poumons.

En général, ce n'est qu'après le développement de tous les accidents que je viens de rappeler, que se manifestent, dans la résorption purulente, les symptômes de l'arthrite consécutive. Lorsque déjà quelques frissons ont eu lieu, les malades se plaignent d'éprouver des douleurs dans une ou plusieurs jointures; ces douleurs sont ordinairement très-vives et accompagnées de l'impossibilité d'exécuter aucun mouvement. Les articulations douloureuses et gonflées présentent les traces d'une fluctuation évidente, pourvu, toutefois, qu'elles soient superficielles, comme celle du genou par exemple. En même temps, des douleurs et des épanchements de même nature se montrent autour des articulations ou dans leurs intervalles. La sécrétion du pus, comme on le verra par la suite, se fait alors dans le tissu cellulaire sous-cutané ou inter-musculaire.

J'ai toujours vu ces épanchements de pus annoncer une mort prompte, et celle-ci survenir avant que la suppuration ait eu le temps de se faire jour au dehors.

Anatomie pathologique. — Toutes les fois que dans le cours d'une infection purulente, les articulations sont devenues le siége des symptômes précédemment décrits, on trouve, après la mort :

1° Les restes d'une plaie non cicatrisée, grisâtre et comme gangrénée à sa surface;

2° Des suppurations, soit dans des veines, soit dans des canaux médullaires;

3° Un sang liquide et comme poisseux;

4° Ordinairement des abcès disséminés dans le foie, dans le poumon ou dans d'autres organes;

5° Enfin, des suppurations dans des synoviales articulaires qui ont été le siége, durant la vie, de douleurs et de tuméfactions.

Dans ces synoviales, on trouve une quantité plus ou moins considérable d'un pus séreux, parfaitement liquide; à leur surface, aucune trace des fausses membranes adhérentes, comme dans les arthrites inflammatoires.

La synoviale et le tissu cellulaire sous-synovial sont quelquefois aussi blancs que dans l'état normal; l'on y aperçoit cependant d'ordinaire des traces d'une injection sanguine et capillaire; les cartilages sont sains, ainsi que les ligaments.

Le nombre des articulations qui sont le siége de ces épanchements, est très-varié; il est des cas où l'on ne peut en ouvrir une seule sans qu'il ne s'en écoule du pus.

En même temps le tissu cellulaire sous-cutané et surtout le tissu cellulaire placé autour des muscles contient une quantité plus ou moins considérable de pus liquide; et ce pus dans le tissu cellulaire, comme dans les synoviales, n'est accompagné ni d'injection vasculaire, ni de sécrétion de lymphe plastique; il n'y a dès-lors ni rougeur vive, ni gonflement, ni épaississement des tissus qui entourent l'abcès.

Pronostic et traitement. — Quelque graves que soient les suppurations qui peuvent se former dans les synoviales pendant le cours d'une infection purulente, on voit qu'elles ne sont que secondaires et subordonnées à des lésions antécédentes; avant qu'elles se développent, il y a toujours eu suppuration dans une solution de continuité, affection générale, caractérisée par un état fébrile spécial, et presque toujours formation d'abcès multiples dans des viscères importants. La maladie articulaire n'existerait point, que les conséquences de l'affection générale seraient les mêmes, et qu'une mort prompte en serait toujours la suite.

La suppuration des synoviales, dans les conditions que j'examine ici, ne doit donc pas préoccuper sous le rapport thérapeutique; elle n'offre aucune indication spéciale. Un traitement efficace serait celui qui, au lieu de guérir la maladie locale des jointures, préviendrait ou guérirait l'affection générale dont elle est la conséquence.

Après avoir reconnu par des observations faites dans les conditions les plus variées, que la destruction par le caustique de tumeurs quelconques n'entraînait jamais d'infection purulente, j'ai eu l'idée de cautériser toute la surface des plaies qui me paraissaient exposées à devenir le point de départ d'une résorption purulente. Il m'a semblé que, puisque les solutions de continuité produites par la cautérisation et spécialement par le fer rouge et le chlorure de zinc ne produisaient jamais cette résorption, on pouvait espérer que dans les cas où elle était imminente, on l'arrêterait en substituant une surface cautérisée à une plaie produite par l'instrument tranchant. Dans ce but, quand les symptômes précurseurs de la résorption du pus se sont manifestés, j'ai cautérisé des plaies avec le fer rouge, ou mieux avec la pâte de chlorure de zinc, dont l'application effraie moins les malades, et qui dessèche plus complètement les solutions de continuité.

J'ai appliqué surtout cette méthode aux plaies suites d'extirpation de tumeurs cancéreuses du sein ou du creux de l'aisselle, de loupes au dos et au cou; l'expérience m'a si bien montré l'utilité immédiate et évidente de cette substitution, que dès que je vois, après l'extirpation d'une tumeur par l'instrument tranchant, que la plaie est grisâtre, qu'il s'en écoule un pus sanieux ou fétide, que les bords ont ce gonflement douloureux qui précède les phlegmons avec érysipèle, que la fièvre est brûlante, la soif vive, je cautérise sans hésitation toute la surface de la plaie. A part les amputations, je n'ai pas vu un seul cas où les accidents n'aient été arrêtés par cette méthode, dont les résultats, plus que toute autre observation peut-être, démontrent la puissance avec laquelle la cautérisation borne les maladies et les fixe dans le lieu où elle a été appliquée.

Je crois avoir par là prévenu des résorptions purulentes; mais une telle opinion est si difficile à prouver, il reste tant de doutes dans l'esprit sur la justesse du pronostic qu'a porté un auteur qui prétend avoir prévenu une maladie, que je renonce à citer ici les observations qui me paraissent avoir confirmé mes présomptions sur la possibilité d'arrêter la résorption purulente, avant que les frissons se soient développés; il n'y a que ceux qui ont eu les malades sous les yeux qui soient frappés de ces résultats. Je me contente donc d'appeler l'attention des praticiens sur la cautérisation des plaies menacées de résorption purulente, et de les engager à répéter des essais dont le résultat m'a paru extrêmement satisfaisant.

Lorsque les accès de fièvre précédés de frissons ne laissent aucun doute sur la gravité qu'a déjà prise la maladie, tous les moyens qu'on peut mettre en usage sont généralement inutiles; la cautérisation ne réussit plus que dans des cas très-exceptionnels, et l'on ne doit presque rien attendre des efforts de la nature. Je n'ai pas vu guérir un seul des malades qui ont eu des abcès articulaires à la suite de la résorption purulente.

DU RHUMATISME AIGU CONSÉCUTIF A LA MORVE.

Lorsqu'un malade, par suite de la transmission de la morve, est affecté de cette maladie, que l'on a crue si longtemps spéciale au cheval, ses articulations peuvent devenir le siége de douleurs et de gonflements aigus que l'on pourrait confondre avec le véritable rhumatisme articulaire.

La seule indication des circonstances au milieu desquelles se produit cette maladie articulaire, suffit pour en montrer le caractère spécial et faire comprendre la nécessité d'une description à part. Autant la morve est une maladie spéciale, différente de toute autre maladie, autant les affections qui lui sont consécutives doivent être spéciales aussi; l'on verra, par le cas que je vais citer, que l'affection des jointures consécutives à l'inoculation de la morve peut offrir des rapports nombreux avec celle qui survient dans le cours d'une résorption purulente. Mais si les effets extrêmes de ces deux maladies peuvent offrir quelques rapports, si, dans l'une et l'autre, les articulations peuvent devenir le siége d'abcès, leur cause est trop différente pour que l'on n'établisse pas entre elles les plus profondes différences.

Voici le seul cas que je connaisse de suppuration des jointures consécutive à la morve:

Observation. — M. ***, vétérinaire dans un régiment, âgé de 25 ans, fortement constitué, se piqua le doigt en ouvrant un abcès du cou à un cheval morveux. Quelque temps après, sa piqûre s'enflamma, et le seizième jour, il avait un chapelet de petits abcès le long de l'avant-bras et du bras. Je cautérisai au fer rouge la surface interne de chacun de ces abcès, qui étaient au nombre de quatre. Malheureusement il était trop tard, le virus avait pénétré dans l'économie. Quelques jours plus tard se manifesta un nouvel abcès à la partie postérieure d'une cuisse. A une époque plus éloignée, une douleur et un gonflement se firent sentir à l'une des articulations tibio-tarsiennes. Pendant trois mois le malade languit dans un état qui laissait encore quelque espoir, mais au bout de ce temps ses deux genoux et l'un de ses coudes devinrent douloureux; le délire survint et la mort ne tarda pas à le suivre.

A l'autopsie nous trouvâmes du pus accumulé dans les articulations qui avaient été malades durant la vie. Ce pus n'était entouré d'aucune inflammation. La synoviale articulaire était dans le même état qu'à la suite des résorptions purulentes consécutives aux amputations.

DU RHUMATISME PUERPÉRAL.

Il n'est pas rare de voir survenir chez les femmes nouvellement accouchées des douleurs et des inflammations articulaires. Ces douleurs et ces inflammations offrent, sous le rapport de leur marche et de leur gravité, des caractères spéciaux qui les ont fait décrire isolément par M. Cruveilhier (1) sous le nom de *rhumatisme puerpéral*. Nous ne faisons qu'imiter l'exemple du professeur de l'École de Paris en consacrant un article particulier à ce genre d'affection.

Nous avons dit ailleurs qu'on pouvait distinguer les affections rhumatismales en deux catégories : 1° les rhumatismes primitifs qui se manifestent d'emblée, sans avoir été précédés d'aucune maladie; 2° les rhumatismes consécutifs qui surviennent à la suite de quelqu'autre affection. Cette seconde classe offre de nombreuses variétés parmi lesquelles vient naturellement se placer le rhumatisme puerpéral. En effet, tous les cas graves que j'en ai pu observer et tous ceux que j'ai trouvés dans les auteurs étaient survenus à la suite de métrite, péritonite, phlébite ou lymphite utérines. Cependant M. Cruveilhier admet qu'il peut se manifester en l'absence de toute autre lésion, mais il n'en cite aucun exemple.

Ce n'est pas à l'article rhumatisme qu'il faut chercher ce qui a été dit par les auteurs sur les douleurs articulaires qui viennent compliquer les couches. Dans les ouvrages anciens, et

(1) *Anatomie pathologique*, livre 17.

même dans ceux du siècle dernier, c'est en consultant ce qui a été écrit sur les *dépôts laiteux* qu'on trouve mentionnées ces douleurs ; encore ne le sont-elles que par très-peu d'auteurs, parmi lesquels il faut nommer en première ligne Raulin, qui en parle plus longuement que les autres (1), et qui les considère comme produites par l'arrêt de la circulation laiteuse dans les extrémités des capillaires membraneux des parties souffrantes. Il distingue les douleurs aiguës et les douleurs chroniques. Il paraît même avoir très-bien connu leur tendance à la suppuration. Cependant il n'entre dans aucun détail précis sur l'anatomie pathologique de cette affection. Il est à remarquer que Puzos, qui a écrit plusieurs mémoires très-estimés sur les dépôts laiteux, n'y prononce pas même une seule fois le nom de rhumatisme.

Quant aux auteurs modernes qui ont parlé des inflammations et des abcès articulaires qui se manifestent chez les nouvelles accouchées, aucun, à l'exception de M. Cruveilhier, n'a songé à en faire une maladie distincte, parce que l'anatomie pathologique, qui leur servait surtout de guide, leur apprenait que toujours ces inflammations articulaires coïncidaient, soit avec une phlébite ou une lymphite utérine, soit avec une phlegmasia alba dolens. C'est en consultant ce qu'ils ont écrit sur ces différentes maladies qu'on trouve des renseignements précis sur les symptômes et sur les lésions qui appartiennent au rhumatisme puerpéral. Entre autres monographies importantes qu'on lira avec beaucoup de fruit, je citerai celle de M. Théodore Helm (2) ; elle contient d'assez longs détails sur les abcès articulaires puerpéraux, sur les signes qui annoncent leur formation, et sur les caractères anatomiques qui les distinguent. Mais, loin de les considérer comme une affection rhumatismale, il les regarde comme des métastases de la phlébite utérine.

Je conçois très-bien que les accoucheurs ne fassent pas du rhumatisme puerpéral une affection distincte, puisqu'elle est

(1) *Traité des maladies des femmes en couches*, 1771, page 295.

(2) *Traité sur les maladies puerpérales*, 1840.

toujours symptomatique d'une autre affection plus importante; mais, dans un traité complet des maladies des articulations, on ne pourrait, sans commettre une grave omission, le passer sous silence; dans un pareil ouvrage on est tenu d'indiquer toutes les conditions au milieu desquelles ces maladies peuvent se développer.

Anatomie pathologique. — Lorsqu'on a occasion de faire l'autopsie d'une femme ayant présenté des signes de rhumatisme survenu peu de temps après les couches, on trouve habituellement les lésions anatomiques suivantes : les articulations qui étaient douloureuses contiennent une quantité plus ou moins considérable de pus, seul ou mélangé avec un peu de synovie. Ce pus est ordinairement épais et blanchâtre; la membrane synoviale est quelquefois rouge et ramollie, mais assez souvent sa consistance et sa coloration sont à peine changées. Les cartilages articulaires sont presque toujours érodés, amincis, quelquefois même ils ont entièrement disparu, et les extrémités osseuses sont complètement dénudées et rugueuses.

Je ne sache pas qu'il existe dans la science un seul cas où ces phénomènes aient été localisés dans une seule jointure : toujours on les retrouve dans une série d'articulations, principalement dans les genoux, les coudes, les poignets et les hanches. Les symphyses sacro-iliaques sont également le siége fréquent de ces mêmes altérations; mais, qu'on le remarque bien, l'inflammation puerpérale de ces symphyses ne doit pas toujours être considérée comme l'effet d'un état général; elle dépend souvent de la propagation par simple continuité de tissu de l'inflammation du péritoine et du tissu cellulaire intrapelvien aux fibro-cartilages des symphyses. Aussi est-elle habituellement localisée, tandis que le rhumatisme puerpéral fait toujours invasion sur plusieurs jointures à la fois ou successivement.

Une autre particularité du rhumatisme puerpéral, sous le rapport anatomique, c'est que non seulement on trouve du pus épanché en abondance dans les jointures, mais encore on trouve de vastes abcès circonvoisins, c'est-à-dire ayant leur siége dans les interstices des muscles environnants, dans le tissu cellulaire sous-cutané et dans les gaînes des tendons.

Enfin, l'on trouve presque constamment des fausses membranes et de la sérosité purulente dans le péritoine, du pus dans les ligaments utérins, dans les veines et surtout dans les vaisseaux lymphatiques de la matrice. Il n'est pas rare non plus de trouver de la suppuration épanchée dans le péricarde et dans les plèvres.

Parmi les faits sur lesquels sont appuyées les propositions que je viens d'émettre, je citerai ceux que renferme l'ouvrage de M. Bouillaud sur le rhumatisme aigu, et surtout ceux que l'on trouve dans l'*Anatomie pathologique* de M. Cruveilhier. Je ne pense pas qu'il soit utile de reproduire ici ces observations; mais, pour les corroborer, à cause de leur petit nombre, j'en citerai une qui m'appartient et qui d'ailleurs leur ressemble en tous points.

OBSERVATION. — *Rhumatisme puerpéral avec suppuration dans le genou droit et dans plusieurs parties du tissu cellulaire inter-musculaire; péritonite purulente et suppuration des veines de la matrice.* — Le 1er mars 1843, entra dans mon service une femme, âgée de 19 ans, qui était accouchée 42 jours auparavant. Six jours après sa couche, elle avait pris froid, ses lochies s'étaient supprimées, et il s'était manifesté des douleurs vives dans le ventre, dans le genou gauche et dans la jambe droite. Son mal avait fait les plus rapides progrès, et lorsqu'elle entra dans mon service, elle offrait des symptômes qui firent penser que la mort n'était point éloignée. Celle-ci eut lieu en effet quatre jours après.

A l'autopsie nous trouvâmes le genou gauche rempli de pus, et des abcès séparant le muscle triceps du fémur dans toute sa longueur, et s'étendant du genou au coude-pied, à travers les muscles de la partie antérieure de la jambe. Ces abcès communiquaient avec le genou, et, comme ils avaient été ouverts pendant la vie, leur surface interne était noirâtre et comme gangrénée. Les cartilages du genou étaient complètement absorbés, les ligaments ramollis par la suppuration, et les os étaient restés intacts.

Il y avait des abcès inter-musculaires dans le tissu cellulaire des muscles antérieurs de la jambe droite. La même altération s'observait autour de la partie inférieure du muscle grand fessier.

Le péritoine était rempli de fausses membranes et de sérosité purulente. Il y avait un abcès à la partie supérieure de la matrice, dans le tissu cellulaire sous-péritonéal; cet organe était revenu sur lui-même, et la plupart de ses sinus étaient remplis de pus; il n'y avait, du reste, point de phlébite dans les ligaments larges.

Dans toutes les parties remplies de pus, on n'observait nulle part, ni injection sanguine, ni fongosités. Tout le corps était amaigri et d'une pâleur extrême.

Les dispositions anatomiques observées dans ce cas sont conformes, ainsi qu'on le voit, à celles qui ont été signalées par M. Cruveilhier; ainsi, dans toutes les autopsies de rhumatisme puerpéral qui ont été publiées jusqu'à ce jour, on voit que du pus était épanché dans plusieurs articulations, qu'il existait des abcès entre les muscles, que la matrice et ses annexes étaient aussi le siége d'une inflammation suppurative.

Cependant toutes les affections articulaires qui se manifestent à la suite des couches n'entraînent pas la formation du pus dans les jointures. Quelques-unes de ces affections sont franchement inflammatoires et se terminent par résolution. On voit des malades chez lesquelles, deux ou trois semaines après leur délivrance, quelquefois même plus tôt, à la suite d'un refroidissement brusque, plusieurs articulations se gonflent, deviennent chaudes, rouges et douloureuses, et chez lesquelles ces symptômes, après avoir duré 4, 5, 6 ou 8 jours, diminuent graduellement et disparaissent tout-à-fait. Dans ces cas, il ne s'est pas formé de pus dans les jointures, il existait simplement une inflammation aiguë de la synoviale et du tissu cellulaire sous-cutané, avec les caractères qui sont propres au rhumatisme aigu primitif. Enfin, il est des cas fréquents et moins graves encore où des douleurs se font sentir à la suite des couches, sans qu'il existe aucune lésion matérielle dans les articulations.

Symptômes, marche et terminaison. — Le rhumatisme puerpéral étant presque toujours précédé, comme je l'ai déjà dit, de l'inflammation du péritoine ou de la matrice, on observe ordinairement avant son invasion les signes d'une péritonite, d'une phlébite ou d'une lymphite utérine. En outre, quelques symptômes annoncent d'une manière plus spéciale la prochaine apparition du rhumatisme; ce sont des frissons irréguliers et de la gêne dans les mouvements. Bientôt après, les malades se plaignent de violentes douleurs dans les articulations, sans que cependant celles-ci soient rouges, chaudes ou gonflées. Le moindre mouvement augmente ces douleurs d'une manière sensible. La maladie peut parcourir toutes ses périodes sans présenter d'autres phénomènes locaux ; mais il n'en est pas toujours ainsi. On voit des malades chez lesquelles il y a non-seulement douleurs, mais encore tuméfaction, chaleur et rougeur des jointures. Alors la moindre pression arrache des cris, le contact même du drap de lit ne peut être supporté. Dans ces cas, on peut craindre que l'inflammation n'ait envahi le tissu cellulaire sous-cutané, et que du pus ne se soit épanché dans les interstices musculaires ou dans les gaînes tendineuses.

Il est à remarquer que le rhumatisme puerpéral est souvent accompagné à son début de l'œdème général du membre. Aussi a-t-on souvent confondu ce rhumatisme avec la maladie désignée sous le nom de *phlegmasia alba dolens* ; suivant M. Cruveilhier, cette dernière maladie est toujours le résultat d'une phlébite, tandis que le rhumatisme puerpéral coïncide le plus souvent avec l'inflammation suppurative des vaisseaux lymphatiques. Cette opinion n'est pas encore démontrée par un nombre de faits suffisants.

Si la maladie est simplement inflammatoire, comme nous avons admis qu'elle pouvait l'être dans quelques circonstances, surtout quand elle se manifeste à une époque déjà éloignée de l'accouchement, et qu'elle ne vient pas s'enter sur une métro-péritonite, elle se comporte comme un simple rhumatisme articulaire aigu primitif. Au bout d'une ou deux semaines environ, elle diminue graduellement, et bientôt les articulations douloureuses reprennent le libre exercice de leurs mouvements. Mais si, comme cela arrive dans la plus grande majorité des cas, l'inflammation articulaire est de nature suppurative, la marche de la maladie n'est plus aussi simple ; les symptômes, au lieu de tendre à diminuer, deviennent chaque jour plus fâcheux ; des frissons suivis de chaleur reparaissent à des intervalles plus ou moins éloignés, le faciès prend l'empreinte d'une profonde altération, la langue se sèche, la fièvre devient brûlante et continue. Tous les accidents propres à l'infection purulente ne tardent pas à survenir et à entraîner la mort.

Toutefois, même dans les cas où du pus s'est épanché en assez grande abondance dans les articulations, la marche du rhumatisme puerpéral n'est pas toujours aussi funeste. Ce pus peut être peu à peu résorbé, et, dans ce cas, la maladie peut se terminer par une guérison qui se fera sans doute longtemps attendre, mais qui n'en aura pas moins lieu. M. Teissier, médecin de l'Hôtel-Dieu de Lyon, m'a communiqué un fait qui tend à confirmer ce que j'avance. Il donne encore, au moment où j'écris ce chapitre, des soins à une dame qui, trois jours après un accouchement naturel, s'exposa pendant la fièvre de lait à un refroidissement, et qui à la suite de cette imprudence présenta tous les symptômes d'une phlébite utérine, laquelle se compliqua quelques jours après d'inflammations articulaires ayant tous les caractères d'une inflammation suppurative. Les symptômes généraux étaient extrêmement graves, et rappelaient exactement ceux de la résorption purulente; quant aux phénomènes locaux, ils consistaient dans un engorgement avec fluctuation manifeste des articulations endolories. Malgré leur aspect alarmant, tous ces symptômes s'amendèrent sous l'influence d'un traitement énergique par le calomélas à l'intérieur et par des onctions mercurielles sur le ventre.

Causes. — Les causes du rhumatisme puerpéral sont les mêmes que celles de la péritonite ou de la phlébite utérine qui se développent à la suite des couches, et dont il n'est le plus souvent, comme nous avons eu soin de le dire, qu'un épiphénomène. Ainsi, les manœuvres laborieuses auxquelles on est quelquefois obligé d'avoir recours pour extraire l'enfant ou l'arrière-faix de l'utérus, l'influence du froid sec et surtout du froid humide, la putréfaction de quelques caillots retenus dans la cavité utérine, certaines influences miasmatiques ou épidémiques, les erreurs dans le régime, les frayeurs, etc., etc., peuvent être considérées comme des causes soit prédisposantes, soit occasionnelles du rhumatisme puerpéral. Toutefois, les causes qui troublent la sécrétion des lochies, celle du lait et celle de la transpiration cutanée, comme les refroidissements, lui donnent bien plus souvent naissance que toutes les autres conditions que nous avons signalées.

Quant aux raisons qui expliquent la tendance pyogénique du rhumatisme puerpéral, on ne peut en donner d'autres, si ce n'est qu'à la suite des couches, il se forme une espèce de diathèse purulente; car toutes les phlegmasies qui s'établissent à cette époque sur une région quelconque du corps, tendent à se terminer par suppuration, comme on le voit dans l'inflammation du sein, du péritoine, des plèvres, de l'utérus, des veines et dans la phlegmasie alba dolens.

Pronostic. — On peut établir d'une manière générale que le rhumatisme puerpéral, suivi de suppuration, est extrêmement grave, sinon par lui-même, du moins par la nature de la maladie dont il est la conséquence. Tous les cas que j'ai eu l'occasion de voir ont eu une issue malheureuse, et ceux qui sont relatés dans l'ouvrage de M. Bouillaud et dans celui de M. Cruveilhier ne se sont pas terminés plus heureusement. La gravité de ce rhumatisme se conçoit très-facilement; elle découle de ce que nous avons dit sur sa nature. Par la même raison qu'on ne voit presque jamais guérir la phlébite et la lymphite utérines puerpérales, on ne peut pas espérer de voir souvent guérir le rhumatisme qui apparaît à leur suite et qui n'en est qu'une complication.

Cependant ce serait commettre une grande erreur que de toujours pronostiquer la mort, par cela même qu'il existerait des inflammations articulaires chez une nouvelle accouchée. Je tiens de médecins accoucheurs très-expérimentés qu'il n'est pas rare d'observer des rhumatismes puerpéraux se terminer par la guérison chez les femmes qui sont placées dans de bonnes conditions hygiéniques, et surtout quand ils se déclarent dix jours au moins après les couches.

A mesure qu'on s'éloigne de ce moment, la diathèse pyogénique s'affaiblit, et par conséquent les inflammations articulaires, quand elles se développent, ont moins de tendance à devenir purulentes, et par conséquent à acquérir de la gravité.

Traitement. — Les auteurs n'ont point insisté sur le traitement du rhumatisme puerpéral; l'on ne doit pas s'étonner du silence qu'ils ont gardé à cet égard, du moins en ce qui regarde les cas graves, car ceux-ci étant une conséquence des métro-péritonites puerpérales, il était naturel de s'occuper surtout du traitement de ces dernières.

En partant de cette idée que le rhumatisme puerpéral exige moins un traitement spécial que le traitement des affections dont il est la suite, on est conduit à conseiller les moyens suivants :

S'il se manifeste au début du mal, comme on le voit fréquemment, de l'amertume dans la bouche, des envies de vomir et même le rejet de matières bilieuses, il faut débarrasser les premières voies, recourir aux vomitifs et spécialement à l'ipécacuanha, administré suivant la méthode de Doulcet. Cette méthode consiste à faire prendre, dès le début du mal, un gramme d'ipécacuanha en deux doses, à une heure et demie de distance ; on doit répéter plusieurs fois l'emploi de ce vomitif, suivant l'opiniâtreté des symptômes, et soutenir son action par l'usage d'une potion huileuse, avec addition de 10 centigrammes de kermès. Si les malades sont constipés, il faut seconrir à l'emploi des laxatifs, tels que la décoction de pulpe de casse et de tamarin, le petit-lait antilaiteux purgatif de Weiss, etc. Les laxatifs souvent répétés sont indiqués dans l'immense majorité des cas. Chez les personnes vigoureuses, je n'hésiterais pas à administrer même des purgatifs secs et énergiques, comme le jalap, pour déterminer des évacuations plus abondantes et une dérivation plus puissante.

Les avantages que l'on peut retirer de la saignée ont été très-diversement appréciés par les auteurs ; les uns, comme M. Bouillaud, conseillent de la pratiquer avec autant d'assurance que dans le rhumatisme primitif; mais la plupart des accoucheurs, et entre autres Dubois, tenant compte de la tendance qu'a la maladie à passer à l'état typhoïde, recommandent de ne saigner qu'avec beaucoup de ménagement. On sera conduit à adopter ce conseil, si l'on admet que le rhumatisme purulent qui succède aux couches a les plus grands rapports avec la suppuration des jointures qui survient à la suite des grandes opérations. On sait que dans ce dernier cas elle n'est d'aucune utilité, et qu'elle tend même à aggraver l'état du malade.

Les frictions mercurielles à haute dose et le calomélas, administrés de manière à provoquer la salivation, ont été aussi conseillés. On fait chaque jour des frictions sur le ventre avec 20 à 30 grammes d'onguent mercuriel dans les vingt-quatre heures, et l'on continue ce moyen jusqu'à ce que la salivation se soit développée. Nous avons dit plus haut que par cette méthode énergique, M. Teissier avait réussi dans un cas à sauver la vie d'une femme qui, à la suite d'une couche, avait présenté tous les symptômes qui font reconnaître un rhumatisme purulent consécutif à une métro-péritonite. Il est vrai que cette femme ne s'est complètement rétablie que huit mois après sa couche, et qu'elle a longtemps éprouvé des accidents assez graves pour inspirer des craintes sur sa vie.

Des vésicatoires multipliés et appliqués successivement sur toutes les jointures souffrantes peuvent être d'une grande utilité. Dans le cas où les douleurs articulaires sont très-violentes, les préparations d'opium sont formellement indiquées. Il faut alors recouvrir les jointures malades de compresses trempées dans une forte décoction d'opium, et faire prendre à l'intérieur 5 ou 10 centigrammes d'extrait thébaïque par jour, sous forme pilulaire ou dans une potion.

Je ne sache pas que l'on ait conseillé, dans le rhumatisme puerpéral, le sulfate de quinine ou le nitrate de potasse, sur lesquels l'on a fait de nombreux travaux dans le traitement du rhumatisme articulaire primitif.

DU RHUMATISME AIGU, SUITE D'UNE DISTENSION DU CANAL DE L'URÈTRE.

L'expérience démontre que lorsque le canal de l'urètre a été distendu par des bougies, par des sondes ou par des calculs, il peut se manifester dans les articulations des gonflements et des douleurs qui ont une grande analogie avec celles qu'on observe dans le rhumatisme articulaire aigu, et que l'on a confondues dans plusieurs ouvrages avec cette maladie.

Le rhumatisme consécutif à une distension de l'urètre a une grande tendance à se terminer par suppuration; il n'est pas cependant toujours suivi de mort. Sous le premier rapport, il doit être distingué du rhumatisme primitif; sous le second rapport, il diffère de l'arthrite consécutive aux résorptions purulentes.

On trouve dans les auteurs des matériaux assez nombreux sur ce genre de rhumatisme.

M. Moffait a cité dans sa thèse sur les inflammations des membranes synoviales, et M. Bouillaud a reproduit, dans son *Traité du rhumatisme*, une observation dont voici l'analyse :

Un jeune homme, jouissant d'une assez bonne santé, entra à l'Hôtel-Dieu pour se faire traiter d'une fistule au périnée. Une sonde, introduite dans la vessie, y reste pendant trois jours. Des douleurs se développent dans diverses articulations. On retire la sonde. La fièvre se manifeste, les premières douleurs persistent, et d'autres se font sentir dans la poitrine et l'abdomen. Les accidents sont suivis de dévoiement, d'amaigrissement prompt et d'infiltration des membres. Mort le douzième jour après l'apparition des douleurs.

A l'autopsie, on trouva dans la cavité du genou droit une à deux verrées d'un liquide en partie séreux, en partie purulent. Une couche de fausse membrane recouvrait la synoviale, qui était rouge et d'un aspect velouté. Il y avait également du pus dans plusieurs autres articulations, et un épanchement de sérosité purulente dans les cavités du thorax et de l'abdomen.

On trouve encore dans le traité de M. Bouillaud sur le rhumatisme l'observation suivante :

Observation. — Un typographe, d'environ 40 ans, vint à la Pitié, dans le service de M. Samson, pour y être traité d'un rétrécissement de l'urètre. M. Samson employa le cathétérisme forcé. La sonde pénétra dans la vessie. La nuit, il y eut une petite hémorrhagie urétrale.

Au bout de deux jours, une douleur vive se fit sentir dans l'articulation tibio-tarsienne droite, sans aucun gonflement et sans rougeur à la peau. Le jour suivant, le malade se plaignit de la persistance de la douleur de l'articulation; on remarqua dans sa figure une sorte de tremblement continuel.

Le troisième jour, à la douleur du pied se joignirent du gonflement et de la rougeur.

Le cinquième jour, la fluctuation devint distincte à la partie interne de l'articulation (une incision en fit sortir du pus).

Le sixième jour, les symptômes généraux devinrent plus graves et les articulations scapulo-humérale et huméro-cubitale droites furent le siége de douleurs sans gonflement sensible ni rougeur. 24 heures après, ces douleurs étaient plus vives et sans rougeur à la peau. Les symptômes nerveux firent des progrès, et le dixième jour le malade succomba.

A l'ouverture du cadavre on ne trouva aucune lésion évidente dans les organes internes. L'articulation de l'épaule ne présenta rien d'anormal (c'était la moins douloureuse); celle du coude contenait du pus en assez grande quantité, mais non réuni en masse; il tapissait toute la surface de la cavité articulaire, qui ne présenta de rougeur dans aucun point. On trouva aussi du pus dans l'articulation tibio-tarsienne; le foyer extérieur ne communiquait pas avec l'articulation.

Un traitement antiphlogistique énergique avait été mis en usage sans avoir paru modifier en rien la marche de la maladie.

M. Velpeau s'exprime ainsi sur le rhumatisme suite de distension de l'urètre :

« A la suite du cathétérisme ou des opérations qu'on pratique sur l'urètre, on voit survenir quelquefois des affections articulaires qui doivent être rapportées à la variété d'arthropathies que nous étudions en ce moment. Bien que cette forme de l'arthrite n'ait été l'objet d'aucun travail spécial, il ne paraît pas cependant qu'elle soit très-rare. On en trouve un exemple dans la thèse de M. Moffait. Je l'ai observée moi-même plusieurs fois. Vous devez être bien prévenus que dans ces cas la maladie a une grande tendance à la suppuration. L'un des malades que j'ai observés, tourmenté depuis longtemps par une coarctation urétrale, était pris d'un violent accès de fièvre à chaque tentative que je faisais pour lui passer une bougie. Le soir d'un de ces essais, le tremblement et la fièvre furent accompagnés de très-vives douleurs à l'articulation tibio-tarsienne gauche. La suppuration a d'ailleurs été si rapide, que le vaste abcès qui en résulta, déjà élevé jusqu'au tiers moyen du péroné, dut être largement ouvert le quatrième jour. La guérison se fit longtemps attendre; néanmoins le malade quitta l'hôpital environ trois mois après, ne conservant qu'un peu de gêne et de raideur dans l'articulation (1). »

M. Civiale (2) parle avec détail des abcès qui surviennent dans diverses parties du corps pendant le traitement des maladies de l'urètre; il n'a pas malheureusement étudié avec soin quel était le siége précis des suppurations qui avaient succédé à la dis-

(1) *Cliniq. chirurg.* t., 2, p. 35.

(2) *Traité des maladies des organes génito-urinaires*, t. 1er, p. 380.

tension de l'urètre ; sous ce rapport, son travail n'a pas toute l'utilité qu'il pourrait avoir, comme moyens d'éclairer le sujet qui nous occupe ; voici, toutefois, le résumé des cinq observations qu'il cite. Les deux premières sont celles de deux malades qui ont succombé.

1° Un officier de 36 ans, s'étant sondé avec une bougie trop volumineuse, éprouva quelques jours après, à l'épaule, des douleurs excessives avec tuméfaction et rougeur considérable ; il se forma à l'épaule un vaste abcès, d'où coula une grande quantité de pus lactescent, mal lié et très-fétide. Plus tard, un abcès superficiel se forma à la face externe de la jambe gauche, il s'ouvrit de lui-même. et donna un pus semblable à celui de l'épaule.

Le malade mourut, mais on ne fit pas son autopsie.

2° Un adulte, fortement constitué, avait eu deux fois le canal de l'urètre cautérisé, et il avait introduit pendant longtemps des sondes flexibles.

Lorsque le traitement était presque terminé, il se déclara une fièvre avec frissons, et il se forma successivement des abcès au périné, à la jambe droite et au genou du même côté, et enfin, plus tard, dans la jambe opposée. Le malade mourut, on ne fit pas son autopsie.

Dans les trois autres cas cités par M. Civiale, il y a eu guérison.

1° M. D., de l'Ile-de-France, éprouva tout-à-coup, pendant le cours du traitement par la dilatation d'un rétrécissement du canal de l'urètre, de très-vives douleurs. Il se forma des abcès successivement à la partie supérieure et antérieure du tibia, sur le côté externe de l'articulation du genou, à la région interne et inférieure de la cuisse ; plus tard, à la partie supérieure du derrière de la cuisse. Le malade finit par guérir.

2° Un menuisier de 56 ans éprouva des symptômes graves à la suite de la sortie d'un calcul anguleux et très-dur, ayant deux lignes de diamètre ; il eut des frissons suivis de sueur, et un vaste abcès, accompagné de fièvre, se développa dans l'épaisseur de la cuisse gauche. Le malade sortit de l'hôpital sans être guéri.

3° Dans le dernier cas qui nous reste à citer, il s'agit d'un maçon de 35 ans. A la suite d'une séance de lithotritie et de l'extraction d'une pierre arrêtée dans la portion membraneuse de l'urètre, il éprouva de violents accès de fièvre ; il eut plus tard un abcès derrière la malléole externe, un autre au-dessous de la malléole interne, sur la partie moyenne et supérieure du métatarse, et un troisième sous la plante du pied. Ces abcès s'ouvrirent, et le malade guérit.

Quelque nombreux que soient les travaux que nous venons

de citer, ils sont loin de permettre la solution des questions les plus importantes qu'on peut soulever au sujet du rhumatisme par distension de l'urètre. En réfléchissant au mode suivant lequel ce rhumatisme peut se produire, j'ai été conduit à penser qu'il pouvait bien dépendre d'une distension du canal de l'urètre, avec déchirure de ce canal, infiltration d'urine dans le tissu érectile, et phlébite consécutive.

Par une circonstance malheureuse, dans aucun des cas cités, l'on n'a fait l'autopsie du canal de l'urètre ni celle des veines qui en partent; je n'ai donc pas pu vérifier si j'étais ou non dans le vrai, et si l'on devait assimiler le rhumatisme par distension de l'urètre à l'arthrite qui survient à la suite de l'infection purulente. Je ne puis douter que cela n'ait lieu quelquefois; mais puisque la formation de ces abcès consécutifs n'a pas toujours été suivie de mort, on est conduit à penser qu'ils peuvent être indépendants de toute déchirure de l'urètre, et plus tard de toute phlébite. Cette opinion est d'autant plus probable, que, chez plusieurs malades, la distension de l'urètre n'a pas été violente.

DU RHUMATISME ARTICULAIRE AIGU CONSÉCUTIF AUX FIÈVRES ÉRUPTIVES.

Lorsqu'une fièvre éruptive, telle que la rougeole, la scarlatine ou la petite-vérole, suit un cours irrégulier, et surtout lorsque l'éruption cutanée est incomplète, il se manifeste quelquefois des douleurs et des inflammations disséminées dans diverses jointures; le rhumatisme articulaire qui survient alors doit sans doute être distingué du rhumatisme aigu primitif. De même que la scarlatine et la petite-vérole sont des maladies spéciales dont les causes, les symptômes et le traitement ont un caractère à part; de même les rhumatismes qui leur sont consécutifs ont un caractère spécial, et présentent des indications particulières. Ce sont ces considérations qui m'engagent à consacrer un article spécial au rhumatisme aigu, suite de fièvres éruptives.

Pour bien traiter de ce genre de rhumatisme, il faudrait en

avoir observé un grand nombre, avec l'intention d'en comparer les symptômes et la marche avec les symptômes et la marche du rhumatisme aigu primitif. Cette pensée ne paraît pas avoir préoccupé les médecins ; ils se sont bornés en général à rapporter les faits, tels qu'ils se présentaient à leur observation, et ils n'ont pas cherché à en approfondir l'étude.

Malgré ces imperfections, je vais exposer brièvement l'état de la science sur cette question, et citer les observations que j'ai pu rassembler sur les rhumatismes aigus consécutifs à la scarlatine et à la variole.

Le docteur Pidoux a traité de cette coïncidence dans le *Journal des connaissances médico-chirurgicales*, 3e année, page 27. Sur huit cas où l'éruption scarlatineuse n'avait pas été très-prononcée, il a vu six fois le rhumatisme articulaire se déclarer peu de temps après la disparition des plaques rouges. Dans ces cas, tout fait présumer que la maladie articulaire était due à l'éruption incomplète de la scarlatine.

Dans le *Journal médico-chirurgical* d'Edimbourg, t. 33, le docteur Murray a publié l'histoire d'une épidémie de rhumatisme aigu, coïncidant avec la scarlatine. D'après ce médecin, l'éruption cutanée était précédée de symptômes fébriles irréguliers, et suivie d'une affection rhumatismale.

Enfin, M. Grisolle en a fait connaître deux cas, qui sont rapportés avec détail dans les leçons de M. Chomel sur le rhumatisme.

Dans le premier cas, l'éruption scarlatineuse avait suivi un cours régulier, il n'était survenu aucun refroidissement ; la maladie articulaire s'était développée trois jours après le début de la scarlatine, à l'époque où l'éruption commençait à pâlir. Elle fut très-légère, car elle disparut au bout de cinq jours, à la suite d'une application de sangsues et d'une saignée de 10 onces.

Dans le second cas, l'éruption scarlatineuse fut douteuse, probablement incomplète, et ce fut pendant son cours que se manifestèrent des douleurs, dont quelques-unes avec gonflement dans plusieurs jointures. La malade resta vingt-trois jours à l'hôpital, et quelques semaines après, elle était complètement rétablie.

Les observations que je viens de citer n'offrent aucun cas de production de pus dans les jointures; elles tendent à faire penser que le rhumatisme qui coïncide avec la scarlatine, ou qui lui succède, n'a pas une disposition suppurative. Il paraît, sous ce rapport, différer de ceux qui succèdent à la petite-vérole et dans lesquels la tendance à la suppuration est assez marquée.

En cherchant à savoir comment la scarlatine influe sur la production des maladies aiguës des jointures, on peut attribuer cette influence, ainsi que l'a pensé M. Requin, à ce que la transpiration cutanée est supprimée dans la scarlatine, et que la suppression produite par cette cause spéciale agit sur les articulations comme si elle dépendait d'un refroidissement ordinaire. Cette opinion est ingénieuse, mais, si elle était vraie, les rhumatismes devraient être très-fréquents à la suite des scarlatines; et ils devraient être d'autant plus intenses que l'éruption serait plus forte, la transpiration étant plus complètement supprimée dans ce dernier cas. Or, il n'en est point ainsi; le rhumatisme n'est qu'une affection exceptionnelle dans le cours ou à la suite d'une scarlatine, et la plupart des observations que nous avons citées plus haut démontrent qu'il survient spécialement lorsque l'éruption est incomplète; il est donc probable que la scarlatine influe sur la production du rhumatisme, moins par la modification qu'elle imprime constamment aux fonctions cutanées que par les changements qu'entraîne son évolution incomplète.

Les rhumatismes ne sont pas rares à la suite des petites-véroles; ils peuvent offrir les plus grandes variétés sous le rapport des produits de sécrétion qui s'épanchent dans les jointures; mais souvent ils se terminent par suppuration, ainsi que le font un grand nombre de lésions consécutives à la variole. Je vais donner une idée de ce genre de rhumatisme en citant ce qu'en disent MM. Rilliet et Barthez (1) :

« Cette complication de la variole n'est pas très-fréquente dans nos notes, et nous ne pourrons en conséquence en donner qu'un aperçu très-peu détaillé. 4 malades nous ont offert des

(1) *Traité des maladies des enfants*, tome II, p. 495.

symptômes qui se rapprochent de ceux du rhumatisme articulaire :

« La première observation a pour objet une fille de 3 ans qui, au seizième jour d'une varioloïde discrète, et à l'époque où toutes les croûtes étaient tombées, fut atteinte d'un gonflement assez considérable du coude droit, sans rougeur ni fluctuation. Cette tuméfaction alla en augmentant pendant quelques jours, puis elle diminua, et, neuf jours après son apparition, elle était dissipée.

« Dans un autre cas, il s'agit d'un garçon de 10 ans, atteint de variole hémorrhagique très-grave, qui, le 25e jour de la maladie, 23e de l'éruption, présenta une tuméfaction douloureuse du coude droit, sans rougeur ; trois jours plus tard, la douleur avait diminué, ainsi que la tuméfaction; mais des symptômes analogues s'étaient développés dans la région sous-malléolaire gauche; le 29e cette inflammation avait disparu. Le 33e jour, la tuméfaction du coude n'existait plus; elle avait toujours été sans rougeur. Une émission sanguine et l'application d'un vésicatoire ont puissamment contribué à faire disparaître cette inflammation.

« La troisième observation est celle d'une fille de 11 ans qui, au 19e jour d'une éruption de variole normale, fut prise de douleur avec gonflement et rougeur aux deux coudes et au pied gauche. Cette inflammation articulaire persista au même degré pendant deux jours; le troisième, elle diminua pour disparaître bientôt. Cependant, au septième jour de l'apparition de ce rhumatisme, il survint une tuméfaction œdémateuse, d'un rouge érysipélateux, de toute la jambe gauche jusqu'au genou ; cette nouvelle inflammation, qui n'était plus articulaire, disparut en six jours.

« La quatrième observation est relative à un garçon de 4 ans qui, au troisième jour environ de l'éruption variolique, présenta une tuméfaction du coude droit, des pieds et des mains; l'enfant se plaignait surtout du coude, qui demeura gonflé et douloureux. Cependant, au troisième jour de cette phlegmasie, la douleur et la tuméfaction diminuèrent ; le quatrième, l'articulation était revenue à l'état normal. 18 jours plus tard, l'épaule droite se tuméfia et devint douloureuse, et au bout de 22 jours, il se fit un abcès, qui fut ouvert; il en sortit un bon verre de pus. Plusieurs autres abcès se formèrent successivement autour de l'épaule. Cependant l'état général se soutint bon, et l'enfant guérit. »

Je termine par une observation que je trouve dans mes notes, sans me rappeler précisément à quel auteur je l'ai empruntée.

Il s'agit d'un garçon de 14 ans, qui entra à l'hôpital des Enfants pour y être traité d'une pleurésie. Étant convalescent, il fut atteint d'une variole; au quatrième jour de l'éruption, le poignet droit devint douloureux, puis il se tuméfia, puis les douleurs gagnèrent d'autres articulations, et le malade succomba dans le dernier degré du marasme.

A l'autopsie, pratiquée 48 heures après la mort, « on ouvre successive-« ment toutes les articulations : celle du poignet droit, qui avait la pre-« mière donné des signes de souffrance, est ouverte la première. A peine « le bistouri a-t-il pénétré dans l'intérieur de l'articulation, qu'il s'en « écoule un pus blanchâtre très-liquide. Il existe un foyer purulent entre « les muscles de la partie antérieure de l'avant-bras du même côté. La « jambe gauche offre plus de volume que l'extrémité inférieure du côté « opposé; elle paraît être le siége d'une espèce d'empâtement. L'articula-« tion fémoro-tibiale contient plusieurs cuillerées de pus. La synoviale « offre une rougeur très-manifeste; elle est érodée en quelques points, « boursoufflée en d'autres. L'articulation coxo-fémorale du même côté « contient un pus blanc crêmeux; les cartilages sont détruits en plusieurs « points. Enfin, toutes les articulations qui avaient donné des signes de « souffrance, si on excepte celle des doigts, nous ont offert de la suppu-« ration. »

Sans aucun doute, les rhumatismes consécutifs aux fièvres éruptives demandent un traitement spécial, et ce traitement doit être celui des accidents consécutifs à ces fièvres. On peut dès lors employer spécialement les purgatifs, les diurétiques et les excitants de la peau. Ce dernier ordre de moyens est sûrement celui qui doit être préféré. On ne peut recourir aux émissions sanguines qu'autant que les douleurs seraient extrêmement vives et accompagnées de symptômes inflammatoires très-aigus.

CHAPITRE VI.

DE L'ARTHRITE CHRONIQUE.

Les maladies aiguës des articulations que nous avons décrites jusqu'à présent peuvent se manifester chez tous les hommes sans exception. Aucune diathèse n'est indispensable à leur développement. Parmi les maladies chroniques des jointures, il en est également un certain nombre qui peuvent appartenir à toutes les constitutions; ce sont les injections sanguines des synoviales, les hydarthroses, les inflammations chroniques avec production de tissus fibreux, et les corps étrangers. Toutes ces maladies ont entre elles une telle affinité qu'on les voit souvent exister les unes avec les autres, et qu'il n'est pas rare de trouver tout à la fois dans une articulation de la sérosité épanchée, des concrétions cartilagineuses et une production nouvelle de tissus fibreux dans la synoviale et les ligaments; on leur donne en général le nom d'*arthrites chroniques*, mais elles sont loin d'être identiques les unes aux autres. Ces arthrites offrent les mêmes variétés que les arthrites aiguës. 1° à l'état le plus simple, elles sont seulement constituées par une injection vasculaire des parties molles et surtout de la synoviale; 2° à un état plus grave, l'injection vasculaire coexiste avec un épanchement de sérosité; 3° à un degré de gravité plus élevé encore, il y a sécrétion de lymphe plastique et formation des produits divers qui résultent de l'organisation de cette lymphe, tels que les tissus fibreux, fibro-cartilagineux et osseux.

Les altérations des cartilages, et plus spécialement leur ulcération, manquent quelquefois lorsqu'il y a simplement injection vasculaire ou production de sérosité; elles sont constantes lorsque l'inflammation a été telle que les fausses membranes ont été sécrétées dans la cavité articulaire.

Si nous suivions l'ordre que nous avons adopté en traitant des arthrites aiguës, nous passerions successivement en revue, sous le rapport anatomique et symptomatologique, les diverses variétés d'arthrites chroniques que nous venons d'énumérer, et sans doute nous suivrions en cela un ordre logique, car nous commencerions par les lésions les plus légères pour arriver aux lésions les plus graves. Cependant, soit pour éviter des répétitions, soit pour nous conformer, autant que possible, aux classifications généralement admises, et diminuer ainsi la confusion dans le vaste sujet que nous avons embrassé, nous adopterons un ordre différent.

Les arthrites chroniques avec simple injection vasculaire des parties molles, et spécialement des synoviales, seront décrites à l'article *rhumatisme chronique*, et les arthrites avec sécrétion de sérosité trouveront naturellement leur place à l'article *hydarthrose*. Il ne nous restera donc à décrire ici que les inflammations chroniques avec sécrétion de lymphe plastique et production des divers tissus auxquels cette lymphe, en s'organisant, donne naissance.

L'histoire des corps étrangers des articulations se rattache par plusieurs points à ce genre d'arthrite chronique, car ces corps étrangers doivent être considérés comme des cartilages ou des fibro-cartilages de nouvelle formation. Ils sont des effets de l'inflammation chronique et résultent de l'organisation des fausses membranes qui se sont formées sous l'influence du travail phlegmasique. Cependant je n'en traiterai point spécialement ici ; je me réserve de leur consacrer un chapitre à part.

Mon sujet ainsi circonscrit, je cherche quel nom je puis donner à la variété d'arthrites que je vais décrire. On pourrait l'appeler *arthrite pseudo-membraneuse*, parce que le point de départ des lésions principales qui la constituent est la production des fausses membranes. On pourrait l'appeler *arthrite chronique avec induration*, parce que les tissus présentent en général une augmentation de densité ; mais ces expressions n'ont qu'une très-médiocre valeur ; ce sont moins des fausses membranes que l'on trouve dans les articulations malades, que les produits de l'organisation de ces fausses membranes, tels que les tissus fibreux, fibro-cartilagineux et osseux, et ce serait donner une importance trop grande à l'induration, phénomène très-secondaire et qui manque quelquefois, que de s'en servir pour désigner cette forme d'arthrite chronique avec sécrétion et organisation régulière de la lymphe plastique ; faute de mieux, je me servirai des expressions arthrite chronique avec production de tissus fibreux, ou arthrite chronique avec production et organisation régulière de la lymphe plastique.

Anatomie pathologique de l'arthrite chronique avec production et organisation régulière de la lymphe plastique.

Les arthrites chroniques qui font le sujet de ce chapitre succèdent ordinairement à des inflammations aiguës pseudo-membraneuses ; leur anatomie pathologique peut donc être étudiée à deux époques : à celle où l'inflammation aiguë passe à l'état chronique, et à celle beaucoup plus avancée où il y a eu production nouvelle de tissus fibreux, cartilagineux ou osseux.

Il me serait impossible de citer des autopsies propres à faire connaître rigoureusement l'état anatomique des articulations pendant la première période de l'arthrite chronique. Mais sachant qu'à l'état aigu la lymphe plastique est sécrétée dans les synoviales articulaires, dans les gaînes tendineuses, dans le tissu cellulaire, et que ces fausses membranes deviennent avec le temps plus ou moins vasculaires, et se convertissent en tissu fibreux, j'en conclus qu'à la période où l'inflammation aiguë passe à l'état chronique, on doit les trouver dans diverses parties de l'articulation plus ou moins rouges et plus ou moins résistantes. En devenant fibreuses, les fausses membranes font adhérer entre elles les faces opposées des synoviales, les tendons et leurs gaînes, les diverses lames du tissu cellulaire ; de là, la gêne des mouvements, les obstacles au glissement des tendons, l'adhérence de la peau et des muscles, etc.

Le tissu cellulaire profond ou superficiel prend dans ces cas tous les caractères propres au tissu lardacé. Nous avons démontré, en traitant de l'anatomie générale des articulations, que ce tissu est formé par l'épaississement de chaque cellule du tissu cellulaire, par les adhérences que ces cellules contractent entre elles, et par l'épanchement dans leur cavité d'une sérosité plus ou moins fibrineuse. Ce point d'anatomie pathologique est, du reste, démontré par l'examen cadavérique; car dans les articulations que l'on ampute, on trouve à l'état lardacé le tissu cellulaire qui présentait extérieurement la dureté et l'épaississement que l'on observe pendant la vie dans les cas qui sont ici étudiés. Les ligaments placés au voisinage de ce tissu cellulaire épaissi et induré, sont également plus épais, plus durs et moins extensibles. Dans tous les cas où il y a ainsi formation accidentelle de tissu fibreux ou lardacé, dans l'articulation ou dans les parties extra-articulaires, les cartilages sont ordinairement absorbés, comme le prouvent les craquements que l'on peut percevoir quand on cherche à imprimer quelques mouvements aux os.

Cependant si, pour traiter des lésions que présentent les jointures dans les arthrites pseudo-membraneuses, lorsque celles-ci sont récentes ou légères, nous en sommes réduit à tirer des conséquences de symptômes observés pendant la vie, ou à recourir à des inductions qu'autorise l'analogie, nous pouvons faire connaître, d'après des autopsies, les cas graves où il y a production nouvelle de tissus fibreux, fibro-cartilagineux ou osseux. On en jugera par les observations suivantes :

Observation. — *Inflammations chroniques des deux genoux avec production accidentelle de tissus fibreux, fibro-cartilagineux et osseux.* — Mme Toussaint, femme d'un officier, suivit son mari dans toutes les guerres de l'Empire; elle coucha souvent sur la terre, et fut exposée à toutes les intempéries des saisons. Elle contracta un rhumatisme chronique dans les deux genoux; les douleurs vives qu'elle y ressentait et la gêne extrême des mouvements durait depuis plus de vingt ans, lorsqu'elle mourut à l'Hôtel-Dieu de Lyon, en novembre 1843, des suites d'une fracture compliquée. Ses deux genoux étaient alors extrêmement déformés, soit par la déviation des jambes qui se portaient en dehors et formaient de ce côté un angle obtus avec le fémur, soit par les concrétions dures qui entouraient l'articulation, spécialement en dedans, où elles formaient une saillie considérable.

A l'autopsie on trouva les lésions suivantes : le tibia est luxé en dehors et fait une saillie d'un centimètre au côté externe du fémur, tandis que cet os fait une saillie égale en dedans. Tout le condyle externe du fémur est absorbé : cette absorption est si considérable que, lorsque l'on place le tibia en ligne droite avec le fémur, et que ces deux os se touchent en dedans, il existe entre eux en dehors un intervalle de 3 centimètres; la partie moyenne des surfaces articulaires du tibia offre une cavité profonde dans laquelle est reçue la partie restante du condyle externe du fémur. Le condyle interne du fémur et la rotule avaient beaucoup augmenté de volume ; sans aucun doute, cette augmentation provenait d'une ossification nouvelle qui leur était devenue adhérente.

Toutes les *surfaces articulaires*, même dans les parties où elles sont profondément ulcérées, sont recouvertes d'une couche d'apparence cartilagineuse. Cette couche, d'épaisseur inégale, est blanche ; elle n'a pas la structure fibreuse des cartilages d'incrustation ; elle rappelle celle des cartilages susceptibles de s'ossifier ; elle est évidemment de nouvelle formation, car les cartilages normaux ne peuvent exister sur des os dont l'absorption a modifié la forme et le volume, et ceux que nous trouvons ici ont tous les caractères des cartilages qui recouvrent les corps étrangers développés autour de la jointure.

Les *fibro-cartilages* ont complètement disparu.

La *membrane synoviale* contient un quart de verre de sérosité, elle est épaisse, comme fibreuse, et toute sa surface interne est recouverte de franges d'un rouge vif et qui la font ressembler à une membrane muqueuse.

En arrière et en dedans de l'articulation, dans l'épaisseur *des ligaments* et dans *le tissu cellulaire profond*, on trouve une multitude de concrétions dont le volume varie depuis celui d'un pois jusqu'à celui d'un noyau de pêche. Parmi ces concrétions, les unes, parfaitement blanches dans toute leur épaisseur, sont complètement cartilagineuses ; les autres, cartilagineuses à l'extérieur, offrent un noyau osseux qui a les mêmes caractères que les points d'ossification chez les enfants ; quelques-unes sont complètement osseuses. Ces concrétions agglomérées contribuaient à augmenter la saillie que le genou présentait en dedans, et formaient de ce côté une véritable virole autour de l'articulation.

Les *tissus fibreux* extérieurs à l'articulation étaient très-épaissis, très-denses, et avaient quelques-uns des caractères des tissus lardacés dans lesquels dominent les tissus fibreux.

Du côté droit les altérations étaient les mêmes que du côté gauche, elles étaient seulement moins avancées ; les fibro-cartilages inter-articulaires étaient en partie conservés.

Observation. — *Inflammation chronique du genou droit avec production de tissu fibreux ; altération des cartilages et formation osseuse nouvelle sur les extrémités articulaires.* — En disséquant le cadavre d'une vieille femme, je remarquai que le genou droit était le siége d'un craquement très-remarquable, que l'extension y était incomplète, et que les mouvements imprimés aux jointures s'y exécutaient avec difficulté. J'en fis l'autopsie. Je trouvai que les tissus fibreux étaient intacts, la membrane synoviale ne présentait aucune rougeur ; mais les brides fibreuses, résistantes et en grand nombre qui en unissaient les faces opposées, prouvaient l'existence d'une inflammation depuis longtemps guérie.

La surface cartilagineuse de l'articulation était inégale et offrait plusieurs bosselures ; celles-ci étaient formées, les unes par les cartilages épaissis, les autres par des saillies de l'os lui-même à peine recouvert de cartilage.

La surface cartilagineuse avait dans quelques points sa teinte ordinaire; dans d'autres, elle était d'un rouge grisâtre et légèrement mamelonnée. Les parties dont la couleur était ainsi altérée étaient celles qui avaient subi le plus de gonflement.

Mais, de toutes les lésions que nous observâmes, celle qui nous frappa le plus fut le gonflement de l'extrémité du fémur en rapport avec les cartilages. Cette partie, augmentée de volume, était devenue plus large et formait un rebord saillant de 3 à 4 millimètres tout autour du cartilage. Le même état s'observait dans le tibia et la rotule. Les os, du reste, n'avaient éprouvé aucune altération.

Dans le premier des cas que nous venons de citer, l'on trouve réunies toutes les lésions qui sont propres au genre d'inflammation chronique que nous décrivons ici : houppes vasculaires rouges à la surface interne de la synoviale, production nouvelle de tissu fibreux et fibro-cartilagineux, gonflement des os par des ossifications accidentelles, ulcération des cartilages et même des surfaces articulaires. Indépendamment de ces lésions, il y avait un épanchement de sérosité ; cette complication est fréquente, car si les divers produits de l'inflammation chronique peuvent s'observer isolément, ils sont aussi fréquemment réunis.

La seconde observation offrait des lésions moins graves et cependant analogues à celles de la première ; il y avait également ulcération des cartilages et production nouvelle de tissu osseux.

Plusieurs auteurs ont décrit sous le nom de *coxalgies des*

vieillards une altération qui rentre également dans le sujet qui nous occupe. C'est un état dans lequel la tête du fémur prend un volume beaucoup plus considérable que dans l'état normal. Le sourcil cotyloïdien devient beaucoup plus saillant; toutes les surfaces articulaires sont rugueuses et déformées, les cartilages ont disparu, et la membrane synoviale est plus ou moins parsemée de végétations rougeâtres.

Mais c'est surtout sur les chevaux que j'ai observé l'inflammation chronique des articulations, avec production nouvelle de tissu fibreux, de cartilages et d'os. Sur plus de soixante autopsies de maladies articulaires que nous avons faites à l'école vétérinaire, M. Rey et moi, nous avons trouvé presque exclusivement ce genre d'altération. Lorsqu'elle existe, il se forme tout autour de la jointure un cercle quelquefois épais de 8 ou 10 centimètres, formé d'un mélange de cartilages et d'os en diverses proportions. Ce cercle, très-irrégulier à sa surface externe, se prolonge toujours au-dessus et au-dessous de l'interligne articulaire; lorsque, après avoir scié ou coupé cette masse compacte, on pénètre dans l'articulation, on ne trouve point de liquide dans la jointure; la surface interne de la synoviale ressemble à celle d'une membrane muqueuse; elle est recouverte de franges saillantes d'un ou deux millimètres, pénétrée de beaucoup de vaisseaux et d'un rouge très-vif.

Ce sont les occasions fréquentes que j'ai eues d'étudier sur les chevaux l'arthrite avec production accidentelle des tissus fibreux et fibro-cartilagineux qui m'ont conduit à en donner une description à part, et à en rechercher les traces sur l'homme. Je suis convaincu que beaucoup de lésions articulaires que l'on considère vaguement comme étant de nature goutteuse, appartiennent à l'arthrite inflammatoire que je décris ici. Chez Mme Toussaint, les deux genoux présentaient des nodosités et des déformations semblables en tous points à celles que l'on attribue à la goutte. Mais rappelons que chez elle les nodosités étaient formées par des productions nouvelles d'os, tandis que les concrétions goutteuses ont pour base l'urate de soude ou de chaux. Je suis convaincu que si l'on faisait l'autopsie des malades qui ont les doigts noueux et déformés, et que l'on considère comme goutteux, l'on trouverait souvent chez eux l'ulcération des surfaces articulaires sur un des côtés de la jointure, leur gonflement par production osseuse sur un autre côté, la vascularisation de la synoviale; en un mot, les lésions que nous avons décrites chez Mme Toussaint.

Pour éclairer l'histoire du rhumatisme, de la goutte et en général des lésions chroniques des articulations sans trace de suppuration, l'on ne saurait trop appeler l'attention des observateurs sur le sujet qui nous occupe. Il a été très-négligé, et c'est presque exclusivement avec des matériaux fournis par nos propres observations que ce chapitre a été composé.

Causes.

Les arthrites chroniques avec formation de tissus fibreux ou cartilagineux sont toujours précédées d'une arthrite aiguë avec production de fausses membranes, de telle sorte que les causes qui les déterminent sont celles qui entraînent des sécrétions aiguës pseudo-membraneuses dans les articulations. Ces causes ont déjà été exposées à l'article *arthrite aiguë et rhumatisme aigu*, nous n'y reviendrons pas. Faisons remarquer seulement ici que les malades chez lesquels se forment des tissus fibreux ou cartilagineux à la suite d'une inflammation pseudo-membraneuse, sont en général des adultes ou des vieillards bien constitués. S'ils ont une prédisposition scrofuleuse, ou même s'il sont encore dans un âge peu avancé, les fausses membranes, au lieu de s'organiser régulièrement, comme elles le font, en passant à l'état fibreux, deviennent fongueuses et ne tardent pas à suppurer.

Une seule inflammation aiguë peut entraîner à sa suite une arthrite chronique avec formation de tissu fibreux; mais dans les cas graves où des productions nouvelles de cartilages ou d'os se forment autour des articulations, ainsi que nous l'avons observé chez Mme Toussaint, une longue suite d'épanchements de lymphe plastique est nécessaire, et il y a en général une reproduction plus ou moins fréquente de l'inflammation aiguë. Ce phénomène ressemble à celui qu'on observe dans le cours de la goutte où des concrétions tophacées ne se forment jamais qu'à la suite d'une succession d'attaques.

Remarquons, en terminant, que lorsque l'arthrite est bornée à une seule articulation ou aux jointures d'un seul membre, la cause productrice a souvent agi sur ce côté seulement. En général, si l'on couche sur un terrain humide, près d'un briquetage frais, et que les mêmes parties du corps aient été spécialement soumises à l'influence de l'humidité, ce sont ces parties dans lesquelles des lésions consécutives se manifestent de préférence. J'ai eu plusieurs fois l'occasion d'observer des faits propres à démontrer cette action locale de l'humidité. Beaucoup d'anciens militaires qui pendant leurs campagnes ont couché sur la neige ou sur la terre humide, sont affectés de rhumatismes chroniques dont les douleurs se font spécialement sentir du côté du corps sur lequel ils avaient l'habitude de reposer pendant leur sommeil.

Symptômes.

Puisque les arthrites chroniques, qui font le sujet de ce chapitre, sont toujours précédées d'une arthrite aiguë pseudo-membraneuse, on comprend que dans l'histoire de leurs symptômes primitifs l'on doive trouver toujours ceux qui appartiennent aux inflammations aiguës dont nous avons déjà traité page 298, telles que douleur très-intense, impossibilité d'exécuter des mouvements, gonflement mou, pâteux, sans traces de fluctuation, à moins d'une complication d'hydarthrose, etc., etc. En passant à l'état chronique, ces symptômes diminuent en général; les douleurs deviennent moins vives, le gonflement acquiert plus de dureté, l'impossibilité des mouvements peut persister, mais elle est remplacée le plus souvent par une raideur plus ou moins grande, et la fièvre qui accompagnait l'arthrite à l'état aigu disparaît. Voici, du reste, les symptômes de la maladie complètement développée, c'est-à-dire arrivée à cette période où il y a des ulcérations diverses et formation accidentelle d'un grand nombre de tissus fibreux.

Dans ces cas, il y a toujours de la raideur, du gonflement et de la douleur, au moins pendant les mouvements.

La raideur est toujours plus ou moins considérable; on juge de son intensité par la difficulté qu'a le malade de faire mouvoir les articulations affectées, et par celle que l'on éprouve à leur imprimer des mouvements artificiels.

Cette difficulté des mouvements présente quelques différences suivant les tissus qui sont spécialement le siége des obstacles ; ainsi, que des adhérences se soient formées dans l'articulation elle-même, ou bien qu'autour d'elle une virole osseuse ait pris naissance, l'action des mains ne suffira pas plus que les efforts du malade à imprimer des mouvements aux membres.

Si les tendons sont adhérents à leurs gaînes sans que cependant les articulations soient altérées, celles-ci peuvent être mises en mouvement par des procédés artificiels, mais les malades ont de la peine à les mouvoir eux-mêmes. Autour des articulations du poignet et du coude-pied, les adhérences des tendons peuvent être reconnues par des signes qui ne sont point appréciables dans d'autres parties du corps. Le relief que forment les tendons au-dessous de la peau, lorsque les muscles se contractent, ne peut plus être reconnu, et les malades sont dans l'impossibilité de faire mouvoir les doigts. Une ankylose du poignet ne pourrait entraîner cette immobilité des doigts, et quand on l'observe, sans que les doigts soient malades, l'on ne peut douter que leurs tendons n'aient contracté des adhérences avec les gaînes qu'ils traversent.

La douleur qui accompagne ces inflammations chroniques varie beaucoup sous le rapport de son intensité, et surtout sous le rapport des causes qui la modifient. Il est des malades chez lesquels ces douleurs sont continues et assez vives, d'autres qui les ressentent à peine. Chez quelques-uns, le froid les aggrave, chez d'autres, c'est la chaleur; ces derniers souffrent davantage pendant l'été, les premiers pendant l'hiver; chez les uns, le repos exaspère la douleur; chez d'autres, ce sont les mouvements. En général, les mouvements modérés les apaisent.

Le gonflement est constant lorsque les productions de tissus fibreux ou cartilagineux existent dans des articulations superficielles. Quoique réel, ce gonflement n'est jamais considérable, et il ne donne point à l'articulation malade cette forme de boule, placée au milieu d'un membre, que l'on trouve dans d'autres tumeurs articulaires. Ces gonflements considérables appartiennent aux épanchements de sérosité ou de pus dans les cavités articulaires, et aux sécrétions de fongosités molles; on ne les retrouve point dans les tumeurs du genre de celles que nous décrivons, et dont le caractère distinctif, essentiel, est la formation d'un tissu fibreux qui fait adhérer les parties les unes avec les autres, plutôt qu'il ne les tuméfie. Le tissu cellulaire qui entoure l'articulation est alors un peu plus dur et un peu plus épais, et l'on sent qu'il a perdu de son extensibilité. Si les lésions qu'il éprouve s'étendent jusqu'au-dessous de la peau, celle-ci devient adhérente et ne peut glisser sur les parties profondes.

Dans toutes les arthrites anciennes, des congestions aiguës viennent s'enter sur les inflammations chroniques; leur retour, plus ou moins fréquent, varie suivant le genre de vie des malades et suivant le traitement auquel ils sont soumis. Mais quelles que soient les précautions qu'ils prennent, ces retours de l'état aigu sont le plus souvent inévitables. Il n'y a là rien qui soit spécial aux maladies des jointures. On observe les mêmes phénomènes dans le cours de toutes les inflammations à marche lente; ainsi, quand les amygdales sont indurées, des amygdalites aiguës se manifestent toujours de temps à autre; lorsque les muqueuses nasales, pulmonaires ou intestinales sont le siége d'une altération chronique, l'on voit des sécrétions aiguës s'y faire à des intervalles plus ou moins rapprochés, etc., etc.

Nous venons de voir les symptômes communs à toutes les arthrites chroniques avec production de tissu fibreux. Cependant, il est des symptômes propres à chacune des altérations auxquelles elles peuvent donner lieu. Si des masses plus ou moins considérables de cartilages ou d'os se sont formées autour de l'articulation, on sent des duretés et des tumeurs semblables à celles des exostoses; du côté opposé à celui où se forment en plus grande masse ces productions nouvelles, les articulations sont plus ou moins infléchies. Cette inflexion dépend du gonflement des os du côté où l'articulation forme un angle saillant, et de l'absorption des surfaces articulaires du côté qui présente un angle rentrant. Dans le cas où les cartilages sont absorbés, l'on sent des crépitations en faisant exécuter des mouvements aux os, et si la déformation de la jointure est telle qu'elle n'ait pu s'opérer sans que la lame superficielle des os n'ait été absorbée dans une certaine étendue, l'on ne peut douter de la disparition des cartilages.

Pronostic.

Les inflammations chroniques des articulations de l'ordre de celles que je viens de décrire, c'est-à-dire sans suppuration et seulement avec formation de produits organisables, n'ont jamais des conséquences très-graves chez des sujets bien constitués; mais si elles ne nécessitent jamais des amputations, ou si elles n'entraînent jamais la mort, elles s'accompagnent toujours de douleurs assez vives, pour causer une grande gêne des mouvements. Incurables dans le cas où il y a eu des productions nouvelles de tissu fibro-cartilagineux et osseux, ou lorsque les surfaces articulaires sont profondément ulcérées, elles sont longues et difficiles à guérir, lorsqu'il y a simple production de tissu fibreux et ulcération superficielle des cartilages. L'on n'a des espérances légitimes d'un succès complet que lorsque la maladie est récente, que les lésions anatomiques sont légères, et que l'organisme est soustrait à l'action de la cause productrice.

Traitement.

Le traitement de l'inflammation chronique des articulations, comme celui de l'inflammation aiguë, doit être général et local.

Le traitement général est indiqué, parce que l'arthrite de cause interne résulte d'une disposition générale de l'organisme, et que cette disposition doit être détruite avant tout, et que dans les cas où l'inflammation semble le plus exactement confinée dans une articulation, d'autres articulations sont presque constamment souffrantes, preuve de l'existence d'une cause qui agit sur plusieurs parties à la fois.

Le traitement général qui convient dans ces cas est celui du rhumatisme chronique, et la préférence que l'on doit accorder à l'une ou à l'autre des nombreuses méthodes proposées contre cette maladie, doit être dirigée d'après les principes exposés dans l'article qui lui sera consacré. Sans aucun doute, si l'on compulsait les observations que l'on a pu recueillir sur les effets des eaux minérales, sulfureuses ou salines employées à l'intérieur ou en bains, on trouverait un grand nombre de faits prouvant la possibilité de guérir ou d'améliorer, par ces méthodes générales, des inflammations chroniques pseudo-membraneuses, bornées à une ou deux articulations; mais le diagnostic des arthropathies a été établi jusqu'à présent d'une manière si imparfaite, l'on a confondu si obstinément toutes les maladies chroniques des articulations sous le nom de tumeurs blanches, les observations en ont été publiées avec si peu de détails, que lorsque l'on veut profiter scientifiquement de ces dernières, l'on ne sait quelle place leur assigner.

Toutefois, je n'hésite pas à affirmer que c'est dans les maladies chroniques qui nous occupent ici, que les moyens généraux ont le plus d'efficacité. Nous l'avons déjà dit plusieurs fois, les inflammations chroniques avec induration ne surviennent que chez des malades dont la constitution est bonne. Dans ces cas, l'organisation régulière de la lymphe plastique indique une grande puissance de réaction et une tendance marquée de la nature vers la guérison; l'art, dans ces cas, n'a qu'à seconder ces efforts naturels, il n'a pas à les créer, comme lorsqu'il s'agit de tumeurs purulentes, tuberculeuses ou fongueuses, c'est-à-dire de tumeurs formées par des produits qui ne s'organisent pas ou qui s'organisent irrégulièrement.

Si je ne puis démontrer les effets que l'on peut attendre d'un traitement général pour toutes les périodes des arthrites avec production de tissu fibreux, je puis citer quelques faits qui démontrent qu'à l'époque où des inflammations aiguës pseudo-membraneuses ne datent encore que de quelques mois, ces traitements peuvent suffire à eux seuls pour amener la guérison. Il y a là une époque qui doit être mise à profit avec autant de soin que, dans les fractures, celle où le cal n'est point encore consolidé. Tant que les fausses membranes ne sont pas complètement organisées, que l'absorption des cartilages n'est pas achevée, les effets du traitement peuvent être bien plus avantageux. Les deux observations que je vais rapporter sont celles de malades qui ont été traités par les bains froids précédés de sueurs et avec les précautions que nous avons signalées page 173 et suivantes.

Observation. — *Inflammation aiguë des deux poignets, produite par le séjour dans des lieux humides, chez un malade fortement constitué; guérison complète obtenue par les bains froids, à une époque où la maladie avait pris un caractère chronique.* — Joseph Gradel, âgé de 27 ans, chauffeur dans une usine à gaz, d'une constitution forte, est toute la journée exposé à une très-haute température; souvent il se mouille et prend froid en sortant de son atelier; en outre, depuis deux ans il habite une chambre très-humide avec deux autres ouvriers dont l'un a été pris de douleurs rhumatismales l'été dernier.

Le 11 janvier, Gradel est pris de frissons et de courbature, et est obligé d'interrompre son travail. Dans la nuit, fièvre intense avec agitation, insomnie. Le lendemain matin, douleurs vives dans les poignets, gêne des mouvements et gonflement très-prononcé. Entrée à l'Hôtel-Dieu, le huitième jour de la maladie.

Les poignets, surtout le gauche, offrent un gonflement considérable, le moindre mouvement de la main est impossible sans exaspérer les douleurs et faire jeter des cris au malade. Le toucher ne fait reconnaître aucune fluctuation distincte dans les parties tuméfiées; celles-ci sont molles, empâtées, comme dans les inflammations pseudo-membraneuses, qui envahissent les articulations et les tissus qui les entourent. Les douleurs présentent des rémittences : pendant la nuit elles augmentent considérablement, tandis que pendant le jour elles sont supportables. Le pouls est plein et fréquent. La peau est chaude, le visage du malade est inondé de sueurs, il exprime l'abattement et la souffrance; la tête est pesante et le malade est dans le décubitus dorsal. Les deux mains sont placées en pronation de chaque côté du tronc. La moindre pression augmente les douleurs.

Pendant plus d'un mois et demi, c'est-à-dire depuis le 16 janvier, jour de son entrée, jusqu'au 3 mai, ce malade fut soumis au traitement local et général que nous avons conseillé en traitant de l'arthrite pseudo-membraneuse. On ne put obtenir aucune amélioration véritable. La fièvre disparut bien, ainsi que la perte complète d'appétit, mais les symptômes locaux s'amendèrent à peine. Les poignets restèrent toujours extrêmement gonflés, pâteux, et les douleurs y furent toujours très-vives : de temps en temps elles s'exaspéraient et arrachaient des cris au malade. La tête du cubitus, comme il arrive si souvent dans les maladies aiguës du poignet, vint faire saillie en arrière. Cette saillie, apparente surtout à droite, fut sensible un mois et demi après l'invasion des premiers symptômes ; elle indiquait un commencement de luxation spontanée. L'ensemble de ces symptômes démontrait l'existence d'une arthrite pseudo-membraneuse qui avait ramolli les ligaments et qui s'était étendue jusqu'au tissu cellulaire extérieur aux ligaments. Je voyais les accidents persister avec une obstination qui pouvait faire craindre que le malade ne fût privé en partie de l'exercice de ses mains. Je me décidai à employer le traitement hydro-thérapeutique.

Le 3 mars, on lui administre le premier bain froid, à six heures du soir ; à trois heures et demie, il avait été enveloppé exactement dans une couverture de laine. Durée du premier bain, une minute ; température, 9,0. Rougeur très-prononcée de la peau. On replace le malade dans la couverture où il reste plusieurs heures sans se réchauffer. Ce n'est que vers les dix heures que la réaction a lieu. Sommeil. — Le 4, deuxième bain d'une à deux minutes ; réaction au bout d'une heure. — Le 5, troisième bain trois à quatre minutes ; réaction au bout de trois heures seulement. — Le 6, quatrième bain, deux minutes. Réaction presque immédiate ; la sueur provoquée par la couverture et celle qui suit l'administration du bain réagissent toutes deux sur le papier bleu de tournesol qu'elles rougissent. Dès le quatrième bain, le poignet gauche était dégagé et revenu à son volume et à sa forme normale ; les mouvements s'exécutaient assez librement. Du côté droit il y a une amélioration sensible, mais on sent distinctement de la fluctuation au niveau des articulations cubito-carpiennes et radio-carpiennes, et un empâtement rénitent, probablement dû à la production de fausses membranes. Les douleurs ont à peu près complètement cessé. — Le traitement est continué tous les jours, deux ou trois exceptés, jusqu'à la fin du mois de mars. On a porté la durée des bains à 10 minutes, leur température a varié de 8° à 11°. — Le 21 mars, la fluctuation a disparu, l'empâtement persiste à un moindre degré, et le malade commence à se servir de sa main. — Le 31, il ne reste plus qu'un peu d'engorgement et de gêne des mouvements. Quelques jours après, ces symptômes avaient complètement disparu, et il ne restait d'autres traces de la maladie qu'un peu plus de saillie de la tête du cubitus en arrière.

On voit que dans le poignet droit, où les lésions étaient beaucoup plus graves, la guérison complète se fit attendre beaucoup plus que dans le poignet gauche, mais la diminution des douleurs de l'un et de l'autre côté suivit si promptement l'administration des bains froids, et, au bout de huit jours, leur disparition fut si complète et si définitive, que l'on ne put douter de l'action puissante du traitement. Ce ne fut ensuite qu'avec le temps que les parties, tuméfiées et ramollies par les épanchements de sérosité et de fausses membranes, reprirent leur forme et leur volume naturel. L'accomplissement de ces phénomènes dans l'espace d'un mois n'en fut pas moins très-remarquable et dépassa toute espérance.

OBSERVATION. — *Inflammation chronique de l'articulation de l'épaule, suite d'un rhumatisme localisé; ankylose presque complète; emploi de six bains froids; amélioration remarquable.* — Benoîte Teissier, âgée de 35 ans, d'une bonne constitution, s'exposa à un courant d'air frais, pendant que son corps était échauffé par l'exercice; elle éprouva, à la suite de ce refroidissement, un rhumatisme aigu généralisé qui se fit sentir spécialement dans l'articulation scapulo-humérale du côté gauche. Pendant les trois premiers mois de sa durée, ce rhumatisme fut traité par deux saignées, des applications nombreuses de sangsues, trois purgations et des frictions avec diverses huiles. Cependant, au commencement du quatrième mois, les douleurs persistant dans l'articulation de l'épaule, on appliqua sur sa partie externe six pastilles de potasse caustique. Ce moyen ne produisit que peu de soulagement. Dans le cours du cinquième mois, la malade fit usage d'un cataplasme préparé avec de l'ail, de la moutarde et de l'eau-de-vie. Ce cataplasme fut laissé pendant 24 heures sur l'épaule, il y détermina de très-vives souffrances et produisit une sécrétion abondante de fausses membranes à la surface de la peau dénudée. Les jours suivants les douleurs de l'articulation disparurent en grande partie. Cependant elles se firent encore sentir de temps à autre avec violence, et le bras ne recouvra point la liberté de ses mouvements.

A la fin du cinquième mois, la malade entra dans une salle de l'Hôtel-Dieu, où elle resta deux mois et prit 35 douches de vapeur. Ce traitement prolongé n'améliora point son état. Ce fut alors qu'arrivée au huitième mois de sa maladie, elle entra dans mon service. L'articulation de l'épaule du côté gauche était douloureuse, aucun mouvement ne pouvait s'y exécuter, et lorsqu'on soulevait le bras, les mouvements de celui-ci se communiquaient complètement à l'omoplate. Du reste, ces mouvements étaient pénibles, et quand ils étaient un peu plus étendus, ils produisaient d'assez vives douleurs et s'accompagnaient de craquements. Les articulations du coude, du poignet et des doigts, quoique sans lésion appréciable, étaient douloureuses; tous leurs mouvements étaient bornés, et la malade ne pouvait saisir solidement ou porter aucun corps avec la main; une pression, même légère, sur les articulations des doigts était si douloureuse qu'elle faisait pousser des cris à la malade.

L'ensemble de ces symptômes me fit penser que l'articulation de l'épaule était le siége d'une inflammation avec production de fausses membranes qui s'étaient converties, partiellement du moins, en tissus fibreux. Je crus devoir avant tout imprimer des mouvements à l'humérus, afin de détruire les adhérences qui l'unissaient à la cavité glénoïde, et polir, autant que possible, les surfaces articulaires. Ces mouvements artificiels furent répétés matin et soir pendant dix jours, avec les précautions nécessaires pour fixer l'omoplate et ne pas lui transmettre les mouvements que l'on voulait déterminer dans l'articulation elle-même. Ces efforts ne produisirent aucun résultat, et les douleurs, comme la gêne des mouvements, ne furent point diminuées. Je pensai alors à recourir au traitement hydro-thérapeutique, et, le 26 février, je fis commencer l'usage des bains froids précédés de sueurs avec toutes les précautions qui ont été décrites page 173 et suivantes. La durée du bain fut seulement de deux à trois minutes, la malade se réchauffa rapidement après, et elle en continua l'usage pendant six jours sans interruption. Une amélioration rapide et progressive se manifesta par l'emploi de ces bains qui, par suite de la basse température de l'eau (on était au mois de février), avait une grande activité. Cependant on fut obligé de les interrompre, d'abord à cause de l'apparition des règles, et plus tard parce que la malade, s'étant exposée à un courant d'air froid, contracta une angine légère. Cependant toutes les douleurs avaient complètement disparu dans les doigts, le poignet et le coude; elles persistaient en partie dans l'articulation de l'épaule, mais les mouvements y étaient devenus plus faciles. La malade pouvait porter la main à l'oreille, et nous la rencontrâmes portant un énorme pot de soupe avec la main malade qui, avant le traitement, ne pouvait soulever des corps même très-légers. Il eût été nécessaire de continuer les bains, mais la malade, satisfaite de l'amélioration qu'elle avait éprouvée, voulut sortir de l'hôpital.

Traitement local.

Dans ce traitement il y a d'abord certaines indications mécaniques à remplir. Leur importance varie suivant les cas, mais lorsque de mauvaises positions, des mouvements trop fréquents ou l'immobilité, entretiennent, comme cela arrive souvent, l'inflammation chronique, il est très-utile de maintenir les membres dans une bonne position, de modérer les mouvements ou de faire cesser l'immobilité.

On a vu que j'attachais une grande importance aux mauvaises positions prises par les malades, en les considérant comme cause de la persistance de l'inflammation chronique. Si l'on reconnaît que les articulations soient entraînées dans un sens ou dans l'autre, de telle manière que des distensions soient opérées d'un côté et des compressions de l'autre, il faut s'appliquer avec le plus grand soin à faire cesser ces positions vicieuses. L'emploi de mes appareils remplit parfaitement cette indication, surtout lorsque l'on veut éviter de comprimer la jointure tout en assurant sa fixité dans une position convenable. En recherchant les causes auxquelles l'inflammation doit sa persistance, très-souvent on les trouve dans une *immobilité trop prolongée* ; il faut alors imprimer des mouvements artificiels à la jointure, commander au malade d'en exécuter lui-même autant que le permet la douleur, et enlever, pour les lui rendre plus faciles, toutes les entraves qui en empêchent la libre exécution. On trouvera les détails relatifs à l'application de ces règles générales dans les articles consacrés aux maladies de chaque articulation en particulier.

Lorsque l'inflammation chronique succède à une inflammation aiguë, on peut se demander à quelle époque il convient de remplacer par des mouvements l'immobilité qui est nécessaire pendant la première période des phénomènes aigus. Je suis disposé à soutenir qu'à moins de contre-indication, résultant, par exemple, de luxations spontanées imminentes, il ne faut pas prolonger le repos au-delà d'un mois et demi.

M. Malgaigne a indiqué, pour sortir de la difficulté que j'examine ici, une méthode que je trouve décrite dans un Mémoire publié par M. Caron, l'un de ses élèves (1).

« Un moyen sûr de diagnostic est la pression sur l'articulation malade; non pas sur tous les points indifféremment : l'expérience a appris que la douleur a ses lieux d'élection. Ainsi, à l'épaule, on peut presser impunément tout le contour de l'article; quelquefois, mais rarement, on éveillera quelque douleur à la partie postérieure; mais c'est en avant qu'est le lieu d'élection. Au coude, c'est sur la tête du

(1) *Journal de chirurgie*, 1844.

radius ; à la hanche, c'est à la partie postérieure de la tête du fémur, en arrière du grand trochanter. Si donc les doigts du chirurgien, comprimant la partie antérieure et postérieure de la tête de l'humérus, la partie antérieure et postérieure de la tête du fémur, le pourtour de la tête du radius, ne déterminent aucune douleur, on peut dire que l'arthralgie a disparu de l'épaule, de la hanche ou du coude ; on peut affirmer que la nécessité du repos absolu a atteint ses limites, que le danger du mouvement s'est évanoui ; on doit mettre enfin de côté toute crainte, inviter le malade au courage, et braver hardiment avec lui les douleurs qui l'attendent au seuil même de la seconde période du traitement. »

Par l'emploi du traitement général on éloigne les causes internes productrices de la maladie ; par celui du traitement mécanique, quelques-unes des causes qui l'entretiennent et l'aggravent. Mais là ne doit pas se borner le traitement ; quelques-unes des conditions locales dont la maladie s'accompagne fournissent des indications qu'il est important de remplir.

Ainsi, lorsque l'articulation, quoique depuis longtemps malade, est chaude, rouge, et présente manifestement les signes de la congestion sanguine, l'application des sangsues est indiquée. Je pense qu'on doit en placer sur les veines qui reviennent de l'articulation malade en nombre considérable, et en réitérer l'emploi plusieurs fois, jusqu'à ce que toute trace de congestion ait disparu. Chez les hommes bien constitués, et dans les congestions actives, cette méthode est constamment suivie des plus heureux résultats.

Assez fréquemment les malades éprouvent un froid glacial autour des articulations souffrantes, il faut alors recourir aux moyens propres à réchauffer la peau ; la douche de vapeur ou d'eau pure, les frictions avec les liniments dont l'ammoniaque, le camphre ou les huiles essentielles font la base, peuvent être employées dans ce but (voyez page 141). Les méthodes qui produisent le mieux ce réchauffement de la peau sont les lotions courtes et accompagnées de frictions avec de l'eau froide aiguisée ou non de liquides spiritueux ; ce sont encore des compresses trempées dans des liquides froids et que l'on applique autour des articulations avec les précautions suivantes : après avoir imbibé ces compresses d'eau froide ou d'eau-de-vie, on les exprime fortement, on les applique ainsi humectées autour de l'articulation ; on les recouvre de linges secs et l'on maintient le tout par quelques tours de bandes ; ces applications sont renouvelées chaque soir pendant plusieurs jours de suite. J'ai reconnu un grand nombre de fois l'utilité de ces moyens, pour remplir l'indication que je signale ici, mais comme ces cas n'étaient pas de ceux où il y avait inflammation chronique pseudo-membraneuse, je ne les rapporterai point et je me contenterai de citer le fait suivant :

Observation. — *Inflammation du coude ; emploi inutile d'un grand nombre de vésicatoires, de frictions avec le baume opodeldoch ; résultat très-satisfaisant obtenu par l'emploi de compresses imbibées de baume de Fioraventi.* — Un homme de 30 ans, assez bien constitué, après avoir demeuré dans un endroit humide, fut pris de douleurs avec gonflement au coude droit. Il entra à l'hôpital le 1er mars 1843. Son coude offrait tous les caractères d'une inflammation aiguë très-intense, avec gonflement et douleurs considérables. On le traita dans les premiers temps par l'application de quatre vésicatoires volants. On n'obtint aucune diminution. On lui donna à l'intérieur 10 gr. teinture de gayac chaque jour. Ce moyen produisit des transpirations abondantes et des soulagements. Enfin on fit des frictions avec du baume opodeldoch.

Après un mois de ce traitement, le gonflement du coude était encore considérable, les douleurs très-vives, les mouvements impossibles. On sentait une fluctuation très-distincte sur chaque côté de l'olécrane, preuve manifeste de l'existence d'un liquide dans l'articulation du coude. L'inutilité des moyens employés depuis le début du traitement, la pâleur du malade, des symptômes obscurs du côté de la poitrine, firent craindre que le liquide dont la fluctuation annonçait l'existence ne fut du pus, et on porta un pronostic défavorable sur l'issue de la maladie.

Ce fut dans ces circonstances, qui paraissaient très-défavorables, que l'on commença à appliquer autour du coude des compresses humectées de baume de Fioraventi et recouvertes de compresses sèches et de bandes. Ce moyen fut continué depuis les premiers jours d'avril jusqu'au 10 de ce mois. Dès le moment où les applications furent commencées, le froid glacial que le malade éprouvait au coude disparut, le gonflement et les douleurs diminuèrent avec rapidité, et les mouvements devinrent de plus en plus faciles et étendus. Le 13 avril, tous les symptômes avaient disparu, à part un peu de faiblesse et de la difficulté à produire l'extension complète.

Pour terminer ce que nous avons à dire sur les traitements locaux qui peuvent être indiqués par les conditions spéciales où se trouvent les malades, j'ajouterai que, s'il y a un épanchement de sérosité dans l'intérieur ou autour de l'articulation, il faut recourir aux résolutifs qui seront conseillés dans l'article suivant, consacré à l'hydarthrose, tels que la compression, les vésicatoires, les cautérisations, etc., etc.

Nous avons décrit jusqu'ici les moyens internes propres à détruire les causes de l'arthrite chronique, les moyens mécaniques destinés à placer les articulations dans les conditions les plus favorables, et enfin les méthodes indiquées par certaines complications de la maladie. Que faire pour guérir les lésions qui constituent l'arthrite pseudo-membraneuse? Évidemment l'on éprouve les plus grandes difficultés dans cette partie de la thérapeutique. On ne peut faire résorber les tissus fibreux, cartilagineux ou osseux de nouvelle production; on ne peut reproduire les cartilages détruits; tous les efforts doivent se borner à diminuer les conséquences de ces lésions. Parmi les moyens propres à atteindre ce but, les mouvements doivent être placés en première ligne; ils agissent sur le centre même des articulations, et ils servent à polir les surfaces articulaires, recouvertes ou non de tissus fibreux; ils ont également l'avantage d'allonger les tissus rétractés qui entourent les articulations et de rendre plus lâches les adhérences que les parties molles ont contractées entre elles. Aux mouvements artificiels doivent être joints ceux qu'exécute le malade lui-même. Ces derniers peuvent seuls diminuer les adhérences des tendons avec leurs gaînes, ou des muscles avec leurs enveloppes fibreuses.

Le massage doit aussi être employé. On sait que ce moyen consiste dans des frictions plus ou moins fortes que l'on exerce avec la main sur toutes les faces des articulations, pendant qu'on leur imprime des mouvements. Ce massage peut être fait chaque jour pendant un quart-d'heure, une demi-heure, une heure même; il est fort usité aux eaux d'Aix en Savoie, où on l'emploie toujours concurremment avec la douche, et sans doute cette combinaison n'est pas étrangère aux succès nombreux que procurent ces eaux dans les maladies articulaires.

Le massage exprime les liquides infiltrés dans les tissus, il donne de la force aux articulations, fait céder les adhérences encore molles qui unissent les tendons à leur gaîne ou les os entre eux. Il est tellement efficace que j'ai vu des femmes ignorantes guérir à son aide des arthrites chroniques que des médecins avaient traitées en vain par l'immobilité, les vésicatoires, les liniments, les cautères, en un mot, par tous ces moyens que l'on emploie banalement et avec si peu de succès dans les maladies articulaires.

Les douches doivent être associées aux mouvements et au massage, elles constituent l'une des méthodes les plus puissantes dont on puisse disposer. On doit préférer les douches en arrosoir, si l'inflammation est encore rapprochée de la période aiguë, mais, quand elle est passée franchement à l'état chronique, on doit employer les douches ordinaires, et faire tomber la colonne d'eau d'une hauteur d'autant plus grande que l'articulation est moins sensible. Les douches d'eau froide me paraissent généralement préférables aux douches d'eau chaude, parce que la chaleur qu'elles produisent à la peau se développe plus sous l'influence des forces de la vie, que celle qui succède au contact des corps chauds. L'action momentanée du froid donne, du reste, plus de force aux articulations et n'expose pas à cette augmentation des douleurs que produisent si souvent, dans les arthrites chroniques de nature inflammatoire, les douches d'eau chaude, surtout lorsqu'elles contiennent des principes sulfureux ou salins.

CHAPITRE VII.

DES HYDARTHROSES.

On donne le nom d'*hydarthroses* aux épanchements séreux qui se forment dans les cavités articulaires. Nous avons décrit ceux de ces épanchements qui se produisent dans le cours d'une inflammation aiguë des articulations, et qui sont l'effet immédiat de cet état morbide, nous n'y reviendrons pas ; il nous reste à parler de ceux qui ont une marche chronique.

Anatomie pathologique.

Les hydarthroses chroniques, comme les hydarthroses aiguës, siégent de préférence dans les articulations dont les synoviales sont très-étendues et chargées d'une sécrétion abondante. Sous ce rapport, les articulations du genou doivent être placées en première ligne, puis viennent les articulations du coude, du pied, du poignet, etc.

Comme les hydartroses n'entraînent jamais la mort par elles-mêmes, on a rarement l'occasion d'examiner sur le cadavre les lésions anatomiques qui les caractérisent. Aussi c'est presque vainement que j'ai cherché dans les auteurs des autopsies propres à faire connaître leur anatomie pathologique. Voici cependant quelques faits qui pourront servir à combler cette lacune.

L'ouvrage de Brodie renferme l'observation d'un homme qui, étant guéri depuis deux mois d'une hydarthrose inflammatoire sub-aiguë du genou, mourut d'une fièvre n'ayant aucun rapport avec la maladie du genou. « A l'examen de la partie malade on trouva la membrane synoviale très-affectée, plus ample qu'à l'ordinaire, et s'étendant sur la surface inférieure du fémur, au moins un pouce et demi plus haut que de coutume. Dans toute l'étendue de sa surface interne, excepté lorsqu'elle recouvre les cartilages, la membrane était d'une couleur rouge foncée; les vaisseaux étaient aussi nombreux et aussi distendus par le sang que ceux de la conjonctive dans une violente ophthalmie; à la partie antérieure et supérieure de l'articulation, il s'était épanché un flocon transparent de lymphe coagulable de la surface interne de la membrane synoviale, de la grandeur d'une demi-couronne. On n'y aperçut rien autre chose, si ce n'est qu'au bord de l'un des condyles du fémur, le cartilage adhérait à l'os moins fortement qu'à l'ordinaire (1). »

En lisant l'article consacré par M. Blandin à l'hydarthrose, dans le *Dictionnaire de médecine et de chirurgie pratique*, on peut croire que ce professeur a eu plusieurs fois l'occasion d'examiner sur le cadavre les résultats de l'hydarthrose récente. « Dans ces cas, dit-il, je trouvais la membrane synoviale rouge, injectée; les cartilages articulaires étaient intacts, et la matière épanchée, en quantité variable, était jaunâtre, filante et chargée de flocons albumineux plus ou moins développés. A cette époque, l'injection vasculaire était prononcée, surtout au niveau de ces plis que l'on a appelés *franges synoviales* (2). »

Quant aux lésions trouvées par M. Blandin dans les cas d'hydarthroses anciennes, la coïncidence de la destruction des cartilages et de la dégénérescence fongueuse des os avec l'épaississement et l'aspect fongueux de la membrane synoviale, prouve que ce praticien a eu affaire à des maladies dont l'hydarthrose n'était que l'un des éléments anatomiques.

On doit à Dupuytren l'observation détaillée d'une hydropisie articulaire qu'il eut occasion d'examiner sur le cadavre d'un supplicié. « Les deux genoux avaient acquis un volume considérable, mais la peau qui les recouvrait n'avait éprouvé aucun changement; des deux côtés de chaque rotule s'élevaient deux tumeurs verticalement oblongues, dans lesquelles on sentait,

(1) Brodie, l. c., p. 9.

(2) *Dict. de méd. et de chirurg. prat.*, t. X, p. 80.

ainsi qu'aux parties latérales de l'articulation, une fluctuation distincte. A l'ouverture de ces articulations, il s'écoula, de l'une 12 onces, et de l'autre 13 onces d'une liqueur visqueuse filante, transparente, quoique un peu rougeâtre, ayant une odeur fade difficile à caractériser, et une saveur légèrement salée; sa pesanteur était à celle de l'eau distillée comme 105 est à 100, Les cavités articulaires dans lesquelles était renfermée cette quantité prodigieuse de synovie s'étaient accrues presque uniquement par leur partie supérieure. La capsule synoviale, refoulée en haut, au-dessous du tendon du muscle triceps-fémoral, remontait à 4 pouces au-dessus des surfaces articulaires de l'extrémité tibiale du fémur. Les côtés de la cavité articulaire étaient très-dilatés devant et derrière les ligaments latéraux; la face poplitée n'avait souffert presque aucune distension. La capsule synoviale, plus rouge et plus épaisse que dans l'état naturel, présentait de toutes parts, à sa surface intérieure, des pelotons inégaux par leur forme et leur volume, supportés par des pédicules plus ou moins larges et desquels on exprimait sans peine une liqueur semblable à celle que renfermait la membrane synoviale. Les parties voisines du genou étaient saines, et toutes les autres articulations de cet individu dans leur état naturel (1). »

Boyer, qui a donné un des premiers une bonne description de l'hydarthrose, a indiqué d'une manière assez exacte les qualités du liquide épanché, mais ne paraît avoir eu aucune occasion d'examiner l'état anatomique de la membrane qui le sécrète.

Il ne m'a été donné qu'une fois d'examiner sur le cadavre des articulations affectées d'hydarthrose. Les observations de ce genre étant rares, je crois devoir rapporter ici celle que j'ai recueillie.

OBSERVATION. — *Hydarthrose chronique, — mort, — autopsie.* — Jean-Baptiste Faure, âgé de 31 ans, passementier, d'un tempérament lymphatique, vint à l'Hôtel-Dieu de Lyon, pour se faire guérir d'un engorgement chronique du genou gauche, qu'il portait depuis quatre ans, et

(1) *Dict. des sc. méd.*, t. XXII, p. 148.

pour lequel il avait déjà consulté plusieurs médecins qui n'avaient pu arrêter les progrès du mal.

Le genou était beaucoup plus volumineux que celui du côté opposé, douloureux, sans changement de couleur à la peau, et présentait une fluctuation manifeste, surtout de chaque côté de la rotule; la jambe était étendue sur la cuisse, la flexion très-difficile, et la raideur très-grande dans la jointure.

Cette hydarthrose avait résisté à une foule de moyens de traitement, spécialement aux mouches de Milan, aux pommades fondantes, à l'eau de Barèges, etc.

J'essayai d'abord les vésicatoires; ils furent sans effet. Je soumis le genou à une compression méthodique avec les bandelettes de diachylon; ce moyen fut encore inefficace. Je ne fus pas plus heureux en plaçant le membre dans une gouttière, pour le soumettre à une immobilité absolue.

Tous ces moyens ayant été mis inutilement en usage pendant plus d'un mois, je pratiquai, le 12 février, la cautérisation transcurrente. Six raies de feu furent faites sur le genou, dans le sens de la longueur du membre. L'application de la gouttière fut continuée. Ce moyen fit diminuer l'hydarthrose d'une manière sensible, cependant elle ne disparut qu'incomplètement.

Quand les plaies résultant de la première cautérisation furent cicatrisées, j'en pratiquai une seconde qui fut tout aussi heureuse, et qui amena en huit jours la résolution presque complète de l'hydarthrose. On maintint le repos et l'immobilité. Mais, en même temps que l'hydarthrose disparaissait à gauche, il s'en manifestait une autre au côté droit.

Le 10 mars, après un refroidissement, il survint des frissons, de la soif, de la fièvre, un point douloureux dans le côté droit de la poitrine. Le 11, parurent des crachats sanguinolents; gêne de la respiration, râle crépitant, symptômes de pneumonie à droite. Saignée du bras, looch avec 30 centigrammes de kermès. Le 12, crachats gélatiniformes, rouillés. Saignée, potion avec 15 centigrammes d'émétique. Le 13, délire, suffocation, mort.

A l'autopsie du genou gauche, celui qui avait été cautérisé, on trouva encore quelques traces du liquide que l'on avait pu croire complètement résorbé; la membrane synoviale était opaque, légèrement épaissie et en partie fibreuse; sa surface interne était rouge et comme hérissée de houppes vasculaires, surtout dans toute la partie qui entoure la rotule et dans celle qui est située au-dessus de cet os. La synoviale qui recouvre les ligaments croisés était intacte. Dans les points où la membrane était rouge, on voyait quelques fausses membranes qui semblaient être de formation récente; mais ces fausses membranes, dans d'autres points, étaient devenues très-adhérentes.

Le côté droit présentait les mêmes lésions, mais à un degré moins avancé. La membrane synoviale était moins rouge ; cependant elle était un peu injectée, épaisse, et contenait environ 100 grammes d'un liquide jaunâtre.

La pneumonie siégeait surtout à la base du poumon droit ; les bronches, rouges jusque dans leurs plus petites ramifications, contenaient beaucoup de mucosités épaisses.

La sérosité contenue dans les hydarthroses chroniques ressemble de tous points à celle qne l'on retire par la ponction des hydrocèles ; comme cette dernière, elle est transparente, de couleur citrine, et elle ne file point comme le blanc d'œuf ou la synovie. Si on la fait chauffer, elle se coagule comme toutes les solutions albumineuses. J'ai constaté ces caractères du liquide des hydarthroses dans les cas où je l'ai extrait du genou par la ponction durant la vie.

On peut se demander si ce liquide résulte d'une supersécrétion de synovie, ou s'il est semblable à la sérosité des autres espèces d'hydropisies. En remarquant qu'il n'est point filant, ni d'aspect mucilagineux, comme la synovie, et qu'il ressemble beaucoup plus à la sérosité, je suis disposé à le regarder comme très-analogue au liquide des hydrocèles, des ascites, etc. Cette opinion rentre d'ailleurs parfaitement dans cette loi que j'ai formulée ailleurs (1) ; savoir, que dans les inflammations il y a suspension des sécrétions normales et formation de produits dont les éléments se trouvent dans le sang. Je suis conduit à penser que dans les hydarthroses qui résultent , en général, d'une inflammation chronique, la sécrétion synoviale est suspendue et fait place à l'épanchement de la sérosité du sang.

L'état de la *membrane synoviale* annonce, en général, une inflammation chronique. Dans les faits que j'ai cités plus haut, et dans les autopsies nombreuses qu'on a l'occasion de faire sur les chevaux, autopsies que nous avons répétées fréquemment, M. Rey et moi, on trouve toujours la surface interne de la membrane synoviale recouverte d'un grand nombre de petites saillies, du volume de deux ou trois têtes d'épingles, qui sont

(1) *Discours sur la méthode à suivre pour arriver à la connaissance et au perfectionnement de la chirurgie.*

très-rouges et pénétrées de beaucoup de vaisseaux capillaires injectés de sang. Ces houppes vasculaires sont très-résistantes, et font partie de la synoviale devenue moins transparente, plus épaisse, et plus adhérente aux tissus fibreux qui l'entourent.

Sans doute, il est des cas où la membrane synoviale doit être sans injection vasculaire, et j'ai observé ces cas plusieurs fois sur le cheval; sans doute, on doit trouver dans l'état des séreuses articulaires remplies de sérosité, toutes les variétés de structure que l'on a observées dans la tunique vaginale, devenue le siége des hydrocèles ; mais il est probable que les cas où il n'y a pas une vascularisation augmentée de la membrane synoviale sont exceptionnels.

Les *ligaments*, le *tissu eellullaire* qui entourent les synoviales hydarthrosées sont le plus souvent exempts d'altérations ; quelquefois, au contraire, ils sont indurés et épaissis.

C'est surtout sur les chevaux que l'on observe ces lésions simultanées. L'articulation malade contient un liquide séreux, et, à l'extérieur, on trouve un cercle de tissu fibro-cartilagineux formant une véritable virole autour des extrémités articulaires des os. Nous avons décrit un état à peu près semblable dans l'observation de Mme Toussaint, page 408.

S'il est rare d'observer sur l'homme ces cercles complets de tissus fibro-cartilagineux très-épais et incrustés d'os, il est assez fréquent, à en juger par les symptômes observés durant la vie, de trouver de l'épaississement et de l'induration des parties molles qui entourent les articulations hydarthrosées. Ces augmentations de dureté et de volume sont dues à des formations accidentelles de tissu fibreux ; elles ajoutent beaucoup à la gravité de la maladie.

L'état des cartilages et des os est assez varié dans les hydarthroses. Le plus souvent, du moins, lorsque l'hydarthrose est simple, c'est-à-dire sans trace d'inflammation chronique dans les parties environnantes, les cartilages sont intacts. Sur les chevaux, on n'y trouve souvent aucune altération. Mais, dans quelques cas, les cartilages sont absorbés. Parmi les malades chez lesquels j'ai étudié des hydarthroses, il en est un grand nombre dont les articulations craquaient avec tant de force au moindre mouvement, que l'on ne peut douter que les cartilages n'y eussent disparu en proportion plus ou moins grande. Quant aux os, ils peuvent être hyperthrophiés, comme nous l'avons vu dans l'observation de Mme Toussaint. Mais ce cas n'est qu'exceptionnel; le plus souvent les os ne présentent aucune altération apparente.

Symptômes.

Les symptômes que nous allons décrire sont surtout ceux des hydarthroses qui siégent dans des articulations superficielles, comme le genou et le coude.

En s'accumulant dans une articulation, la sérosité distend la membrane synoviale et forme une tumeur dont les limites sont celles de cette membrane; cette tumeur est étranglée dans les points où la synoviale est soutenue par des ligaments épais, elle est plus saillante là où des tissus extensibles forment seuls les parois de l'articulation, et l'on y trouve une fluctuation plus ou moins distincte. Le plus souvent, les mouvements sont conservés, et les parties molles extérieures à la synoviale n'offrent aucune trace d'altération.

Avant de comparer ces symptômes à ceux des maladies qu'on pourrait confondre avec les hydarthroses et d'en établir ainsi le diagnostic différentiel, je vais discuter quelques questions dont la solution est importante pour diriger le chirurgien dans l'appréciation de ces signes.

J'examinerai :

1° Si dans une hydarthrose simple le liquide peut rompre la membrane synoviale.

2° Si l'on peut admettre l'existence d'une hydropisie articulaire, lors même que la fluctuation, perçue sur plusieurs points de la périphérie de la jointure, ne se transmet point de l'un à l'autre côté.

3° Si l'hydarthrose influe assez sur la position du membre pour que celle-ci la fasse reconnaître.

1° Il n'est pas douteux que la sérosité d'une hydarthrose puisse rompre la membrane synoviale. Lorsqu'après avoir rempli d'eau l'articulation du genou, placée en position demi-fléchie, l'on étend brusquement la jambe sur la cuisse, il arrive souvent que la synoviale se déchire, et que l'eau se répand dans le tissu cellulaire. Cette rupture dépend de ce que l'articulation du genou étant beaucoup moins spacieuse dans la position étendue que dans la position demi-fléchie, le liquide qu'elle contenait sans peine dans le premier état ne peut y être contenu dans le second, sans que ses parois ne soient distendues. Si cette distension est insuffisante, la rupture est inévitable.

Sans doute, dans des hydarthroses aiguës, en redressant des genoux rapidement et avec force, l'on produirait le même résultat que dans les expériences précédentes; mais je ne sache pas que ce fait ait été observé.

Dans les hydarthroses chroniques, l'extension du genou ne produit jamais la rupture de la membrane synoviale, soit parce que cette membrane s'est graduellement distendue, soit parce qu'elle est devenue plus résistante et plus épaisse. J'ai eu cependant l'occasion d'observer la rupture de la synoviale du genou, et l'effusion dans le tissu cellulaire du liquide qu'elle contenait. C'est chez une demoiselle de 16 ans, qui depuis trois ou quatre ans portait une hydarthrose considérable. Les moyens les plus énergiques, et entre autres la cautérisation transcurrente pratiquée deux fois et à trois mois d'intervalle, avaient été complètement inutiles; une chute eut lieu sur le genou; à l'instant même, la cuisse se tuméfia, et la tumeur articulaire disparut. Evidemment, la sérosité du genou avait rompu la synoviale, probablement au-dessous du triceps, et s'était répandue dans la cuisse. Je dois ajouter que l'hydarthrose ne s'est pas reproduite, et que cette jeune malade a été parfaitement guérie.

2° Lorsqu'un liquide est reconnu au dehors à travers la peau, il peut arriver que dans certaines positions il existe une fluctuation générale, aisément transmissible d'un lieu à un autre, dans toute l'étendue des parties accessibles au toucher, et que dans une autre position les liquides étant isolés en quelque sorte par le rapprochement intime de surfaces contiguës, la fluctuation n'est plus générale; alors il y a des fluctuations partielles, comme si les liquides étaient accumulés dans des cavités distinctes. Ce que je dis ici s'applique entièrement au genou où j'ai découvert que dans l'extension les hydarthroses présentent une fluctuation générale, et dans la flexion plusieurs fluctuations partielles.

En examinant le genou d'un homme qui, à la suite d'un refroidissement, avait eu une inflammation de la synoviale avec épanchement de sérosité, je reconnus que, la jambe étant étendue, la rotule et la partie inférieure du triceps de la cuisse étaient soulevées. La tumeur était limitée par la partie supérieure de la synoviale; la fluctuation la plus distincte existait, soit sur les côtés du ligament rotulien, soit au-dessus de la rotule, et se communiquait aisément de l'une de ces parties à l'autre. Ayant ensuite exploré le genou dans la flexion, je reconnus des saillies fluctuantes à droite et à gauche du ligament rotulien et au-dessus de la rotule, mais toutes ces fluctuations étaient isolées, la pression sur une tumeur ne se communiquait plus à l'autre. Il fut aisé de comprendre la raison de ce phénomène : le muscle triceps et son ligament étant distendus par la flexion de la jambe, la rotule s'appliquait avec force sur la partie inférieure des surfaces articulaires du fémur, et isolait ainsi les parties supérieures et inférieures de l'articulation. Le ligament rotulien également tendu et fortement appliqué sur l'intervalle inter-condylien, isolait aussi les liquides placés à ses parties interne et externe. Il est si vrai que la pression exercée sur les parties antérieures du tibia et du fémur étaient la cause de l'isolement de ces fluctuations, qu'il suffisait d'étendre la jambe, de relâcher par conséquent le muscle triceps, pour que la fluctuation pût être sentie sur un point quelconque des parties qui entourent la rotule, en pressant sur un autre. J'ai répété bien des fois cette observation sur d'autres malades affectés d'inflammations aiguës, et j'ai compris alors pourquoi, dans les inflammations chroniques du genou, la jambe étant habituellement fléchie, on ne pouvait reconnaître de fluctuations dans toute l'étendue de la synoviale, bien que la sérosité ou le pus fût renfermé dans l'articulation. C'est en cherchant à vérifier si l'isolement des diverses parties de liquide contenu dans les membranes synoviales, pouvait se reproduire artificiellement sur le cadavre, que j'ai découvert l'influence si remarquable que les injections forcées exercent sur la position des os qui forment une jointure. Pendant qu'on poussait de l'eau dans le genou, on vit que le tibia se pliait sur le fémur; cette observation, d'abord obscure, devint plus évidente par des expériences instituées dans le but de l'étudier, et le résultat que donnèrent ces dernières dans le genou, conduisit à les étendre successivement à toutes les articulations.

3° Les expériences que j'ai faites sur les injections cadavériques dans les cavités articulaires, m'avaient conduit à penser que l'accumulation des liquides dans ces cavités, donnant aux os certaines positions, celles-ci pourraient conduire à reconnaître l'existence des hydarthroses.

Cette induction, qui me paraît juste pour les cas où la sécrétion de sérosité s'est faite avec acuité, et où les malades cherchent les positions qui peuvent calmer leurs douleurs, ne me semble pas vraie si on l'applique aux hydarthroses chroniques et indolores; l'expérience démontre, en effet, tous les jours que dans les hydarthroses de ce genre, siégeant aux genoux, la jambe n'est pas maintenue fléchie, et qu'elle peut même exécuter ses mouvements avec facilité. Il est aisé de comprendre la raison des différences que je signale; dans les hydarthroses aiguës, l'épanchement de liquide s'opérant avec rapidité, les parties molles n'ont pas eu le temps de céder, la pression s'exerce sur les surfaces articulaires, comme dans nos expériences cadavériques. Il n'en est plus de même dans les épanchements chroniques où les parties molles cèdent graduellement à la tension des liquides. Dans ce dernier cas, les malades n'éprouvant pas de douleurs, n'ont pas besoin pour se soulager de placer leurs membres dans la position où la jointure a le plus de capacité. Cette position leur est impérieusement commandée dans les états aigus, accompagnés de vives douleurs.

Après avoir discuté les questions relatives aux effets physiques que produisent les épanchements de sérosité dans les synoviales, je vais indiquer la marche à suivre pour établir le diagnostic de ces épanchements.

Lorsqu'il existe une hydarthrose, le premier point sur lequel l'attention est appelée est l'existence d'une tumeur au niveau d'une articulation. On doit aussitôt rechercher quelles sont ses limites. Si ce sont celles de la membrane synoviale, on ne peut douter que l'articulation soit le siége du mal. Mais, pour apprécier convenablement cette disposition, il faut se rappeler que les capsules articulaires sont extensibles, et que leur cavité peut prendre des dimensions de beaucoup supérieures à celles de l'état normal. Ainsi, au genou, les symptômes qu'on observe chaque jour sur les malades, et les autopsies que nous avons rapportées plus haut, prouvent que la synoviale non rompue peut remonter à plusieurs pouces au-dessous, du triceps, lorsqu'elle est distendue par un liquide. La tumeur est toujours plus ou moins bosselée; elle fait saillie dans les endroits où la membrane synoviale est faiblement soutenue par les tissus fibreux; elle est étranglée en quelque sorte dans les lieux où cette membrane est doublée par des tissus résistants. Ainsi, au genou, la tumeur fait saillie au-dessous et sur les côtés de la rotule; elle est peu marquée au niveau des ligaments latéraux qui sont très-résistants. Lorsque les articulations sont profondes, comme celles de la hanche ou de l'épaule, tous ces symptômes nous échappent; on ne peut jamais reconnaître quelles sont la forme et les limites de la tumeur.

De tous les signes physiques de l'hydarthrose, le plus important à constater est la fluctuation. Ce n'est pas ici le lieu de rappeler les préceptes classiques sur les moyens de distinguer la fluctuation des sensations qui peuvent être confondues avec elle. Je dois faire observer, toutefois, que dans les affections articulaires, la plus grande attention est nécessaire pour distinguer la fluctuation apparente de la fluctuation réelle. Dans quelques cas, les masses molles formées par l'épanchement de lymphe plastique donnent une sensation semblable à celle des collections de liquide, et il faut être bien prévenu contre cette cause d'erreur pour ne pas confondre le déplacement de ces parties avec celui d'un liquide. Cette distinction est, du reste, de celles que l'habitude du toucher permet seule de faire avec précision.

Quand la fluctuation existe, on la rend beaucoup plus apparente, en saisissant le membre avec la totalité de la main. Plus est considérable la colonne de liquide que l'on déplace, plus la fluctuation est apparente.

Il faut ajouter que les mains avec lesquelles on cherche la fluctuation doivent toujours être placées, l'une au-dessus, l'autre au-dessous de la tumeur. Si on les place transversalement, on s'expose à confondre le déplacement des muscles ou des tendons avec l'ondulation d'un liquide.

Si la fluctuation coexiste avec une tumeur qui a les limites de la membrane synoviale, on est naturellement conduit à penser que la cavité articulaire est distendue par un liquide. On peut persévérer dans ce jugement, lors même que la fluctuation ne se communique point d'une partie quelconque de la synoviale à une autre partie de cette cavité. Car, ainsi que nous l'avons démontré plus haut, suivant la position où se trouve le membre malade, la fluctuation peut se transmettre aisément d'une partie de l'articulation à l'autre, ou bien il peut y avoir plusieurs fluctuations partielles qui n'ont entre elles aucune communication libre.

Les symptômes que je viens de décrire ayant démontré l'existence d'un épanchement dans l'articulation, il faut rechercher quelle est la nature de ce liquide. Indépendamment du sang qui ne s'épanche dans les jointures, en masses considérables, qu'à la suite de violences extérieures, ce liquide peut être de la sérosité ou du pus. En d'autres termes, dans les états chroniques qui nous occupent seuls actuellement, on peut avoir affaire à des hydarthroses ou à des abcès froids. Dans l'une et l'autre de ces maladies, la cavité articulaire peut être distendue par un liquide, et cette distension peut être sans douleur, sans chaleur et sans rougeur à la peau.

Voici sur quelles observations la distinction peut être établie :

Lorsque de la sérosité s'accumule dans une membrane synoviale peu éloignée de la peau, dans celle du genou, par exemple, le tissu cellulaire sous-cutané ou sous-aponévrotique ne devient point ordinairement malade ; il conserve le volume qu'il a dans l'état normal ; cette circonstance me paraît la plus propre à faire penser, surtout si la fluctuation est évidente, que c'est de la sérosité que contient la cavité articulaire. Chacun semble, du reste, avoir en quelque sorte une connaissance instinctive de cette vérité. Car, lorsqu'il existe au genou des signes incontestables de l'accumulation d'un liquide, et que celui-ci n'est séparé de la peau que par l'épaisseur des tissus qu'on trouve à l'état normal, on pense immédiatement et avec raison à l'existence d'une hydarthrose.

Cependant, quelle que soit la valeur de ces symptômes locaux, on ne doit jamais négliger dans le diagnostic l'étude de l'état général. Les hydarthroses appartenant d'ordinaire à des hommes bien constitués, et les abcès froids à des malades affectés de diathèse purulente et dont la santé est profondément altérée, on peut tirer un grand parti, pour le diagnostic différentiel, de cet état de la constitution. Je reviendrai sur ce sujet à l'article des *abcès froids*.

Malgré tous ces éléments de diagnostic, on peut rester dans le doute. Une ponction exploratrice permet seule d'en sortir. Mais ce moyen, pouvant avoir des inconvénients, ne doit être tenté que lorsque, sur le point de pratiquer une opération, l'on veut arriver à une grande précision dans le jugement que l'on porte sur la nature du mal.

Le diagnostic, dans les hydarthroses, ne doit pas se borner à constater la présence de la sérosité et ses diverses variétés de siége ; il doit s'étendre à la détermination de l'état dans lequel se trouvent les tissus qui entourent la synoviale. Ainsi, l'on doit rechercher s'il y a ou non absorption des cartilages, si les tissus fibreux qui entourent les jointures sont ou non épaissis et indurés, et enfin jusqu'à quel point les mouvements sont rendus plus difficiles.

Je me borne à soulever ici ces différentes questions ; on trouve les moyens de les résoudre aux articles *diagnostic en général*, *arthrite chronique*, *ankylose*.

Parmi les observations sur lesquelles j'appellerai l'attention de ceux qui ont à s'occuper des hydarthroses, je signalerai surtout des lésions concomitantes dans d'autres articulations et dans les organes intérieurs. Au début de mes observations sur les maladies articulaires, je ne voyais que des hydarthroses qui me paraissaient indépendantes d'affections générales; mais depuis que je me suis préoccupé de ces affections, que j'interroge les malades qui sont affectés d'hydarthroses, sur les douleurs, les gênes des mouvements qu'ils peuvent éprouver dans d'autres articulations, j'ai à peine trouvé un seul cas où il n'y en eut un certain nombre qui fussent simultanément malades.

Causes.

L'hydarthrose chronique, la seule dont il soit ici question, est rarement primitive. Presque toujours elle succède à l'hydarthrose aiguë; ses causes sont donc celles de cette dernière maladie; comme nous les avons déjà énumérées en faisant l'histoire de l'arthrite aiguë produite par des causes traumatiques ou par des causes internes, il est inutile de les rappeler ici. Il serait plus intéressant de rechercher dans quelles conditions et par l'action de quelles causes un certain nombre d'hydarthroses aiguës passent à l'état chronique, au lieu de se terminer par résorption. On ne pourrait, sur ce point, rien dire qui fût bien spécial aux hydarthroses, mais exposer seulement ce qui se rapporte aux causes générales de la transformation des rhumatismes aigus en rhumatismes chroniques. Cette question sera traitée avec des développements étendus à l'article consacré à cette dernière affection.

Lorsque l'hydarthrose débute sous la forme chronique, elle est presque constamment produite, comme les rhumatismes, par des refroidissements ou par le séjour dans des habitations humides. Si on se demande pourquoi le rhumatisme s'annonce chez les uns par de simples douleurs, chez d'autres par des inflammations avec sécrétion de fausses membranes, chez d'autres encore par des hydarthroses, nous avouerons qu'on ne peut, sur cette question, se livrer qu'à des conjectures, et s'expliquer la variabilité des effets du même principe pathogénique que par l'influence des idiosyncrasies.

Conséquences et pronostic.

Les hydarthroses chroniques ont, en général, peu de gravité, puisqu'elles ne nécessitent jamais d'amputation et qu'elles ne compromettent pas la vie ; mais elles sont souvent très-difficiles à guérir. Si elles ont peu de tendance à s'aggraver, elles en ont encore moins à disparaître, et dans le cas où la résolution s'opère, la récidive est toujours à craindre. Du reste, les difficultés de la guérison varient suivant la constitution des malades, l'ancienneté de l'épanchement et suivant les lésions concomitantes. Si la constitution est bonne, si les sujets sont jeunes, on a bien plus espoir d'obtenir un heureux résultat que si les malades sont affectés de scrofules, de diathèse purulente, ou s'ils sont déjà dans un âge avancé.

Toutes choses égales d'ailleurs, les hydarthroses sont d'autant plus difficiles à guérir qu'elles sont plus anciennes. L'obstacle à l'absorption du liquide dépend surtout alors de l'induration et de l'épaississement de la membrane synoviale qui se convertit en tissu fibreux, à travers lequel la résolution se fait toujours avec difficulté.

Qu'on le remarque, du reste, pour guérir les malades atteints d'hydarthrose, il ne suffit pas de faire résorber le liquide que contient l'articulation : cette résorption opérée, il peut rester à guérir des inflammations chroniques des synoviales, des ulcérations des cartilages, des indurations du tissu cellulaire et des ligaments. Lorsqu'une ou plusieurs de ces lésions existent, il devient très-difficile, impossible même, d'obtenir la guérison, et les méthodes les plus actives et les plus efficaces dans les hydarthroses simples peuvent rester complètement impuissantes.

Traitement des hydarthroses.

Les hydarthroses n'étant le plus souvent que la conséquence d'une affection générale et se montrant à la fois dans plusieurs articulations, réclament avant tout un traitement général. On doit employer, suivant les indications, les moyens qui ont été conseillés pour le rhumatisme chronique. Nous ne décrirons point ici ces moyens, nous insisterons longuement sur eux à l'article *rhumatisme chronique*. Il me suffira de dire que je les regarde comme étant de la plus haute importance et comme devant précéder et accompagner constamment les traitements locaux. J'ai surtout acquis cette conviction depuis que j'ai traité des hydarthroses généralisées dans un grand nombre d'articulations par les bains froids précédés de sueurs, suivant la méthode hydrò-thérapeutique. (Voyez article *Rhumatisme chronique*).

Il me semble que les auteurs n'ont pas assez insisté sur l'importance d'un traitement capable de modifier l'ensemble des fònctions chez les malades atteints d'hydarthroses. Quelques-uns cependant ont conseillé l'emploi des médicaments internes; ainsi, M. Gimelle préconise le tartre stibié à haute dose. Quoique ce moyen me paraisse de beaucoup inférieur aux traitements par les bains ou les douches, qui excitent directement les fonctions de la peau, je vais analyser le Mémoire de M. Gimelle. Cet auteur (1) rapporte l'observation d'une hydarthrose du genou qui, après avoir résisté à des applications de vésicatoires, de moxas, etc., avait cédé en peu de temps à l'emploi du tartre stibié continué pendant 8 jours. On en avait donné 4 grains le premier jour, et graduellement porté la dose à 12 grains, en augmentant d'un grain par jour. M. Gimelle, satisfait de ses premières tentatives, a continué de recourir à cette médication, et, en 1840, en a fait l'objet d'une communication à l'Académie de médecine, dans sa séance du 4 juillet. Voici l'analyse de cette communication telle qu'elle fut donnée dans les journaux de médecine à cette époque : « Vingt-huit malades atteints de différentes espèces d'hydarthroses ont été soumis à cette médication; la première dose était de 20 centigrammes par vingt-quatre heures; on l'augmentait tous les jours, pour la porter à 80, 90 ou 100 centigrammes. La guérison ne s'est pas fait attendre, en général, plus de huit à seize jours, et s'est maintenue parfaite longtemps après la cessation du médicament.

(1) *Bulletin thérapeutique*, année 1836 ou 37.

Pendant l'emploi de ce traitement, le pouls prenait de la fréquence et perdait de sa force; les yeux s'entouraient d'une auréole bleuâtre, comme après les grandes fatigues ; la voix s'affaiblissait ainsi que les forces musculaires. Pendant la nuit, transpirations abondantes. Cinq malades sur les vingt-huit on éprouvé des vomissements, huit ont été pris de dévoiement, trois ont été pris en même temps de vomissements et de diarrhée; la quantité des urines était, en général, diminuée, ce que M. Gimelle attribue à l'abondance des sueurs. L'appétit a été conservé pendant la durée du traitement, quelquefois même il augmentait. »

Je suis porté à croire que les hydarthroses dont parle M. Gimelle étaient des hydarthroses récentes, survenues dans le cours d'un rhumatisme aigu. Sans doute, si elles eussent été chroniques, il s'en serait trouvé un grand nombre qui auraient résisté à l'emploi de l'émétique.

Le *traitement local* de l'hydarthrose se compose de moyens d'une activité très-différente; les plus simples consistent en des applications qu'on fait sur la peau et qui ne nécessitent aucune solution de continuité, tels sont les appareils contentifs, les agents de compression, les vésicatoires, les applications résolutives, les douches; puis viennent les cautérisations qui n'intéressent que la peau, et enfin les opérations dans lesquelles on agit directement sur la membrane synoviale. De même que l'on ne doit recourir au traitement local de l'hydarthrose que dans l'impuissance d'un traitement interne propre à détruire la cause qui l'a produite, de même l'on ne doit recourir aux opérations qu'autant que des moyens moins énergiques ont été impuissants.

Les *appareils contentifs* sont de peu d'importance dans le traitement des hydarthroses simples. Les liens fibreux étant, en général, intacts ou plus résistants, aucune luxation spontanée n'est à craindre. Il n'est besoin de maintenir l'articulation immobile dans une bonne position que lorsque l'hydarthrose est compliquée d'inflammation aiguë, de ramollissement des tissus fibreux, en un mot, lorsque des maladies intercurrentes rendent nécessaire un traitement mécanique.

Compression. — La compression peut être exercée par tous

les moyens que nous avons décrits avec détails (page 133). Elle a sans doute une certaine efficacité, mais, à la juger expérimentalement, il est difficile de lui assigner sa véritable valeur, tant il est rare de la voir employer seule. *A priori*, on peut assurer que son utilité ne doit être que secondaire, car si elle favorise mécaniquement la résolution du liquide, elle ne fait rien pour modifier l'état de la membrane synoviale ; dès lors, si le malade guérit, la récidive est à craindre, et l'on doit toujours s'attendre à n'en obtenir que des résultats imparfaits. Du reste, la compression est de si médiocre utilité dans les hydrocèles que l'on ne peut croire qu'elle ait une véritable efficacité dans les hydarthroses, en général bien plus difficiles à guérir.

Les agents de compression qui doivent être préférés sont les bandelettes de diachylon disposées comme un bandage de Scultet autour des articulations et renouvelées tous les trois ou quatre jours. On peut remplacer les bandelettes de diachylon par des bandelettes recouvertes d'emplâtres de diverse nature, tels que les emplâtres de ciguë, de savon, de térébenthine. Le bandage amidonné peut aussi être mis en usage, mais je pense qu'on doit lui préférer les moyens qui laissent quelque liberté aux mouvements de l'articulation.

Vésicatoires. — On a employé de plusieurs manières le vésicatoire dans le traitement des hydarthroses. Ainsi on s'est servi : 1° des vésicatoires ordinaires ; 2° des vésicatoires volants ; 3° des vésicatoires monstres ; 4° des vésicatoires saupoudrés de diverses substances.

L'action de ces divers vésicatoires n'est pas identique. La plupart des praticiens s'accordent à regarder le vésicatoire volant fréquemment réitéré comme d'un effet plus puissant que le vésicatoire que l'on fait suppurer. Boyer se loue beaucoup de l'emploi de ce moyen et affirme avoir obtenu à son aide plusieurs guérisons d'hydropisies du genou.

Le vésicatoire monstre a été surtout popularisé par M. Velpeau dans le traitement des hydropisies articulaires. Les bons résultats obtenus par ce moyen dans les épanchements pleurétiques devaient naturellement donner aux chirurgiens l'idée de l'employer dans une affection qui, par sa nature et son opiniâtreté, a une grande analogie avec cette dernière. Ces vésicatoires doivent être appliqués de manière à embrasser tout le pourtour de l'articulation et à la déborder un peu en dessus et en dessous. Le vésicatoire appliqué de cette manière a une grande énergie, surtout dans les cas où la maladie n'est pas fort ancienne.

Les vésicatoires sont aussi appliqués sur les hydarthroses dans le but de permettre l'absorption de substances résolutives. L'onguent mercuriel est de toutes ces substances celle dont on fait le plus souvent usage. On l'étend sur un linge comme du cérat, et on l'applique sur la peau dépouillée d'épiderme, jusqu'à ce que la dessiccation du vésicatoire commence à s'opérer.

Résolutifs. — Les substances résolutives sont fréquemment employées, soit en frictions, soit en applications, dans le traitement des hydarthroses. Les plus usitées sont les pommades mercurielles, les pommades iodées, les liniments qui ont pour base l'ammoniaque, le camphre, les huiles essentielles, etc. J'ai longuement fait connaître ces diverses préparations, page 138 et suivantes; j'ai aussi indiqué les précautions à prendre dans leur emploi; je n'y reviendrai pas ici. Qu'il me suffise de dire que l'efficacité de ces moyens est extrêmement bornée et que l'on doit à peine compter sur eux ; les grands vésicatoires et les douches leur sont de beaucoup supérieurs.

Douches.—Déjà plusieurs fois nous avons eu l'occasion de parler soit du mode d'action des douches, soit des précautions à prendre dans leur emploi; on doit les compter parmi les moyens les plus efficaces pour opérer la résorption des liquides épanchés, et pour faire cesser les douleurs et la gêne des mouvements, qui accompagnent les hydropisies.

Remarquons, du reste, qu'il n'est aucun moyen qui ne compte des succès dans les hydarthroses; lorsque les épanchements séreux des articulations sont récents, que l'inflammation de la synoviale est légère, sans lésion concomitante, et que la cause productrice cesse d'agir, la guérison peut être obtenue par les moyens les plus simples, quelquefois même elle peut s'accomplir spontanément. Ce ne sont pas des guérisons obtenues dans ces cas qu'il faut citer à l'appui de l'utilité d'une méthode quelconque. On ne peut regarder les changements opérés comme l'effet des remèdes que lorsque la maladie abandonnée à elle-même est restée longtemps stationnaire, lorsqu'elle a résisté aux moyens simples de traitement, et que, par son ancienneté ou par les complications qu'elle présente, on peut la considérer comme étant d'une certaine gravité.

Cautérisation.

Les hydarthroses résistent aux moyens que nous venons de décrire lorsqu'elles datent de plusieurs années ; que la membrane synoviale est le siége des houppes vasculaires que nous avons décrites plus haut ; lorsqu'elle est épaissie et devenue adhérente. On peut recourir alors à la cautérisation de la peau ; cette cautérisation peut être faite avec la potasse, avec le caustique de Vienne et le chlorure de zinc, ou bien avec des corps en ignition, tels que le moxa ou le fer rouge. Nous ne reviendrons pas sur ce que nous avons dit, page 148 et suivantes, touchant les précautions à prendre dans l'emploi de ces divers moyens de cautérisation, et les motifs qui doivent conduire à préférer les moxas ou le fer rouge aux caustiques, qui se bornent à détruire la peau sans faire pénétrer du calorique dans l'articulation. Nous nous contenterons de dire que ces cautérisations sont d'une efficacité beaucoup plus grande que les vésicatoires ; il ne faut pas toutefois s'en exagérer les avantages. Dans le traitement des hydarthroses rebelles, j'ai mis en usage la cautérisation transcurrente un grand nombre de fois, en prenant toutes les précautions qui peuvent en assurer le succès ; j'ai toujours vu que la collection séreuse diminuait sensiblement à la suite de son emploi, mais la tumeur ne disparaissait jamais complètement et, ce qu'il est important de noter, les mouvements restaient aussi difficiles, si même ils n'étaient pas plus gênés.

Nous avons cité plus haut l'autopsie d'une hydarthrose ancienne et rebelle qui avait été traitée par la cautérisation transcurrente ; une absorption rapide de la sérosité avait été la suite presque immédiate de cette opération. Cependant il restait encore un peu de liquide dans l'articulation, et la membrane synoviale était toujours rouge et veloutée à sa surface interne; elle était épaissie, et, sans doute, l'hydropisie se serait reproduite avec toute son intensité, si le malade n'eût été emporté par une pneumonie accidentelle. Je pourrais citer un grand nombre de faits pour démontrer la puissance bornée de la cautérisation dans les cas difficiles, les seuls qui en admettent l'emploi ; mais les résultats généraux que je viens de résumer sont si conformes à ceux qu'ont observés les auteurs, que je crois inutile de les appuyer sur des faits détaillés.

Opérations que l'on peut pratiquer dans le traitement des hydarthroses.

L'inutilité trop souvent démontrée des traitements généraux, des applications externes et même des cautérisations dans le traitement des hydarthroses, a conduit à l'emploi de diverses opérations. Ces opérations sont nombreuses et plus ou moins analogues à celles que l'on pratique sur les hydrocèles, maladies qui ont tant de rapport avec les hydarthroses. Dans les unes et dans les autres, on a employé l'incision, le séton, la ponction simple, la ponction sous-cutanée; enfin, l'on a fait usage des injections irritantes.

Il y avait une certaine hardiesse, peut-être même de la témérité, à transporter aux hydarthroses les traitements qui sont usités dans les hydrocèles ; si la suppuration de la tunique vaginale, qui survient après certaines opérations, ne présente aucun danger, celle des synoviales articulaires est toujours très-grave et peut devenir mortelle; en outre, telle méthode qui réussit à amener la résolution d'un épanchement séreux, peut ne pas produire ce résultat dans une cavité, comme celle des articulations, dont les cartilages forment en partie les parois ; et, si l'oblitération de la cavité formée par la tunique vaginale est sans importance, il n'en est pas de même de celle des cavités articulaires.

Toutes ces considérations doivent rendre très-circonspect

dans l'emploi des opérations que l'on pratique sur les jointures, à l'imitation de celles qui sont usitées dans les hydrocèles.

Parmi ces opérations, il en est qui me paraissent devoir être complètement rejetées; ce sont celles qui entraînent presque inévitablement une suppuration de la cavité articulaire. Je veux parler de l'ouverture étendue de cette cavité et du passage d'un séton à travers son épaisseur.

Ouverture par incision. — Si l'on se rappelle qu'après l'incision de la tunique vaginale dans les hydrocèles, on observe constamment de la suppuration, et qu'il en est de même à la suite des plaies pénétrantes du genou qui n'ont pas été réunies par première intention, on ne doutera pas qu'en faisant au genou, rempli de sérosité, une ouverture plus ou moins grande, on n'occasionne des abcès graves dans l'articulation.

Ces prévisions sont parfaitement justifiées par l'expérience.

Dans l'article qu'il a consacré aux hydropisies des articulalations, Boyer a fait connaître l'histoire de quatre malades chez lesquels les genoux furent ouverts pour des épanchements séreux. Dans la première de ces observations, empruntée à Lassus, l'incision fut suivie d'une suppuration du genou qui nécessita une contre-ouverture; la guérison eut lieu, mais avec une difficulté plus grande dans les mouvements de l'articulation. Dans la seconde, empruntée à Warner, on observa les mêmes phénomènes. Dans la troisième, due à Schlichting, du du pus se produisit également dans l'articulation ouverte, et, comme dans les cas précédents, le malade ne guérit qu'en conservant de la gêne dans les mouvements du genou. Le quatrième fait, rapporté par Boyer, d'après Monro fils, nous apprend qne l'ouverture du genou fut suivie d'un abcès tellement grave, que l'amputation fut jugée nécessaire.

Ces faits sont les seuls que je puisse citer d'incision du genou dans les hydropisies de cette jointure; sans doute, si l'on connaissait toutes les opérations qui ont été pratiquées contre cette maladie, l'on n'aurait pas enregistré trois succès sur quatre opérations; mais il me suffit d'avoir prouvé, par l'analogie et par les faits, que l'incision du genou est suivie de la suppuration, pour que l'on en apprécie tout le danger.

Qu'on le remarque bien, ce n'est pas après la ponction du genou, mais après une incision, que l'on a vu survenir de graves suppurations. Dans beaucoup d'ouvrages, et entre autres dans le *Dictionnaire de médecine*, ces faits ont été cités pour démontrer qu'aucune opération ne devait être faite dans les hydropisies articulaires. Mais cette conclusion n'est vraie que pour les incisions.

En montrant que l'ouverture du genou rempli de sérosité est suivie de suppuration, comme celle de la tunique vaginale dans l'hydrocèle, j'ajoute une nouvelle preuve en faveur de l'analogie qui existe entre les hydrocèles et les hydarthroses; analogie sur laquelle sont fondées les opérations dont il est question dans cet article.

Sans doute, c'est pour éviter ces suppurations dangereuses que Desault a conseillé d'inciser le genou avec les précautions qu'il a recommandées pour l'extraction des corps étrangers, c'est-à-dire en disposant tout de manière à ce que l'ouverture de la peau ne corresponde plus à celle de l'articulation; mais, comme ce procédé, appliqué à l'extraction des corps étrangers, ne prévient pas toujours la suppuration, il est à craindre qu'il ne soit suivi du même accident, si on l'emploie pour l'ouverture des hydarthroses.

Séton. — Toutes les objections que nous venons d'adresser à l'incision étendue des articulations affectées d'hydarthrose s'appliquent à l'usage du *séton*. Dans les hydrocèles, l'emploi de ce moyen est suivi de suppuration; il doit en être de même, au moins dans la plupart des cas où on l'applique aux hydarthroses. Cette crainte, très-motivée, suffit pour en faire rejeter l'emploi. Cependant les faits publiés, qui sont à ma connaissance, ne confirment pas ces craintes.

La *Gazette des hôpitaux*, du 4 juin 1842, renferme l'extrait d'un journal allemand, dans lequel est rapportée l'observation d'une femme de 21 ans, d'une constitution robuste, qui depuis huit mois était affectée d'une hydropisie considérable du genou. Le docteur Mueller fit passer un séton à travers la tumeur articulaire; ce séton fut entretenu pendant trois semaines sans que la phlegmasie adhésive se fût développée. Mais aussitôt que le travail inflammatoire se manifesta, l'exutoire fut remplacé par une compression méthodique, sous l'influence de laquelle la guérison ne tarda pas à être obtenue.

Le même praticien rapporte qu'il a déjà employé neuf fois ce mode de traitement dans des cas semblables, et toujours avec un égal succès. Il ajoute que dans les huit premiers jours de l'ouverture du séton, les sujets doivent rester dans un repos absolu; sans cette précaution, on aurait à craindre une inflammation trop violente. Ces faits ne modifient en rien le jugement défavorable que je porte sur le traitement des hydarthroses par le séton. Quand on sait quelle est la gravité de la suppuration des jointures, toute opération qui la détermine doit être nécessairement proscrite.

Si l'on doit rejeter constamment l'ouverture étendue des articulations et le passage d'un séton dans le cas d'hydarthroses, il n'en est pas de même de la ponction avec le trocart ou avec le ténotôme, ni de la ponction suivie d'injections irritantes, semblables à celles qu'on emploie dans l'hydrocèle. Toutes ces méthodes ont cela de commun que, bien employées, elles n'exposent pas à la suppuration, et dès-lors elles sont loin d'entraîner les conséquences graves qui nous ont fait rejeter d'une manière absolue le séton ou l'incision étendue. Je vais donner quelques détails historiques et critiques sur chacune de ces méthodes.

De la ponction simple dans les hydarthroses.

La ponction simple dans les hydrocèles et dans les ascites est suivie, comme on le sait, d'une reproduction plus ou moins prompte de la sérosité; elle ne constitue qu'un traitement palliatif et d'une utilité temporaire; il en est de même dans les hydropisies articulaires.

On trouve dans Boyer l'histoire de deux malades sur lesquels on ponctionna le genou avec le trocart; dans aucun cas, il ne survint d'accidents, mais le liquide se reproduisit quelques jours après. Chez l'un de ces malades, la ponction fut faite par Boyer deux fois à un mois d'intervalle. Ces opérations n'entraînèrent aucun accident. Quelque temps après, un charlatan fit une nouvelle ponction, et laissa la canule en place pendant plusieurs jours. Le malade mourut. Evidemment la suppuration du genou qui entraîna sa mort fut la conséquence du séjour imprudent d'une canule qui faisait pénétrer l'air dans l'articulation, et non de la ponction elle-même qui ne donna lieu à aucun accident tant qu'elle fut pratiquée avec des précautions convenables.

Si la ponction pure et simple des hydarthroses ne constitue qu'une méthode palliative, comme dans l'hydrocèle, si elle est impuissante à prévenir le retour de l'épanchement séreux, elle peut être véritablement utile combinée avec d'autres méthodes. C'est ainsi que Larrey (1) ayant fait suivre l'évacuation du liquide par ponction d'une cautérisation par les moxas, a obtenu la guérison par ankylose d'une hydropisie énorme du genou. C'est ainsi que M. Carrier, médecin de l'hospice de St-Jean-de-Dieu, à Lyon, a réussi, en combinant une compression énergique et soutenue avec la ponction. L'association de ces diverses méthodes me paraît très-judicieuse, et sans doute il est utile, à l'exemple des auteurs que je viens de citer, de faire suivre la ponction des hydarthroses de la compression et même de l'application du feu.

De l'incision sous-cutanée de la synoviale dans les hydarthroses.

L'idée d'évacuer par une incision sous-cutanée de la synoviale le liquide des hydarthroses, appartient à M. Goyrand, d'Aix. Le procédé qu'il a suivi et dont il a donné l'indication dans une observation publiée dans la *Gazette des hôpitaux* (mai 1842), diffère essentiellement des divers procédés de ponction, en ce que le liquide, au lieu de s'écouler au dehors, s'épanche dans le tissu cellulaire qui entoure l'articulation; il en diffère également en ce qu'il permet de faire à la synoviale une incision assez étendue, sans augmenter en rien les chances d'inflammation.

(1) *Clinique chirurg.*, t. 3, p. 295.

M. Goyrand a comprimé le genou, après avoir évacué le liquide que contenait cette articulation, et il a obtenu un succès qu'il nous paraît important de faire connaître avec détail. Voici l'observation de son malade :

J. Augier, cultivateur, âgé de 50 ans, a le genou droit mal conformé. L'axe de la jambe n'est pas dans la direction de celui de la cuisse. Ces deux sections du membre abdominal se rencontrent sous un angle fortement saillant en dedans, et rentrant en dehors.

Au mois de septembre dernier, Augier fit une chute dans laquelle porta le genou cagneux. L'articulation fut douloureuse pendant quelques jours, et quand la douleur se dissipa, il resta du gonflement, de la gêne dans les mouvements. Cependant cet homme put reprendre ses travaux habituels; mais comme, loin de se dissiper, la tuméfaction devenait toujours plus considérable, il entra à l'hôpital d'Aix, le 27 décembre 1841.

A cette époque, le genou avait acquis un volume considérable; la tuméfaction était due à un épanchement dans la synoviale qui soulevait la rotule, les expansions aponévrotiques qui s'insèrent aux bords de cet os, et la partie inférieure du muscle triceps. En pressant sur la rotule, je la mettais en contact avec la trochlée du fémur. Si, pendant que j'avais une main sur la rotule, je pressais de l'autre main sur la partie supérieure de la tumeur, la rotule et la main étaient soulevées par le liquide refoulé. L'articulation n'était pas douloureuse, mais ses mouvements étaient bornés; la flexion surtout était incomplète.

Le diagnostic était clair : nous avions affaire à un épanchement articulaire, et cet épanchement n'était plus susceptible de résorption, comme les épanchements synovio-sanguinolents qui se forment immédiatement après qu'un article a subi une contusion. Dans le cas présent, la contusion avait déterminé une vraie hydarthrose.

Je connaissais par expérience l'inefficacité du traitement médical et le danger de la ponction directe dans cette maladie, et je résolus de vider l'articulation par une incision sous-cutanée, et de tâcher ensuite de prévenir, par une compression soutenue, la reproduction de l'épanchement. Le 29 décembre, j'opérai de la manière suivante : placé à gauche du malade, je soulève la peau de la cuisse au-dessus de la partie supérieure externe de la tumeur, en un large pli transversal que je donne à tenir à un aide; et, pressant de la main gauche sur la rotule et la partie inférieure de la tumeur, pour distendre sa partie supérieure, je plonge à travers le feuillet supérieur du pli cutané un bistouri à lame très-étroite, tranchante dans une longueur de trois centimètres, et émoussée par la lime de ce point au talon de l'instrument. Glissant mon bistouri sous la peau, je vais inciser à plein tranchant l'aponévrose, les portions externes et moyenne du triceps, et le cul de sac supérieur externe de la synoviale.

L'articulation ainsi ouverte sous la peau, je fais exécuter à mon bistouri un mouvement de sémi-rotation sur son axe, qui dirige le tranchant en avant, et je débride de la cavité articulaire vers la peau toutes les parties profondes, de manière à donner à l'incision une étendue de 15 à 18 millimètres. Je retire ensuite le bistouri et fais lâcher le pli de la peau. La piqûre de cette membrane remonte à 4 centimètres au-dessus de l'incision profonde, elle n'a guère que 2 millimètres d'étendue. Quelques bulles d'air ont pénétré sous la peau et se trouvent entre la piqûre de cette membrane et l'incision profonde; une légère pression exercée sur la tumeur fait sortir un peu de synovie qui les entraîne. Je ne cherche pas à vider la synoviale; le liquide épanché s'infiltrera dans le tissu cellulaire de la cuisse et sera bientôt absorbé. Un petit emplâtre de diachylon est appliqué sur la piqûre. Repos complet au lit.

Le 30, plus de liquide dans la synoviale. La synovie s'est infiltrée dans le tissu cellulaire lâche qui sépare la partie inférieure du triceps fémoral et de la synoviale, et forme là une tumeur qui a à peu près la forme de l'hydarthrose, mais qui n'est pas fluctuante. La rotule est maintenant en contact avec la trochlée du fémur. Les pressions exercées sur la tumeur ne déplacent plus cet os; il n'y a pas la plus légère douleur. Compression exercée sur le genou au moyen de bandelettes imbriquées; bandage roulé sur le pied, la jambe, le genou et la partie inférieure de la cuisse.

Le 31 décembre, la piqûre est cicatrisée.

Le 3 janvier, l'articulation a un aspect tout-à-fait normal. Les bandelettes emplastiques ont irrité la peau, nous les supprimons. Compression avec le bandage roulé.

Le 8, état parfait de l'articulation. Il n'y a jamais eu la plus légère douleur, le malade marche sans la moindre gène et paraît être parfaitement guéri. La compression est continuée jusqu'au 15; ce jour-là le malade, qui se croit guéri depuis longtemps, veut sortir de l'hôpital; on lui fait promettre de revenir si son hydarthrose se reproduit. Il n'a pas reparu (1er juin 1842).

L'ouverture sous-cutanée des synoviales, telle que l'a conçue M. Goyrand, me paraît l'une des applications les plus utiles de la méthode sous-cutanée ; à l'innocuité la plus parfaite, elle réunit l'avantage de permettre un écoulement graduel de la sérosité. La synoviale revient alors sur elle-même, à mesure que le liquide s'écoule, condition favorable pour prévenir la reproduction de l'épanchement. L'on peut aussi, en employant les incisions sous-cutanées, scarifier la surface interne de la membrane synoviale, et, par l'inflammation aiguë qu'on lui communique de la sorte, lui faire subir une modification avantageuse.

Je regrette de ne pas avoir appliqué sur l'homme la méthode de M. Goyrand; je ne puis dès-lors démontrer son utilité par des faits directs. Il m'est possible cependant de rappeler un cas bien propre à faire juger les résultats qu'on peut en attendre; c'est celui de cette demoiselle dont j'ai cité plus haut l'observation, et chez laquelle une chute sur le genou produisit la rupture de la synoviale, et l'effusion de la sérosité dans le tissu cellulaire situé au-dessous du triceps. La guérison définitive d'une hydarthrose qui avait résisté à la cautérisation transcurrente et aux eaux minérales, fut la suite de cet accident.

De la ponction suivie d'injections irritantes dans les hydarthroses.

Les hydarthroses offrent tant de rapports avec les hydrocèles qu'il était naturel de transporter au traitement des premières l'emploi des injections irritantes qui réussissent si bien dans les secondes. Sans doute, l'on a été arrêté dans ce projet par la crainte de produire de la suppuration, toujours si grave dans les jointures, ou de déterminer une ankylose si l'inflammation était adhésive. Peut-être aussi la différence de structure des articulations dont les cavités ne sont pas formées seulement par une membrane séro-fibreuse, comme celles des hydrocèles, mais qui sont en partie cartilagineuses, éloignait-elle de l'idée d'établir entre les hydarthroses et les hydrocèles une analogie assez intime pour que l'on transportât à l'une une opération qui réussissait dans l'autre. Quoi qu'il en soit, le seul fait que je puisse citer d'une injection irritante à travers une simple ponction et sans incision ultérieure, dans une hydarthrose remontant à une époque déjà ancienne, est le fait suivant que j'emprunte à la chirurgie de Boyer (1).

Une négresse, âgée de 36 à 37 ans, d'un tempérament bilieux et robuste, vint à l'hôpital du Cap, en avril 1789, ayant le genou droit enflé et douloureux. M. Gay prescrivit un cataplasme fait avec de la terre cimolée des couteliers et le vinaigre. La malade fut purgée, et sortit de l'hôpital pour aller reprendre ses travaux ordinaires.

(1) *Traité des maladies chirurg.*, tome 4, p. 452.

Cette négresse revint quelque temps après ; la douleur et le gonflement du genou avaient considérablement augmenté ; on reconnut alors un épanchement dans l'article, et l'on plongea aussitôt un trois-quarts dans cette cavité. Il en sortit une matière transparente, sans apparence de grumeaux ; on fit des injections avec l'eau de Goulard, animée avec le tafia camphré, pour faciliter la sortie de l'humeur qui pouvait y être restée. La quantité de liquide évacué fut évaluée à 7 ou 8 onces.

Le cinquième jour, le gonflement avait entièrement cessé ; il ne se faisait plus qu'un léger suintement par la petite ouverture. La malade sortit de l'hôpital vingt jours après l'opération. L'absence des grumeaux détermina l'auteur de cette observation à ne pas continuer les injections aussi longtemps que dans le cas précédent (dans ce cas les injections avaient été continuées jusqu'au sixième jour, et l'ouverture faite par le trocart avait été agrandie) ; il se crut également dispensé d'agrandir l'ouverture faite par le trois-quarts.

Je suis disposé à croire avec M. Velpeau que cette opération fut pratiquée dans le but de nettoyer l'articulation, et non dans celui d'y produire une inflammation aiguë, et que les injections furent faites journellement dans le genou. Quoi qu'il en soit de ces différences, dont la dernière est assez contestable, le traitement des hydarthroses par injection était tombé en désuétude, lorsqu'il fut repris, en 1830, par M. Jobert, qui injecta trois fois dans des genoux hydarthrosés de l'eau d'orge alcoolisée. Des phénomènes d'ivresse qu'il observa à la suite de ces opérations l'engagèrent à les cesser ; ce motif me paraît insuffisant pour légitimer cet abandon.

Cependant, dans ces dernières années, nous avons fait usage, M. Velpeau et moi, des injections iodées dans les genoux affectés d'hydarthroses. Quel est celui de nous deux qui le premier a employé ce genre d'injection ? Voici les faits à l'aide desquels on peut résoudre cette question de priorité qui me paraît avoir eu plus de retentissement qu'elle ne le méritait.

Dans le mois de mars 1841, je pratiquai pour la première fois des injections iodées dans le genou pour guérir une hydarthrose rebelle aux moyens curatifs généralement employés. Encouragé par le résultat que j'obtins, je répétai dans d'autres cas la même opération, et, après une année, je l'avais déjà faite dix fois dans des hydarthroses et dans des abcès du genou.

M. Martin, interne des hôpitaux de Lyon, recueillit l'histoire de ces opérations, et les fit connaître dans sa thèse soutenue à Strasbourg, le 2 mai 1842. Le *Journal de Strasbourg* publia, quelque temps après, une analyse étendue de cette thèse. Quatre mois plus tard, M. Velpeau communiqua à l'Académie des sciences, le 8 octobre 1842, les résultats qu'il venait d'obtenir des injections iodées dans les hydropisies du genou.

Ces faits authentiques semblent décider la question de priorité en ma faveur.

Cependant, des doutes existent sur ce point, depuis que M. Velpeau a assuré avoir pratiqué des injections iodées dans le genou, en avril et en juillet 1839. Ces deux opérations, que M. Velpeau s'était contenté d'indiquer dans sa communication à l'Académie des sciences, ont été publiées par lui avec détail dans ses *Recherches sur les cavités closes* (1). Il résulte de l'examen de ces deux observations et des réflexions dont l'auteur les a fait suivre, que ces injections ont été faites, non dans l'articulation du genou, mais dans des kystes synoviaux placés à la partie interne du jarret, et dont le siége était probablement la membrane synoviale qui entoure les tendons qui forment la patte d'oie. Les phénomènes d'inflammation de tout le genou qui suivirent cette opération, firent penser que le liquide avait pénétré dans la cavité articulaire. Cette pénétration fût-elle démontrée, ce qui n'est pas, il n'en resterait pas moins vrai que M. Velpeau avait opéré des hystes synoviaux, et non des hydarthroses. Ces deux faits éliminés, on trouve, en admettant l'historique de M. Velpeau lui-même, que j'ai pratiqué ma première injection iodée au mois de mars 1841, tandis que la première qu'il ait faite sciemment date de février 1842. Je dois dire, du reste, que si j'ai eu l'idée d'injecter des solutions iodées dans les hydarthroses, c'est en poursuivant l'application de principes généraux que M. Velpeau avait posés lui-même sur le traitement des collections séreuses, et je me plais à reconnaître qu'après les travaux dont il s'occupait depuis plusieurs années, il n'avait pas besoin de mes essais pour se décider lui-même à une semblable opération.

(1) *Recherches sur les cavités closes*, page 135 et suivantes.

Quelle que soit, du reste, la part de chacun de nous dans l'application des injections iodées au traitement des hydarthroses, la question qu'il importe d'examiner actuellement est celle de savoir quels résultats produisent ces injections, et de rechercher si, en transportant aux hydarthroses les traitements démontrés utiles dans les hydrocèles, on n'a pas dépassé les bornes d'une rigoureuse analogie. Avant de rappeler les faits qui peuvent servir à résoudre ces questions, je crois devoir faire connaître la méthode à suivre dans les injections iodées.

Manuel opératoire. — Les injections iodées dans le genou doivent être faites comme dans l'hydrocèle. Le lieu que l'on doit choisir pour faire la ponction est évidemment la partie de la membrane synoviale qui est placée au-dessus de la rotule. C'est dans cette partie que la fluctuation est la plus évidente, et que l'on peut trouver le guide le plus sûr pour enfoncer le trocart à une profondeur convenable; car, en poussant celui-ci jusqu'à ce que sa pointe touche la partie antérieure du fémur, l'on est assuré que la canule plonge dans le liquide que contient l'articulation.

La position dans laquelle le membre doit être placé au moment où l'on fait la ponction, est celle où la jambe est étendue sur la cuisse. Dans cette position, les surfaces articulaires du tibia et celles du fémur, pressant l'une contre l'autre dans une grande étendue, le liquide est refoulé en avant et écarte la rotule et le triceps de la face antérieure du fémur; la main d'un aide, appuyée sur la tumeur, du côté opposé à celui sur lequel on veut faire la ponction, aide à refouler le liquide dans le lieu où le trocart doit être plongé. Celui-ci doit être aussi petit que possible; l'on peut indifféremment le faire pénétrer sur le côté interne ou sur le côté externe de la synoviale. Dans tous les cas, on le fait pénétrer à la profondeur de 2 centimètres au moins, et l'on ne s'arrête que lorsque la pointe a touché la face antérieure du fémur.

Avant de pratiquer cette piqûre, on fait faire un pli à la peau, et l'on pique celle-ci à la base du pli. A l'aide de cette précaution, l'ouverture de la peau et celle des muscles cessent de correspondre dès que les téguments sont abandonnés à eux-mêmes;

l'on est plus assuré alors d'empêcher la pénétration de l'air dans l'articulation.

Lorsque le trocart a été convenablement enfoncé, on voit s'écouler à travers la canule, aussitôt après que le poinçon a été retiré, un liquide visqueux et transparent. Je n'ai jamais vu ce liquide s'échapper par un jet, comme dans les hydrocèles ; je l'ai toujours vu sortir en bavant à travers la canule ; jamais je n'ai cherché à le faire sortir en totalité, et je me suis toujours contenté d'en laisser échapper seulement deux à trois centilitres, quantité égale en volume à celle du liquide que je voulais injecter. J'ai toujours eu soin de tenir le pavillon de la canule élevé, afin que cette canule restât toujours pleine de liquide et que l'air ne pénétrât point dans la cavité synoviale.

Du liquide à injecter. — Si l'on choisit une solution iodée pour l'injecter dans le genou, on peut faire usage de toutes les variétés de solutions iodées que l'on emploie dans l'hydrocèle ; ainsi, l'on peut injecter de la teinture d'iode pure, de la teinture d'iode étendue d'eau : une partie de cette teinture, par exemple, sur deux ou trois parties d'eau, comme le fait M. Velpeau dans l'hydrocèle ; ou bien enfin, l'on peut se servir, à l'exemple de M. Lugol, de cette même teinture, à laquelle on ajoute une partie d'iodure de potassium, afin de faciliter la dissolution de l'iode.

Dans la plupart des observations que je citerai, je me suis servi de la teinture d'iode pure. J'avais cru devoir recourir à cette préparation, parce que, ayant toujours le soin de ne laisser échapper qu'une très-petite quantité de liquide du genou, et en laissant par conséquent la plus grande partie dans la jointure, je pensais qu'il était utile de se servir d'une préparation très-active pour que sa puissance ne fut pas affaiblie par son mélange avec la sérosité restant dans le genou.

L'expérience ne m'a pas prouvé que ce choix fût défavorable; cependant, considérant aujourd'hui que l'alcool peut coaguler la sérosité contenue dans le genou, et que la proportion d'une partie d'iode sur deux parties d'eau suffit, en général, pour produire une inflammation dans l'hydrocèle, je conseillerais de préférence la solution suivante :

Eau.	16 grammes.
Iode	2
Iodure de potassium . . .	4

Cette solution ne contenant pas d'alcool, ne peut pas coaguler l'albumine ; et, lors même qu'elle est étendue par la sérosité qu'on doit toujours laisser dans le genou, elle doit être suffisamment active. C'est celle dont j'ai fait usage dans mes dernières opérations.

M. Velpeau se sert constamment de teinture d'iode étendue de deux ou trois fois son volume d'eau. Après avoir injecté cette solution, il malaxe la tumeur, de manière à ce que toute la surface interne de la synoviale soit mise en contact avec le liquide irritant ; il maintient ce liquide une minute à peu près dans l'articulation, puis il le laisse s'échapper de lui-même, sans comprimer les parties molles. Comme, en opérant ainsi, M. Velpeau a produit des inflammations beaucoup moins intenses que celles qui ont suivi la plupart de mes opérations, je serais disposé à adopter son procédé, du moins dans les cas où l'hydarthrose n'est pas très-ancienne et n'a besoin que d'une légère excitation.

La quantité du liquide à injecter ne doit jamais dépasser celle du liquide que l'on peut faire sortir du genou, et si l'on se conforme au précepte que je donne d'en faire sortir une petite quantité pour éviter l'entrée de l'air, on n'injectera dans le genou jamais plus de 10 à 15 grammes de liquide.

Précautions à prendre après l'opération. — Le résultat immédiat des injections iodées dans le genou étant une inflammation aiguë, il importe de prendre toutes les précautions pour que cette inflammation ne devienne pas suppurative. Dans ce but, et pour éviter les distensions douloureuses du genou, l'on place le membre dans une des gouttières que j'ai fait construire pour les maladies des articulations ; dans ces gouttières, le membre est étendu, il repose sur sa face postérieure et il ne peut se renverser ni à droite ni à gauche ; on l'y maintient immobile jusqu'à ce que l'inflammation aiguë soit dissipée et que la résolution ait fait de grands progrès.

Dans tous les cas, j'ai pu me borner à cette simple précaution; une seule fois cependant l'inflammation a été si intense, si prompte dans sa marche, la tension consécutive au gonflement si considérable, que j'ai cru devoir enfoncer de nouveau le trocart dans le genou, afin de donner issue à la sérosité trop abondante.

Résultats obtenus des injections iodées. — Je ferai connaître ces résultats dans l'ordre où ils ont été publiés, je citerai d'abord ceux que j'ai obtenus moi-même, que M. Martin a fait connaître dans sa thèse soutenue en mai 1842, et que j'ai publiés de nouveau dans le *Bulletin de thérapeutique* (*n*[os] *de novembre et décembre* 1842), ceux qui sont dus à M. Velpeau, et enfin quelques faits que j'ai recueillis dans divers hôpitaux.

Voici d'abord les observations de trois malades sur lesquels j'ai pratiqué ces injections iodées; elles serviront à faire connaître, les effets immédiats de ces opérations.

Observation. — *Hydarthrose du genou gauche datant de trois mois, sans gonflement du tissu cellulaire; injections iodées dans le genou; guérison prompte et durable. — Chez le même malade, hydarthrose du genou droit; injections iodées huit jours après le début de la maladie; guérison également prompte et durable.* — Louis Sylvestre, âgé de 28 ans, entra à l'Hôtel-Dieu de Lyon, salle Saint-Louis, n° 81, le 1er septembre 1841. Ce jeune homme, naturellement assez fort, ne présentait à cette époque qu'une constitution singulièrement détériorée par l'action d'un séjour de deux ans dans des appartements humides, et d'une syphilis constitutionnelle consécutive à des chancres et des bubons qu'il avait contractés à l'âge de 26 ans. Ces deux causes réunies avaient produit des douleurs très-intenses qui parcoururent diverses articulations, et que MM. Baumès, à l'Antiquaille, et Brachet, à l'Hôtel-Dieu, traitèrent avec un succès incomplet par les mercuriaux, les bains de vapeur et les sudorifiques. Vers le commencement de juillet 1841, ces douleurs cessèrent de se faire sentir dans les autres articulations, et se reportèrent tout entières sur le genou gauche. Deux mois après que cette articulation eut commencé à être malade, L. Sylvestre entra à l'Hôtel-Dieu. Il était dans l'état suivant :

Le genou gauche est le siége d'un gonflement très-considérable qui offre les caractères les plus évidents de l'accumulation d'un liquide dans cette articulation. Les tissus qui séparent ce liquide de la peau ne paraissent pas épaissis, la peau n'est pas rouge et sa chaleur n'est pas augmentée. Cependant, malgré cette absence de symptômes inflammatoires, les douleurs sont extrêmement vives et le malade ne peut goûter aucun repos; tout mouvement est impossible, la face est pâle, la maigreur générale, les forces très-abattues, quoiqu'il n'y ait point de fièvre.

Pensant que les vives douleurs qu'éprouvait ce malade pouvaient tenir à la position du membre, qui était fléchi et reposait sur la partie inférieure de sa face externe (position dont j'ai démontré les graves inconvénients), je fis étendre la jambe et la plaçai dans une des gouttières que j'ai fait construire pour les maladies du genou. Le malade, très-impatient, ne put s'assujettir à l'immobilité qu'entraînait l'emploi de ce moyen contentif. J'essayai les cataplasmes et les sangsues; plus tard, des vésicatoires ammoniacaux, saupoudrés d'hydro-chlorate de morphine. Je repris le traitement par les sudorifiques et les mercuriaux; tous ces moyens restèrent sans résultat.

Le 11 septembre, je m'absentai, et je fus remplacé par M. Colrat, qui fit usage à l'intérieur du camphre et de l'opium, et qui revint à l'emploi des sangsues, et plus tard fit placer de larges vésicatoires autour du genou. Tous ces moyens restèrent sans résultat, et lorsque je repris le service, vers le commencement d'octobre, je trouvai le malade presque aussi souffrant et le genou aussi volumineux qu'à l'époque de son entrée, qui avait eu lieu un mois auparavant.

Le 4 octobre, je me décidai à faire la ponction du genou avec un trocart; je laissai écouler deux centilitres à peu près d'une sérosité semblable à celle de l'hydrocèle, et j'injectai dans l'articulation 15 grammes de teinture d'iode que je laissai en place.

La douleur produite par cette injection fut assez vive, et le jour même où elle fut faite, le genou devint rouge, douloureux, et prit un volume plus considérable qu'avant l'injection; la nuit fut agitée et il y eut de la fièvre. Mais, dès le lendemain, le genou cessa d'être rouge et distendu, et la douleur fut moindre qu'avant l'opération. Pendant quatre jours la tuméfaction fut à peu près stationnaire; mais à partir de cette époque, elle diminua si rapidement, ainsi que les douleurs et la difficulté des mouvements, que le malade put se lever vers le sixième jour, et que le 12 octobre, onze jours après l'opération, il se promenait dans les cours de l'hôpital. Chose étrange, sa santé générale n'avait pas éprouvé moins d'amélioration que son genou; il avait plus d'appétit et plus de force.

Cependant, tandis que le genou gauche, après être resté si longtemps gonflé et douloureux, éprouvait, sous l'influence de l'injection iodée, une amélioration inespérée, le genou droit devenait le siége d'une hydarthrose aiguë aussi douloureuse et aussi volumineuse que celle du genou gauche; en quatre jours, elle avait acquis tout son développement. Je dis alors au malade : « Vous voyez avec quelle rapidité le genou gauche a été guéri par l'injection iodée, après avoir été vainement traité par plusieurs autres remèdes; le genou droit se prend à son tour; à quoi bon recommencer sur lui une longue série d'applications infructueuses? Décidez-vous, dès le début, à une nouvelle injection. » Il se décida, et le 16 octobre, douze jours après la première opération, je lui fis sur le genou droit une opération semblable à la première. La sérosité qui sortit par le trocart était citrine, légèrement épaisse.

Cette nouvelle opération fut suivie d'une inflammation effrayante par sa rapidité et son intensité, le malade poussa des cris pendant toute la journée. Quarante sangsues, appliquées à quatre heures du soir, ne produisirent aucun soulagement; le gonflement, beaucoup plus considérable qu'avant l'opération, alla toujours en augmentant; la tension de la peau était extrême. A sept heures du soir, effrayé de la marche rapide du gonflement, je n'imaginai rien de mieux pour la faire cesser que de plonger de nouveau le trocart dans le genou; il en sortit environ deux centilitres de sérosité limpide qui n'avait ni la couleur ni l'odeur de l'iode. De ce moment, toutes les douleurs cessèrent, et, deux jours après, le genou n'était pas plus volumineux qu'avant l'opération. Sa diminution fut si rapide, et tous les symptômes inflammatoires disparurent avec tant de promptitude, que le 25 octobre, neuf jours après l'opération, le malade sortit, marchant sans difficulté, et n'ayant plus aucune trace de ses deux hydarthroses.

Depuis cette époque, j'ai revu Sylvestre plusieurs fois dans les mois d'août et de septembre de cette année-ci; il a fait un nouveau séjour à l'Hôtel-Dieu de Lyon, pour une fracture du bras, et j'ai pu constater de nouveau que ses genoux n'offraient pas la plus légère trace de gonflement, et que tous leurs mouvements s'exécutaient aussi facilement que s'ils n'eussent jamais été malades.

OBSERVATION. — *Hydarthroses des deux genoux, sans gonflement du tissu cellulaire; injections iodées dans les deux genoux, trois mois après le début du mal; guérison après un mois de traitement.* — Cette observation a été recueillie par M. Martin. Je vais l'extraire textuellement de sa thèse.

Au milieu du mois de mai 1841, entra à l'Hôtel-Dieu de Lyon, au n° 118 de la salle Saint-Paul, une jeune fille de 16 ans, nommée Marie B...; elle était des environs de Lyon, d'un tempérament lymphatique, mal réglée. Depuis trois ans elle portait deux hydarthroses chroniques du genou; elle avait marché les pieds nus sur la terre humide, et ce fut quelques jours après cette imprudence que les articulations se gonflèrent; elle n'a jamais éprouvé de douleurs vives; elle a toujours continué à marcher et à travailler. On sent de la fluctuation dans les deux genoux; il n'y a pas de chaleur ni de rougeur à la peau; la rotule est soulevée par le liquide; la maladie n'a jamais affecté une marche aiguë, et n'a été soumise à aucun traitement local. On s'est contenté de combattre la constitution un peu scrofuleuse, et on a administré des remèdes internes pour établir la menstruation d'une manière régulière.

Quelques jours après l'entrée de la malade à l'hôpital, on ponctionna ses deux tumeurs le même jour; il en sortit une petite quantité de sérosité, et l'on injecta dans chaque articulation 30 grammes de teinture d'iode.

Les précautions les plus minutieuses furent observées, afin d'éviter l'introduction de l'air dans la cavité articulaire.

La réaction inflammatoire fut intense ; la nuit suivante il y eut de la fièvre, de l'insomnie, un peu d'agitation, et même un commencement de délire ; les genoux se tuméfièrent, la peau devint rouge, tendue, brûlante. Le lendemain, la malade eut des nausées et des vomissements. Pendant trois jours cet état aigu persista ; on prescrivit 20 grains d'ipécacuanha, et la malade recouvra l'appétit. Après ces trois jours, l'inflammation s'apaisa, et les genoux commencèrent à diminuer.

Sur ces entrefaites, je quittai le service pour quelques jours, et lorsque je rentrai à l'hôpital, le 8 juin, la malade était partie, marchant bien, et presque complètement guérie. La maladie s'était terminée par résolution, et les ouvertures faites par le trocart n'avaient pas laissé échapper une seule goutte de liquide.

Observation. — *Hydarthrose des deux genoux ; absorption probable des cartilages ; injections iodées deux ans après le début de la maladie ; grande amélioration.* — Jeanne-Marie Massacrier, âgée de 27 ans, demeurant à Saint-Just, pays marécageux, dans lequel on est soumis aux fièvres intermittentes, eut ses règles supprimées à l'âge de seize ans, après s'être mouillée. Cette suppression occasionna un rhumatisme articulaire aigu qui se prolongea pendant quatre mois. Depuis, elle n'eut aucune maladie jusqu'à l'âge de vingt-cinq ans. A cette époque, elle se laissa tomber d'un arbre, ses genoux se tuméfièrent, et elle resta quinze jours sans pouvoir marcher ; bien que plus tard elle pût faire quelques pas sans trop de difficulté, ses genoux restèrent très-volumineux, et deux ans après le début de sa maladie elle entra à l'Hôtel-Dieu. Le 22 mai 1842, elle offrait tous les signes d'un épanchement de liquide dans l'articulation. L'absence de gonflement dans les parties molles environnantes, l'ensemble de la constitution, qui n'offrait pas les caractères de la diathèse purulente, firent penser que ce liquide était de la sérosité. Des craquements que la malade ressentait dans le genou pendant la marche faisaient toutefois penser qu'il y avait une absorption des cartilages.

Pendant les deux premiers jours, on couvrit l'articulation avec plusieurs vésicatoires volants ; il ne se manifesta aucune diminution.

Le 14 juin, on injecta dans chaque genou la solution suivante :

Eau.	15 grammes.
Iode	1 gramme.
Iodure de potassium. .	2 grammes.

L'inflammation aiguë qui suivit cette injection fut très-intense ; dès le soir même du jour de l'opération, les genoux furent extrêmement tuméfiés, rouges, et la malade ne goûta pas de repos pendant quarante-huit heures. Le troisième jour, les douleurs et le gonflement commencèrent à diminuer ; à partir de ce moment, l'amélioration fut extrêmement rapide, et dix jours après l'injection, l'on ne pouvait plus reconnaître aucune fluctuation distincte, les genoux n'étaient guère plus gros que dans l'état normal ; à cette époque, la malade commença à se lever, mais la marche était toujours assez difficile. Le 12 juillet, près d'un mois après l'injection, elle sortit de l'hôpital ; la tumeur du genou avait presque complètement disparu, mais la marche, quoique moins difficile qu'avant le traitement, n'était pas sans difficulté, la malade sentait toujours des craquements dans le genou.

A l'époque où j'ai publié mon Mémoire dans le *Bulletin de thérapeutique*, j'avais opéré deux autres malades, et comme, sur les cinq que j'avais soumis aux injections iodées, trois l'avaient été des deux côtés, et que chez les deux autres, le genou malade avait été injecté à deux reprises, je faisais connaître le résultat de 10 opérations. Depuis cette époque, je crois me rappeler avoir injecté deux autres genoux affectés d'hydarthrose ; mais, comme je n'ai pas conservé de notes sur ce sujet, je vais reproduire simplement le résumé que contenait le *Bulletin de thérapeutique*.

Dans tous les cas, il y a eu, après l'injection, une inflammation aiguë et douloureuse de l'articulation du genou ; dans un seul cas, l'inflammation a été assez intense pour que j'aie cru devoir donner issue au liquide résultant de l'inflammation, par une ponction nouvelle. Constamment les douleurs ont cessé le deuxième et le troisième jour ; jamais il n'y a eu de suppuration, jamais la piqûre n'est restée fistuleuse ; jamais, en un mot, l'injection iodée n'a produit d'accident.

Chez deux malades opérés l'un et l'autre aux deux genoux nous avons obtenu une guérison aussi prompte que durable. Moins de deux semaines après l'opération, les malades ont pu marcher librement, et la tumeur avait disparu ; il n'y avait pas seulement, comme on voit, absorption du liquide épanché, il y avait eu rétablissement des fonctions du genou. Ces deux malades étaient jeunes (seize et vingt-huit ans) ; chez l'un et l'autre l'hydarthrose était récente ; elle datait de huit jours dans un cas, de trois mois à peu près dans les autres ; enfin, il n'y avait ni craquemment dans le genou, ni gonflement des parties molles extérieures à la synoviale.

Dans la troisième observation, les résultats ont été moins complets ; le liquide s'est résorbé, mais les mouvements du membre ne se sont pas complétement rétablis ; il est à remarquer que les cartilages paraissaient absorbés en partie, et que la maladie durait depuis deux ans.

Dans le quatrième cas, la guérison a eu lieu à peu près complètement, tant sous le rapport de la diminution du genou que sous le rapport du rétablissement des fonctions. Cependant ces résultats n'ont été obtenus qu'après trois mois et demi de traitement, deux injections successives et l'emploi de divers moyens accessoires. La raison des difficultés que l'on a rencontrées dans ce cas se trouve évidemment dans cette circonstance, que l'inflammation chronique avait été assez intense pour envahir les parties molles extérieures à la synoviale, comme le peu d'ancienneté de l'hydarthrose, qui ne remontait qu'à trois ou quatre mois, explique l'amélioration obtenue.

Dans le cinquième cas, les injections ont été suivies d'une diminution lente et incomplète de la tumeur du genou et d'une gêne un peu plus grande dans les mouvements de cette articulation. Ces résultats doivent être attribués à ce que l'hydarthrose était très-ancienne (elle datait de douze ans), et à l'extension du mal, qui avait gagné le tissu cellulaire sous-aponévrotique et sous-cutané.

D'après ces faits, on voit que les injections iodées peuvent être pratiquées sans danger dans les genoux affectés d'hydarthroses, et l'on peut espérer qu'elles procureront une guérison prompte, complète et durable, lorsque l'hydarthrose sera sans aucune complication et aura moins de trois ou quatre mois de durée.

Lorsque l'hydarthrose coexiste avec l'absorption des cartilages ou avec le gonflement des parties molles extérieures, et qu'elle date de plus d'une année, les injections iodées ne peuvent produire des résultats promptement avantageux ; elles se bornent à aider à la guérison, et celle-ci est toujours longue à obtenir et souvent incomplète.

Dans la plupart des cas que j'ai cités, je n'ai eu recours aux injections iodées qu'après avoir fait usage des moyens généralement usités dans des hydarthroses, et spécialement des vésicatoires volants, des frictions iodées et mercurielles, etc. Sans aucun doute, il faut recourir à ces moyens avant de se décider à pousser des injections irritantes dans le genou, et je conçois sans peine que ceux qui n'auraient pas eu l'occasion de constater, comme je l'ai fait si souvent, l'inutilité presque constante de ces moyens, et même celle des moxas, des cautères, de la cautérisation transcurrente, insistent, plus que je ne l'ai fait dans les cas cités, sur ces moyens préparatoires ; mais quand on se rappelle que les hydarthroses sont les analogues des hydrocèles, que les résolutifs sont inutiles dans cette dernière maladie, dès qu'elle date de plusieurs mois, et que, pour la guérir, tout le monde aujourd'hui recourt immédiatement à l'injection de la tunique vaginale, sans essayer les vésicatoires ou les frictions iodées, peut-être sera-t-on conduit à penser qu'il viendra une époque où l'on n'hésitera pas plus à traiter les hydarthroses du genou par des injections irritantes, qu'on n'hésite à le faire aujourd'hui dans les hydrocèles.

L'ouvrage de M. Velpeau, sur les cavités closes, contient l'observation de dix malades sur lesquels les injections iodées ont été faites dans le genou. Pour apprécier les résultats que l'auteur a obtenus dans les hydarthroses, il faut éliminer les deux premiers faits relatifs à des injections de kystes situés au voisinage du genou, et non à des hydarthroses développées dans l'articulation même. Dans les huit autres cas, qui rentrent bien dans notre sujet, la guérison a été obtenue cinq fois. Sur les cinq malades qui font le sujet de ces observations, trois ont guéri promptement, et sans qu'un traitement accessoire ait été nécessaire. Ces trois malades étaient jeunes, bien constitués, et la collection séreuse était peu ancienne et sans complication. Des trois malades qui n'ont pas été guéris, l'un était très-avancé en âge ; l'autre avait une constitution détériorée, et des hydarthroses multipliées dans diverses articulations démontrèrent qu'il était atteint d'une affection générale ; le troisième avait les deux genoux malades. Du reste, jamais d'arthrite suppurative, et si le succès n'a pas été toujours complet, du moins il n'y a jamais eu d'accidents graves. « C'est le point capital du problème, dit M. Velpeau. Sans lui la main des chirurgiens aurait toujours été retenue en présence des hydarthroses. L'innocuité de la ponction et des injections pratiquées d'après certaines règles étant à l'abri de toute contestation, les essais se multiplieront, et l'opération, soit dans son ensemble, soit dans quelques-uns de ses éléments, subira inévitablement des perfectionnements qui en feront, selon toute apparence, un remède précieux contre les hydarthroses. »

M. Velpeau fait aussi remarquer, d'après les faits que nous avons observés l'un et l'autre, que l'injection iodée n'amène point l'ankylose; qu'à défaut d'observations faites sur le cadavre d'individus soumis à cette opération, on peut supposer que les parois de la cavité synoviale, d'abord agglutinées entre elles sur le contour des têtes osseuses, reparaissent ensuite insensiblement sous l'action mécanique des parties mises en mouvement par l'extension et la flexion de la jambe. Elles doivent se reformer après la guérison par le même mécanisme que les cavités sous-cutanées et les cavités tendineuses en général.

Dans un voyage que j'ai fait à Paris, en 1844, j'ai vu deux malades chez lesquels M. Berard avait pratiqué une injection iodée dans le genou. Tout me fit penser qu'ils ne guériraient pas. La constitution de l'un et l'autre était profondément détériorée, des masses fongueuses entouraient la synoviale, et ils avaient l'un et l'autre un commencement de luxation spontanée. Dans des cas aussi complexes, la méthode est complètement impuissante. M. Lacour, ancien interne de l'Hôtel-Dieu de Lyon, m'a dit avoir vu pratiquer, à Strasbourg, une injection iodée dans une hydarthrose chez une femme très-âgée; il n'y eut point de résolution du liquide épanché. Ce cas était encore l'un de ceux où l'on ne pouvait obtenir aucun résultat satisfaisant. Les méthodes les meilleures échoueront toujours, si on les applique dans des cas qui ne les admettent point. Chacun sait à quel point les injections iodées réussissent dans les hydrocèles, et cependant elles ne procurent aucun résultat favorable, si on les emploie lorsque la tunique vaginale est devenue fibreuse ou fibro-cartilagineuse. L'on ne doit rien en attendre de plus dans les hydarthroses. Les difficultés y sont plus grandes et l'on ne peut réussir qu'autant que la maladie ait la même simplicité que les hydrocèles auxquels s'appliquent avec succès les injections irritantes.

CHAPITRE VIII.

DES CORPS ÉTRANGERS DES ARTICULATIONS.

On donne le nom de corps étrangers des articulations à des productions nouvelles, en général cartilagineuses ou fibro-cartilagineuses qui flottent librement dans les cavités articulaires ou qui sont placées sous la membrane synoviale. Je pense que l'on doit considérer ces corps étrangers comme des produits de l'organisation de la lymphe plastique qui est sécrétée dans les arthrites chroniques, et que leur histoire devrait être placée à côté de celle de l'arthrite chronique avec production de tissu fibreux ou fibro-cartilagineux ; mais, comme cette opinion est contestable, elle ne saurait me suffire pour déterminer dans le cadre de cet ouvrage la véritable place que doit occuper l'histoire des corps étrangers intrà-articulaires ; je me contente de les décrire à la suite des chapitres consacrés à l'arthrite chronique et à l'hydarthrose, maladies qui coexistent presque constamment avec les productions nouvelles de tissus cartilagineux ou fibro-cartilagineux.

Anatomie pathologique.

Je vais résumer quelques-unes des observations les plus intéressantes que renferment les archives de la science, avant de procéder à la description générale des corps étrangers des articulations.

Le premier exemple connu de l'un de ces corps développé dans le genou a été signalé par A. Paré : « L'an 1558, dit ce chirurgien, je fus appelé de Jean Bourbier, maître tailleur d'habits, demeurant rue Saint-Honoré, pour lui ouvrir une aposthème aqueuse qu'il avait au genouil, en laquelle trouuay vne pierre de la grosseur d'vne amende, fort blanche, dure et polie, et guérit, et encores est à présent vivant (1).

« En 1691, Pechlin publia la description complète d'un cas dans lequel un corps cartilagineux fut extrait avec succès du genou (2).

« En 1726, Al. Monro disséqua l'articulation du genou sur une femme qui avait été pendue, et il y trouva un corps cartilagineux de la forme et de la grosseur d'une petite fève.

« En 1736, Senison retira de la cavité du genou un corps semblable, qu'il supposa, au moment de l'opération, être sorti immédiatement de dessous la peau. »

Depuis la publication de ce dernier cas, cette affection a été observée un grand nombre de fois, en Angleterre, par Bromfield, Middleton, Gooch, Ford, Home, Bell, Abernethy, etc., et en France, par Desault, Sabatier et plusieurs autres praticiens.

Morgagni (lettre 57) rapporte l'histoire d'une femme morte des suites d'une apoplexie. Dans le genou gauche existaient environ 25 corps globuleux, dont les cinq plus gros avaient le volume d'une graine de raisin. Tous étaient fixés aux parois de l'articulation par une sorte de pédicule. Ces corps étaient lisses et polis, les uns étaient entièrement osseux, les autres contenaient un noyau osseux sous une écorce cartilagineuse. L'articulation était dépourvue de synovie et présentait dans certains points une usure des cartilages.

On trouve dans l'*Encyclopédie méthodique* (art. *articulation*, par Petit-Radel) deux cas d'ablation sans accidents de corps

(1) *Œuvres compl.*, éditées par M. Malgaigne, t. III, p. 32.

(2) *Observ. physico-méd.*, obs. 38, p. 306, cité par S. Cooper.

étrangers occupant l'articulation du genou. L'un, extrait par Simpson d'Édimbourg, était du volume d'une fève, lisse, cartilagineux à sa surface, osseux à son centre. Le deuxième, extrait par Ford de Londres, avait le volume d'une châtaigne et était entièrement cartilagineux.

Hunter a aussi fréquemment rencontré des corps étrangers ; il en admet de trois sortes, des fibreux, des cartilagineux et des osseux. D'après lui, ces corps, surtout les premiers, peuvent provenir d'un épanchement de sang dans l'articulation. Il cite l'observation d'un homme qui, à la suite d'une fracture de l'humérus, eut une fausse articulation, qui fut trouvée, après quatre ans, remplie d'une multitude de corps lisses, osseux, cartilagineux ou fibreux, les uns libres, les autres adhérents. Il a eu plusieurs fois l'occasion d'ouvrir des articulations qui avaient été le siége de distension, d'entorses, et fréquemment il y a rencontré des productions analogues.

La 9e livraison du *Traité d'anatomie pathologique*, par M. Cruveilhier, renferme la description et le dessin de deux articulations renfermant des corps étrangers. La première est une articulation du coude remplie d'un très-grand nombre de ces corps ; les uns sont libres dans la cavité articulaire, les autres adhèrent à la synoviale par un pédicule ; la plupart sont contenus dans des cellules à ouverture plus étroite que le fond. Tous sont osseux, leur surface est tuberculeuse, aucun d'eux ne présente le moindre vestige de cartilage, les surfaces articulaires sont rayées dans le sens du mouvement.

La figure 2 représente des corps étrangers de l'articulation du genou ; ils sont au nombre de cinq ou six, et coïncident avec une inflammation étendue de la synoviale. Tous ces corps sont recouverts par la synoviale et adhèrent les uns par un pédicule, d'autres par une large surface. Leur aspect lisse et poli tient à la présence de cette membrane.

Nombre. La même articulation peut renfermer un plus ou moins grand nombre de corps étrangers. Le plus souvent, au genou du moins, on n'en rencontre qu'un seul ; mais les exemples de leur multiplicité ne sont point rares. Ainsi, E. Home en a vu trois dans la même jointure, Morgagni en a compté vingt-cinq dans le genou d'une vieille femme morte d'apoplexie, et Haller en a compté jusqu'à vingt dans l'articulation de la mâchoire inférieure. Dans celle du coude, M. Robert en a vu dix-huit, M. Malgaigne plus de soixante, M. Ph. Boyer quatre ou cinq, et moi-même une vingtaine dans l'articulation de l'épaule.

Le volume et la forme des corps étrangers n'offrent pas moins de différences. Leurs dimensions varient depuis celle d'un grain d'orge jusqu'à celle d'un gros marron qu'ils n'excèdent que fort rarement; ce n'est pas toujours lorsqu'ils sont très-considérables que les accidents sont les plus fâcheux. Ainsi, S. Cooper parle d'un soldat qui en avait un presque aussi volumineux que la rotule, et cependant il ne lui causait qu'une légère incommodité, parce que son volume l'empêchait de s'interposer entre les surfaces articulaires. Quand ils sont peu volumineux, ils ont ordinairement une forme arrondie; les plus gros sont allongés, aplatis; quelquefois leur surface présente des aspérités ou des facettes unies et polies; enfin, on en a trouvé qui ressemblaient tout-à-fait aux fragments d'un véritable cartilage.

La structure des corps étrangers offre aussi de notables différences, suivant les cas. Il en est qui sont constitués par une masse molle, d'un blanc jaunâtre, qui n'a pas été analysée, mais que son aspect a fait présumer devoir être de la fibrine. Beaucoup d'autres sont durs, blancs, lisses, semblables, tant en dehors qu'en dedans, à des fibro-cartilages ou à des cartilages, tels que ceux qui unissent les côtes au sternum. Suivant Boyer, on en trouve qui sont composés de lobes réunis par des espèces de ligaments. Il n'est pas très-rare de trouver leur centre et quelquefois même la totalité de leur masse envahie par l'ossification. L'auteur d'un article de dictionnaire (1) en a examiné un qui paraissait formé extérieurement d'une couche blanchâtre peu épaisse; au-dessous d'elle se trouvaient plusieurs couches devenant de plus en plus noirâtres. Toute la

(1) *Dict. des dict. de méd.* de Fabre.

partie centrale était remplie par une pulpe noirâtre, pulvérulente, analogue à du noir de fumée. Il est bon de remarquer qu'il ne ressort point des descriptions données par les auteurs, que ces corps étrangers soient composés de fibres régulièrement disposées, ou de couches concentriques. D'une part, on n'y a pas signalé, comme dans les cartilages d'incrustation, des fibres juxtaposées parallèlement les unes aux autres; d'autre part, Schreger est peut-être le seul qui ait trouvé dans ces corps l'aspect d'une agrégation de couches concentriques. Je crois son observation très-contestable.

Siége. — L'articulation dans laquelle on rencontre le plus souvent des corps étrangers est celle du genou. Mais on en a trouvé également, et quelquefois en très-grand nombre, dans d'autres jointures, telles que celles de la mâchoire, du coude, de l'épaule. Leur situation varie par rapport à la cavité articulaire. Les uns sont libres dans l'intérieur de cette cavité, les autres sont situés complètement en dehors de la membrane synoviale, dans le tissu cellulaire qui double sa face extérieure; d'autres enfin, primitivement logés comme ceux-ci à l'extérieur de la synoviale, ayant refoulé cette membrane, font saillie dans la cavité articulaire, retenus par un prolongement ou pédicule plus ou moins solide.

Dans un cas, j'ai trouvé ces trois dispositions réunies dans l'articulation de l'épaule. Celle-ci contenait un grand nombre de corps étrangers, dont plusieurs avaient le volume d'une noisette. La plupart étaient placés entre la synoviale et la capsule fibreuse, et soulevaient médiocrement cette membrane synoviale; les autres la soulevaient assez pour faire saillie du côté de l'articulation, et ne tenir à la membrane que par un léger pédicule. Quelques-uns enfin étaient flottants dans l'articulation. Je reconnus que le siége primitif de ces corps étrangers était dans le tissu cellulaire sous-synovial, et qu'ils soulevaient peu à peu la membrane, à la manière des polypes sous-muqueux.

D'autres auteurs ont vu des cas semblables, et émis l'opinion que je viens d'énoncer. Voici, en effet, ce que pensait Laennec sur ce sujet: « Son opinion était que ces corps se formaient à l'extérieur de l'articulation, qu'ensuite ils perforaient de dehors en dedans la capsule qui se fermait derrière eux, dès qu'ils avaient pénétré dans sa cavité. Bayle et lui, en se livrant à des recherches sur ce point d'anatomie pathologique, avaient rencontré de ces corps aux différentes phases de leur migration, et quelques-uns spécialement près de pénétrer dans l'intérieur de la synoviale (1). » Béclard, A. Cooper et M. A. Bérard (2) ont fait des observations qui confirment celles de Laennec.

Il n'est pas d'arthropathie chronique qui ne puisse coïncider avec l'existence des corps étrangers des articulations; on en voit dans des synoviales affectées de dégénérescences fongueuses (3); mais la complication la plus ordinaire est l'hydarthrose avec un épaississement plus ou moins considérable de la capsule séro-fibreuse.

Formation des corps étrangers des articulations.

Il y a deux théories principales pour expliquer la formation des corps étrangers des articulations. Suivant les uns, ce sont des productions nouvelles; suivant les autres, ce sont des cartilages d'incrustation séparés des os.

Cette dernière opinion est inadmissible : et d'abord, elle ne peut s'appliquer ni aux corps étrangers que l'on a trouvés dans le tissu cellulaire sous-synovial, ni à ceux qui contiennent des productions osseuses à leur centre, car les cartilages d'incrustation ne s'ossifient pas; ni à ceux, en très-grand nombre, qui ont plus de deux ou trois millimètres d'épaisseur. Il pourrait se faire, il est vrai, que sans produire tous les corps étrangers des articulations, la séparation des cartilages donnât naissance à quelques-uns d'entre eux. Mais, s'il en était ainsi, on aurait dû trouver quelquefois des corps étrangers formés de fibres blanchâtres, juxtaposées les unes aux autres, et jamais l'on n'a rien trouvé de semblable; loin de là, dans le cas cité par Monro, et

(1) Lisfranc, *Gaz. des hôpit.*, 31 août 1839.
(2) *Revue méd.*, 1830, t. II, p. 405.
(3) Robert, *Revue méd.* de 1830.

dans lequel la coexistence d'un corps étranger du genou avec la disparition d'une partie des cartilages de cette jointure, fit penser que ce cartilage, en se séparant, avait produit le corps étranger, au lieu de trouver dans celui-ci la structure des cartilages, on ne trouva qu'une masse au centre de laquelle existait, dit l'auteur, une matière graisseuse.

Qu'on le remarque, du reste, dans les cas où les cartilages se séparent des os, ils se détachent sous forme de lames plus ou moins étendues, jamais sous forme de masses arrondies, comme les corps étrangers. L'idée qui attribue la formation de ces derniers à la séparation des cartilages n'est donc admissible dans aucun cas, ni comme règle, ni comme exception.

Ceux qui regardent les corps étrangers des articulations comme des productions nouvelles, diffèrent singulièrement dans leurs interprétations : suivant les uns, le corps étranger est formé par une concrétion du liquide synovial; suivant les autres, c'est du sang épanché dans l'articulation qui s'est coagulé et s'est organisé ; enfin, quelques-uns pensent que les corps étrangers sont des productions nouvelles qui résultent de la sécrétion et de l'organisation de la lymphe plastique, et que, formés au-dessous de la membrane muqueuse, ils offrent toutes les variétés que présentent les polypes au-dessous des muqueuses, les loupes au-dessous de la peau.

Supposer que les corps étrangers des articulations soient le résultat de substances tenues en dissolution dans la sérosité, c'est assimiler leur formation à celles des calculs biliaires et des calculs urinaires; or, ces calculs sont formés de couches concentriques, et les corps étrangers des articulations n'ont pas cette structure. Les calculs urinaires et biliaires ne sont pas vivants; les calculs articulaires jouissent de la vie, puisqu'on y trouve des vaisseaux, puisqu'ils peuvent passer de l'état cartilagineux à l'état osseux. L'opinion qui attribue la formation des corps étrangers à la concrétion du liquide synovial, n'est donc admissible dans aucun cas.

John Hunter, à qui l'on doit de si remarquables travaux sur le sang, et dont les écrits féconds ont fourni tant d'inventions aux auteurs modernes, a pensé que les corps étrangers des articulations dépendaient de la coagulation du sang. Voici comment Everard Home rend compte des opinions de John Hunter (1) :

« Dans le cours de ses expériences et de ses observations, qui avaient pour but d'établir la présence du principe vital dans le sang, Hunter fut naturellement conduit à étudier les phénomènes qui se produisent quand ce liquide est extravasé, soit par suite d'une violence extérieure accidentelle, soit sous l'influence de toute autre circonstance. Il remarqua que le premier changement qui s'opère dans le sang, c'est sa coagulation ; que le coagulum ainsi formé, lorsqu'il est en contact avec des tissus vivants, ne produit point d'irritation comme font les corps étrangers, et n'est point non plus absorbé et reporté dans la constitution ; mais que dans beaucoup de cas, il conserve son principe vital, et devient vasculaire, recevant pour sa nutrition des branches qui lui viennent des vaisseaux sanguins du voisinage, et qu'ensuite il subit des changements par suite desquels il devient semblable aux parties auxquelles il est attaché, et qui lui transmettent les matériaux de sa nutrition.

« En étudiant les cas de cette espèce, il observa que lorsqu'un coagulum sanguin adhère à une surface qui change de position pour s'adapter aux mouvements de quelque autre partie, les adhérences diminuent nécessairement par le frottement, de sorte que, dans quelques cas, le coagulum était suspendu par un pédicule, et que dans d'autres il était entièrement séparé. Pour expliquer ces faits par un exemple, je citerai un cas qui s'est présenté à l'examen d'un cadavre. On ouvrit la cavité de l'abdomen pour examiner l'état des viscères, et l'on trouva à la surface du péritoine une quantité peu considérable de sang rouge récemment coagulé. Ce coagulum adhérait à la surface sur laquelle il avait été déposé, par un pédicule long d'un demi-pouce, qui s'était formé avant que le coagulum eût perdu sa couleur rouge. Ce coagulum fut plongé dans l'eau et devint complètement blanc ; il ressemblait alors à une tumeur pédiculée.

(1) *Œuvres compl. de J. Hunter*, édit. de M. Richelot, t. 3, p. 689.

« D'après ce cas, il devenait facile d'expliquer le mécanisme de la formation des corps pédiculés que l'on rencontre quelquefois attachés à la surface interne des cavités circonscrites ; et, le principe une fois établi, il était également aisé pour Hunter d'en faire l'application à diverses espèces de faits. En effet, d'après une loi connue de l'économie animale, lorsque le sang extravasé s'organise, il peut revêtir la nature des parties dans lesquelles il est extravasé ; ainsi, le même coagulum, qui dans l'abdomen eût formé une tumeur molle, constitue plus ordinairement une tumeur dure, quand il est situé sur un os ou dans le voisinage d'un os. Hunter considéra donc les cartilages que l'on trouve dans l'articulation du genou comme ayant leur origine dans l'extravasation d'une certaine quantité de sang qui se dépose sur l'extrémité d'un des os de cette articulation, s'y coagule, revêt la nature du cartilage, et est ensuite séparé. »

M. Velpeau a adopté l'opinion de Hunter sur la production des corps étrangers des articulations.

Je n'oserais assurer que dans quelques cas, l'organisation du sang ne puisse être le point de départ de ces corps étrangers ; mais d'abord je n'hésite pas à dire qu'il est impossible de démontrer cette opinion, car on ne peut distinguer les produits de l'organisation du sang, laquelle en principe est problématique, de ceux qui peuvent dépendre de l'organisation de la lymphe plastique, qui est toujours sécrétée là où se fait un épanchement de sang.

Mais pût-on prouver que, dans quelques cas[1], du sang, en s'organisant, forme des corps étrangers, ce mode d'origine ne se retrouverait que dans les cas où des contusions, des entorses, en un mot, des causes propres à produire des épanchements sanguins auraient agi à une époque antérieure de la maladie. Or, cette circonstance n'existe pas ou du moins n'est pas signalée dans la plupart des observations de corps étrangers ; il leur manque donc la circonstance commémorative la plus propre à fortifier l'opinion de Hunter. Pourquoi, du reste, supposer aux corps étrangers des articulations, c'est-à-dire à des productions nouvelles de tissus fibro-cartilagineux ou osseux, une origine différente de celle que l'on reconnaît à ces produits dans toutes les autres parties du corps ?

Si les corps étrangers des articulations ne sont formés ni par les débris des cartilages, ni par des concrétions de la synovie, ni par du sang épanché dans les articulations et organisé, quelle peut en être l'origine?

Elle est, sans aucun doute, la même que celle de toutes les tumeurs accidentelles et organisées; ils sont formés par la lymphe plastique qui, sécrétée, soit sur la face libre, soit plutôt sur la face adhérente des synoviales, s'organise et, suivant des phases régulières, devient fibreuse, cartilagineuse ou même osseuse.

Cette opinion est fondée d'abord sur la nécessité d'interpréter la formation des corps étrangers, comme l'on interprète celle des productions nouvelles qui se forment dans toute autre partie du corps. Or, si l'on admet, comme je pense qu'on doit le faire, que c'est la sécrétion de lymphe coagulable qui est le point de départ de ces dernières, il faut aussi l'admettre pour les premiers.

Mais avant d'apporter les preuves de faits à l'appui de ces idées, je ferai remarquer que la considération du siége primitif des corps étrangers n'est point à négliger pour la solution du problème.

Avec A. Cooper, Laennec, Béclard, M. Robert, je pense que les corps étrangers siégent primitivement en dehors de la membrane synoviale, dans le tissu cellulaire sous-muqueux; puisque les autopsies faites par ces auteurs, et celles que j'ai faites moi-même, ont montré un grand nombre de ces productions véritablement placées dans le tissu cellulaire sous-synovial, et soulevant peu à peu la membrane synoviale pour s'avancer jusque dans l'articulation.

Si ces corps étaient le résultat de l'organisation des fausses membranes, sécrétées à la surface interne des synoviales, ils auraient une disposition membraniforme; du reste, les fausses membranes qui s'organisent en tissus fibreux à la surface interne des séreuses adhèrent trop intimement à celles-ci pour se détacher jamais.

En admettant, comme nous le faisons, que les corps étrangers prennent naissance dans le tissu cellulaire sous-synovial, et qu'ils soulèvent graduellement la membrane articulaire pour devenir pédiculés, on voit qu'ils offrent les plus grandes analogies, sous le rapport du siége, avec les loupes sous-cutanées et les polypes sous-muqueux. Si plus souvent ils sont pédiculés et se détachent de leurs adhérences, il faut l'attribuer sans doute à la ténuité de la membrane synoviale et à la facilité avec laquelle cette membrane peut se rompre. Du reste, dans les mouvements qu'exécutent les os, de véritables tractions peuvent être exercées sur le corps étranger et arracher leur pédicule.

Dans l'opinion qui assimile la production des corps étrangers des articulations à celles des polypes sous-muqueux, il n'est aucun ordre de fait dont cette théorie ne tienne compte.

Elle explique : 1° Les variétés de structure des corps étrangers, dans lesquels on trouve tous les degrés de l'organisation de la lymphe plastique, depuis l'état où la lymphe est sans vaisseaux, jusqu'à celui où, par des transformations successives, elle se convertit en os. 2° Les diverses variétés de siége des corps étrangers, lesquels sont tantôt placés au-dessous de la synoviale, tantôt pédiculés et flottant dans l'articulation, tantôt complètement libres dans la cavité de celle-ci. 3° Elle fait rentrer dans une analogie lumineuse la formation des corps étrangers, auxquels on trouve ainsi tous les caractères des tumeurs fibreuses sous-péritonéales de la matrice.

Comme souvent les corps étrangers des articulations coexistent avec des hydarthroses ou avec des épaississements des membranes articulaires, on peut les considérer comme produisant ces diverses lésions; mais pour que cette opinion fût admissible, il faudrait que les corps étrangers eussent précédé le développement des hydarthroses et des indurations, et que la cause qui les produit ne pût pas avoir simultanément déterminé ces dernières lésions. Or, il n'en est point ainsi; le plus souvent lorsqu'on reconnaît les corps étrangers, le genou était depuis longtemps le siége d'une inflammation chronique. Ici, comme je crois l'avoir prouvé, ces corps étrangers ne sont qu'une des formes de l'organisation de la lymphe plastique; les causes qui produisent l'épanchement de cette dernière peuvent donc aussi les produire. Je ne doute pas que les corps étrangers puissent provoquer par leur présence des sécrétions de sérosité ou de lymphe plastique, mais, sans doute, il y a souvent entre leur présence et la production de ces produits morbides d'autres rapports que ceux d'une coïncidence,

Symptômes.

De tous les effets des corps étrangers dans les articulations, celui qui a le plus frappé les observateurs, est la douleur brusque, instantanée, accompagnée de l'impossibilité de continuer les mouvements qu'éprouvent de temps à autre les malades qui en sont affectés. J'ignore si ce phénomène a été observé au membre supérieur, mais il est certain qu'il se remarque presque constamment au genou ; on l'attribue à ce que le corps étranger se place de temps à autre entre les os, et à ce que la compression qu'il exerce produit une douleur, qui ne cesse que lorsqu'il s'est dégagé d'entre les surfaces articulaires, et qu'il s'est porté dans la portion de la cavité synoviale située en dehors des os. Cette explication est très-admissible, et tous ceux qui se rappellent les recherches de M. Guérin et les nôtres sur l'agrandissement des cavités articulaires dans certaines positions, comprendront sans peine que dans certains mouvements les corps étrangers puissent trouver une place entre des os, qui dans d'autres mouvements sont trop serrés pour que ces corps étrangers puissent s'introduire entre eux.

La douleur produite par les corps étrangers est quelquefois si violente, et elle se déclare en général d'une manière si inopinée, qu'elle force les malades de suspendre immédiatement leur marche, et provoque même parfois la syncope. Les simples mouvements, même pendant le décubitus au lit, peuvent produire les mêmes résultats. Ainsi B. Bell a vu des cas dans lesquels la douleur éprouvée par les malades était si grande, lorsqu'ils plaçaient leurs jambes dans certaines positions, qu'ils perdaient connaissance, et ils redoutaient tellement le retour de cette souffrance qu'ils préféraient rester dans un repos parfait que de se livrer à des mouvements qui pouvaient la reproduire. Il a même connu des personnes chez lesquelles le moindre mouvement du membre occasionnait une douleur assez forte pour les éveiller au milieu du plus profond sommeil; toutefois, chez la plupart des malades, la récidive n'est point aussi facile, et le plus souvent la douleur ne se reproduit qu'à l'occasion d'un mouvement brusque ou d'un faux pas; les mouvements de la jointure ne sont arrêtés que momentanément et peuvent bientôt être exécutés; plus tard, par des circonstances semblables, les mêmes accidents se reproduisent plus ou moins souvent.

Les symptômes que nous venons d'indiquer peuvent faire soupçonner la présence des corps étrangers; mais ils ne suffisent point pour en donner une certitude que le toucher seul peut faire acquérir. En explorant l'articulation et en promenant les doigts avec attention sur les points où la capsule offre le plus de laxité, on arrive le plus ordinairement à sentir un corps dur, proéminent, qui glisse et fuit sous le doigt et se cache sous la rotule, derrière le ligament qui s'attache à cet os, ou bien derrière le tendon des extenseurs de la jambe. Quelquefois, les ligaments sont assez lâches, ou bien la cavité articulaire est assez agrandie par un épanchement, pour qu'il soit facile de faire voyager le corps étranger d'un côté à l'autre de la jointure. Desault a vu un cas de ce genre. La production morbide se présente tantôt au côté interne, tantôt au côté externe du genou; et le plus souvent c'est dans le premier sens qu'elle se porte, soit parce que ce côté est le plus étendu et le plus incliné, soit parce que le ligament capsulaire y est plus lâche. Chez quelques malades elle est tellement mobile qu'on peut la déplacer dans tous les sens, et la retourner dans ces déplacements alternatifs, de manière à ce que sa face antérieure devienne postérieure, et lui rendre ensuite sa situation primitive. Desault a rencontré un exemple où le malade lui-même pratiquait facilement cette manœuvre.

Dans un cas dont l'histoire sera rapportée plus loin, j'ai vu un corps étranger du genou dont on pouvait à peine reconnaître la présence, lorsque la jambe était médiocrement fléchie sur la cuisse ; le calcul était alors placé entre les os. On le percevait, au contraire, très-distinctement lorsque la jambe était fortement pliée ou fortement étendue. Dans le premier cas, le corps étranger venait faire saillie sur les côtés du ligament rotulien. Dans le second, on le sentait derrière l'articulation en dedans du biceps. Il se déplaçait donc de manière à passer alternativement de la partie antérieure à la partie postérieure de l'articulation *et vice versa*. On pouvait aisément le suivre dans ses migrations d'un lieu à un autre.

Tandis que chez certains malades les accidents produits par les corps étrangers se renouvellent à peu de jours d'intervalle, ou même plusieurs fois par jour, il en est d'autres qui restent plusieurs semaines, plusieurs mois sans s'en apercevoir. Desault a fait cette observation chez un capitaine de dragons qui pendant six mois jouit de l'entière liberté de ses mouvements ; il ne souffrait plus, se croyait absolument guéri, lorsque le corps reparut tout-à-coup par une extension brusque de la jambe. Lorsque les douleurs sont fréquentes et que le malade est néanmoins obligé par sa profession de se livrer à l'exercice de ses membres, la maladie reste rarement à l'état de simplicité, et c'est alors que surviennent des symptômes d'arthrite chronique, d'hydarthrose ou même d'une affection articulaire plus grave. L'existence de ces complications ou leur absence est un des points les plus importants que doit embrasser le diagnostic ; car c'est souvent de là que peut dépendre le plus ou moins de gravité des opérations que la maladie réclame, et c'est ce qui peut rendre nécessaire l'emploi de certains moyens autres que l'extraction.

D'après toutes les différences que nous avons indiquées, on comprend que le pronostic de cette maladie est aussi très-variable. On ne doit point compter sur la disparition des corps étrangers ni d'une manière spontanée, ni par l'emploi de simples résolutifs. Mais il faut savoir que quelques malades les ont gardés toute leur vie sans beaucoup d'inconvénients, afin de ne pas recourir sans nécessité à des opérations dangereuses.

Traitement.

Le traitement des corps étrangers des articulations n'est envisagé, en général, que sous un point de vue mécanique. On ne songe qu'aux moyens de les fixer ou de les extraire. Cependant, si l'on est convaincu qu'ils ne sont qu'une des formes que revêt la lymphe plastique sécrétée dans une inflammation chronique, on concevra que le traitement général et local de ces inflammations puisse leur être opposé, soit pour en arrêter le développement, soit pour faire disparaître les lésions qui coïncident avec eux. Si les corps étrangers fatiguent beaucoup les malades dans de certains moments, et ne les fatiguent pas dans d'autres, cela tient sans doute à ce que, dans le premier cas, l'articulation est irritée et que dans l'autre elle ne l'est pas. On peut donc espérer faire disparaître, sinon les corps étrangers, du moins une partie des inconvénients qu'ils entraînent, en guérissant les lésions qui coexistent avec eux. Quoique ces conceptions ne soient en quelque sorte établies ici qu'*à priori*, et que je n'en aie point vérifié expérimentalement la justesse, j'en regarde l'application comme très-rationnelle. La plupart des chirurgiens n'ont point accordé à cette pratique l'attention qu'elle mérite, et M. Lisfranc est peut-être le seul qui ait convenablement insisté sur ses avantages, en tant surtout qu'on la considère comme propre à faire disparaître les complications qui peuvent compromettre le succès des opérations pratiquées dans le but d'extraire les corps étrangers. « L'expérience démontre, dit ce professeur, que les opérations de chirurgie réussissent d'autant mieux qu'on les pratique sur des tissus plus sains. Or, chez des malades qui sont placés dans des conditions analogues, ces corps étrangers donnent lieu, par la marche, à des douleurs articulaires, et quelquefois même à l'épanchement. C'est souvent dans cet état que les malades arrivent dans les hôpitaux, où ils trouvent des chirurgiens qui n'ont rien de plus pressé que de faire l'extraction de leur corps étranger. Et que résulte-t-il d'une telle pratique? il résulte que l'on trouve une hydropisie existante, et que l'on développe une inflammation aiguë sur une chronique ; et de là les insuccès (1). »

On remplira les indications que nous venons de poser en employant les médications que réclament l'arthrite chronique et l'hydarthrose, puisque ce sont d'ordinaire ces deux états morbides qui coïncident avec les concrétions articulaires.

Il ne faut pas toutefois attribuer une trop grande importance à ce traitement des lésions concomitantes, et l'on est presque toujours obligé de recourir à un traitement mécanique qui agisse directement sur les corps étrangers. Les moyens auxquels l'on peut avoir recours dans ce traitement physique sont : 1° la compression ; 2° l'immobilisation de la jointure malade ; 3° l'extraction des corps étrangers à travers l'ouverture faite simultanément à la peau et aux parois articulaires ; 4° l'extraction par la méthode sous-cutanée.

La compression est destinée à maintenir le corps étranger dans une position où il ne puisse occasionner aucune douleur. Middleton et Gooch, à qui l'on fait honneur de cette méthode, ont pensé que la substance cartilagineuse, ainsi maintenue dans le même lieu par le moyen des bandages, contracterait des adhérences avec les parties contiguës, et pourrait ainsi ne plus entraver les mouvements. « Quelques personnes, dit Samuel Cooper, pourront penser qu'il n'y a aucune conclusion positive à tirer des faits rapportés par ces médecins, parce qu'ils n'ont pas eu l'occasion de revoir leurs malades après un certain espace de temps, et nous savons que les cartilages mobiles des articulations disparaissent quelquefois pendant six mois, pour reparaître ensuite ; mais de ce que les malades ne sont pas venus de nouveau, ne peut-on pas conclure raisonnablement qu'ils auraient obtenu un soulagement suffisant de cette méthode ? Nous ne devons cependant pas cacher qu'elle fut essayée à l'hôpital Saint-Georges sans aucun succès, et même que dans ces cas elle augmenta la douleur. » Les faits observés par Hey et Boyer sont plus concluants, puisque ces praticiens ont vu le succès non seulement se maintenir pendant

(1) *Gazette des hôpit.*, 1839, n° 103.

tout le temps que le malade a fait usage de la compression, mais encore persister après l'ablation de toute espèce de bandage. Ainsi, un des malades de Boyer, ayant porté un bandage au genou pendant une année, le quitta après ce temps, et parut guéri. Néanmoins, le plus grand nombre des chirurgiens qui ont eu recours à la compression n'en ont obtenu que des insuccès. Souvent on ne peut porter le corps étranger plus haut ou plus bas que l'interligne articulaire, ni le fixer solidement contre l'un des os qui forment la jointure; la compression ne peut avoir alors d'autres résultats que de pousser le corps étranger entre les surfaces articulaires, c'est-à-dire, de l'enfoncer dans le lieu où il produit le plus de douleur et de gêne. Quand elle est praticable avec toutes les conditions qui en assurent le succès, il faut souvent la continuer pendant fort longtemps avant d'arriver à une guérison complète.

L'immobilisation de la jointure consiste dans l'emploi des moyens qui maintiennent les os dans des rapports fixes. Si l'on remarque que les corps étrangers ne sont jamais plus fortement sollicités à s'introduire entre les surfaces articulaires que lorsque, par suite des mouvements que le membre exécute, la cavité articulaire s'agrandit, on comprendra facilement la nécessité de s'abstenir de toute espèce de mouvement; sans cette condition, il serait bien difficile que l'action du bandage compressif ne fût pas éludée, et que dans certains mouvements le corps étranger ne rentrât pas quelquefois dans l'intervalle des os.

Les moyens qui permettent d'exercer la compression, tels que les bandages roulés, les bas lacés, immobilisent plus ou moins complètement les articulations. Il est nécessaire toutefois, lorsqu'on veut obtenir ce dernier résultat, de donner plus de solidité aux bandages, soit en amidonnant les tissus de laine ou de fil avec lesquels ils peuvent être faits, soit en ajoutant aux bas lacés des tiges inflexibles d'acier, soit enfin en plaçant l'articulation malade dans une gouttière en cuir solide, prolongée suffisamment au-dessus et au-dessous d'elle.

L'extraction des corps étrangers, suivant les procédés ordinaires, peut se faire 1° à travers une incision pratiquée directement sur ces corps; 2° à travers une incision extérieure assez grande pour leur donner issue, mais placée de manière à ne plus correspondre à l'ouverture de la capsule, après que la peau aura été abandonnée à elle-même.

Le premier de ces deux procédés a été employé jusque vers la fin du 18e siècle, et les chirurgiens qui à cette époque l'ont modifié n'ont pas manqué d'attribuer à son imperfection les revers jusqu'alors signalés. Il est incontestable qu'il expose à la pénétration de l'air dans l'article, et qu'il faut lui préférer l'un des procédés dans lesquels on cherche à empêcher le parallélisme entre la plaie de la peau et celle de la capsule articulaire. Pour atteindre ce résultat, dans les opérations que l'on pratique sur le genou, les seules que nous ayons ici en vue, Desault faisait tirer les téguments en devant du côté de la rotule; Bromfield en bas; B. Bell en haut. Le choix entre ces divers procédés est assez indifférent, et, quel que soit celui qu'on préfère, voici de quelle manière l'opération doit s'exécuter : le premier temps consiste à saisir et à fixer le corps étranger dans un point de la périphérie de la jointure. Si le corps étranger est très-superficiel, cette condition est facilement remplie, en l'amenant d'abord à la partie supérieure de l'articulation en dessus de la rotule, puis à son côté interne, le plus près possible de l'attache de la capsule au condyle fémoral. Quand il ne peut être facilement saisi, il faut faire exécuter à la jambe les mouvements par lesquels le malade a remarqué que le corps étranger se dégage ordinairement de l'interligne articulaire; si ce corps peut être attiré plus facilement vers le côté externe, c'est de ce côté qu'on fera l'incision; si, enfin, on ne peut le dégager de l'intérieur, et l'attirer ni en dedans ni en dehors, il faut remettre l'opération à un autre jour.

Le malade étant couché et le membre placé dans la position qui facilite le plus la préhension du corps étranger, le chirurgien le fixe dans le lieu où il l'a amené, entre le pouce et l'indicateur gauches; puis attirant sur lui la peau du voisinage et du plus loin possible, il pratique, dans la direction du membre, une incision comprenant la peau et la capsule, et assez longue pour que le corps étranger puisse être extrait sans tiraillement des bords de la plaie. Lorsque les doigts ne suffisent pas à l'énucléation, on l'extrait avec une pince, une curette ou une spatule, en ménageant les tissus autant que possible, et s'il adhère par un prolongement pédiculé, on excise celui-ci avec des ciseaux. Quand il existe plusieurs corps étrangers, on les extrait par la même plaie, s'ils s'y présentent ; mais s'ils ne peuvent y être amenés facilement et sans porter des instruments dans l'articulation, il vaut mieux les abandonner, et procéder plus tard à une nouvelle opération.

L'extraction achevée, on laisse revenir la peau sur elle-même ; on réunit la plaie extérieure par première intention, à l'aide de bandelettes agglutinatives, ou mieux par la suture. Puis on place de la charpie et des compresses imbibées d'un liquide astringent et répercussif, et pour prévenir toute espèce de mouvements de la part du malade, on assujettit le membre dans l'extension au moyen d'une attelle solide ou d'une gouttière.

Quoique le procédé que nous venons de décrire soit un véritable perfectionnement du procédé ancien, il est loin de mettre les malades à l'abri de tout accident, et si Desault, son inventeur, a presque constamment réussi en l'employant, d'autres chirurgiens n'ont pas été aussi heureux. Il est probable que la plupart des cas d'insuccès n'ont pas été publiés, mais ceux qui l'ont été sont assez nombreux pour imposer au chirurgien une extrême réserve sur ce point. S. Cooper cite deux cas de mort sur douze opérés ; Richerand en a vu mourir quatre ; deux sujets observés par M. Decaisne ont succombé. D'après son expérience personnelle, Bell va jusqu'à préférer l'amputation du membre, à moins que le cartilage ne paraisse très-superficiel. M. Velpeau cite encore d'autres observations où l'extraction de corps étrangers du genou fut suivie de mort. Quant à moi, ayant, à défaut de faits personnels, interrogé des médecins qui ont vu pratiquer cette opération, je n'ai fait que me confirmer dans l'idée généralement répandue de la gravité de ses suites. M. Barrier, chirurgien en chef désigné de l'Hôtel-Dieu de Lyon, qui a été attaché pendant près de trois ans au service de M. Lisfranc, m'a dit avoir vu succomber deux opérés sur trois, malgré le soin que l'opérateur avait mis à faire disparaître tous les symptômes d'inflammation chronique avant d'en venir à l'extraction des corps étrangers. Ces faits me paraissent si concluants, qu'ils me font penser que cette extraction par les procédés anciens doit être complètement proscrite. Si une opération devient nécessaire, c'est par la méthode sous-cutanée qu'elle doit être faite.

L'extraction des corps étrangers par la méthode sous-cutanée consiste dans une opération telle qu'après avoir incisé la membrane synoviale avec un instrument qui pénètre à travers une étroite piqûre de la peau, on fait passer le corps étranger dans le tissu cellulaire. Là, il séjourne pendant tout le temps nécessaire à l'oblitération de la cavité articulaire, et quand on pense que cette oblitération est faite, l'on incise la peau et l'on termine l'opération. L'idée de cette méthode appartient à M. Goyrand, d'Aix, que nous avons déjà cité, comme étant l'auteur de la ponction sous-cutanée des hydarthroses.

Voici comment M. Malgaigne (1) a décrit l'opération tentée par le chirurgien d'Aix :

Le malade étant couché, l'opérateur, placé à sa gauche, refoula le corps étranger dans la partie externe du cul-de-sac supérieur de la rotule, où il le fixa à 4 centimètres au-dessus de cet os, en continuant de le presser de bas en haut avec le pouce et l'index gauches. Il fit ensuite soulever par un aide la peau de la cuisse, au-dessus du corps étranger, en un large pli transversal, de manière à amener au voisinage de ce corps une portion de peau fort éloignée, Alors, s'armant d'un bistouri aigu dont la lame portait 7 centimètres de longueur avec 4 millimètres seulement de largeur à sa base, il le plongea de haut en bas à la base de ce pli, et, dirigeant la pointe vers le corps étranger, il incisa sous la peau, parallèlement à l'axe du membre, tous les tissus qui recouvraient ce corps; il fallut revenir à trois reprises sur ces tissus pour les diviser, après quoi l'opérateur sentit la concrétion fuir sous ses doigts; elle était sortie de l'articulation. Alors le bistouri fut retiré, l'aide laissa aller le pli de la peau, quelques gouttes de sang mêlées de bulles d'air sortirent par la piqûre, qui remonta à 8 centimètres au-dessus du point où la synoviale avait été divisée. Quelques bulles d'air restaient même dans le tissu cellulaire sous-cutané, au-dessus de la piqûre. Le corps étranger était logé entre les portions moyenne et

(1) *Manuel de médecine opératoire*, 4ᵉ édit., p. 213.

externe du triceps, à 6 ou 7 centimètres au-dessus de l'incision de la synoviale. Une compression fut établie au-dessous, tant afin d'empêcher sa rétrocession que pour tenir en contact l'incision sous-cutanée ; cette compression put être enlevée le sixième jour.

Mais, quelques jours plus tard, deux autres corps étrangers s'étant montrés dans l'article, M. Goyrand répéta pour l'un d'eux la même opération, seize jours après la première ; seulement en faisant son incision un peu en dedans de la première, et en incisant assez largement le triceps et l'aponévrose pour que le corps étranger pût arriver jusque sous la peau ; et s'il ne réussit pas tout-à-fait, comme il l'avait souhaité, du moins il le fit arriver jusque sous l'aponévrose.

Onze jours plus tard, présumant que toute communication devait être fermée entre ce dernier corps étranger et la synoviale, le chirurgien en fit l'extraction par une incision ordinaire ; mais il ne voulut pas tenter la même opération pour celui qui était resté sous le muscle vaste externe, et il pensa qu'il valait mieux se borner à les déloger de l'article et à les laisser dans le tissu cellulaire où ils s'enkystent sans donner lieu à aucun inconvénient.

J'ai eu l'occasion de répéter l'opération de M. Goyrand avec moins de succès que lui, mais sans produire plus d'accidents. Voici l'observation du malade.

Observation. — *Corps étranger de l'articulation du genou, très-mobile et très-volumineux ; tentative d'extraction par la méthode sous-cutanée ; inutilité de l'opération, point d'accidents.* — Dans le mois de décembre 1842, j'eus à traiter un malade qui avait une hydarthrose volumineuse de l'articulation du genou gauche, compliquée de la présence d'un corps étranger, du volume de la dernière phalange du pouce. Quand la jambe était étendue, ce corps étranger faisait saillie en arrière, à la partie interne du muscle biceps. Dans la flexion, au contraire, il faisait saillie en avant sur le côté externe du ligament rotulien. Après avoir combattu l'hydarthrose par l'application de plusieurs vésicatoires qui en amenèrent la diminution, je discutai longuement, dans une leçon clinique, la conduite qu'il fallait suivre, et je me décidai à essayer l'extraction par la méthode sous-cutanée. Le membre étant plié, et le corps étranger faisant saillie au côté externe du ligament rotulien, je fis une piqûre avec un ténotôme pointu, à 5 centimètres au-dessous du corps étranger ; je fis des incisions dans tous les sens sur ce corps, espérant pouvoir le faire entrer dans le tissu cellulaire ; j'ouvris largement l'articulation, car la synovie qu'elle contenait s'écoula en grande partie ; mais je ne pus jamais réussir à faire passer le corps étranger dans le tissu cellulaire.

L'opération resta ainsi inutile, mais il ne survint aucune douleur ; l'hydarthrose se reproduisit seulement comme elle était au moment de l'entrée à l'hôpital. Quand le malade sortit, les mouvements du genou s'exécutaient avec autant de facilité qu'avant l'opération.

Les deux faits que nous venons de citer confirment tout ce que l'innocuité, si constante des plaies sous-cutanées, faisait prévoir de l'application de cette méthode à l'extraction des corps étrangers. Dans aucun de ces deux cas, il n'y a eu d'inflammation intense ; rien n'a fait craindre une suppuration ; dans le fait que j'ai observé, tout s'est borné à une hydarthrose légère, et cependant l'opération avait été longue, et l'articulation avait été ouverte, comme le prouva l'écoulement de la synovie. On peut reprocher à la méthode sous-cutanée la difficulté plus grande de son exécution, et peut-être même l'impossibilité d'opérer à son aise l'extraction des corps étrangers ; mais, qu'on le remarque bien, ces difficultés ne doivent pas se montrer lorsque les corps étrangers sont peu volumineux, lisses, arrondis et parfaitement libres. On ne doit les rencontrer que dans les cas où les productions nouvelles sont volumineuses, irrégulières, adhérentes par plusieurs points, comme dans le cas que je viens de citer. Or, c'est précisément dans ces conditions que les productions cartilagineuses nouvelles produisent le moins d'accidents; elles peuvent bien être une cause de gêne dans les mouvements, mais elles ne tendent point à s'introduire entre les surfaces articulaires. L'extraction par la méthode sous-cutanée convient donc précisément dans les cas où les corps étrangers produisent le plus d'accidents et dans lesquels l'opération est le mieux indiquée.

En résumé, la compression, réunie à l'immobilisation de la jointure, constitue le traitement le plus facile et le plus simple des corps étrangers, celui auquel il faut recourir avant tout ; mais s'il est impuissant à soulager les malades, c'est à l'extraction par la méthode sous-cutanée qu'il faut recourir ; l'extraction par les procédés ordinaires doit être complètement rejetée.

CHAPITRE IX.

DU RHUMATISME CHRONIQUE.

Dans les chapitres précédents, nous avons traité de l'arthrite chronique, de l'hydarthrose et des corps étrangers. La connaissance de ces altérations locales, bien connues sous le rapport de l'anatomie pathologique et du diagnostic, sert d'introduction naturelle à l'article que nous allons consacrer au rhumatisme chronique. Car dans les cas graves de ce genre de rhumatismes, elles s'observent dans un nombre plus ou moins considérable d'articulations.

Dans les articles consacrés aux affections aiguës des jointures, nous avons traité, avant d'aborder la question du rhumatisme aigu, des diverses variétés d'arthrites, avec simple rougeur, avec sécrétion de sérosité, de pus ou de fausses membranes, nous suivons le même ordre pour les arthropathies chroniques. En poursuivant ces études comparatives, nous sommes conduit à nous demander si l'on n'a pas confondu sous le nom de *rhumatisme chronique* un grand nombre de maladies distinctes, ainsi qu'on l'a fait pour le rhumatisme aigu. Je n'hésite point à répondre par l'affirmative et à établir en principe que, pour discuter avec précision sur le rhumatisme chronique, il faut avant tout distinguer les diverses maladies auxquelles on a donné ce nom, et préciser le sens que l'on attache à cette expression encore mal définie.

On dit en général qu'un malade est affecté d'un rhumatisme chronique, lorsqu'il éprouve successivement ou simultanément des douleurs et de la gêne des mouvements dans diverses parties du corps, et plus spécialement dans les grandes articulations, lorsque ces douleurs changent de place, qu'elles augmentent par les temps humides et froids, qu'elles diminuent par les temps secs et chauds, et que l'action de l'humidité a contribué à leur développement.

Les cas où ces symptômes se manifestent peuvent offrir entre eux les plus grandes différences, et tous les praticiens attentifs ont senti la nécessité d'établir des distinctions entre ces états divers. Tous, depuis Baillou, à l'exception de quelques modernes, dont les erreurs sur ce point peuvent être rigoureusement démontrées, ont senti qu'il fallait distinguer des affections rhumatismales la goutte proprement dite; cette maladie, spéciale par ses causes et surtout par la sécrétion dans les jointures de matières inorganiques dont l'acide urique est la base.

L'on est également bien arrêté sur la nécessité de séparer du groupe confus des affections confondues sous le nom de rhumatismes chroniques, les douleurs vagues, avec ou sans lésions matérielles, qui se produisent sous l'influence d'une syphilis constitutionnelle, douleurs dont l'origine comme le traitement ont un caractère tout-à-fait spécial.

Lorsque le sang éprouve une dissolution scorbutique, il peut s'infiltrer dans des organes quelconques, et on le trouve épanché dans les cavités articulaires aussi bien que dans les tissus sous-muqueux, siége le plus ordinaire de ces infiltrations. On observe alors des douleurs vagues, de la gêne dans les mouvements, etc., et l'on a donné à cet ensemble de symptômes le nom de *rhumatisme scorbutique*, affection non moins spéciale que la goutte ou le rhumatisme syphilitique, par les causes qui la produisent, par les signes qui la décèlent et par les traitements qu'elle réclame.

Les accoucheurs ont aussi distingué du rhumatisme ordinaire celui qui se manifeste à la suite des couches. Déjà nous avons fait voir comment, dans les cas graves et à l'état aigu, le rhumatisme puerpéral méritait une description à part par sa coexistence avec des lésions graves de l'utérus et de ses annexes, et par sa tendance à la suppuration. A l'état chronique, il offre, quoique à un moindre degré, les caractères spéciaux que nous venons de signaler à l'état aigu.

Ce seul aperçu sur des distinctions que l'on a été conduit à établir par des observations précises, montre suffisamment à quelle confusion on serait conduit si l'on prétendait décrire comme une maladie unique tous les états que l'on confond journellement sous le nom de rhumatisme chronique. Ce qui s'appliquerait à l'une de ces variétés ne s'appliquerait point à l'autre, et le traitement que l'on trouverait efficace dans certains cas se montrerait complètement impuissant dans d'autres.

Cependant, ces distinctions nous paraissent encore insuffisantes. Parmi les malades qui sont considérés comme rhumatisants, il en est qui éprouvent tous les symptômes de l'inflammation chronique disséminée dans plusieurs articulations, et dont l'état est la prolongation de celui que nous avons décrit sous le nom de *rhumatisme inflammatoire aigu*; les autopsies démontrent chez eux des rougeurs des synoviales, des absorptions de cartilages, des sécrétions de sérosité ou de fausses membranes. Cependant, à côté de ces malades l'on en voit chez lesquels les douleurs, après avoir persisté quelque temps, se terminent par la formation d'abcès froids dans les jointures, et où tout l'ensemble de la constitution offre les caractères de la diathèse purulente chronique. Evidemment ces rhumatismes n'ont qu'une analogie très-éloignée et doivent être distingués les uns des autres.

Suivez les phases parcourues par les douleurs vagues des articulations qu'accusent certains malades atteints de diathèse tuberculeuse, nous verrons que ces douleurs qui au début fixent à peine l'attention du médecin et n'ont pour lui aucune signification, ne sont que le premier indice d'un travail de tuberculisation qui se fait dans les jointures.

Il n'est pas jusqu'à la constitution scrofuleuse qui, dans l'âge adulte ou la vieillesse, ne puisse se manifester par les symptômes généralement assignés aux rhumatismes chroniques. Le véritable caractère de la maladie peut tarder à se montrer, mais dans certains cas des productions de tumeurs fongueuses et purulentes ne tardent pas à mettre en évidence la véritable origine de la maladie.

Ainsi donc, il ne suffit pas de détacher du groupe où l'on a confondu tant d'affections distinctes, celles qui reconnaissent pour cause la goutte, la syphilis, le scorbut et les suites de couches, il faut encore en distinguer celles qui se développent sous l'influence des diathèses purulentes chroniques, des diathèses tuberculeuses ou des scrofules.

Dans les chapitres suivants, nous traiterons de la plupart de ces états, et s'il en est quelques-uns sur lesquels nous ne devions point nous appesantir, comme les rhumatismes chroniques produits par la syphilis ou le scorbut, par exemple, nous en parlerons au moins comme terme de comparaison avec les états que nous voulons spécialement faire connaître. Nous réserverons ici le nom de rhumatisme chronique à cette affection disséminée dans plusieurs jointures, qui est à l'état chronique ce que le rhumatisme inflammatoire primitif est à l'état aigu.

Ce genre de rhumatisme, que les auteurs ont souvent désigné sous le nom de *rhumatisme goutteux*, est parfaitement caractérisé, et l'on peut rassembler sur lui des faits suffisants pour en tracer l'histoire; quelquefois il est primitif, mais le plus souvent il succède à un rhumatisme inflammatoire aigu. Comme ce dernier, il s'observe de préférence chez les hommes bien constitués; il survient d'ordinaire à la suite de l'action plus ou moins prolongée du froid humide, et les autopsies démontrent, chez les malades qui en sont affectés, des rougeurs des synoviales, des absorptions de cartilages, et, dans certains cas, des épanchements de sérosité et de fausses membranes plus ou moins avancées dans leur organisation.

Observations de rhumatismes chroniques.

Pour bien faire comprendre quelles sont les maladies que je réunis dans ce chapitre, et donner une idée des matériaux qui ont servi à la description générale que je vais présenter, je citerai quelques observations : les unes sont destinées à faire connaître les diverses altérations que l'on trouve après la mort; les autres, les symptômes que la maladie présente lorsqu'elle a toute son intensité et les changements qu'elle éprouve dans sa marche vers un état meilleur.

OBSERVATION. — *Rhumatisme chronique succédant à un rhumatisme aigu. Mort. Autopsie. Inflammation chronique des synoviales avec sécrétion de sérosité dans les articulations les moins malades. Inflammation chronique des synoviales et absorption partielle des cartilages dans d'autres articulations ; et enfin absorption complète des cartilages, formation accidentelle des tissus fibreux, ulcération des os et épaississement des ligaments dans la hanche gauche qui, de toutes les jointures, était la plus profondément altérée.* — Un homme de 42 ans, fortement constitué, conduisit pendant quatre ans les wagons sur le chemin de fer de Saint-Étienne à Lyon ; pendant ce temps il passa souvent les nuits couché dans ces wagons, recevant la pluie et la neige, et gardant ses vêtements mouillés; plusieurs fois, dit-il, il coucha sur la terre.

Dans le mois de mars 1842, il fut pris tout-à-coup d'un rhumatisme articulaire aigu avec douleur et gonflement dans les deux épaules et dans toutes les articulations du membre inférieur gauche. Après deux mois de durée, les douleurs se fixèrent dans la hanche gauche et disparurent presque complètement de toutes les autres articulations.

La maladie de la hanche fit des progrès continuels, quoique lents, pendant cinq mois, et six mois après le début de sa maladie, ce conducteur vint à l'Hôtel-Dieu de Lyon.

Je décrirai avec détails les symptômes qu'il présentait du côté de la hanche, à l'article consacré aux lésions locales de cette articulation, et je me contenterai d'indiquer ici les symptômes qui se rapportent surtout au rhumatisme chronique.

La hanche gauche et le genou correspondant étaient les seules articulations dans lesquelles le malade accusait de la douleur. Soit qu'il ne souffrît pas dans les épaules et dans les pieds, soit que la douleur de la hanche absorbât toute son attention, il ne se plaignit jamais de souffrir ailleurs qu'à la hanche, et il ne dit pas que les mouvements des autres articulations fussent rendus plus difficiles; on négligea, du reste, de lui faire des questions à cet égard.

Il y avait un froid constant et assez vif dans les pieds et dans les jambes ; on n'observa rien de particulier sous le rapport de la transpiration. A part la hanche, dont la maladie se traduisait par des signes évidents, on ne voyait dans les autres articulations aucune altération de forme et de volume.

Le malade resta quatre mois à l'Hôtel-Dieu; dans les deux derniers mois, il se plaignit d'un catarrhe pulmonaire et d'une oppression assez forte, et il mourut onze mois après le début de sa maladie. Nous fîmes son autopsie avec beaucoup de soin, parce que nous y trouvions un exemple rare des altérations qui accompagnent le rhumatisme chronique succédant au rhumatisme aigu.

Autopsie. — Le ligament capsulaire de la hanche gauche avait dans tous les sens plus d'un centimètre d'épaisseur, tant son diamètre était augmenté par la formation accidentelle de tissus fibreux dans les parties environnantes; tout l'intérieur de l'articulation était rouge, contenait un peu de sang noir, et offrait des fausses membranes, en partie vasculaires, en partie fibreuses, qui unissaient le fémur à la cavité cotyloïde; les cartilages étaient complètement absorbés, et il y avait ulcération de la partie supérieure de la tête du fémur, ainsi que du fond et de la partie supérieure de la cavité cotyloïde. Du reste, les os qui avoisinaient les parties ulcérées étaient augmentés de volume.

On retrouvait, comme on le voit, dans la hanche tous les caractères de l'inflammation chronique pseudo-membraneuse.

Le genou du côté gauche n'offrait aucune trace d'absorption des cartilages, ni d'épaississement des ligaments, mais il contenait un peu de sérosité jaunâtre et la membrane synoviale était enflammée dans toute son étendue; cette inflammation était rendue sensible par la rougeur de cette membrane dont les petits vaisseaux étaient injectés, et par la couleur rouge des petites saillies qu'on voyait à sa surface interne.

Les deux articulations de l'épaule offrirent des lésions plus graves: non seulement leurs membranes synoviales étaient d'un rouge vif et paraissaient épaissies, mais leurs cartilages avaient presque complètement disparu. Cette absorption des cartilages était complète dans les parties où les os se touchaient habituellement; partout elle s'était faite de la partie libre à la partie adhérente des cartilages; ceux-ci étaient intimement unis aux os. Nous ne trouvâmes point de sérosité dans ces articulations.

L'inflammation chronique des synoviales, jointe à l'ulcération partielle des cartilages, se retrouva dans les articulations médio-tarsiennes et métatarso-phalangiennes du côté gauche; toutes les autres articulations furent ouvertes, mais elles étaient saines.

Avec les lésions que nous venons de signaler dans les jointures, il en existait plusieurs autres dans les viscères. La totalité du péritoine était recouverte de petites granulations blanchâtres que je regardai comme formées par des fausses membranes non vasculaires. Ce péritoine était, du reste, parsemé d'un grand nombre de petites taches noires, et offrait tous les caractères de l'inflammation chronique.

La plèvre du côté gauche contenait une grande quantité de sérosité jaunâtre, et toute sa surface interne était recouverte d'une couche de fausses membranes blanches, molles et épaisses. Cette pleurésie avait tous les caractères d'une maladie récente, le lobe inférieur du poumon gauche était le siége d'une hépatisation grise, il était tout infiltré de pus;

les bronches étaient le siége d'une rougeur vive, et elles étaient remplies de mucosités épaisses.

Cette observation est précieuse sous le rapport de l'anatomie pathologique, elle démontre :

1° Que les parties qui sont le siége d'un rhumatisme chronique présentent diverses lésions, même lorsque les douleurs ne se font pas sentir ; les douleurs peuvent se déplacer et disparaître, sans que les altérations disparaissent elles-mêmes.

2° Ces altérations consistent au plus faible degré dans l'inflammation chronique des synoviales ; à un degré plus élevé dans cette inflammation chronique avec absorption des cartilages, et enfin, à un degré plus avancé encore, à ces lésions viennent s'ajouter l'ulcération des os, et la formation de tissu fibreux, soit dans l'articulation, soit dans les ligaments et le tissu cellulaire environnants.

3° Les lésions des synoviales sont constantes, celles du tissu fibreux ne s'observent que dans les parties où le mal a pris une très-grande intensité ; tout fait penser qu'elles sont consécutives à celles des synoviales.

4° Tandis que la cause qui a produit le rhumatisme détermine les altérations graves et nombreuses dans les articulations, et spécialement dans les séreuses articulaires ; les séreuses viscérales peuvent éprouver des lésions non moins graves, comme on l'a vu dans ce cas pour le péritoine ou pour la plèvre.

5° Les membranes muqueuses et le parenchyme pulmonaire peuvent être le siége des affections que produit la cause rhumatismale. Cette dernière conclusion suppose que la maladie du poumon observée chez ce malade ne reconnaissait pas d'autres causes que celles qui ont produit les maladies des jointures ; cette supposition peut être contestée, mais je la crois conforme à une juste appréciation des faits.

Observation. — *Rhumatisme chronique et général fixé spécialement dans le genou.* — Un vieillard de 65 ans vint à l'Hôtel-Dieu de Lyon pour être traité d'un rhumatisme chronique. Depuis plusieurs années il éprouvait des douleurs vagues dans diverses articulations. Le genou gauche était le siége d'une hydarthrose et de douleurs intenses. Ce malade, qui avait un rétrécissement et qui ne pouvait uriner qu'avec peine, fut atteint d'une fièvre pernicieuse ; il mourut sans avoir subi aucun traitement pour son rhumatisme.

A l'autopsie, nous trouvâmes le genou rempli d'une sérosité filante et noircie par du sang. La membrane synoviale était très-fortement injectée, toute sa surface interne était hérissée de petites houppes pénétrées de vaisseaux d'un rouge noirâtre ; il n'y avait aucune trace de fausse membrane. Les cartilages, surtout ceux de la rotule, étaient ulcérés superficiellement dans quelques points ; dans d'autres, légèrement gonflés, grisâtres et séparés en filaments ramollis. Les fibro-cartilages sémi-lunaires étaient parfaitement intacts, ainsi que les ligaments et toutes les parties molles qui entouraient l'articulation.

Après cette étude sur le genou, j'ouvris toutes les articulations des membres. Quelques-unes étaient saines, mais la plupart offraient des altérations qui étaient en moins les mêmes que celles que nous avions observées en plus dans le genou. Ainsi, leur membrane synoviale était, dans quelques points. recouvertes de franges d'un rouge vif, et leurs cartilages étaient partiellement ulcérés et ramollis. La lésion de ces cartilages m'a paru, dans quelques parties, plus étendue et plus grave que celle de la membrane synoviale. Du reste, les tissus fibreux étaient parfaitement sains.

Observation. — *Rhumatisme chronique datant de dix ans, avec des altérations anatomiques graves et nombreuses ; hydarthrose des deux genoux, des deux articulations médio-tarsiennes et de celle du poignet droit. Gonflement, sans hydarthrose, de plusieurs articulations des doigts ; luxation spontanée du cubitus en arrière.* — Le sujet de cette observation est un homme de 45 ans, d'une constitution primitivement robuste, mais un peu affaiblie. Lors de son entrée à l'Hôtel-Dieu de Lyon, le 28 janvier 1843, il offre les symptômes suivants :

Le poignet droit est déformé par un gonflement qui est surtout marqué en arrière, et qui, dans ce sens, s'étend aux articulations du carpe. On sent une fluctuation distincte, comme celle produite par une hydarthrose. Le cubitus proémine en arrière, comme dans les luxations commençantes, offre une mobilité anormale, et on peut lui faire exécuter des mouvements assez étendus d'avant en arrière. Les mouvements du poignet sont très-bornés ; l'étendue de ces mouvements est à peu près moitié moindre que dans l'état normal.

Les articulations de la première et de la deuxième phalange des doigts indicateur, médius et annulaire sont tuméfiées. Cette tuméfaction est dure, comme si elle existait dans les os ; elle est sensible en arrière et sur les côtés. Un gonflement semblable existe dans les articulations de la deuxième et de la troisième phalange des doigts auriculaire, médius et indicateur ; du reste, les doigts ne sont pas déformés. A la main gauche, le gonflement occupe les articulations de la première et de la seconde phalange des quatre premiers doigts ; sur le dos du pouce, légère fluctuation ; le poignet est libre. Les doigts des deux mains ne peuvent être ni étendus, ni fléchis complètement ; la flexion est si bornée que le malade ne peut serrer un globe de 10 centimètres de diamètre.

Les deux genoux sont tuméfiés, ils sont le siége d'une hydarthrose qui soulève la synoviale au-dessus et sur les côtés de la rotule. La distension de la capsule va jusqu'à trois ou quatre travers de doigts au-dessus de ce dernier os. Les mouvements d'extension et de flexion sont bornés ; le malade ne peut redresser qu'incomplètement la jambe.

On trouve dans les deux pieds les altérations suivantes : gonflement et fluctuation distincte sur la face dorsale, qui font présumer une hydarthrose dans les articulations médio-tarsiennes.

L'articulation tibio-tarsienne ne paraît pas affectée.

Un froid glacial se fait sentir autour des articulations malades, et spécialement de celles des membres inférieurs. Les douleurs sont très-vives et ne laissent aucun repos. Le malade ne peut faire quelques pas qu'en s'appuyant sur les corps environnants ; il ne peut se servir ni de canne, ni de béquilles, à cause de l'état de ses mains.

Voici les commémoratifs que nous fit connaître ce malade : En 1830, étant à la Guadeloupe, il fit des marches forcées, et passa les nuits, pendant deux mois, couché sur la terre humide. Quelque temps après, il ressentit dans plusieurs articulations des douleurs qui prirent une intensité toujours croissante pendant l'hiver, et disparurent durant l'été, jusqu'en 1834. Cette année-là, ainsi que l'année suivante, il fit usage des eaux de Barèges, mais sans aucun soulagement. Depuis 1835 jusqu'à la fin de 1842, les douleurs qu'il éprouvait continuèrent à disparaître pendant la belle saison, pour revenir avec la saison froide et humide. Mais, depuis 1835, les genoux, les pieds, le poignet droit et les articulations des doigts restèrent constamment tuméfiés dans l'été comme dans l'hiver, et il continua toujours à éprouver de la raideur dans les articulations malades.

Entre autres traitements qu'on lui fit subir depuis son retour des eaux de Barèges, il faut signaler l'application de 6 moxas qu'on brûla le long de chacun de ses bras, pour faire disparaître des douleurs qui paraissaient fixées dans les biceps. Dans cette longue suite de souffrances, le malade maigrit, mais il conserva les traces d'une vigoureuse constitution.

Du 31 janvier au 8 février, il prit dix-sept bains froids, suivant les procédés hydro-thérapeutiques. Après ce temps, les hydarthroses des deux genoux, des deux pieds et du poignet droit étaient complétement dissipées, le gonflement des articulations des doigts subsistait à peine ; il ne restait d'autre altération anatomique que le soulèvement et la mobilité de l'extrémité inférieure du cubitus droit avec un peu d'empâtement dans les parties environnantes. Depuis quinze jours, les douleurs et le sentiment de froid avaient complétement disparu ; les mouvements du pied, de la jambe et des doigts étaient parfaitement libres ; les deux mains pouvaient se fermer et serrer les corps avec assez de force. Le malade se promenait sans difficulté et sans appui dans les salles et dans les cours. Cette amélioration vraiment inattendue suivit une marche rapide : dès les premiers bains, le mieux était très-sensible sous tous les rapports. Après le premier bain, qui n'avait pourtant duré qu'une minute, le malade resta une heure avant de se réchauffer. Après les autres bains, il se réchauffa toujours immédiatement, quoique la durée du bain eût été portée successivement de une à cinq minutes.

Il fut le plus souvent impossible d'obtenir de la transpiration dans la couverture de laine, et le bain fut pris fréquemment sans qu'il y eût de la sueur. Cette circonstance n'a paru entraîner aucun inconvénient.

Lorsque la sueur s'établissait et qu'elle était abondante, elle avait une odeur fétide assez semblable à celle de la corne brûlée : cette sueur ne fut jamais acide.

La rougeur de la peau, au sortir du bain, fut peu sensible dans les premiers temps ; elle fut très-évidente par la suite, surtout aux membres inférieurs.

Les faits que je viens de rapporter ne sont pas les seuls qui serviront de base à la description générale du rhumatisme chronique inflammatoire que je vais donner ; les éléments de cette description seront encore puisés, soit dans les auteurs qui ont traité si souvent cette difficile question, soit dans d'autres faits que j'ai observés moi-même ; parmi ceux que j'ai recueillis dans les auteurs, et dans lesquels l'autopsie a permis de juger de l'état des articulations, je citerai la 22e et la 23e observation citées par M. Chomel dans son *Traité du rhumatisme*. J'engage aussi le lecteur à consulter une autopsie très-détaillée de rhumatisme chronique des deux genoux ; avec production accidentelle de tissus osseux et de tissus fibro-cartilagineux, que j'ai citée page 494. Elle contribuera à donner une idée juste des diverses variétés d'altération que l'on peut observer dans le rhumatisme chronique inflammatoire des personnes bien constituées.

Anatomie pathologique du rhumatisme chronique.

L'anatomie pathologique du rhumatisme chronique est très-complexe ; elle doit être étudiée dans les articulations elles-mêmes, et dans les organes intérieurs.

Dans les articulations, les lésions qui accompagnent le rhumatisme chronique sont très-nombreuses et très-variées. Ainsi, parmi les nombreuses articulations qui peuvent être simultanément affectées, les unes n'offrent aucune lésion appréciable à l'extérieur, les autres présentent des altérations matérielles plus ou moins évidentes. Dans celles qui offrent des lésions matérielles, même à l'extérieur, il peut y avoir des épanchements de sérosité, des hydarthroses ; en un mot, des sécrétions de lymphe plastique laquelle produit, par son organisation, des tissus fibreux, fibro-cartilagineux, et même quelquefois des tissus osseux.

Je ne traiterai pas des altérations que l'on trouve dans ces cas; pour éviter des répétitions inutiles, je renvoie aux chapitres *arthrite chronique* et *hydarthrose*, et je n'examinerai avec détail que l'anatomie pathologique du rhumatisme chronique, sans altération appréciable à l'extérieur. Dans cet état, dont les principaux phénomènes sont la gêne des mouvements et l'existence des douleurs, y a-t-il des altérations matérielles? Oui, sans aucun doute.

Dans de certains cas, ainsi que j'en ai cité des exemples page 495, on peut trouver une rougeur plus ou moins étendue de la surface interne de la membrane synoviale, avec développement des espèces de papilles que présente cette membrane. Ces franges synoviales, devenues plus vasculaires, donnent à quelques parties de l'articulation l'aspect d'une membrane muqueuse. Avec cette rougeur coexiste un épanchement de liquide, appréciable seulement à l'ouverture de l'articulation, et insuffisant pour produire une tuméfaction sensible à l'extérieur. Enfin, dans quelques points les cartilages, devenus jaunâtres et un peu ramollis, offrent une ulcération plus ou moins étendue et sont séparés en filaments peu adhérents les uns aux autres.

Ces lésions sont à l'état chronique toutes celles que nous avons signalées à l'état aigu dans la variété la plus ordinaire du rhumatisme inflammatoire fébrile : même rougeur de la synoviale, même épanchement de sérosité, même altération des cartilages.

En traitant du rhumatisme chronique, le rédacteur des leçons de M. Chomel fait remarquer que dans tous les faits qu'il a cités, indépendamment des lésions que présentaient les membranes synoviales, les cartilages et les extrémités osseuses, on a trouvé une infiltration de sang dans les tissus cellulo-fibreux extérieurs à la membrane synoviale, et que les parois intérieures de la cavité articulaire ainsi que les ligaments inter-articulaires offraient une couleur noirâtre. Ces lésions, dit-il, ne se lient pas constamment au rhumatisme chronique, et ne peuvent en être réputées la cause anatomique; elles en sont l'effet, suivant toute probabilité, et encore n'en sont-elles pas l'effet immédiat, ainsi que M. Chomel l'a déjà fait remarquer dans sa thèse.

Quand je rapproche les caractères de ces épanchements de ceux que nous avons montrés succéder, chez les hommes les mieux constitués, à une longue immobilité des articulations, je pense avec M. Chomel qu'il ne faut point les considérer comme dépendant de l'affection rhumatismale, et j'ajoute qu'ils sont l'un des effets du repos souvent très-prolongé auquel les malades ont été condamnés.

Les diverses lésions que nous venons de décrire réunies, s'observent le plus souvent isolées; dans de certains cas, il y a seulement ulcération des cartilages et rougeur de la synoviale, la sérosité ayant été absorbée ou n'ayant jamais été produite. Dans les cas les plus ordinaires de rhumatisme chronique sans altération appréciable à l'extérieur, on ne trouve que l'ulcération superficielle et la teinte jaunâtre des cartilages.

En pratiquant sur le cadavre des désarticulations, comme exercices de médecine opératoire, il m'était souvent arrivé de trouver des érosions de cartilages dans toutes les jointures des membres, ou du moins dans un grand nombre d'entre elles. En me demandant quels symptômes avaient dû traduire durant la vie ces altérations légères, mais si multipliées, je pensai que les malades avaient dû ressentir la gêne des mouvements et les douleurs vagues qui s'observent dans le rhumatisme chronique.

M. le docteur P. Brun, de Lyon, a fait passer ces soupçons à l'état de certitude. Après avoir reconnu chez deux vieillards des symptômes de rhumatisme chronique bien caractérisés, il trouva ces érosions des cartilages avec teinte jaunâtre dans toutes les articulations qui avaient été le siége de douleurs. M. Brachet, ancien médecin de l'Hôtel-Dieu de Lyon, m'a dit avoir observé depuis longtemps des cas analogues.

L'ulcération superficielle des cartilages et la vascularisation des franges synoviales me paraissent constituer le caractère anatomique du rhumatisme chronique sans gonflement des articulations. Il est à remarquer que ces lésions existent toujours dans les hydarthroses où l'épanchement de liquide vient se joindre à l'inflammation chronique de la synoviale et à l'ulcération superficielle des cartilages ; d'où il suit que, dans les cas légers que nous examinons ici, les lésions sont de même nature, mais à un plus faible degré que dans les cas où il y a hydarthrose ; s'il y a de plus ulcération des os, production accidentelle de tissus fibreux, la lésion est plus grave, mais ne change pas de nature.

Toutes les observations que je viens de citer montrent surabondamment que le rhumatisme chronique ne siége point primitivement dans les tissus fibreux ; les auteurs qui ont considéré ce tissu comme étant spécialement affecté dans le rhumatisme chronique ont commis une erreur et émis une opinion qui n'est point fondée sur une connaissance exacte des lésions anatomiques.

Si les capsules fibreuses étaient le siége primitif de la maladie, elles seraient constamment altérées, et l'on voit, au contraire, qu'elles ne le sont que dans des cas exceptionnels. L'on trouverait des inflammations des tissus fibreux indépendantes de celles des membranes synoviales, ce qui n'est point, puisqu'ils ne deviennent malades que lorsque celles-ci sont profondément altérées, et que, lorsque le mal est léger, les synoviales sont les seules parties molles où l'on trouve quelque lésion.

L'absorption si fréquente des cartilages et les épanchements de sérosité achèvent de prouver que le siége primitif du rhumatisme est dans les parois de la cavité articulaire, et non dans les ligaments extérieurs à celle-ci.

L'idée que le rhumatisme chronique siége essentiellement dans les tissus fibreux vient sans doute de cette observation, que les articulations rhumatisées sont raides et que l'on croit que toute raideur doit provenir d'un tissu fibreux. C'est donc par une simple induction, basée sur des faits cliniques, que l'on a décidé une question de siége que les autopsies pouvaient seules résoudre. Celles-ci, en démontrant l'ulcération des cartilages et les inégalités qui en résultent entre les surfaces articulaires, ont suffisamment expliqué la raideur des articulations; évidemment l'on partait d'un principe faux en supposant qu'une lésion de tissu fibreux pouvait seule expliquer cette raideur.

On s'est demandé si les rhumatismes chroniques pouvaient entraîner des suppurations à leur suite. Suivant les uns, la terminaison du rhumatisme par suppuration est possible, quoique rare; suivant les autres, elle ne s'observe jamais.

Voici, ce me semble, comment on peut comprendre les faits sur lesquels reposent ces deux opinions contradictoires.

Sous le nom de rhumatisme chronique, on confond les affections les plus distinctes. Si des malades, après avoir habité, par exemple, des maisons humides, éprouvent des douleurs dans diverses articulations, que ces douleurs s'accompagnent de gêne dans les mouvements, qu'elles soient erratiques, qu'elles augmentent dans les temps humides et diminuent dans les temps secs, on dit qu'ils sont affectés de rhumatisme chronique. Or, parmi ces malades, il en est qui sont vigoureusement constitués, qui sont dans l'âge adulte ou dans la vieillesse; les anciens militaires en offrent généralement le type. Il en est d'autres, maigres, pâles, étiolés, comme le sont, par exemple, les tisserands qui ont passé leur vie dans des caves; chez les premiers, l'on ne voit jamais, à ma connaissance, les parties rhumatisées passer à la suppuration; il peut s'y produire de la sérosité ou des fausses membranes, jamais des tubercules ou du pus; chez les seconds, au contraire, la formation d'abcès dans les parties qui ont été le siége de douleurs est très à craindre, nous en fournirons la preuve dans les articles consacrés aux abcès multiples qui se forment dans les articulations, sous l'influence d'une diathèse purulente.

État des organes internes dans le rhumatisme chronique. — Lorsqu'il existe un rhumatisme aigu, les inflammations des séreuses viscérales et des organes intérieurs coexistent très-fréquemment avec les inflammations aiguës des articulations. Cette coexistence, cette simultanéité de lésions dans des organes quelconques du corps, est l'une des preuves que nous avons invoquées en faveur de l'existence d'une cause générale dont le rhumatisme aigu des articulations n'est que l'une des conséquences.

Probablement, si l'anatomie pathologique du rhumatisme chronique n'avait pas été si négligée, on posséderait un grand nombre d'observations de malades à l'autopsie desquels l'on aurait trouvé tout à la fois des traces d'inflammation chronique dans plusieurs jointures et dans plusieurs organes intérieurs. J'ai cité, page 494, un exemple remarquable de cette coexistence. Dans ce cas, il y avait tout à la fois inflammation chronique sans suppuration de la hanche, du genou droit et des deux épaules, inflammation avec suppuration dans le péritoine, la plèvre et le poumon.

Cependant, la science est loin de posséder des observations analogues qu'il serait important d'avoir recueillies, et ces observations manquent, non parce que les matériaux n'existent point, mais parce que les observateurs ont négligé de les recueillir. Les uns, dans leurs autopsies de rhumatisme chronique, n'ont étudié que l'état des organes intérieurs, et ils ont négligé l'étude des articulations. Les autres n'ont étudié que les articulations, et ont négligé les organes intérieurs.

J'ai parcouru l'ouvrage de Latour sur le rhumatisme ; cet ouvrage, publié en 1803, contient la description d'un assez grand nombre d'autopsies faites sous la direction de Bichat et de M. Récamier, cependant on n'en trouve pas une seule où l'on ait tenu compte des lésions articulaires. Ainsi en citant, d'après Cabanis, l'observation de Mirabeau, l'auteur dit que l'on trouva à l'autopsie les traces d'une péricardite aiguë ; mais l'on négligea d'étudier les articulations dans lesquelles les accès de rhumatisme s'étaient cependant fait sentir plusieurs fois.

M. Chomel, dans l'article qu'il a consacré au rhumatisme chronique, a cité trois autopsies de cette maladie ; dans chacune d'elles, l'état anatomique des articulations est décrit avec détails ; mais, une fois, l'on ne dit rien de l'état des organes intérieurs, et, deux autres fois, on se contente de dire qu'il n'y avait aucune altération dans les viscères thoraciques et abdominaux ; ce qui ne peut satisfaire en aucune façon, car des symptômes observés pendant la vie, et relatés dans les observations, font présumer l'existence d'affections intérieures, et une assertion aussi vague que celle de l'intégrité des viscères de la poitrine et du ventre, suppose un examen très-superficiel.

M. Bouillaud (*Traité du rhumatisme*) n'a cité aucune observation complète de rhumatisme chronique. Dans son *Traité des maladies du cœur*, tout en insistant sur la cause rhumatismale de plusieurs lésions de cet organe, il n'a jamais décrit l'état des articulations des malades qu'il a autopsiés.

La science manque donc d'observations précises d'anatomie pathologique dans lesquelles on ait soigneusement examiné et les altérations éprouvées par les jointures, et les lésions concomitantes qui peuvent exister dans les viscères ; il y a sous ce rapport de grandes lacunes à remplir.

Et cependant, si l'on considère le nombre immense des rhumatisants, que d'occasions se sont présentées, surtout dans les hôpitaux d'invalides et dans les hospices des vieillards, de répéter ces observations ! Mais l'on se laisse trop préoccuper, sur la fin de la vie des rhumatisants, par les catarrhes pulmonaires, les maladies du cœur qui les entraînent, et, quand on fait leur autopsie, on oublie complètement les douleurs articulaires dont ils s'étaient plaints pendant de longues années et sur lesquelles ils n'avaient pas appelé l'attention des médecins dans le cours de leur dernière maladie. Et ne faut-il pas aussi ajouter qu'à force de se contenter d'hypothèses sur le rhumatisme chronique, on a semblé croire que cette maladie échappait à l'observation, et que, sur un mal aussi fugace en apparence, l'anatomie pathologique n'avait rien à nous apprendre ! De telles erreurs doivent être signalées, et l'on ne saurait trop appeler l'attention des travailleurs sur la nécessité de combler les lacunes laissées par nos devanciers (1).

(1) M. Andral est le seul auteur, à ma connaissance, qui ait dit quelques mots

Causes du rhumatisme chronique.

Le rhumatisme chronique se développe dans deux conditions bien distinctes ; tantôt il succède au rhumatisme articulaire aigu, tantôt il survient, sans avoir été précédé par des phénomènes aigus, et il offre, dès le début, le caractère qui lui est propre. Je vais rechercher les causes qui le produisent dans ces deux conditions distinctes.

Déterminer les causes du rhumatisme chronique lorsqu'il succède au rhumatisme aigu, c'est dire quelles sont les circonstances qui empêchent ce dernier de se terminer par résolution. Ces circonstances, assez difficiles à analyser, me paraissent nombreuses. Je crois devoir tenir compte 1° des causes extérieures qui ont produit le rhumatisme aigu ; 2° de la constitution des sujets chez lesquels ce genre de rhumatisme s'est développé ; 3° de la nature des altérations qui se sont produites dans le cours du rhumatisme aigu ; 4° et enfin du mode de traitement qui a été suivi dans cette maladie.

Lorsque *les causes extérieures* qui ont produit le rhumatisme aigu ont agi pendant longtemps, et ont pu de la sorte modifier plus profondément les fonctions de la peau et celles de la constitution tout entière, elles prédisposent, sans aucun doute, au passage du mal à l'état chronique. Je citerai plusieurs exemples de rhumatisants chez lesquels la chronicité du mal a répondu, si je puis m'exprimer ainsi, à la chronicité de la cause productrice. Ainsi, j'ai cité (p. 494 et suiv.) l'observation d'un conducteur de wagon, qui fut pendant quatre ans exposé à l'action souvent répétée et prolongée du froid humide. Dans

de l'état du sang dans le rhumatisme chronique ; il s'est contenté, dans son *Traité d'hématologie*, d'affirmer que, dans le rhumatisme chronique, la proportion de fibrine n'est pas augmentée, comme dans le rhumatisme aigu, et qu'à mesure que l'acuité de cette dernière maladie s'efface, la proportion de la fibrine va graduellement en diminuant, et reste ce qu'elle est dans l'état normal, lors même que l'affection passe à l'état chronique.

Ce fait, signalé par M. Andral, a un caractère négatif ; il constate ce qui n'est pas, mais il ne dit point ce qui est.

l'histoire des malades traités par les bains froids, on trouvera l'exemple de deux soldats qui avaient fait la guerre, l'un en Algérie, l'autre à la Guadeloupe, et qui, après avoir été longtemps exposés aux causes productrices du rhumatisme, contractèrent dans plusieurs articulations, des douleurs qui se sont prolongées pendant plusieurs années, et n'ont pu guérir que difficilement. L'histoire de la plupart des militaires, si sujets aux rhumatismes chroniques, est semblable à celle de ces deux malades.

Je suis disposé à penser que le rhumatisme chronique doit avoir plus de tendance à s'établir chez les personnes dont la *constitution est détériorée*, qui sont pâles, faibles, que chez ceux qui sont vigoureux, et qui ont conservé toutes leurs forces. Les premiers sont, en général, ceux qui ont demeuré longtemps dans des endroits humides, privés de soleil et d'air; tandis que les seconds n'ont été soumis que d'une façon plus ou moins passagère aux causes productrices du rhumatisme. Si je pense que chez les individus de la première catégorie les maladies articulaires tendent à devenir chroniques, c'est de ma part une présomption plutôt qu'une vérité démontrée.

La *nature des altérations* dont les jointures sont devenues le siége pendant le cours du rhumatisme aigu a, plus que toute autre cause peut-être, une grande influence sur le passage du rhumatisme aigu à l'état de rhumatisme chronique.

Si c'est du pus qui est sécrété dans les membranes synoviales, la maladie passe inévitablement à l'état chronique, puisque le pus ne peut être résorbé, et que s'il se fait jour au dehors, les trajets fistuleux qui communiquent avec l'articulation exigent toujours un temps très-long pour se cicatriser.

Le passage à un état chronique moins prolongé, mais cependant d'une durée impossible à fixer par avance, a toujours lieu lorsque l'inflammation aiguë de l'articulation est suivie d'une sécrétion de lymphe plastique dans la synoviale et dans les tissus environnants. Ce genre d'inflammation s'accompagne toujours d'absorption des cartilages; la guérison ne pouvant avoir lieu que lorsque la lymphe plastique est organisée, et cette organisation étant longue à se faire, les suites de l'inflammation doivent nécessairement se prolonger pendant un temps assez long; il est même probable que dans ces cas, s'il y a eu absorption des cartilages, la guérison ne peut jamais être complète.

Lorsque l'inflammation des jointures affectées de rhumatisme aigu s'est bornée à une sécrétion de sérosité, sans suppuration, sans fausse membrane, la terminaison par un rhumatisme chronique n'est pas nécessaire; mais elle est encore à craindre, surtout si la sécrétion de sérosité est très-abondante, et si la congestion sanguine a été considérable.

C'est dans les cas où l'état aigu des articulations s'est borné à un peu de congestion sanguine et de sécrétion de sérosité, où les articulations se sont à peine tuméfiées et même ne se sont pas tuméfiées du tout, que le rhumatisme aigu a le moins de tendance à se prolonger.

Quant au *genre de traitement* qui a été suivi, il faut sans doute en tenir compte. M. Bouillaud, dont on connaît la confiance dans les saignées coup sur coup, regrette en quelque sorte que l'efficacité de cette méthode l'empêche de voir des rhumatismes chroniques succédant aux rhumatismes aigus; il n'a plus l'occasion d'en observer que lorsqu'on a employé contre l'état aigu une autre méthode que la sienne.

Comment comprendre après cela que ceux qui ont suivi ses malades reprochent à la méthode des saignées coup sur coup d'éterniser le rhumatisme, tout lui faisant perdre de son acuité dans le début. Je ne me charge point de l'expliquer, je me contente ici d'exposer les opinions contradictoires qui ont cours dans la science.

Nous avons dit que le rhumatisme chronique inflammatoire pouvait se développer sans être précédé de rhumatisme aigu; il peut se produire alors sous l'influence de toutes les causes que nous avons examinées avec détails dans l'article consacré à l'étiologie générale des maladies articulaires. Ces causes sont: les refroidissements, le séjour dans des maisons humides, un genre de vie comme celui des militaires en campagne, qui gardent longtemps sur le corps leurs vêtements mouillés ou qui couchent fréquemment sur la terre humide. Ces causes tendent surtout à produire des rhumatismes chroniques, lorsqu'elles agissent sur des individus qui y sont prédisposés par une influence héréditaire, et qui ont atteint l'âge de 35 à 50 ans. Ce genre de maladie ne s'observe que très-rarement dans la jeunesse ou dans l'enfance. Lorsqu'une famille entière habite une maison humide, les enfants et les jeunes gens y deviennent sujets aux abcès froids et aux fongosités ; les personnes âgées contractent des douleurs qui ont tous les caractères de celles que nous décrivons en ce moment.

Les constitutions faibles sont assurément plus disposées aux rhumatismes primitivement chroniques que les constitutions fortes, mais c'est en général dans ces dernières que les maladies des jointures conservent le caractère de l'inflammation chronique sans suppuration.

Symptômes du rhumatisme chronique.

Dans le rhumatisme chronique généralisé, plusieurs articulations sont affectées simultanément, et en même temps il existe des altérations et des troubles fonctionnels divers dans les organes intérieurs. Il y a donc, comme on le voit, des symptômes qui se rapportent aux maladies des articulations et des symptômes qui dépendent de l'affection des organes intérieurs.

Ce n'est pas dans cet ouvrage qu'il convient de traiter des affections rhumatismales chroniques du cœur, du poumon, de la matrice, de l'estomac, etc., etc., je ne puis que renvoyer sur ce sujet aux traités spéciaux de médecine clinique. Je dois faire remarquer, toutefois, que ce serait se borner à un examen bien superficiel, que de considérer seulement dans le rhumatisme chronique l'état des articulations. Si l'on veut se faire une idée du véritable caractère de l'affection générale, si l'on veut rassembler tous les éléments du pronostic, il ne faut pas négliger l'état des organes intérieurs.

Il est utile aussi d'étudier les diverses sécrétions, spécialement celles de la peau, des reins. Malheureusement l'on ne possède que très-peu de faits qui puissent guider dans cette observation. Je ne connais aucun travail sur l'état des urines dans le rhumatisme chronique. Les fonctions de la peau ont été aussi étudiées très-incomplètement, car on n'a pas fait d'analyses comparatives de la sueur chez les rhumatisants et chez les hommes qui jouissent d'une bonne santé, et l'on n'a pas déterminé par des pesées exactes, semblables à celles de Sanctorius, si la transpiration insensible est ou non augmentée. Les seuls changements que l'observation clinique ait permis de reconnaître sont les suivants :

Chez les malades affectés de rhumatismes chroniques, la peau est habituellement sèche et aride, et la transpiration des pieds, si elle existait avant la maladie, est supprimée ; cependant ces malades transpirent facilement et avec abondance s'ils s'entourent de couvertures de laine, ou s'ils font de l'exercice, si bien que l'on observe chez eux, suivant les circonstances, deux états opposés : la diminution et l'augmentation des sueurs. Il est à présumer que la transpiration, en quelque sorte facile, qui se produit chez eux sous l'influence de la chaleur ou de l'exercice, est plus aqueuse et moins acide que la transpiration normale ; toutefois, ce fait n'a jamais été constaté (1).

Cependant, les rhumatisants, beaucoup plus que les hommes

(1) Je viens de dire que l'on n'avait pas analysé les urines et les sueurs chez les malades affectés de rhumatisme chronique. On verra cependant, à l'article *goutte*, que des analyses de ce genre ont été faites chez les goutteux. Or, comme l'on a confondu fréquemment les rhumatismes chroniques, dans lesquels les articulations sont tuméfiées, avec la goutte véritable, il se peut que les analyses en question aient été réellement exécutées ; mais on ne saurait en avoir l'assurance, tant il est difficile d'assigner leur véritable place aux recherches que l'on possède sur le rhumatisme et sur la goutte. Beaucoup de praticiens rangent parmi les goutteux tous ceux qui éprouvent des douleurs avec gonflement et difformité des articulations ; or, parmi ces malades, les uns ont des hydarthroses, les autres des indurations fibro-cartilagineuses ; quelques-uns, des concrétions d'acide urique. Or, ces derniers seuls sont véritablement goutteux ; les autres doivent être rangés dans la classe des rhumatismes. Il est facile de comprendre que si l'on dit vaguement : on a trouvé chez un goutteux des urines plus acides, on ne sait si le goutteux en question avait des concrétions d'acide urique, des hydarthroses ou des formations de tissus fibreux, toutes choses indispensables à connaître pour assigner sa véritable place au fait que l'on vient de signaler.

bien portants, sont sensibles au froid, surtout au froid des pieds, ce qui prouve que la puissance de produire le calorique est diminuée chez eux.

Quant aux symptômes que présentent les articulations, de deux choses l'une, ou des altérations matérielles sont perceptibles au dehors, ou les articulations ont conservé leur forme et leur volume normal.

Dans le premier cas, les symptômes peuvent être ceux des épanchements de sérosité dans les synoviales (hydarthroses), ou ceux des inflammations avec formation accidentelle de tissus fibreux, cartilagineux ou osseux. Je crois devoir, pour éviter les répétitions inutiles, ne pas exposer ici les signes de ces productions nouvelles; on trouvera toutes ces questions de diagnostic longuement traitées dans les articles *arthrite chronique* et *hydarthroses*.

Dans les cas où la forme et le volume des articulations sont conservés, l'on ne doit pas se borner à dire qu'il n'y a aucune altération. L'attention doit se porter sur les sensations qu'éprouvent les malades et sur toutes les circonstances qui accompagnent les mouvements des jointures.

En général, les douleurs se font sentir dans plusieurs articulations. Vives aujourd'hui dans une partie, elles auront disparu demain pour se faire sentir ailleurs avec intensité, et après avoir parcouru diverses articulations, elles reviennent de nouveau dans celles qu'elles ont déjà occupées. Leur intensité est extrêmement variable, quelquefois elles sont très-légères, d'autres fois elles troublent le repos et rendent le sommeil impossible; elles augmentent, en général, sous l'influence du froid et de l'humidité, et leur redoublement permet à quelques malades d'annoncer que le temps va changer. M. Chomel a toutefois constaté, par des observations précises, que cette prescience des variations atmosphériques était loin d'avoir le caractère de certitude qu'on lui assigne généralement. Cependant, les malades éprouvent en général un froid glacial autour des articulations souffrantes, et ils ont beau les entourer de flanelle ou de coton, ils ne peuvent parvenir à les réchauffer.

La transpiration s'établit aussi plus difficilement au voisinage des articulations rhumatisées qu'autour des articulations saines. J'ai souvent eu l'occasion de constater ce fait, en faisant suivre des traitements hydro-thérapeutiques. Lorsque les malades étaient dans la couverture de laine, la transpiration s'établissait partout ailleurs que dans les membres malades, et le rétablissement de cette transpiration normale suivait pas à pas tous les degrés de l'amélioration qu'éprouvait la maladie.

Après l'étude des sensations qu'éprouvent les rhumatisants, il faut passer à l'examen du mode suivant lequel s'exécutent leurs mouvements. En général, ceux-ci sont plus ou moins bornés, soit que le malade cherche à les exécuter spontanément, ou qu'ils soient imprimés par une main étrangère. Lorsque les cartilages sont absorbés, on perçoit des craquements qui font reconnaître l'existence de cette lésion. Peut-être, dans quelques cas, les frottements rudes que les os semblent exercer les uns sur les autres sont-ils dus à la sécheresse de l'articulation; car il me semble probable que dans le rhumatisme chronique, il doit en être des synoviales articulaires comme de la peau, c'est-à-dire que dans certains cas leur sécrétion est augmentée, et que dans d'autres elle est moins considérable.

Il ne faut pas négliger de rechercher jusqu'à quel point les douleurs augmentent ou diminuent par le mouvement. En général, un exercice modéré fatigue moins le malade qu'un repos absolu. Lorsque le mouvement augmente les douleurs et produit du gonflement, on peut présumer que le caractère de la maladie est inflammatoire.

Considérations sur le rhumatisme chronique.

Je me propose de démontrer maintenant qu'il existe dans le rhumatisme chronique une affection générale constitutionnelle, dont la maladie, disséminée dans les articulations n'est que la conséquence, et que cette affection peut être considérée comme une diathèse inflammatoire chronique. Je le répète, je parle surtout du rhumatisme chronique qui succède au rhumatisme aigu.

Pour démontrer que l'inflammation chronique et rhumatismale des articulations dépend d'une cause qui agit sur l'organisme entier, il faudrait : 1° prouver que, dans le rhumatisme chronique, le sang a une composition spéciale ; 2° qu'avec les maladies articulaires peuvent coexister des maladies de même origine, et plus ou moins nombreuses dans les organes des cavités splanchniques ; 3° que les sécrétions de la peau, celles des reins, etc., sont altérées.

L'ignorance où nous sommes de l'état du sang et des urines chez les malades atteints de rhumatisme chronique, les études superficielles qui ont été faites sur leurs sueurs, tout en nous privant d'une partie des preuves qu'exige une rigoureuse démonstration, ne m'empêchent pas d'avancer que le rhumatisme chronique dépend d'une affection générale.

Voici les faits sur lesquels je m'appuie :

1° Dans le rhumatisme chronique, non-seulement les malades éprouvent un sentiment de froid autour des articulations spécialement affectées, mais ils sont disposés à ressentir le froid dans tout le corps, ils souffrent d'un léger abaissement de la température ; en un mot, leur force de résistance au froid est diminuée. Or, une diminution dans la force par laquelle nous résistons au froid indique une modification de l'organisme entier, et non un état tout local.

2° Les malades affectés de rhumatisme chronique ont ordinairement la peau sèche et privée de transpiration halitueuse ; en même temps, s'ils font une marche même peu longue, toute leur peau devient le siége d'une transpiration abondante. Cette sécheresse de la peau et cette facilité à transpirer par l'exercice indiquent aussi un changement général. On sait que l'on observe ordinairement la facilité des transpirations dans les convalescences de maladies graves, c'est-à-dire dans un état où toutes les fonctions de l'économie sont modifiées.

3° Lorsqu'un malade est affecté d'un rhumatisme chronique, si une partie quelconque de son corps devient le siége d'une lésion traumatique, d'une contusion, par exemple, des douleurs spéciales se manifestent dans cette partie, et y persistent avec une opiniâtreté que l'on n'observe jamais à la suite de contusions, semblables du reste chez des hommes sans maladie antérieure. C'est ainsi qu'un mouvement un peu exagéré ou la plus légère foulure d'une articulation jusque-là parfaitement saine suffisent pour y appeler le principe du rhumatisme, et y déterminer les douleurs caractéristiques qui décèlent sa présence. Or, si la cause du rhumatisme chronique était de nature à se faire sentir seulement sur certains tissus ou sur certains organes, les choses ne se passeraient point ainsi. Il faut évidemment que l'affection soit générale pour qu'elle puisse se faire sentir indistinctement sur tous les organes.

L'observation clinique ajoute de nouvelles preuves à celles que nous venons d'exposer ; tous les jours, l'on voit des rhumatisants éprouver des maladies intérieures, en même temps que des douleurs se font sentir dans leurs jointures, et ces maladies intérieures ne peuvent être attribuées à d'autres causes qu'à l'influence rhumatismale. On peut consulter avec fruit, sur ce sujet, le *Traité du rhumatisme chronique*, par Rodamel, médecin des hôpitaux de Lyon ; dans cet ouvrage, exclusivement clinique, l'auteur, examinant le rhumatisme chronique fixé sur le poumon, l'estomac, les intestins, les reins, la vessie, etc., montre qu'il n'est pas un des viscères sur lesquels son action ne puisse se faire sentir. Le *Traité des affections rhumatoïdes*, par Gosse, de Genève, peut aussi être consulté avec avantage.

Après avoir démontré, par des observations et des faits, que dans le rhumatisme chronique l'économie tout entière est affectée comme dans le rhumatisme aigu, et que la maladie chronique des articulations n'est que l'un des effets d'une disposition générale, il nous reste à chercher ce qui caractérise cette disposition.

Pour entrer dans l'examen d'une question aussi difficile et aussi obscure, nous devons rappeler ce principe qui ne cesse de nous servir de guide, savoir : que les dispositions générales ne peuvent être appréciées dans leur nature. Nous ne pouvons les connaître que par leurs effets, et dans l'espèce, nous n'avons pour juger de l'affection générale qui produit le rhumatisme chronique, qu'à déterminer la nature des altérations que présente ce rhumatisme. Si nous trouvons, par exemple, que ce sont des inflammations chroniques, nous dirons que l'affection générale qui s'observe dans le rhumatisme chronique est une disposition chronique aux inflammations. En nous exprimant ainsi, nous croyons rester dans la limite des inductions rigoureuses qu'on peut tirer des faits, et nous tenir en garde contre toute opinion hypothétique.

En disant que le caractère général des altérations qu'on observe dans le rhumatisme chronique est celui de l'inflammation, j'ai besoin de rappeler que l'affection que j'examine surtout dans ce chapitre, est celle qui survient chez des individus dont la constitution n'est point altérée, et chez lesquels le rhumatisme chronique a succédé au rhumatisme aigu; je ne parle pas des maladies chroniques des articulations qui pourraient survenir à la suite de l'habitation dans des lieux humides, soit chez des scrofuleux, soit chez des malades affectés de diathèse purulente, soit enfin chez des personnes naturellement saines et dont la constitution aurait été profondément altérée. Chez ces malades, l'action prolongée de l'humidité peut produire des fongosités, des tubercules, des suppurations, maladies bien différentes de l'inflammation chronique avec sécrétion de matière organisable.

Pour éviter toute confusion, j'élimine ces cas défavorables que j'examinerai dans les chapitres suivants.

Etudié au point de vue des lésions anatomiques, il n'est pas douteux que le rhumatisme qui affecte les individus bien constitués du reste, n'offre tous les caractères de l'inflammation chronique. Dans de certains cas, la phlegmasie est évidente. Ainsi, lorsqu'il y a hydarthrose avec rougeur des synoviales, ulcération des cartilages, il y a certainement inflammation chronique avec sécrétion de sérosité. Si la synoviale, devenue plus rouge, est épaissie, que les tissus environnants soient devenus fibreux, fibro-cartilagineux, etc., l'articulation est le siége d'une inflammation avec sécrétion de matières organisables.

S'il y a simplement rougeur de la synoviale, ulcération des cartilages, ou que ces deux lésions soient réunies, l'on ne trouve, il est vrai, que quelques-uns des éléments anatomiques des inflammations bien caractérisées ; mais ces derniers cas sont en moins ce que les premiers sont en plus, et en se guidant sur ce principe que, pour apprécier les cas obscurs, il faut juger leurs rapports avec les cas évidents, on ne doutera pas que le caractère de l'inflammation chronique ne se retrouve à un degré plus ou moins prononcé dans toutes les affections qui font le sujet de ce chapitre.

Cependant, les dispositions anatomiques que présentent, dans le rhumatisme chronique, les viscères intérieurs, lorsque les altérations sont manifestes, ont bien aussi le caractère de l'inflammation chronique. On en voit un exemple frappant et des mieux étudiés dans les épaississements et les indurations des valvules du cœur, sur lesquelles M. Bouillaud a présenté les considérations les plus satisfaisantes.

Au jugement que nous venons de porter sur la nature des altérations qu'on observe dans le rhumatisme chronique, on peut objecter que les inflammations rhumatismales offrent un caractère spécial qui doit les faire distinguer de toutes les autres. Ce n'est pas l'anatomie pathologique qui démontre cette spécialité, car on retrouve, comme dans les lésions traumatiques, des injections des synoviales, des épanchements de sérosité ou de fausses membranes, des absorptions de cartilages, etc.

Mais si les inflammations rhumatismales ne semblent pas différer des autres inflammations sous le rapport anatomique, on peut croire qu'il n'en est pas de même sous le rapport des symptômes. Ainsi, l'on admet généralement que le déplacement des douleurs forme le caractère spécial des rhumatismes chroniques ; on regarde aussi comme spéciale l'influence exercée sur cette maladie par les transitions de température et le sentiment de froid qu'on rapporte aux parties altérées. Je ne puis partager cette manière de voir.

Il est très-vrai que lorsqu'un malade éprouve dans plusieurs parties du corps ces inflammations chroniques que l'on appelle rhumatismales, tantôt il souffre dans une partie, tantôt dans une autre, et que lorsque la douleur a acquis une certaine intensité dans un point, elle disparaît quelquefois brusquement pour se porter ailleurs. Mais ce qui est vrai pour les douleurs est-il vrai pour l'inflammation chronique dont elles peuvent être la conséquence? Non, sans aucun doute.

Et d'abord l'on peut se rappeler l'observation que nous avons citée page 494, et dans laquelle on a vu que depuis quatre mois les douleurs avaient cessé dans les épaules, mais il n'en était pas de même de la rougeur des synoviales et de l'absorption des cartilages qui avaient persisté ; l'inflammation était restée fixe, la douleur seule s'était déplacée, ou plutôt avait cessé de se faire sentir, absorbée qu'elle était par les douleurs plus fortes qui s'étaient manifestées dans la hanche.

A défaut d'autopsies, du genre de celles que nous venons de citer, et dans lesquelles les altérations sont soigneusement rapprochées des symptômes, les faits qu'on observe sur le vivant peuvent servir à démontrer que les inflammations chroniques, dites rhumatismales, ne se déplacent pas plus que les autres altérations. Jamais on ne voit les genoux, ou toute autre articulation devenue plus raide, recouvrer en quelques heures la liberté de leurs mouvements ; jamais, dans un rhumatisme chronique, des hydarthroses, des duretés, des gonflements des jointures, ne se dissipent brusquement.

En fait, les inflammations chroniques de nature rhumatismale ont tout autant de fixité que celles qui reconnaissent une autre origine, ce sont les douleurs qui seules sont susceptibles de déplacement. Or, ce déplacement des douleurs constitue-t-il un caractère exceptionnel? Non, sans aucun doute.

Toutes les fois que plusieurs organes sont simultanément affectés, jamais la douleur ne se fait sentir partout avec la même intensité et simultanément. Lorqu'un malade a des tubercules dans les poumons, dans les intestins, dans les os, etc., tantôt il souffre des reins, tantôt sous le sternum, tantôt dans le ventre, tantôt dans les articulations, et à mesure que la douleur devient vive dans une de ces parties, elle disparaît dans les autres. Certes, chez ces malades il y a bien des douleurs qui se déplacent, et cependant il n'y a pas de rhumatisme, à moins qu'on ne veuille dire que ces tubercules sont de cause rhumatismale, ce qui conduirait à confondre les choses les plus distinctes.

Du reste, les altérations matérielles sont bien loin d'entraîner des douleurs continues; dans les pierres vésicales, dans les cancers, les douleurs cessent ordinairement pendant un temps plus ou moins long pour se reproduire plus tard, et, s'il existe plusieurs cancers, elle se font sentir plus vivement, tantôt dans les uns, tantôt dans les autres.

En dernière analyse, le déplacement des douleurs ne me paraît être autre chose que la conséquence de l'affection simultanée de plusieurs organes, et en d'autres termes, de la généralité de la cause qui a produit le rhumatisme chronique.

On considère aussi comme un caractère propre des douleurs rhumatismales, l'influence qu'exercent sur elles les transitions de température et les changements dans l'humidité de l'air, ce caractère ne me paraît point encore spécial. Sans faire remarquer que ces influences sont loin d'être aussi constantes qu'on l'a prétendu, on ne saurait perdre de vue que beaucoup de maladies, qui ne peuvent en rien être assimilées aux affections rhumatismales, font éprouver des douleurs qui augmentent ou diminuent suivant l'état de l'atmosphère. Telles sont les vieilles cicatrices, chez des individus dont la santé est, du reste, excellente.

Quant à la sensation de froid qui se fait sentir si fréquemment autour des articulations affectées de rhumatisme chronique, elle n'a rien d'exceptionnel. Cette sensation de froid n'existe point, quand l'inflammation est aiguë, et que la congestion sanguine s'étend jusqu'à la peau ; elle ne commence à être perçue, chez les rhumatisants, que quand la maladie devient chronique et que l'inflammation est bornée aux parties profondes de la jointure; dans ce cas, pendant que la congestion se fait intérieurement, il y a froid à l'extérieur.

Loin de trouver là un fait exceptionnel, ne doit-on pas y voir simplement un symptôme semblable à celui que l'on rencontre dans toutes les maladies analogues. Dans toutes les affections chroniques du poumon, des frissons courent sur la poitrine, et l'impression du froid ne peut y être que très-difficilement supportée ; dans les congestions cérébrales, ou dans les congestions utérines, les pieds sont constamment froids. Dans tous ces cas, un sentiment de froid se manifeste à une distance plus ou moins grande de la partie où s'est faite la congestion sanguine, comme autour des articulations affectées de rhumatisme chronique.

En résumé, les inflammations chroniques rhumatismales des articulations n'ont rien d'exceptionnel. Je ne puis leur reconnaître qu'une condition particulière, c'est la multiplicité des parties dans lesquelles elles peuvent se faire sentir simultanément. De telle sorte que nous arrivons à reconnaître que la disposition générale, la diathèse inflammatoire chronique, est la véritable cause de tous les phénomènes spéciaux que l'on a attribués aux affections rhumatismales. Si les symptômes qu'elles présentent sont si variés et se combinent de tant de façons diverses, c'est que les lésions locales qui sont la conséquence de cette diathèse se font sentir dans les organes les plus nombreux et les plus divers par leurs usages, comme le cerveau, le cœur, les articulations, etc., que plusieurs de ces dernières peuvent être simultanément affectées, et que l'on peut y observer tous les degrés de l'inflammation chronique, depuis de simples rougeurs jusqu'à l'ankylose des jointures par des formations accidentelles des tissu fibreux. Enfin, c'est parce que l'affection est générale et se manifeste simultanément dans plusieurs organes, que les douleurs se déplacent et qu'elles se font sentir tantôt dans une partie et tantôt dans une autre.

Traitement.

Nous devons établir avant tout une distinction entre le traitement habituel du rhumatisme chronique et celui des arthrites aiguës qui surviennent pendant son cours.

Ce serait une grande erreur de penser que les inflammations aiguës qui viennent de temps à autre s'enter, pour ainsi dire, sur les inflammations chroniques, doivent être abandonnées à elles-mêmes, et qu'il ne faut pas les combattre, ainsi que l'ont enseigné, pour les accès de goutte, les auteurs qui voyaient dans ces accès une sorte de crise importante à ménager. Chaque accès de rhumatisme aigu doit ajouter aux lésions qui existaient primitivement dans les jointures. A sa suite, l'absorption des cartilages doit être plus étendue, les épanchements de liquides plus considérables, la rougeur des synoviales plus intense. J'en juge par l'analogie : lorsqu'un malade a des rougeurs de la conjonctive, des taches de la cornée, toutes les fois que l'inflammation chronique passe à l'état aigu, les opacités et les rougeurs prennent un nouvel accroissement. La même aggravation des lésions anatomiques s'observe dans la pituitaire ou les amygdales, lorsque ces parties, étant le siége d'un gonflement habituel, sont frappées de congestions actives.

Il faut donc combattre le rhumatisme aigu qui peut survenir dans le cours du rhumatisme chronique, comme on le combattrait s'il était primitif. Dans l'un et l'autre cas, la méthode antiphlogistique doit être adoptée. Les boissons rafraîchissantes, les saignées, le nitrate de potasse, etc., etc., doivent faire la base du traitement.

La guérison du rhumatisme chronique, dans l'état où il n'est le siége d'aucun symptôme aigu, offre, en général, de grandes difficultés; ces difficultés augmentent avec le nombre des articulations affectées, l'altération plus ou moins profonde de l'économie et la nature des lésions anatomiques. S'il y a des absorptions de cartilages, des formations accidentelles de tissus fibreux à l'intérieur et autour des articulations, une guérison complète est impossible; s'il n'y a que des épanchements de sérosité dans les synoviales, la guérison est possible, mais elle offre plus de difficultés que si les symptômes se réduisent à la douleur et à la gêne dans les mouvements. Dans ces cas même la maladie peut résister à tous les moyens, soit que l'on ne puisse détruire la cause intérieure qui l'a produite, soit que l'on ne puisse remédier aux lésions anatomiques que présentent les synoviales et les cartilages. Quoi qu'il en soit de ces différences, voici sur quels principes le traitement peut être basé :

Le premier soin doit être de placer le malade dans des conditions hygiéniques favorables; après avoir soigneusement étudié sous quelles influences sa maladie s'est produite, on doit le soustraire à ces influences. Il importe surtout de le placer dans une habitation sèche, aérée et exposée au midi.

Les mouvements des articulations malades et celui de la totalité du corps doivent être recommandés. L'expérience a démontré que l'exercice modéré, en rapport avec les forces du malade, est d'une extrême utilité. A toutes les preuves de faits qui démontrent cette utilité, nous pouvons ajouter les résultats que nous ont donnés quelques autopsies rapportées plus haut et celles qu'a citées M. Chomel. En nous montrant dans les articulations des épanchements de sang liquide, comme ceux que produit l'immobilité trop longtemps prolongée, elles nous ont prouvé que le repos ajoute de nouvelles lésions à celles dont les jointures sont déjà le siége, et dès lors qu'il doit être soigneusement évité.

L'expérience démontrant que le froid et l'humidité augmentent les douleurs des malades affectés de rhumatismes chroniques, l'usage est de les vêtir chaudement, et de leur faire porter de la flanelle en caleçon et en gilet. Cette pratique doit être conservée; nous montrerons toutefois que si l'on a guéri un rhumatisme par l'eau froide, si le malade continue les lotions de même nature, et qu'il se rende ainsi moins sensible au froid et à l'humidité, les vêtements chauds doivent être abandonnés. Ce n'est toutefois qu'après avoir augmenté la force de résistance au froid que l'on peut recourir à cette pratique hardie.

En se conformant aux principes généraux du traitement des maladies, on doit, après s'être occupé des questions hygiéniques, faire un traitement propre à rétablir les fonctions dont la suppression ou le changement ont donné naissance au rhumatisme chronique; ainsi, suivant les cas, il faut rétablir une transpiration des pieds accidentellement supprimée, rendre son activité à la sécrétion de la sueur, rappeler les règles, reproduire une éruption à la peau, un flux hémorrhoïdal.

Pour rétablir la transpiration des pieds, on pourra conseiller au malade de porter durant la nuit des bas dont la surface interne aura été saupoudrée d'un mélange à parties égales de chlorhydrate, d'ammoniaque et de chaux, ou mieux de carbonate d'ammoniaque, 15 grammes pour chaque pied; pour rappeler la transpiration cutanée, les sudorifiques et d'autres moyens sur lesquels nous insisterons dans un instant; pour la suppression des règles et des hémorrhoïdes, des moyens appropriés qu'il n'est pas de notre sujet de décrire. Dans le cas où le rhumatisme succèderait à une gale rentrée, on pourrait, à l'exemple d'Hirschel, faire frotter tout le corps, et surtout les mains et les pieds, d'une teinture de cantharides à laquelle on ajouterait du camphre. A l'aide de ce moyen répété quelquefois, Hirschel a vu la gale reparaître et les douleurs se dissiper. Dans le même ordre de moyens, je dois signaler les bains chauds, que Barthez dit être très-utiles pour les douleurs rebelles des articulations qui peuvent succéder aux fièvres exanthématiques et surtout à la scarlatine.

Mais, quelque bien indiqués que soient les moyens que nous venons de conseiller, il faut médiocrement compter sur leur efficacité. Il en est de même des moyens dont l'indication peut être basée sur l'état particulier du malade. Sans doute, il peut être utile de saigner, si celui-ci est pléthorique et disposé aux congestions, d'employer de légers laxatifs s'il y a constipation habituelle; sans doute, à l'exemple de Vicat, on peut donner l'éther sulfurique ou la liqueur d'Hoffmann dans les rhumatismes qui sont liés à une cause morale, mais il faut médiocrement compter sur l'emploi de tous ces moyens. Ceux dont l'efficacité est le mieux démontrée sont beaucoup plus énergiques et appartiennent à la classe des moyens empiriques.

Ce n'est pas sans embarras que l'on peut aborder l'histoire de tous ceux qui ont été vantés contre le rhumatisme chronique; pour en faire une énumération complète il faudrait passer en revue presque toute la matière médicale. Je tâcherai de les faire connaître, en analysant d'abord ce qu'en dit Barthez dans son *Traité des maladies goutteuses*. Cet auteur, dont l'ouvrage est remarquable, surtout par la distribution dogmatique et raisonnée des moyens thérapeutiques si nombreux et si divers qui ont été conseillés par ses devanciers, distingue deux ordres de méthodes de traitement empirique du rhumatisme chronique; les méthodes perturbatrices qui agissent par des évacuants révulsifs; les méthodes spécifiques qui emploient des remèdes contre l'état rhumatique des humeurs et des solides.

Parmi les méthodes perturbatrices et qui procèdent par la voie des fortes évacuations, il signale les purgatifs énergiques, tels que l'électuaire caryocostin, l'electuarium è scammonio, répété de manière à produire une perturbation constante; les diaphorétiques actifs, tels que les infusions de sassafras, les fortes décoctions de salsepareille et de saponaire, les diverses préparations d'antimoine, la résine de gayac à des doses trop faibles pour purger ; les excitants diaphorétiques, tels que les huiles essentielles de térébenthine, le baume du Pérou, l'eau de goudron ; les moyens qui produisent des sécrétions artificielles de pus, tels que les cautères ; la combinaison des purgatifs et des diurétiques, comme celles de la résine de gayac, prise à une dose suffisante pour purger, et de la poudre de Dower; enfin, les moyens propres à produire une salivation artificielle, comme le calomélas ou les frictions mercurielles.

Parmi les moyens qu'il considère comme résolutifs de l'état rhumatique des solides et des liquides, il en signale quelques-uns que nous pouvons considérer comme dissolvants de la fibrine du sang, tels que les préparations alcalines, le savon, l'eau de chaux; d'autres dont les effets ne peuvent être expliqués chimiquement, tels que la gomme ammoniaque, la douce-amère, le camphre, le mercure à la dose où il ne produit point de salivation, et enfin les plantes vireuses, telles que l'aconit, la ciguë, la jusquiame, la belladone, etc., etc.

Quelque nombreux que soient les moyens que nous venons d'énumérer, il en est un grand nombre d'autres que l'on trouve conseillés dans les auteurs et qui sont mis journellement en pratique ; tels sont les préparations de colchique, d'huile de foie de morue, et surtout les bains de vapeur simple ou à la russe, les eaux minérales salines ou sulfureuses, et enfin les traitements par l'eau froide, suivant les procédés hydro-thérapeutiques.

Comment choisir entre des moyens si différents les uns des autres, au milieu des assertions contradictoires dont la plupart ont été l'objet ? il me semble que le guide le plus sûr se trouve dans la distinction des méthodes qui sont restées dans la pratique, et de celles qui, après avoir été vantées par quelques auteurs, après avoir amélioré peut-être l'état de quelques rhumatisants, sont tombées dans l'oubli ou ne sont plus employées que dans des cas exceptionnels. Dans la première classe, celle des moyens qui ont résisté à l'épreuve du temps, on doit citer sans doute les purgatifs drastiques et les préparations de colchique. Il n'est pas rare de trouver des malades qui, après avoir fait usage pendant longtemps de l'eau-de-vie allemande, à la dose de 20 à 30 grammes par jour, ou du remède de Leroy, ont été débarrassés de rhumatismes opiniâtres ou ont éprouvé un remarquable soulagement; mais ces moyens sont dangereux, ils peuvent irriter le tube digestif, et y déterminer de graves altérations; ils sont de plus impuissants pour agir sur les fonctions cutanées dont le rétablissement est l'une des conditions les plus importantes à remplir dans le traitement du rhumatisme.

Les mêmes observations s'appliquent à peu près aux préparations de colchique qui, depuis le mémoire d'Everard Home et les travaux de Chelius, se sont assez généralement répandues dans la pratique. On emploie ordinairement le vin de colchique, à la dose d'une cuillerée à café par jour, pris chaque matin dans une infusion de thé, en ayant soin de suspendre le remède de temps à autre, afin de ne point trop irriter les voies digestives. On peut citer quelques cas de succès de l'emploi de ce moyen; mais quels que soient les avantages que l'on puisse assigner à des remèdes intérieurs, il est certain qu'aucun d'eux ne satisfait aux indications que présente le traitement du rhumatisme chronique, et spécialement celui que nous avons en vue dans ce chapitre. Produit ordinairement par l'action du froid humide, il est entretenu par un dérangement dans les fonctions cutanées et par la diminution de la résistance au froid; il réclame surtout des moyens qui agissent sur l'enveloppe extérieure comme la cause du mal a agi elle-même. Sous ce rapport, les bains de vapeur, les eaux minérales, les bains froids, offrent des ressources qu'aucun médicament ne peut remplacer, et, quelles que soient les difficultés, les dépenses que nécessite leur emploi, c'est toujours à eux qu'on est obligé d'avoir recours dans les cas qui offrent quelques difficultés. C'est surtout sur leurs effets que nous allons insister.

BAINS DE VAPEURS SIMPLES ET A LA RUSSE.

J'ai décrit (page 170 et suiv.) le mode d'administration de ces bains et les effets immédiats qu'ils produisent; je ne dois pas revenir sur ce sujet, il me suffira de dire qu'ils ont guéri ou amélioré un grand nombre de malades affectés de rhumatisme chronique, et que ces succès sont surtout fréquents à la suite des bains russes qui, à la différence des bains de vapeurs simples, dont l'effet est d'augmenter l'impressionnabilité au froid, rendent les malades moins sensibles aux abaissements de température. Leur puissance est cependant moins grande que celle des moyens qui nous restent à faire connaître, tels que les eaux minérales salines ou sulfureuses et les traitements hydro-thérapeutiques. Sans doute, il y a dans l'emploi des eaux minérales une action complexe résultant de la pénétration dans l'économie de médicaments très-énergiques, et dans les traitements hydro-thérapeutiques, réaction plus puissante à la peau que celle qui est produite, dans les bains russes, par la pluie froide qui succède au bain de vapeurs. Ces derniers ne conviennent point, du reste, aux personnes pléthoriques, disposées aux congestions à la tête; ils leur donnent des étourdissements, des céphalalgies, et ils peuvent produire des accidents plus graves, s'ils sont trop longtemps prolongés.

EAUX MINÉRALES SULFUREUSES ET SALINES.

J'ai indiqué (page 178 et suiv.) quelles sont les principales sources de ces eaux, j'ai décrit leur mode d'administration, leurs effets immédiats, et les moyens de les remplacer par des préparations pharmaceutiques. Je dois les examiner ici, seulement dans leurs rapports avec le traitement du rhumatisme chronique. Les faits les plus nombreux, et qui se reproduisent chaque jour, démontrent que les traitements par les eaux minérales sulfureuses ou salines, sont très-efficaces pour guérir cette maladie, à la condition toutefois qu'elles soient prises sur les lieux, et avec toutes les précautions usitées dans les grands établissements. Aussi s'agit-il moins de prouver que ces eaux peuvent être utiles, que de rechercher dans quels cas spéciaux on doit les préférer aux autres méthodes thérapeutiques, ou choisir les unes de préférence aux autres.

La réponse à ces questions, si elle est faite *à priori*, est arbitraire ; elle ne peut être précise qu'autant qu'elle se fonde sur l'expérience ; mais où puiser cette expérience ? ce n'est pas sans doute dans les comptes-rendus dont nous sommes chaque jour inondés et que publient les médecins des eaux, comptes-rendus dans lesquels l'auteur n'a jamais pour but d'éclairer la science, en signalant les revers aussi bien que les succès, mais qui, étant tous rédigés sous forme d'apologie, démontrent bien, s'ils sont véridiques, la réalité de certaines guérisons, mais ne donnent pas les éléments qui peuvent servir à résoudre le problème que nous nous sommes proposé.

Les réponses que nous demandons, nous les avons trouvées surtout dans la conversation des médecins qui ont suivi un grand nombre de rhumatismes soumis aux traitements par les eaux salines ou sulfureuses, et surtout dans celle de notre honorable maître, M. Viricel. Leur expérience, d'accord avec les présomptions que suggérerait une sage théorie, permet d'établir :

1° Que les eaux sulfureuses ou salines ne conviennent pas dans les rhumatismes, tant que l'inflammation aiguë n'est pas complètement dissipée. Elles raniment alors les douleurs et tous les autres accidents.

2° Que les eaux salines conviennent mieux aux personnes délicates, nerveuses ou pléthoriques, tandis que les sulfureuses produisent des résultats plus favorables chez celles qui ont un tempérament lymphatique et qui doivent être excitées.

3° Que, tandis que les eaux salines d'une médiocre activité, comme celles de Neris, de Plombières, de Luxeuil, méritent la préférence chez les personnes nerveuses, les eaux plus actives, celles de Bourbonne, de Balaruc, peuvent convenir aux personnes plus fortement constituées.

En réfléchissant à cette circonstance, que les eaux sulfureuses conviennent surtout aux malades mous et lymphatiques, je me suis demandé s'il ne conviendrait pas de les administrer chez eux avec plus d'activité et pendant plus longtemps qu'on n'a coutume de le faire. On sait que Bordeu, après avoir montré que les maladies chroniques ont, comme les maladies aiguës, leur période de crudité ou d'invasion, de coction et de crise, établit que les eaux minérales agissent en faisant succéder ces périodes avec plus de rapidité et en rapprochant ainsi la marche des maladies chroniques de celle des maladies aiguës. Pourrait-on, dans ces idées, aller jusqu'à substituer l'inflammation aiguë à l'inflammation chronique, comme nous le faisons dans le traitement de l'hydrocèle par des injections irritantes. Pourrait-on, en un mot, administrer intérieurement et extérieurement les eaux sulfureuses avec assez de continuité et de force pour déterminer une véritable fièvre et une inflammation aiguë de nature spéciale dans les articulations malades, puis suspendre tout traitement et abandonner la maladie à une croissance momentanée, et à sa décroissance rapide et graduelle, comme nous le faisons pour l'inflammation aiguë artificielle de la tunique vaginale. Je ne crains point de dire qu'il est des cas où cette méthode peut être employée, et sans doute on la mettra en pratique lorsqu'on sera bien convaincu de toute la différence qui sépare les inflammations aiguës de causes externes de celles qui surviennent spontanément, et lorsque l'on osera porter dans la médecine la hardiesse que nous avons dans nos traitements chirurgicaux. Nous n'hésitons pas, quand nous pratiquons des opérations, à faire passer les malades pendant plusieurs semaines par des états plus pénibles que ceux où ils se trouvaient, pour arriver à une guérison définitive. En médecine, on s'habitue trop à vouloir une amélioration graduelle à partir du jour où une médication est employée, et l'axiome *à juvantibus et lædentibus fit indicatio* continue à éloigner de toutes les méthodes énergiques qui ne conduisent au bien qu'en faisant passer momentanément par un état mauvais.

Nous devons dire en terminant qu'il n'est pas rare de voir des rhumatisants dont les douleurs ont été accrues d'une manière durable par des eaux minérales salines ou sulfureuses. Ce résultat s'observe en général chez les hommes sanguins, vigoureusement constitués, dont les maladies articulaires ont le caractère de l'inflammation chronique.

Quelles que soient les bornes de la puissance des eaux minérales salines ou sulfureuses, il n'en est pas moins vrai qu'elles fournissent une ressource puissante et qui ne demande qu'à être administrée avec les précautions et dans les conditions convenables. Malheureusement, on ne peut en faire usage que dans certaines saisons; pour les prendre, il faut faire des voyages qui ne sont faciles qu'au petit nombre de personnes qui jouissent de l'aisance et qui ne sont pas retenues par des affaires; aussi serait-il désirable de pouvoir les remplacer par des moyens artificiels, que l'on pût employer au moins dans toutes les grandes villes. Dans les articles que nous avons consacrés, page 178 et suivantes, aux eaux minérales, nous avons indiqué quelques-uns des moyens par lesquels on peut remplacer ces eaux. Nous ne reviendrons pas sur ce sujet; qu'il nous suffise de dire que toutes ces substitutions sont imparfaites, et qu'il est impossible, dans l'état actuel de nos connaissances, de remplacer le mode naturel d'administration des eaux minérales.

HYDROTHÉRAPIE.

Ce que nous avons dit (page 173 et suiv.) sur les procédés qu'on emploie en hydrothérapie et sur les effets immédiats qu'on produit à son aide, montre combien son action est puissante. Plus sûrement qu'aucune des méthodes que nous avons examinées jusqu'à présent, elle rétablit chez les personnes bien constituées les fonctions de la peau, elle porte le sang aux parties externes d'une manière durable, elle rétablit les sécrétions de sueurs supprimées, et augmente la force de résistance au froid. Par les grandes quantités d'eau que les malades boivent et qui sont éliminées par les sueurs, elle peut dissoudre et entraîner des principes morbifiques; comme les eaux sulfureuses, elle peut produire ces fièvres aiguës qui jugent souvent des maladies chroniques; en même temps, elle augmente la force des digestions et la puissance générale de l'organisme. Loin de produire, comme les eaux sulfureuses, des congestions quelquefois dangereuses sur des organes internes, elle appelle toute l'excitation au dehors, et elle est d'autant mieux supportée que les sujets sont plus robustes. L'ensemble de ces conditions devait la rendre et la rend en effet très-efficace dans le rhumatisme inflammatoire chronique. Je vais faire connaître avec détails les applications que l'on en a faites dans cette maladie et les résultats qu'on en a obtenus.

On trouve dans le *Traité de l'hydrothérapie*, par M. Scoutteten, l'énumération des auteurs qui ont préconisé l'emploi de l'eau froide dans les affections rhumatismales. Hippocrate, Celse, Avicenne, et, à leur imitation, Monro, Bianchelli, ont vanté ce moyen dans les douleurs articulaires. Floyer, vers la fin du seizième siècle, le recommanda contre les maladies chroniques en général, et, en particulier, contre le rhumatisme chronique. Des médecins distingués, contemporains de Floyer, tels que Baynard et Pitcarn, adoptèrent ses opinions. Fréd. Hoffmann et beaucoup d'autres médecins du dix-huitième siècle mentionnèrent aussi le rhumatisme chronique parmi les maladies qu'on traite avec le plus de succès par l'eau froide. Parmi ces auteurs, je citerai Pouteau, dans les œuvres duquel on trouve l'observation suivante, qu'il a empruntée à Maret, de Dijon :

« Un curé d'un village peu distant de Dijon était perclus des jambes par des rhumatismes et une espèce de sciatique qui, non seulement lui causait les douleurs les plus vives, mais encore lui enlevait la liberté des mouvements, au point que son état approchait de celui d'une paralysie complète. Il tenta toute sorte de remèdes diaphorétiques, sudorifiques, fondants, purgatifs ; il alla aux eaux thermales, y prit les bains, la douche et en but amplement; il en revint dans un plus mauvais état que celui où il y était allé.

« A son retour, ce malade, désespéré du peu de succès des remèdes, chercha des recettes dans les livres, ouvrit, par bonheur pour lui, le *Dictionnaire de médecine*, et il vit le bain froid préconisé pour le rhumatisme. Aussitôt il se fit porter à une petite rivière qui passe au bas de son presbytère ; la saison était froide, puisque ça été sur la fin de novembre qu'il a pris ce bain. Il resta dans l'eau cinq minutes, fut porté ensuite dans un lit. Jusqu'à ce moment il ne pouvait faire aucun mouvement ; il sentit un soulagement notable dès le quatrième bain, et il put aller prendre le cinquième à l'aide d'un bras. Huit bains l'ont guéri. J'ai vu, continue M. Maret, ce malade à la ville, il y a trois mois ; il me conta l'histoire entière de sa maladie et de sa guérison ; alors il marchait fort bien, quoique lentement (1). »

On regrette que des faits semblables n'aient pas été rapportés en plus grand nombre par les auteurs qui se sont montrés partisans de l'eau froide. Leurs assertions auraient eu bien plus de poids, et cette méthode ne serait pas généralement tombée en désuétude, jusqu'au moment où Priesnitz a rappelé l'attention sur elle, et modifié les procédés connus avant lui. Il aurait fallu surtout tenir compte des nombreuses variétés que présente le rhumatisme chronique, et examiner comparativement dans chacune d'elles les résultats obtenus par cette médication. Par là, on aurait pu distinguer les cas où elle convient de ceux où elle doit être inutile, ou même nuisible. En resserrant ainsi le cercle de ses applications, on lui aurait conservé la confiance qu'elle mérite.

Les essais nombreux auxquels nous nous sommes livré, nous permettent de signaler les conditions dans lesquelles le traitement hydrothérapeutique produit les plus heureux résultats. Tandis que la vigueur de la constitution rend quelquefois nuisible l'excitation provoquée par les eaux sulfureuses ou salines, elle est une des conditions les plus favorables aux succès de l'hydrothérapie. La réaction qui suit alors les bains froids ou les douches froides est énergique, la rougeur comme la chaleur de la peau se rétablissent avec promptitude et persistent d'une manière durable. On a peu d'espérance à avoir lorsque la constitution des malades a été profondément altérée, qu'ils sont pâles, faibles, et qu'ils ont ressenti, par exemple, cette profonde détérioration que produit un long séjour dans des habitations humides.

L'on a surtout lieu d'attendre de bons résultats de l'hydrothérapie, toutes choses égales d'ailleurs sous le rapport de l'âge et de la constitution, lorsque la cause du mal a été l'action plus ou moins prolongée de l'humidité, lorsque les malades ressentent un froid glacial autour des articulations malades,

(1) Pouteau, *Œuvres complètes*, t. 3, p. 184.

qu'ils transpirent difficilement et qu'ils sont sujets à des frissons passagers ; lorsque les douleurs et la gêne des mouvements augmentent pendant l'hiver et l'automne , et en général dans les temps froids et humides , qu'elles diminuent au printemps et surtout en été, et, en général, dans les temps secs et chauds. L'influence exercée par ces modificateurs démontre que la calorification est diminuée, que les sécrétions cutanées sont moins abondantes que dans l'état normal, et qu'il existe un mouvement de concentration vers les organes internes. L'hydrothérapie, qui augmente d'une manière si remarquable non-seulement les sueurs , mais la résistance au froid , qui active la circulation sous-cutanée par une modification toute vitale, convient spécialement dans ces cas. Il est vrai que la plupart de ces conditions indiquent aussi des traitements sulfureux ou salins , mais l'hydrothérapie me paraît de beaucoup préférable si les inflammations tendent à devenir aiguës, et dès-lors si les excitants généraux sont dangereux.

On pourra juger des effets que l'on peut attendre de cette méthode, même dans des cas de rhumatismes graves , par les faits suivants qui ont été publiés par M. Barrier (1), chirurgien en chef désigné de l'Hôtel-Dieu de Lyon.

La première observation a été rapportée page 497 et suiv., où je l'ai citée comme un exemple des symptômes et de la marche du genre de rhumatisme chronique que j'ai surtout en vue dans ce chapitre.

Les résultats obtenus dans ce cas sont incontestablement les plus remarquables entre ceux que nous a procurés le traitement par les bains froids dans le rhumatisme chronique. Ancienneté du mal, intensité des douleurs, grand nombre et gravité des altérations anatomiques, tout concourait à rendre la guérison difficile et à faire craindre l'impuissance de nos moyens. Cependant, la disparition des douleurs que le malade s'attendait à ne voir cesser qu'au printemps, a eu lieu au milieu de l'hiver. Ce qui n'est pas moins remarquable, c'est la guérison de plusieurs altérations anatomiques qui duraient depuis

(1) *Gazette des hôpitaux*, 1842.

sept ans, et contre lesquelles on devait présumer que toutes les méthodes thérapeutiques seraient impuissantes.

Observation. — *Rhumatisme chronique, sans altération anatomique, siégeant dans plusieurs articulations; traitement par les bains froids; guérison prompte et complète.* — J.-B. Rollet, admis à l'Hôtel-Dieu, salle d'Orléans, n° 206, le 10 décembre 1842, est un homme vigoureux, âgé de 35 ans. A son entrée, il éprouvait des douleurs dans les deux pieds, les deux genoux, les deux hanches et dans les reins. Ces douleurs étaient si vives que depuis plus de quinze jours il n'avait pas goûté, disait-il, un instant de repos. Les articulations douloureuses étaient le siége d'un sentiment de froid glacial qui se faisait surtout sentir en bas des jambes et aux pieds, et que l'application des corps les plus chauds était impuissante à faire disparaître; les mouvements étaient extrêmement bornés, mais ils l'étaient par la douleur plus que par la rigidité des tissus, qui n'avaient subi aucune altération appréciable. Non seulement le malade était dans l'impossibilité de marcher, mais il pouvait à peine se tenir debout. Du reste, la santé générale était bonne, tout l'ensemble de la constitution portait l'empreinte de la vigueur.

La maladie avait débuté, deux ans auparavant, par un rhumatisme articulaire aigu. Dans le mois de novembre 1840, Rollet, retenu sur un bateau découvert qui avait été entraîné sur des terres inondées, reçut pendant sept jours une pluie continuelle et ne put changer ses vêtements humides. Immédiatement après, se déclara un rhumatisme articulaire aigu, borné aux articulations des membres inférieurs, et qui se prolongea pendant sept mois, sans avoir été amendé par les moyens nombreux qui furent mis en usage. A l'hôpital de Trévoux, on employa les fumigations aromatiques. Admis dans un service de médecine, à l'Hôtel-Dieu de Lyon, dans le mois de février, il y prit 15 bains de vapeur, et endura plus de 30 vésicatoires successivement appliqués sur les parties malades. Tous ces moyens furent inutiles, et ce ne fut qu'à la fin d'avril et avec le retour du beau temps que les douleurs se dissipèrent. Elles revinrent l'hiver suivant, dans les articulations déjà affectées. Le malade ne fit aucun traitement, et le mal ne se dissipa que vers le milieu de mars, sous l'influence d'une température plus douce.

Le troisième accès revint dans le mois de novembre 1842. Son retour prématuré fut activé par une nouvelle impression du froid humide. Rollet était resté plusieurs heures dans le Rhône, occupé à recueillir les débris d'un bateau qui avait fait naufrage. Dans ce troisième accès, les douleurs furent aussi vives que dans le premier, et la difficulté de la marche ne tarda pas à rendre le séjour au lit indispensable.

Si, pendant les deux étés qui s'étaient écoulés depuis l'invasion du mal, les douleurs avaient disparu, les fonctions de la peau ne s'étaient cependant point rétablies, l'exercice ne ramenait plus la transpiration, très-facile avant l'invasion du rhumatisme, et les pieds qui, avant cette époque, étaient le siége d'une transpiration fétide, étaient devenus secs et inodores ; enfin, le malade était toujours resté très-impressionnable au froid.

On commença le traitement par l'application de compresses trempées dans l'eau froide. Dès le deuxième jour, le sentiment de froid disparut et les douleurs furent un peu calmées. Mais dès qu'on suspendit l'emploi de ce moyen, les symptômes reparurent avec leur première intensité. Les lotions froides sur toute l'étendue des membres inférieurs n'eurent aussi qu'une action insuffisante. Alors (quinzième jour) M. Bonnet prescrivit les bains froids qui, en raison de leur action plus énergique, devaient avoir plus de succès.

Du 27 décembre au 15 janvier, le malade ayant pris quinze bains froids, parut entièrement guéri, et, comme on le garda à l'hôpital pendant plusieurs jours encore, on put s'assurer que la guérison était solide. En effet, à l'époque de sa sortie de l'hôpital, le malade, depuis plus de quinze jours n'avait aucun sentiment de froid dans les articulations. La chaleur était répartie simultanément sur toute l'enveloppe cutanée, les douleurs avaient complètement disparu, les mouvements étaient parfaitement libres, et, depuis plus de huit jours, le malade se promenait librement, comme il le faisait dans l'état de santé Quoiqu'on fût au milieu de l'hiver, il n'était point impressionnable au froid. La transpiration s'établissait facilement par l'exercice, et la sueur fétide, qui avait disparu depuis plus de deux ans, avait reparu aux pieds. En un mot, sous le rapport des douleurs et des mouvements, le malade était revenu, au milieu de l'hiver, à l'état qui, suivant toute probabilité, ne devait se manifester qu'au retour de la belle saison ; et les fonctions de la peau qui, depuis l'invasion du rhumatisme, ne s'étaient jamais rétablies, même pendant l'été, avaient repris leur caractère normal.

Ce traitement fut remarquable, non seulement par les résultats curatifs, mais par les observations que nous fîmes sur les effets immédiats du bain froid. Après le premier bain, qui ne dura cependant qu'une minute, et bien qu'on eût remis le malade dans la couverture de laine, celui-ci resta plus de quatre heures avant de se réchauffer. Le jour suivant il se réchauffa au bout d'une heure ; le troisième jour, au bout d'une demi-heure, et après tous les autres bains il se réchauffa immédiatement. Après le troisième bain, la rougeur de la totalité de la peau suivit immédiatement la sortie de l'eau froide ; une éruption d'urticaire qui durait une ou deux heures se manifesta à la suite du troisième et du cinquième bain, et ne revint pas par la suite. L'amélioration dans les douleurs ne se fit sentir bien distinctement qu'après le troisième bain, et fit ensuite des progrès réguliers. A la même époque, la transpiration spontanée devint plus facile sur tout le corps, mais la sueur fétide des pieds ne reparut que vers le huitième bain.

Les résultats ont été si prompts et si évidents dans ee cas qu'il est impossible de mettre en doute l'utilité du bain froid, qui a amené la disparition d'un rhumatisme très-douloureux, après un traitement de trois semaines, dans des conditions telles que, suivant toute présomption, les douleurs ne devaient diminuer qu'au printemps.

La circonstance la plus propre à faire ressortir l'efficacité du traitement est le rétablissement de la transpiration cutanée, et surtout celui de la sueur fétide des pieds. Si, par des suppositions, du reste sans fondement, on pouvait prétendre que les douleurs auraient disparu au milieu de janvier, comme elles avaient disparu au printemps, pendant les années antérieures, on peut dire que probablement la transpiration des pieds ne se serait point rétablie, non plus que la facilité de suer par l'exercice. De pareils changements ne pouvaient être espérés, même durant l'été, à l'époque où le malade éprouvait la plus notable amélioration dans son état. (*Observation recueillie par M. Gelin.*)

OBSERVATION. — *Rhumatisme sub-aigu, datant de deux mois, sans altération anatomique, dans plusieurs articulations, avec hydarthrose considérable dans le genou gauche; guérison après cinq bains froids.* — Antoine Vergnolet, âgé de 25 ans, tonnelier, fortement constitué, est admis, le 22 janvier 1843, à l'Hôtel-Dieu, salle Saint-Louis, n° 86. Ce malade éprouve dans les deux genoux, les deux hanches, les deux pieds, et dans les reins, des douleurs assez vives pour rendre tout repos impossible. Toutes les parties malades, les pieds surtout, sont le siége d'un sentiment de froid glacial. Les mouvements sont très-difficiles : le malade peut faire à peine quelques pas en boitant et aidé d'une canne; sans appui, il ne peut marcher.

A l'exception du genou gauche, toutes les articulations ne présentent aucune altération anatomique.

Le genou gauche est le siége d'une hydarthrose considérable. La rotule paraît écartée de près d'un centimètre des condyles du fémur, et la synoviale distendue forme une tumeur qui s'élève au-dessus de cet os de trois travers de doigt. La fluctuation est évidente, les mouvements du genou sont très-bornés; l'extension et la flexion sont également impossibles. Le malade ne peut se soutenir sur le membre inférieur gauche. Depuis l'invasion du mal, la peau des pieds est sèche et la transpiration du corps est à peu près nulle.

Il y a deux mois que les premiers symptômes ont paru. Après avoir travaillé plusieurs jours dans une cave humide, le malade fut pris subitement de douleurs aiguës dans les deux épaules et dans le genou droit. Ces douleurs persistaient encore, quoiqu'affaiblies, lorsque le malade, étant resté plusieurs heures couvert de vêtements humides, les douleurs reparurent avec plus d'intensité que jamais; elles abandonnèrent les épaules et se fixèrent dans le membre inférieur et dans la région lombaire. Cette recrudescence durait depuis trois mois quand le malade entra à l'hôpital.

On commença immédiatement et sans aucune préparation le traitement par les bains froids.

Les résultats furent aussi prompts que complets. Après le premier bain, les douleurs et le sentiment de froid disparurent. Après le second bain, le malade put se tenir debout en s'appuyant sur le membre inférieur dont le genou était rempli de sérosité; la fluxion et l'extension purent s'exécuter, et la tumeur parut diminuer.

Après le troisième bain, la diminution de l'hydarthrose était frappante; après le quatrième bain, celle-ci avait presque complètement disparu, et après le cinquième bain, il n'y avait point de différence de forme et de volume entre les deux genoux. Le jour où le sixième bain devait être donné, il fut impossible de retenir le malade à l'hôpital; il partit, disant qu'il n'avait plus besoin d'aucun remède. La marche s'exécutait avec la plus grande facilité. Entré le 22 janvier, le malade sortit le 28.

Ce malade resta une heure avant de se réchauffer après le premier bain; il se réchauffa toujours immédiatement au sortir des bains suivants; l'impression du froid lui fut toujours très-désagréable, mais la réaction se fit constamment avec promptitude et énergie; il n'était pas essuyé que sa peau était d'un rouge vif. Il n'eut point d'éruption à la peau.

La guérison, dans ce cas, a été si rapide, elle a suivi si immédiatement l'action du bain froid, qu'il est impossible de trouver un fait qui parle plus haut en faveur de la méthode.

Si la promptitude de la guérison peut être en partie expliquée par le peu d'ancienneté de la maladie, la force et la jeunesse du malade, l'épanchement de sérosité dans le genou constituait une difficulté assez grande, et la résorption assez rapide de l'hydarthrose montre que le bain froid peut agir utilement, même quand des altérations matérielles viennent se joindre aux douleurs et à la difficulté des mouvements. (*Observation recueillie par M. Duviard.*)

Observation. — *Rhumatisme chronique datant de cinq mois et demi, disséminé dans diverses articulations; absorption des cartilages dans le genou droit; traitement par les bains froids. Guérison prompte des douleurs et de la difficulté des mouvements; persistance seulement des symptômes annonçant l'absorption des cartilages.* — L. Servonnat, tanneur, âgé de 33 ans, d'une bonne constitution, est admis dans la salle d'Orléans, nº 220, le 1er février 1843. Il accuse de très-vives douleurs dans les deux pieds, dans les deux genoux, dans la hanche droite et dans la région lombaire. Toutes ces parties sont le siége d'un froid glacial; l'intensité des douleurs est telle que le malade n'a pu dormir depuis huit jours. Le genou du côté droit est légèrement tuméfié, excessivement douloureux, et les mouvements produisent un craquement si fort et tellement strident, que M. Bonnet ne se rappelle point en avoir jamais observé de semblable. La marche n'est possible qu'à l'aide de deux béquilles; du reste, la santé générale est bonne.

Ce rhumatisme date de cinq ans. Le malade, étant soldat en Algérie, a contracté dans ce pays insalubre, d'abord une dyssenterie, puis des fièvres intermittentes pernicieuses, et enfin un rhumatisme articulaire aigu. Le premier accès de ce rhumatisme ne se dissipa qu'après plus d'un an. Les accès suivants revinrent ensuite tous les hivers, se prolongèrent pendant toute la durée de la mauvaise saison, et parurent ne rien perdre de leur intensité. Pendant l'été, le malade pouvait reprendre ses travaux.

Les traitements qu'il a suivis antérieurement, et qui ont été dirigés par MM. Tresnel et Boissat, à l'hôpital de Vienne, et par M. Petrequin, à l'Hôtel-Dieu de Lyon, n'ont jamais paru modifier sensiblement la durée des accès. Les beaux jours seuls en amenèrent la terminaison momentanée.

Aujourd'hui, le malade nous dit que ses douleurs sont revenues depuis deux mois et demi, et c'est à l'invasion de ce nouvel accès qu'il a commencé à s'apercevoir des craquements qui se produisent dans le genou droit.

Les bains froids sont commencés le 2 février, et continués tous les jours jusqu'à la fin du mois. Dès le dixième bain, toutes les douleurs ont disparu, ainsi que le sentiment de froid et la gêne des mouvements dans des articulations qui n'étaient le siége d'aucune altération anatomique; mais, dans le genou dont les cartilages paraissaient absorbés, il reste encore un peu de douleur et de gène, et le craquement est toujours aussi fort. Vers la fin de février, le malade marche avec la plus grande facilité; il n'éprouve plus qu'un peu de douleur lorsque son pied porte sur les inégalités du pavé. L'amélioration n'a été sensible qu'après le troisième bain; le sommeil n'est venu qu'après le cinquième; l'impressionnabilité au froid a commencé à disparaître à la même époque.

Nous ajouterons, pour compléter cette observation, que le premier jour, quoique la durée du bain eût été de moins d'une minute, le froid consécutif dura près de cinq heures; le lendemain il fut d'une demi-heure; plus tard la chaleur se rétablit immédiatement après la sortie du bain. Dès le troisième jour, on remarqua une rougeur extrêmement intense de la peau, aussitôt que le malade était essuyé; la transpiration dans les couvertures de laine s'établit promptement, mais ne présenta aucune odeur particulière. (*Observation recueillie par M. Gelin.*)

Si dans les observations que je viens de rapporter l'emploi de l'eau froide a été d'une efficacité remarquable, je crois devoir signaler des cas où ce moyen a échoué.

Observation. — Un homme de 42 ans est admis dans la salle d'Orléans, nº 239, pour un rhumatisme qu'il avait contracté 26 mois auparavant, après avoir gardé sur le corps, pendant plusieurs heures, des vêtements mouillés. Les douleurs se faisaient sentir surtout à la hanche droite, ainsi qu'au genou du même côté et aux pieds; elles étaient très-vives dans la première de ces articulations, elles rendaient la marche très-difficile et empêchaient presque complètement le malade de goûter le repos. Il n'y avait toutefois aucune altération appréciable dans les articulations souffrantes. On fit prendre six bains froids sans aucune espèce d'amélioration

Étonné de ce résultat négatif, nous comparâmes soigneusement l'état de cet individu avec celui des autres malades affectés de rhumatisme chronique, et chez lesquels les bains froids avaient parfaitement réussi. Nous trouvâmes les différences suivantes : 1° le malade non guéri n'éprouvait pas dans les articulations malades ce sentiment de froid qui existait chez tous ceux qui avaient été guéris; 2° il souffrait pendant l'été comme pendant l'hiver, dans les beaux jours comme pendant les jours pluvieux. Ceux auxquels nous le comparâmes éprouvaient tous une grande amélioration au retour de la belle saison. 3° Enfin, parmi ces derniers, les uns avaient une transpiration des pieds supprimée, les autres ne suaient que très-difficilement par l'exercice. Le dernier malade n'éprouvait, au contraire, aucun changement dans les fonctions cutanées.

Les raisons qui m'engagèrent à croire que les bains froids n'étaient peut-être pas indiqués dans le cas que je viens de citer, me paraissent toujours justes, car une méthode qui a pour but essentiel d'exciter vivement la peau et d'augmenter la force de résistance au froid, n'est pas indiquée lorsque l'action du froid et l'humidité n'augmentent pas les accidents; mais le peu de persistanee que l'on a mis dans l'emploi de la méthode me fait penser qu'il est impossible d'assurer qu'elle fût restée impuissante si on l'eût continuée assez longtemps. L'on n'est pas toujours aussi heureux que dans les premiers faits que nous avons cités, et il faut persévérer quelquefois pendant un mois ou deux pour obtenir des résultats évidents. Nous avons vu des malades guéris dans des établissements hydrothérapeutiques et qui étaient restés plusieurs semaines sans éprouver d'amélioration.

Sous le rapport du temps pendant lequel on peut le mettre en usage, le traitement par l'eau froide diffère essentiellement de celui par les eaux minérales; non-seulement l'on peut, mais on doit le continuer pendant plusieurs mois pour qu'il manifeste toute son efficacité, tandis qu'au bout de quelques semaines l'on doit suspendre l'administration des eaux sulfureuses ou salines.

Remarquons, en terminant, que n'ayant employé que les bains sans pouvoir faire usage de l'action si puissante de la douche, ayant traité nos malades dans des hôpitaux, c'est-à-dire dans des conditions hygiéniques peu favorables, nous sommes loin d'avoir pu produire ce que l'on obtient dans des établissements hydriatiques où l'air, l'exercice, le régime concourent aux résultats que tendent à produire les modes les plus variés de l'administration de l'eau.

Comme le traitement par les bains froids exige beaucoup de temps, qu'il est très-pénible et qu'il est difficile d'y décider les malades, on a cherché à y suppléer par l'application de compresses, dites *réchauffantes*; ces compresses sont trempées dans de l'eau froide fortement exprimée et appliquées sur les articulations souffrantes. Par dessus, l'on place des linges secs, une enveloppe de laine, et l'on maintient le tout avec des bandes. Ce pansement est changé deux fois par jour ; l'expérience démontre que ce moyen très-simple et d'une facile application fait disparaître quelquefois le sentiment de froid glacial que les malades éprouvent au niveau des articulations souffrantes; une amélioration dans les douleurs coïncide ordinairement avec la disparition de ce sentiment de froid; j'ai vu deux cas où une guérison complète suivit au bout de quelques jours l'emploi de ce moyen.

Mais, en général, il ne produit qu'un soulagement momentané, les douleurs ne tardent pas à revenir avec leur intensité première, et l'on ne saurait compter sur lui, comme on peut le faire sur le traitement général par des bains froids précédés de sueurs.

Traitement local du rhumatisme chronique. — Indépendamment des traitements modificateurs de l'ensemble de l'économie, il est utile dans les rhumatismes chroniques de recourir à un traitement local. Nous avons déjà dit quel doit être ce traitement dans les cas graves où il existe des indurations ou des hydarthroses. Lorsqu'aucune lésion matérielle évidente ne se montre à l'extérieur, il faut également veiller à ce que les membres ne soient pas placés dans de mauvaises positions, les soumettre à un exercice modéré, en rapport avec la tendance qu'ont les inflammations aiguës à se développer sous l'influence de la marche. L'on peut recourir aux frictions ou aux applications narcotiques et stimulantes qui ont été indiquées, page 140 et suivantes. Les moxas peuvent procurer de remarquables résultats, comme Pouteau en a cité des exemples; les vésicatoires peuvent aussi convenir ; mais ce sont surtout les douches auxquelles il faut avoir recours, leur nature, comme leur mode d'administration, doit toujours être en rapport avec le traitement général que l'on adopte. Par exemple, elles doivent être sulfureuses, quand on emploie un traitement sulfureux ; froides, quand l'on a recours à un traitement hydrothérapeutique. Un massage persévérant en aide remarquablement l'action.

CHAPITRE X.

DE LA GOUTTE.

L'histoire de la goutte doit trouver sa place à côté de celle du rhumatisme chronique. Dans cette dernière maladie, on peut observer, comme dans la goutte, des gonflements et des déformations des jointures ; comme dans la goutte, il peut y avoir des altérations chroniques qui se prolongent indéfiniment, et auxquelles, à des intervalles plus ou moins éloignés, viennent s'ajouter tous les symptômes de l'inflammation aiguë : ces ressemblances sont telles, que plusieurs auteurs ont donné à ce genre de rhumatisme le nom de *rhumatisme goutteux*; et que d'autres auteurs, tels que MM. Bouillaud et Chomel, ont prétendu qu'il ne devait pas être distingué de la goutte.

Cette confusion ne saurait être maintenue. Dans le rhumatisme chronique, les lésions anatomiques se bornent constamment à des injections vasculaires, à des ulcérations de cartilages, des sécrétions de sérosité et de lymphe plastique, et aux produits vivants qui résultent de l'organisation de cette lymphe. En un mot, l'on n'y trouve que des altérations qui peuvent se former dans quelques parties du corps que ce soit, et chez les individus de tous les âges et de toutes les constitutions.

Dans la goutte, l'on peut bien retrouver les mêmes lésions, mais il y a de plus sécrétion d'une matière inorganique, formée principalement d'urate de soude et de chaux, et qui appartient spécialement à la goutte. Cette sécrétion est loin d'être le seul caractère qui permette de distinguer la goutte du rhumatisme; sous le rapport des causes, du siége et des symptômes, ces deux maladies présentent entre elles les plus grandes différences; mais j'insiste surtout ici sur la différence anatomique, car elle est incontestable, évidente, et qu'elle résume en quelque sorte toutes les autres. Quand on réfléchit aux conséquences qui en découlent, il semble aussi étrange de confondre la goutte avec le rhumatisme, que de considérer comme identiques l'inflammation chronique des reins et la gravelle d'acide urique.

Poursuivant l'idée qui nous a servi de guide dans toutes les parties de cet ouvrage consacrées aux questions obscures sur lesquelles tant d'opinions divergentes existent dans la science, nous chercherons à spécifier nettement, à circonscrire autant que possible les sujets qui nous occupent; dans cette pensée, réservant le nom de goutte à cette maladie des articulations, dans laquelle il y a sécrétion d'urate de soude dans les jointures ou tendance à cette sécrétion, nous éliminons par avance un grand nombre d'états morbides que l'on a confondus avec la goutte, tel est celui où il y a un épanchement de sang liquide dans les jointures, et qui, d'origine scorbutique, n'a de commun avec la goutte véritable que le siége; telles sont les productions accidentelles de tumeurs cartilagineuses ou osseuses qui diffèrent si profondément des concrétions dont la base est l'urate de soude et de chaux.

Notre sujet ainsi circonscrit, nous pouvons aborder l'histoire spéciale de la goutte. Nous en ferons d'abord connaître l'anatomie pathologique ; cette partie de son histoire, remarquablement avancée, en fera mieux que toute autre apprécier le caractère spécial.

Anatomie pathologique.

L'anatomie pathologique de la goutte doit être étudiée :

1° Dans les articulations qui sont le siége d'accès de goutte aiguë ;

2° Dans les articulations qui sont le siége de goutte chronique ;

3° Dans les organes internes.

Je ne peux citer aucune autopsie de malades morts pendant le cours d'un accès de goutte aiguë, et dès-lors je ne peux dire, d'après l'observation, quelles sont les lésions articulaires qui appartiennent à cet état morbide. Cependant, comme les symptômes que présentent les articulations pendant son cours offrent les mêmes caractères que ceux qu'on observe dans les arthrites aiguës, je crois pouvoir renvoyer à ce que j'ai dit sur l'anatomie pathologique de ces arthrites. Les observations que nous avons fait connaître sur les injections des membranes synoviales, les sécrétions de sérosité et de fausses membranes, les ramollissements des cartilages me paraissent applicables à la goutte aiguë.

La partie la mieux connue de l'histoire des altérations qui se forment dans le cours de la *goutte chronique* est celle qui est relative aux concrétions tophacées. Ces concrétions sont constituées par une matière blanche, friable, dont l'aspect physique rappelle tellement celui du plâtre et de la chaux, qu'on la trouve désignée sous le nom de *matière plâtreuse ou calcaire* dans les auteurs qui l'ont décrite avant l'époque où l'analyse chimique en fit connaître la véritable composition ; Tennant, le premier, découvrit qu'elle est essentiellement composée d'acide urique et de soude ; cette découverte, qui a jeté le plus grand jour sur la nature de la goutte, a été confirmée par les analyses de Fourcroy, de Pearson, de Wollaston, de Vauquelin, Laugier, etc. Cependant, ces auteurs ne se sont pas bornés à confirmer la découverte de Tennant, ils ont signalé diverses substances combinées à l'urate de soude dans les concrétions goutteuses. Ainsi, Vauquelin, et après lui, Laugier et Wurtzer y ont trouvé de l'urate de chaux dont la proportion est moins considérable que celle de l'urate de soude, mais dont l'existence est presque aussi constante. John Wollaston en a rencontré qui étaient formées en grande partie d'urate d'ammoniaque ; suivant Fourcroy, une matière animale mélangée à l'urate de soude, peut constituer la moitié des calculs ; enfin, Laugier y a découvert des chlorures de sodium et de potassium.

Ces diverses analyses, tout en démontrant que la combinaison de l'acide urique avec la soude et la chaux forment la base des concrétions goutteuses, conduisent à penser, avec Berzélius, que la composition des calculs de goutte est variable. Il serait à désirer qu'un chimiste, employant toujours dans ses recherches les mêmes procédés d'analyse, examinât un grand nombre de concrétions goutteuses ; s'il trouvait, comme il est probable, des différences essentielles dans leur composition, on serait ainsi conduit à admettre l'existence de diverses espèces de goutte et à déterminer les caractères de chacune d'elles. Jusqu'à ce qu'un semblable travail soit fait, on restera dans l'incertitude sur la question de savoir si les résultats différents obtenus par les analyses de Tennant, de Fourcroy, de Vauquelin, de Laugier, de Wollaston, etc., tiennent aux méthodes diverses d'analyse qu'ils ont employées ou à des différences réelles dans la composition chimique des substances analysées.

Les infiltrations ou les agglomérations de matières goutteuses s'observent ordinairement dans l'épaisseur des ligaments et du tissu cellulaire extérieur aux jointures. Il résulte, toutefois, de l'ensemble des observations recueillies par Bonnet, Morgagni, Scudamore, Guilbert et Cruveilhier, que les concrétions tophacées peuvent se former à la surface et dans l'épaisseur des cartilages, sur les membranes et les franges synoviales, dans l'épaisseur même des os et du périoste, enfin dans les muscles voisins des articulations.

Cependant, lorsque des articulations sont infiltrées d'urate de soude et de chaux, les surfaces articulaires sont ordinairement privées de leurs cartilages, déformées ou rugueuses, souvent la superficie des os est détruite par une ulcération, les membranes synoviales sont rouges et recouvertes de végétations parcourues par un grand nombre de petits vaisseaux; les ligaments et le tissu cellulaire extérieur sont épaissis et convertis en tissu lardacé. De l'existence de ces lésions, il me semble résulter que les traces de l'inflammation chronique avec ulcération et sécrétion de fausses membranes peuvent coexister avec la production des urates de soude et de chaux.

Quoique les épanchements de ces urates autour des jointures forment le caractère distinctif de la goutte, on ne les observe point dans tous les cas. Sur 110 malades affectés de goutte, Scudamore n'a trouvé des concrétions que vingt-une fois. Ce résultat peut tenir, en supposant qu'aucune erreur de diagnostic n'ait été commise, à ce que la plupart des malades observés par Scudamore ont été examinés à l'époque où il n'y avait encore que prédisposition à la sécrétion d'urate de soude, l'affection générale ne s'étant point encore manifestée par les effets qui lui sont propres. Dans cette condition, qui est celle qu'on observe le plus souvent, le diagnostic offre de grandes difficultés.

Bien que la plupart des auteurs qui ont écrit sur la goutte aient considéré le principe de cette maladie comme susceptible de se transporter sur les *organes intérieurs*, il en est bien peu qui aient songé à constater anatomiquement les lésions matérielles qu'il peut y déterminer.

Musgrave (1) a bien donné quelques indications sur ce sujet, mais la forme dogmatique sous laquelle il les a présentées ne permet pas d'y ajouter une grande confiance. On ne peut décider, après l'avoir lu, si ses opinions affirmatives lui ont été suggérées par l'observation cadavérique ou par la théorie. Quoi qu'il en soit, il affirme (p. 13) que le principe goutteux s'étant porté sur l'estomac, une masse impure et étrangère est

(1) *De arthritide anormali sive interna.*

contenue entre les tuniques de cet organe. D'après lui, dans la dyssenterie arthritique, les intestins sont ramollis, perforés, ulcérés, quelquefois les os sont cariés, les intestins oblitérés; enfin, on a vu, à la suite de cette affection, s'établir des fistules stercorales (p. 54).

Ce livre, dans lequel chacune des affections internes produites par la goutte est très-bien décrite au point de vue symptomatique, renferme un grand nombre d'observations, parmi lesquelles on compte plusieurs cas terminés par la mort. Dans aucun de ces cas, les lésions anatomiques n'ont été constatées par l'autopsie.

Morgagni rapporte l'histoire de quelques goutteux dont il étudia après la mort les organes internes. Voici l'analyse de ces observations :

Un cardinal (1), sujet depuis longtemps à des douleurs arthritiques et à la gravelle, fut délivré subitement de cette dernière affection pendant plusieurs années, en même temps que les douleurs articulaires et les paroxismes goutteux persistèrent.

Vers sa 64ᵉ année, une attaque de goutte, fixée sur la main et sur le genou, fut subitement interrompue par l'impression que fit sur lui une fâcheuse nouvelle. Aussitôt il éprouva de l'anxiété à la région précordiale, de la gêne dans la respiration; bientôt survint une véritable attaque qui fut promptement suivie de la mort.

A l'autopsie, on trouva l'estomac ample et aminci, le foie sain, la vésicule biliaire très-petite et entièrement remplie par un calcul arrondi et assez gros. Les reins étaient plus volumineux que dans l'état naturel, celui du côté droit était extrêmement hypertrophié et égalait presque le volume de la tête; il renfermait jusqu'à onze pierres grosses, pour la plupart, et rameuses. Ces calculs ressemblaient à du corail noir, par leur couleur et par leurs veines. La substance des reins était dure et calleuse. On ne trouva rien d'anormal dans les poumons; le tronc de la trachée artère avait des cartilages très-durs, l'aorte et les artères iliaques présentaient de nombreux points d'ossification. Le cœur, à peu près vide de sang, ne contenait aucune concrétion polypeuse. Le crâne contenait de la sérosité, la substance cérébrale était très-molle. Les articulations ne furent pas ouvertes.

La lettre 40 renferme l'observation d'un abbé, sujet depuis longues années à la goutte, qui succomba rapidement à des douleurs néphrétiques suivies d'accidents cérébraux.

(1) Morgagni, *lettre* 57.

A l'autopsie, on trouva les intestins livides, l'estomac sain ; les reins renfermaient beaucoup de petits calculs, le cerveau contenait dans ses ventricules une grande quantité de sérosité. Les articulations des mains présentaient des concrétions tophacées.

Morgagni mentionne, à ce propos, la concomitance fréquente dans la goutte des affections des reins, des articulations et du cerveau.

Le même auteur (*lettre* 25) rapporte l'histoire d'un grand personnage, né de parents goutteux, et ayant eu de nombreuses affections vénériennes, qui, à la suite de la suppression de ses douleurs articulaires, fut affecté de congestions habituelles vers la tête, d'ophthalmie, d'épistaxis fréquents et alarmants. Cet état amena un affaiblissement considérable et une telle disposition aux défaillances que le moindre mouvement les provoquait. Il y avait, en outre, des douleurs de tête intenses et opiniâtres.

A l'autopsie, on trouva dans le prolongement falciforme de la dure-mère cinq os de forme et de grandeur différentes, mais presque tous hérissés d'épines pointues ; le plus grand avait 5 lignes de long, 7 de large et 1 1/2 d'épaisseur; les autres plus petits et quelques-uns plus épais. Ils occupaient la presque totalité de la grande faulx du cerveau ; le cerveau était sain, ainsi que les organes de la poitrine et de l'abdomen,

Morgagni attribue quelques-uns des symptômes observés pendant la vie à l'irritation produite sur les méninges par l'action des irrégularités que présentaient les concrétions osseuses.

La quatrième livraison du *Traité d'anatomie pathologique* de M. Cruveilhier contient l'observation d'un homme dans les articulations duquel toutes les altérations produites par la goutte existaient au plus haut degré, et dont tous les organes intérieurs, à l'exception du gros intestin, ne présentaient aucune lésion ; des ulcérations multipliées existaient dans le colon descendant, et surtout dans le rectum.

Cet homme était sujet, depuis dix ans, à des attaques de goutte régulières. La dernière avait amené la mort au bout de 45 jours, et avait été accompagnée de vomissements et de diarrhée.

Symptômes et marche des accès de goutte aiguë.

Lorsqu'un accès de goutte aiguë doit avoir lieu, il se manifeste certains symptômes précurseurs qui en annoncent l'invasion prochaine. Le malade est irritable, impatient ; il a des crampes, ses digestions sont troublées, son appétit diminué ;

ses besoins d'uriner sont fréquents , et quelquefois l'excrétion de l'urine s'accomplit avec difficulté. Les articulations qui doivent être affectées sont raides et douloureuses.

Suivant Sydenham, l'attaque se déclare le plus ordinairement au milieu de la nuit. Une douleur vive réveille subitement le malade et se fait sentir à l'articulation du gros orteil et du premier métatarsien. D'abord supportable , cette douleur augmente et acquiert une intensité extrême vers la fin du jour, et persiste souvent à ce degré pendant vingt-quatre heures; au bout de ce temps, c'est-à-dire vers les deux ou trois heures du matin, le malade éprouve tout-à-coup un soulagement qui lui permet de goûter quelque repos. A son réveil, il aperçoit la partie malade rouge et tuméfiée, la fièvre s'allume, le pouls est fort, plein et tendu ; cependant , l'articulation enflammée devient le siége d'un gonflement avec œdème sous-cutané; elle est entourée de veines variqueuses ; les douleurs qu'elle fait ressentir et la fièvre concomitante éprouvent des exacerbations chaque soir; le calme se rétablit tous les matins. C'est de l'enchaînement de ces accès particuliers que se compose une attaque régulière de goutte. En général, elle dure deux ou trois semaines seulement; lorsque la guérison a lieu, la peau est le siége d'une desquammation.

Cependant, ce n'est que dans des cas très-légers, et en général au début de la maladie, que l'attaque se borne à l'un des orteils. Plus tard , elle se porte sur les deux pieds , et, après avoir envahi les gros orteils , elle s'étend au talon , aux malléoles et aux mollets. Il est des cas où les articulations des mains, celles des genoux, des épaules, de la hanche deviennent simultanément ou successivement le siége de l'inflammation aiguë de nature goutteuse. Scudamore , à qui l'on doit des recherches très-précises sur la goutte, a observé que sur 198 cas , le premier accès s'est manifesté cent trente fois sur le gros orteil d'un seul pied, dix fois sur celui des deux pieds, une fois sur le premier et le quatrième orteil, trois fois sur le gros orteil et le coude-pied, deux fois dans le gros orteil et le coude-pied des deux membres ; ainsi, cent quarante-six fois sur cent quatre-vingt-dix-huit, la première attaque s'est manifestée dans les pieds ; dans les autres cas, elle a débuté par les autres articulations des membres, sans affecter de prédilection pour aucune d'elles.

Aux symptômes locaux que nous venons de signaler, se joignent constamment dans les accès de goutte aiguë des symptômes généraux qui doivent être étudiés dans chaque système en particulier.

La circulation est plus active, le pouls est fréquent et plein ; le malade est irritable, sujet à des crampes, son estomac paraît être le siége de sécrétions acides, comme l'indique la nature des rapports et des vomissements, et comme tendent à le démontrer les faits nombreux observés par Prosper Martianus, Frédéric Hoffmann, Barthez, etc. Ces auteurs ont en outre remarqué que les vomissements de matières acides étaient suivis d'un amendement remarquable dans l'état du malade.

Dans les attaques de goutte, la sécrétion de l'urine est diminuée, sa couleur est foncée et sa pesanteur spécifique augmentée. Dans l'état normal, cette pesanteur varie entre 1,010 et 1,015, tandis que dans la goutte elle est souvent de 1,035 à 1,040. L'urine laisse déposer un sédiment de couleur briquetée, toujours abondant, quelles que soient les boissons que prennent les malades, et quelles que soient les heures auxquelles on l'observe.

Berthollet a remarqué le premier qu'à l'approche d'un paroxysme et pendant sa durée, l'urine contient une plus grande proportion d'acide que celle des personnes d'une forte constitution, et en bien plus grande quantité que n'en ont les goutteux dans les circonstances ordinaires de la vie. Ce fait de l'acidité plus grande de l'urine a été confirmé par tous les observateurs qui se sont occupés de cette question depuis Berthollet. Mais ce serait à tort, d'après Wollaston et Scudamore, que Berthollet aurait attribué cet excès d'acidité à l'acide phosphorique ; comme cet acide est combiné dans l'urine avec la chaux à l'état de sursel, et qu'il est difficile de dire à quoi tient l'acidité de l'urine, l'erreur de Berthollet ne peut être rigoureusement démontrée.

Quoi qu'il en soit, il résulte des recherches de Wollaston,

de Brandt et de Scudamore, que l'urine dans l'attaque de goutte est riche en acide urique, en urates, en phosphates, que l'urée elle-même est prédominante, ainsi que le mucus ; en un mot, que la somme des principes solides que contient l'urine est augmentée.

Dans un accès de goutte aiguë, la *sueur* s'établit aisément. On a fait, sur les propriétés chimiques de ce produit d'exhalation, des recherches dont voici le résumé :

Berthollet a vu, pendant un accès de goutte, la transpiration rougir fortement le papier de tournesol. M. Turck a fait la même observation un grand nombre de fois. Cette remarque avait été faite également par Selle ; il dit dans l'appendice de sa *Pyrétologie* que les sueurs critiques des goutteux ont une odeur acide, très-prononcée, surtout aux extrémités affectées, et que les accès de goutte se terminent aussi par un vomissement de matières acides : *Paroxysmus finitur madore partium et diaphoresi acidum odorem spiranti*, *vomitu materiæ acidæ*.

A ces observations qui constatent l'acidité de la sueur, il faut ajouter le fait suivant, observé par Hoffmann (1) :

« Un homme sujet à la podagre portait au doigt un anneau « composé avec un amalgame de mercure et de cuivre, et la « tuthie. Quelques jours avant l'attaque de goutte et pendant « toute sa durée, cet anneau contractait une noirceur livide, « qui se dissipait vers le temps du déclin de l'attaque, et faisait « place à sa couleur primitive. »

M. Turck (2) rapporte que, d'après la remarque de Coste, la sueur des goutteux donne quelquefois à l'argent une couleur noire. Ce fait, comme celui d'Hoffmann, fait croire à un développement d'acide sulfhydrique.

On ne possède que très-peu d'observations sur l'état du sang dans la goutte aiguë ; il est probable que ce liquide est couenneux comme dans le rhumatisme articulaire aigu. Sydenham affirme qu'il ressemble très-souvent à celui qu'on obtient dans

(1) Barthez, *Traité des mal. goutt.*, t. I, p. 49.

(2) *Traité de la goutte*, p. 8.

le rhumatisme ou dans la pleurésie. Cependant, Scudamore (1) prétend que le sang des goutteux n'offre pas de couenne inflammatoire; c'est un fait à vérifier. Cet auteur prétend que le caillot du sang des goutteux est remarquable par son volume, sa rougeur et sa consistance. Quant aux analyses chimiques, on n'en possède aucune de quelque valeur sur le sang des goutteux.

M. Turck dit seulement : « Ce sang jouit évidemment de qualités alcalines moins marquées que celui des autres individus ; le sérum qui s'en sépare a moins d'action sur le papier de curcuma et sur celui de tournesol rougi, comme je m'en suis assuré par quelques expériences, que chacun peut répéter facilement. »

Sanctorius avait remarqué que le sang des goutteux est épais, et que cette plasticité disparaît par la transpiration. Dans l'aphorisme 88 de la section première, il dit : *Humores podagricorum etiam si crassissimi sint, solum per modum vaporis resolvuntur.*

Si l'on compare la description que nous venons de donner de l'accès de goutte aiguë avec celle du rhumatisme aigu, on trouve de nombreuses ressemblances ; ce serait à tort, toutefois, que l'on voudrait établir entre elles de l'identité. Les accès de goutte, en se reproduisant, laissent à leur suite des concrétions d'urate de soude et de chaux ; dans le rhumatisme, il y a simplement des épanchements de sérosité ou de fausses membranes. Ces deux maladies diffèrent essentiellement par leur tendance, et si elles sont constituées l'une et l'autre par le développement d'un état inflammatoire local et général, la cause qui le produit, et les conséquences qu'elles entraînent sont essentiellement différentes. Cependant, il peut être difficile de distinguer au moment où un accès se développe, s'il est de nature goutteuse ou rhumatismale. On sera conduit, en général, à penser qu'il appartient à la première espèce, si l'inflammation occupe les articulations des orteils ou tout au moins celles des pieds, si l'accès que l'on a sous les yeux est la reproduction d'accès

(1) *Loc. cit*, p. 156.

antérieurs, et que ceux-ci aient été séparés par des intervalles à peu près égaux. On signale aussi comme propres aux inflammations goutteuses la turgescence des veines voisines de la jointure, la violence de la douleur, sa rémission, ainsi que celle de la fièvre pendant le jour, la coexistence de crampes, la desquammation consécutive de l'épiderme, et enfin les symptômes généraux d'irritation du système nerveux.

Ces symptômes me paraissent très-distinctifs, mais je crois que c'est à tort que l'on a signalé l'œdème sous-cutané et la rougeur des téguments comme propres à l'inflammation goutteuse des articulations. Il est très-vrai que l'on observe fort rarement cet œdème et cette rougeur dans le rhumatisme, lorsqu'il siége dans le genou, dans le coude ou dans l'épaule; mais lorsqu'il occupe les petites articulations du pied ou de la main, et qu'en même temps il est intense, il s'accompagne également d'œdème dans le tissu cellulaire et de rougeur à la peau. Si ces derniers symptômes sont plus fréquents dans la goutte que dans le rhumatisme, c'est uniquement parce que la première ne se manifeste ordinairement que dans les articulations superficielles.

Symptômes et marche de la goutte chronique.

Si la goutte chronique s'établit quelquefois d'emblée, sans être précédée d'accès de goutte aiguë, le plus souvent elle est la suite d'une succession d'attaques; les articulations qu'elle envahit sont le siége de douleurs, en général plus aiguës la nuit que le jour; un froid habituel se fait sentir autour d'elles; quelquefois, cependant, le malade y ressent des alternatives de chaud et de froid; leurs mouvements sont difficiles, leurs veines dilatées, les tendons et les muscles qui les avoisinent, quelquefois saisis de convulsions et de crampes. Tous ces symptômes s'aggravent lorsque des concrétions goutteuses se sont formées, soit autour des capsules synoviales, soit dans l'intérieur des articulations. Celles-ci deviennent alors noueuses et inégales, et environnées qu'elles sont d'une sorte de virole, elles cessent de pouvoir exécuter aucun mouvement.

Cependant, à la suite des tuméfactions qui se font dans un sens et des ulcérations dans un sens opposé, les os changent de direction et offrent les déformations les plus étranges.

Dans la période la plus avancée de la maladie, les concrétions goutteuses viennent faire saillie au-dessous de la peau, celle-ci s'enflamme et s'ulcère, et la matière tophacée s'échappe à travers l'ouverture qu'elle présente.

Cependant, les fonctions digestives sont altérées à des degrés divers, le sommeil est troublé ; le malade est irritable, il a souvent de la dyspnée et des palpitations ; sa peau est sèche au toucher, peu disposée à la transpiration, ainsi que l'ont prouvé les expériences de Sanctorius.

M. Turck (1) prétend avoir observé sur lui et sur d'autres goutteux, que la *transpiration* cesse d'être acide, ou du moins ne l'est que faiblement dans l'intervalle des accès. J'ajouterai que, suivant Pecklin et Kerckringius, la sueur des goutteux donne, après son évaporation, une grande quantité de matière blanchâtre et concrète, qui a la consistance du tartre (2).

Berthollet a reconnu que l'urine des goutteux, dans l'intervalle des accès, contient moins d'acide que dans l'état normal.

Turck et Scudamore sont arrivés aux mêmes résultats, et se sont assurés, par des analyses précises, que dans les mêmes circonstances, il y avait une notable diminution, et, dans quelques cas même, une absence complète d'acide urique dans les urines des goutteux.

Si l'on est appelé auprès d'un malade qui présente les symptômes que nous venons d'indiquer, comment reconnaître qu'il est réellement goutteux ? comment distinguer son état de ceux qui peuvent être confondus avec lui et en particulier du rhumatisme chronique ? Ces difficultés varient singulièrement, suivant l'époque à laquelle on observe le malade. Obscur dans les premiers temps de la maladie, le diagnostic est facile lorsqu'il existe des ulcérations, et qu'à travers les trajets fistuleux sortent des concrétions plâtreuses, blanches, friables, dans lesquelles

(1) L. c., page 107.

(2) Barthez, t. I, p. 12.

on peut reconnaître l'acide urique. Pour s'assurer de l'existence de cet acide, on broie les concrétions goutteuses avec l'acide nitrique, on place ce mélange sur un verre de montre, et on l'expose à une douce chaleur. Lorsque la dessiccation est complète, il se produit une belle couleur pourpre, caractère distinctif de l'acide purpurique que produit l'acide urique en se combinant avec l'acide nitrique.

Le diagnostic est un peu moins facile lorsque les tumeurs ne sont point ulcérées; on peut cependant les reconnaître alors aux caractères suivants : elles entourent plusieurs articulations, elles sont dures comme un os, elles déforment étrangement les jointures autour desquelles elles se sont développées; leur apparition a été lente et s'est accompagnée de tous les symptômes propres à la goutte.

Mais si le caractère goutteux de la maladie est facile à reconnaître lorsque les concrétions tophacées se sont déjà produites en abondance; il n'en est pas de même lorsqu'il y a simplement tendance à ces sécrétions d'urate de soude. Dans ces cas, le diagnostic ne peut être établi que d'une manière plus ou moins douteuse, et l'on peut rester incertain sur la question de savoir si l'on a affaire à la goutte ou au rhumatisme chronique.

On aura tout lieu de penser qu'il s'agit de la goutte, s'il y a eu des accès d'inflammation aiguë des articulations, offrant tous les caractères que nous avons signalés comme appartenant en propre à la goutte aiguë; si le malade est replet, d'une forte constitution, s'il mène une vie sédentaire, s'il se livre habituellement à la bonne chère, s'il n'a pas été exposé à l'influence de l'humidité, etc. Le diagnostic acquerra un nouveau degré de probabilité, si les digestions sont altérées, et surtout si le malade compte dans sa famille des individus chez lesquels la disposition goutteuse se soit manifestée avec évidence par la production de concrétions tophacées.

Causes.

La goutte ayant des caractères spéciaux doit avoir des causes spéciales. On ne peut pas admettre que les causes ordinaires des rhumatismes, telles que les refroidissements, l'action de l'humidité, le dérangement des fonctions cutanées qui en est la conséquence, puissent produire la sécrétion de l'urate de soude dans l'épaisseur de nos tissus.

Depuis plus de 15 ans que j'observe des malades dans les hôpitaux et que j'y fais des autopsies, je n'ai pas eu l'occasion une seule fois d'y rencontrer des goutteux ; cependant, parmi les malades que j'y ai observés, il en existe des centaines qui ont été soumis à toutes les variétés de refroidissement, par l'impression d'un air froid ou par l'immersion dans l'eau froide, qui ont séjourné dans des maisons neuves ou dans des habitations humides ou mal aérées.

Dans ces circonstances si variées, les malades ont été soumis à toutes les causes qui modifient les fonctions de la peau, et si ces modifications pouvaient disposer aux sécrétions d'acide urique, combien de fois ne les aurais-je pas rencontrées?

Ces observations, conformes de tous points à celles des praticiens qui ont exercé la médecine et la chirurgie dans les hôpitaux, ne laissent aucun doute sur l'erreur de ceux qui ont attribué la goutte à un trouble dans les fonctions cutanées. D'où peut venir cette erreur ? On peut l'attribuer à deux causes : 1° A ce fait journellement observé et signalé par Barthez, Scudamore, etc., qu'un refroidissement est souvent la cause du retour des accès de goutte ; 2° à ce que l'on a confondu avec la goutte des maladies analogues, différentes cependant, et qui avaient été produites par l'action de l'humidité.

Mais de ce qu'une cause réveille les accès d'une maladie, il faut bien se garder d'en conclure qu'elle puisse produire la maladie elle-même. Lorsqu'il existe une épidémie de choléra, de dyssenterie, de fièvre typhoïde, des refroidissements peuvent être la cause déterminante de l'une de ces maladies chez des personnes qui, sans ce refroidissement, n'en auraient pas été probablement atteintes. Cependant, l'on ne peut pas considérer le refroidissement comme cause du choléra ou de la dyssenterie. Sans l'influence épidémique, il n'aurait produit aucun effet, ou bien il aurait produit un effet différent; son rôle s'est borné à mettre en jeu les dispositions morbides dont l'existence était indépendante de lui. Quand on est bien pénétré de cette vérité qu'une influence extérieure qui réveille un mal assoupi, peut être différente de la cause du mal lui-même, on est conduit à ne pas confondre un refroidissement qui détermine le retour des accidents de goutte avec la cause de la goutte elle-même.

La difficulté que l'on éprouve souvent, surtout au début de la maladie, à distinguer la goutte du rhumatisme, a sans doute puissamment contribué à faire jouer un grand rôle aux troubles des fonctions cutanées dans la production de la première de ces maladies. Cette difficulté de diagnostic fait que tous les cas douteux où des refroidissements ont été le point de départ du mal, ne peuvent être invoqués comme preuve de l'opinion contraire à celle que nous soutenons. Et sans doute, si l'on ne tient compte que de ceux où le diagnostic n'offrait aucune incertitude, l'on ne peut en trouver aucun qui puisse rigoureusement démontrer que des refroidissements puissent être cause de la goutte véritable, de la goutte avec sécrétion des produits qui, dans l'état normal, sont propres à la sécrétion rénale.

L'idée que la goutte peut dépendre d'écarts de régime qui ont amené une inflammation de l'estomac, n'est pas plus en rapport avec les faits, que celle qui attribue la goutte à des refroidissements. Tous les jours les gens du peuple irritent leur estomac par des boissons alcooliques ; tous les jours on en voit qui éprouvent des indigestions, etc., et cependant la goutte ne s'observe pas chez eux. Les irritations de l'estomac peuvent renouveler des accès de goutte, mais ces causes ne sont qu'occasionnelles, et l'on peut dire à leur sujet ce que nous disions plus haut sur la nécessité de distinguer les influences qui activent la manifestation de certaines dispositions morbides de celles qui créent ces prédispositions.

La goutte est souvent héréditaire; il est même peu de maladies où la transmission du père aux enfants paraisse plus évidente; mais lorsqu'elle est accidentelle, sa cause spéciale se trouve incontestablement dans une alimentation animale et abondante, combinée avec une vie sédentaire. On sait que les aliments tirés du règne animal et surtout les viandes faisandées, le gibier, etc., font pénétrer abondamment dans l'organisme les matériaux nécessaires à la formation de l'acide urique, et que cet acide prédomine dans l'urine à la suite des repas copieux, et dans lesquels on s'est nourri de viandes et fait usage de boissons alcooliques. La vie sédentaire, tout en contribuant à rendre les digestions plus difficiles, diminue les sécrétions cutanées et urinaires, de telle sorte que les matériaux trop abondants qui servent à l'alimentation ne sont point éliminés par leurs émonctoires naturels. Quoi qu'il en soit de ces explications, il est certain que la goutte acquise ne s'observe que chez les personnes riches, adonnées à la bonne chère et à la vie sédentaire; on ne la rencontre jamais dans les classes pauvres, qui se nourrissent mal, et qui s'adonnent à des travaux pénibles; ses causes sont les mêmes que celles de la gravelle d'acide urique avec laquelle elle coexiste souvent. J'ai entendu raconter à M. Viricel, de Lyon, que les émigrés, qui étaient affectés de la goutte, virent pour la plupart leurs souffrances disparaître au milieu de la vie agitée et pleine de privations qui succéda à la vie calme et confortable qu'ils menaient dans leurs châteaux. Chez un grand nombre d'entre eux, les accès de goutte ne tardèrent pas à se faire sentir lorsqu'ils reprirent le genre de vie auquel ils avaient été momentanément arrachés. On se rappelle à ce sujet les paroles si souvent citées de Sydenham : « Ce qui doit me consoler, ainsi que les autres goutteux qui n'ont ni grands biens, ni grand génie, c'est de voir que des princes, des généraux d'armée, des amiraux, des philosophes et plusieurs autres hommes illustres, ont vécu et sont morts de la sorte; en un mot, la goutte a cela de particulier, et qu'on ne trouvera dans presque aucune autre maladie, c'est qu'elle tue plus de riches que de pauvres, et plus de gens d'esprit que de stupides. »

La goutte n'est pas seulement une maladie des articulations, c'est une maladie générale de l'organisme.

Cette proposition, pour être démontrée vraie, doit être étudiée dans la goutte aiguë et dans la goutte chronique.

Dans les accès de goutte aiguë, il est impossible de nier que l'organisme tout entier ne soit affecté et que l'on n'ait affaire à une maladie générale. Plusieurs articulations sont souvent prises à la fois, le pouls est accéléré, il y a une fièvre inflammatoire, le système nerveux est irrité, les digestions sont troublées, et toutes les sécrétions, jusqu'à présent étudiées, offrent, comme nous l'avons vu, les altérations les plus remarquables.

Dans la goutte chronique, la constitution tout entière n'est pas moins affectée qu'elle ne l'est dans la goutte aiguë. 1° L'observation clinique démontre que chez les goutteux il n'est pas d'organe intérieur qui ne puisse être affecté en même temps que les articulations, et offrir certains symptômes caractéristiques de l'état goutteux. 2° Les sécrétions, jusqu'à présent étudiées dans la goutte, sont altérées ; les sueurs, les urines contiennent moins de leurs principes propres, elles ont moins d'acidité que dans l'état normal. 3° Il n'est pas de parties des membres dans lesquelles on n'ait observé des concrétions goutteuses, et souvent les organes affectés simultanément sont si nombreux, qu'il n'est pas une seule articulation qui ne soit altérée. 4° Enfin, la cause qui produit la goutte agit si généralement, que chez un goutteux, il n'est pas une partie du corps qui, venant à être contuse, par exemple, ou exposée au froid, ne devienne le siége des symptômes caractéristiques de la goutte.

Traitement.

Ce traitement doit être étudié séparément, dans les attaques de goutte aiguë et dans la goutte chronique.

Traitement de l'attaque de goutte aiguë.

Lorsque l'accès est régulier, que les douleurs et l'inflammation locales ne sont pas très-intenses, et que la fièvre générale n'est pas vive, on ne doit recourir à aucun traitement actif.

Le repos, le séjour au lit, les boissons calmantes, la diète végétale suffisent ordinairement. Suivant le conseil donné par Scudamore, il ne faut pas entourer les articulations malades de coton recouvert de taffetas ciré, de bandes de flanelle. Tous ces corps, mauvais conducteurs du calorique, ne peuvent qu'augmenter la congestion sanguine et la douleur.

Si les articulations sont le siége d'une fluxion douloureuse, accompagnée de gonflement inflammatoire, que la fièvre soit allumée, la méthode expectante peut-elle suffire?

Quelques auteurs répondent à cette question par l'affirmative. Considérant les attaques de goutte comme une sorte de maladie critique, nécessaire, disent-ils, pour corriger la crase vicieuse du sang, ils conseillent d'éviter tout ce qui pourrait en entraver la marche naturelle et régulière; cette opinion n'a jamais pu prévaloir dans la pratique. Dans le cas que nous examinons, les souffrances des malades sont trop vives pour qu'ils ne réclament pas énergiquement l'emploi de moyens propres à les soulager. Une saine théorie conduit aussi à la rejeter. Quand on sait que chaque attaque nouvelle de goutte laisse les articulations plus altérées qu'elles ne l'étaient auparavant, qu'il reste à sa suite des épanchements plus considérables, des ulcérations de cartilages plus étendues; quand on sait que cette aggravation des lésions locales est proportionnée à l'intensité de l'attaque, on comprend la nécessité de modérer celle-ci autant que possible. Sans doute, aucune méthode ne permet de la faire avorter, et si cette méthode existait, probablement il ne faudrait point y avoir recours, mais on peut modérer l'inflammation, ramener une attaque forte au degré des attaques faibles. Ce but peut être atteint, et l'on doit s'appliquer à y parvenir.

Les moyens qui se présentent le plus naturellement sont ceux que nous avons préconisés dans le rhumatisme articulaire aigu, c'est-à-dire les saignées plus ou moins répétées, les applications locales de sangsues, les boissons tempérantes, etc.

La saignée a été recommandée par Boerhaave, Van-Swieten, Barthez; Sydenham, cédant peut-être à cette disposition qu'ont tous les hommes affectés d'une certaine maladie, de juger de la valeur d'un remède par les effets qu'ils en obtiennent sur eux-mêmes, a rejeté la saignée d'une manière presque absolue dans l'attaque de goutte; il la conseille, toutefois, chez ceux qui sont jeunes et qui ont abusé des boissons alcooliques. Sans doute, ce moyen énergique doit être employé dans la période d'augment, et, suivant le conseil de Van-Swieten, il faut y revenir, même plusieurs fois, si le sujet est d'un tempérament sanguin, d'une forte constitution, si les symptômes inflammatoires sont intenses, et s'ils persistent après une première saignée. Les sangsues appliquées spécialement au-dessus du siége du mal contribuent à calmer les douleurs et l'inflammation; elles peuvent être employées en grand nombre, suivant le conseil donné par Paulmier, qui le premier a employé ce moyen avec quelque hardiesse. Sans doute, il est des cas où les sangsues ne sont point applicables, chez les vieillards, par exemple, mais ce n'est pas une raison pour en rejeter l'emploi d'une manière absolue, ainsi que le fait Scudamore (1); rien

(1) Scudamore (*Traité du rhumatisme et de la goutte*, t. I, p. 328) blâme l'usage des sangsues dans l'arthrite aiguë de nature goutteuse; il a reconnu, dit-il, que la saignée locale est non seulement inutile, mais nuisible. Il a vu dans quelques cas, après l'application des sangsues, l'inflammation se transporter subitement sur l'autre membre. Suivant lui, l'augmentation de la douleur et de l'irritation inflammatoire suit de temps en temps l'application des sangsues, et souvent celles-ci entraînent un accroissement de la débilité des parties et un œdème incommode et de longue durée. Il n'a jamais expérimenté ni les vésicatoires, ni les excitants que ses théories ne le conduisent pas à adopter.

Dans l'inflammation aiguë des orteils, les pédiluves chauds doivent être rejetés. Dans deux cas, il a vu l'emploi de ce moyen être suivi d'une rapide extension de la goutte à plusieurs grandes articulations, et les accès furent d'une très-longue durée.

Les fomentations de décoction de pavots et la vapeur d'eau chaude imprégnée d'herbes aromatiques, ont rarement produit un bon résultat; le plus souvent elles ont été employées avec un désavantage manifeste. L'auteur blâme le bain d'acide muriatique, ainsi que l'emploi de l'air chaud obtenu par la combustion de l'alcool, et qu'on fait pénétrer au-dessous des couvertures. Ces moyens ont, suivant lui, une action trop locale. Scudamore rejette l'emploi des cataplasmes de mie de pain et de safran bouilli dans du lait, auxquels on ajoute une petite quantité d'huile de rose. L'expérience lui a appris que les cataplasmes augmentaient le gonflement œdémateux.

Après avoir rejeté ainsi successivement la plupart des moyens proposés dans les inflammations aiguës, moyens auxquels il faut ajouter l'emploi de l'eau

ne prouve que l'influence qu'il leur attribue sur la rétrocession de la goutte soit fondée, et sans doute dans les cas où elles ont augmenté, comme il l'a vu, l'irritation et la douleur, elles avaient été appliquées sur le siége du mal, et non au-dessus, comme le recommande Barthez.

Indépendamment des agents médicamenteux dont nous venons de parler, l'on peut recourir à l'emploi intérieur et extérieur de l'eau froide. Ce moyen, que l'on a expérimenté à peine dans le rhumatisme aigu, a été l'objet de nombreuses recherches dans les attaques de goutte depuis Hippocrate jusqu'à nos jours. Je vais analyser ces travaux, car ils me paraissent d'une haute importance.

froide, dont il redoute l'influence répercussive, et qu'il suppose appliquée d'une manière continue, Scudamore n'admet, comme traitement local, que l'emploi des deux moyens suivants : 1° l'application sur les parties malades de cataplasmes de mie de pain bouillie dans de l'eau, dont on exprime toute la partie aqueuse et qu'on humecte ensuite avec une lotion spiritueuse camphrée ; 2° des applications de compresses trempées dans cette lotion, formée d'une partie d'alcool et de trois parties d'une mixture camphrée. Parmi les occasions nombreuses où il a fait usage de cette méthode, il n'a vu que deux cas où les douleurs n'aient pas diminué.

Il est à noter que Scudamore, en blâmant les moyens généralement employés, ne tient pas compte des divers procédés que l'on peut suivre dans leur emploi.

M. Turck (*Traité de la goutte*, p. 440) blâme avec Scudamore les applications narcotiques, les cataplasmes émollients, le taffetas gommé, la flanelle, etc.; il reproche à ces moyens, d'une part, d'être inférieurs à ceux qu'il conseille, de l'autre, de prolonger l'accès et d'en faciliter le retour, tout en en diminuant l'acuité.

Cet auteur est un de ceux dont les idées sur la nature et la thérapeutique de la goutte sont le plus nettement formulées. Suivant lui, il faut favoriser toutes les sécrétions acides, et tâcher de ralentir toutes les sécrétions alcalines. Il rejette donc les purgatifs comme provoquant la diarrhée, c'est-à-dire la sécrétion de matières alcalines; il recommande l'emploi de l'opium lorsqu'il y a diarrhée. Il conseille les boissons sudorifiques et diurétiques, telles que la tisane de bourrache, de fumeterre, auxquelles on ajoute un demi-gramme ou un gramme de nitrate de potasse ou de bicarbonate de soude. Il recommande d'une manière spéciale des lotions alcalines, sur toute la surface du corps, avec la dissolution d'aluminate de potasse, employée tiède dans les temps froids, et à la température de l'air dans les temps chauds. Ces lotions doivent être renouvelées plusieurs fois par jour, et, immédiatement après les avoir pratiquées, il faut avoir soin de coucher le malade dans un lit chaud.

« La boisson de l'eau froide, dit Barthez (1), est d'une efficacité reconnue pour calmer les douleurs violentes d'une attaque de goutte, aussi bien que pour tempérer la soif et l'ardeur qui y sont quelquefois insupportables.

« Rondelet me paraît être le premier qui ait regardé la boisson d'eau froide comme spécifiquement utile dans la goutte. Vanderheyde dit qu'il n'est point de remède plus puissant pour prévenir l'accès de goutte, et pour le guérir, lorsqu'il a déjà commencé. Quoique cet éloge soit exagéré, Vogel a recommandé ce remède avec juste raison, et j'en ai vu souvent les meilleurs effets . . . .

« Cependant l'eau froide ne doit pas être employée lorsque la soif et la fièvre sont fortes, et l'on doit en éviter l'excès, de peur de fatiguer l'estomac.

« Hippocrate dit que l'eau froide, versée abondamment sur les parties goutteuses des articulations, soulage la douleur, qu'elle résout, en produisant un engourdissement modéré; Galien a confirmé la même chose.

« Sanctorius, tout en avançant que l'eau froide, versée abondamment sur les tumeurs goutteuses, offense les articulations et empêche la résolution qui doit dissiper la goutte, ajoute qu'elle est moins nuisible par ces effets, qu'utile en détruisant la douleur, ce qui fait cesser aussitôt la fluxion, et rétablit le sommeil.

« Prosper Martianus dit que les topiques froids, en fortifiant la partie affectée, aident l'expulsion de l'humeur goutteuse et préviennent la génération des duretés et des tufs.

Barthez insiste pour que l'affusion d'eau froide ne fasse pas tomber la chaleur des parties souffrantes, et il approuve le conseil donné par Houillier, de ranimer les parties par des réchauffants, après y avoir jeté de l'eau froide.

« Dans une attaque de goutte, Loubet, ayant ses pieds affectés d'érysipèle avec d'extrêmes souffrances, se détermina à mettre les pieds et les jambes dans l'eau froide, où il les laissa jusqu'à ce que l'eau fut dégourdie. Après s'être fait essuyer, il

(1) Barthez, *Traité des maladies goutteuses*, tome I, p. 96 et suiv.

se remit au lit et s'endormit profondément. S'étant réveillé avec une transpiration abondante, qui dura plus de quinze heures, il se trouva libre et marcha le lendemain sans ressentir de douleur.

« Pechlin rapporte qu'un goutteux se délivra de ses douleurs de podagre, en frottant ses pieds avec de la neige et marchant ensuite sur la neige.

« Musgrave a vu aussi que l'immersion des pieds dans l'eau froide, quoique très-souvent pernicieuse dans l'attaque de podagre, a eu chez plusieurs personnes l'effet de la dissiper très-promptement. »

A ces citations que j'emprunte à Barthez j'en joins quelques autres encore que j'extrais du *Compendium de médecine pratique* de MM. Monneret et Fleury.

« L'illustre Harvey ne manquait jamais à chaque accès de plonger sa jambe dans un seau d'eau bien fraîche et de dissiper les douleurs. Heberden, qui tenait ce fait des parents du célèbre physiologiste, ajoute qu'il n'en vécut pas moins jusqu'à un âge fort avancé. Floyer, Homberg, Retsch, Marcard, ont beaucoup préconisé l'emploi du froid sur les jointures. Giannini en a fait, avec le quinquina, la base du traitement qu'il considère comme spécifique ; il veut que les immersions soient passagères et momentanées : « A peine le malade est-il assis dans le bain, que j'exige qu'il en sorte, préférant plutôt avoir recours à une seconde immersion, également momentanée, que de prolonger trop la première...... Les immersions froides, dont le but est d'enlever le gonflement et l'inflammation des articulations, devront non-seulement être courtes, mais même pas très-froides ou à la glace, comme je l'ai vu pratiquer dans un cas de goutte...... Giannini craint avec raison, ou une réaction trop vive, ou une dépression dont le malade ne pourrait se relever (1). »

Tant de travaux faits par des auteurs si compétents, et dont plusieurs étaient affectés de la goutte, conduisent à attacher une haute importance à l'emploi interne et externe de l'eau froide

(1) *De la goutte et du rhumatisme*, p. 101, in-12. Paris, 1810.

dans le traitement de l'accès de goutte aiguë. Sans doute, si cette méthode a eu des résultats nuisibles, ainsi que l'ont avancé quelques auteurs, et entre autres Scudamore, il faut l'attribuer à ce qu'elle a été mise en pratique suivant de mauvais procédés.

A l'intérieur, l'eau froide doit être employée de manière à calmer la fièvre et à exciter la transpiration. C'est ce que l'on obtient en la faisant boire en petites quantités à la fois, un quart de verre, par exemple, et donnant cette quantité toutes les dix ou 15 minutes. A l'extérieur, il faut éviter son effet répercussif, et dans ce but ne l'appliquer que momentanément, soit que l'on donne une douche en arrosoir, soit qu'on plonge dans un bain la partie malade, soit qu'on applique des compresses. On sait que lorsque ces dernières, imbibées d'eau froide, ont été fortement exprimées, et qu'après les avoir appliquées sur les parties malades, on les recouvre de linges secs, elles produisent une réfrigération momentanée et une excitation consécutive ; en les appliquant de la sorte dans un accès de goutte aigu très-intense, j'ai obtenu les résultats les plus satisfaisants.

Observation. — *Accès de goutte aiguë; traitement par les compresses froides appliquées sur les articulations malades; résultat très-satisfaisant.* — M. M..., célèbre mécanicien anglais, d'une forte constitution, né d'un père goutteux, commença à avoir des accès de goutte à l'âge de 36 ans ; depuis cette époque ces accès se renouvelèrent chaque année, et ils acquirent graduellement une intensité croissante. L'accès qu'il eut à l'âge de 41 ans dura deux mois et demi, pendant lesquels il fut dans l'impossibilité de se mouvoir dans son lit ; cinq articulations furent prises d'inflammation goutteuse.

A l'âge de 42 ans, dans le mois d'octobre 1842, il eut un nouvel accès qui commença par les deux genoux ; le troisième jour, ses deux genoux étaient le siége d'une hydarthrose et d'une inflammation assez intense. Le malade faisait usage d'une potion purgative qui lui avait été conseillée par un médecin anglais, dans sa dernière maladie. Le cinquième jour, l'inflammation des deux genoux était plus intense, les articulations des deux orteils étaient prises ; le malade désirait toutefois continuer l'usage de la potion, dont il espérait une guérison prochaine. Quand il eut pris cette potion à cinq reprises différentes, le neuvième jour de sa maladie, sept articulations étaient prises de goutte, à savoir : les deux genoux, les deux gros orteils, les deux coudes et celle du doigt indicateur droit.

L'hydarthrose des deux genoux était aussi considérable qu'on peut l'observer dans un état aigu; le plus léger mouvement déterminait des douleurs intenses dans toutes les articulations malades; le gonflement de ces articulations était accompagné d'une rougeur assez vive. Ces symptômes locaux s'accompagnaient d'une fièvre inflammatoire, d'une insomnie complète et de l'impossibilité d'exécuter les moindres mouvements avec les membres inférieurs.

Jé commençai le traitement le lundi, neuvième jour du mal; j'appliquai des compresses froides sur les deux genoux et les deux orteils, et le jour même il y eut une diminution sensible dans les douleurs de ces articulations; le lendemain je constatai une diminution non moins grande dans la rougeur et le gonflement.

Le mardi, je fis les mêmes applications que la veille; l'amélioration continuait.

Le mercredi, j'appliquai les compresses froides sur les articulations des genoux et des orteils, j'en mis une de plus sur le coude du côté gauche, qui était resté dans le même état de souffrance qu'avant le début du traitement.

Le jeudi, la douleur et le gonflement avaient disparu presque entièrement dans les orteils; ils continuèrent à diminuer dans le genou, et le coude sur lequel on avait fait des applications la veille, pouvait être touché sans que le malade ressentît de la douleur; avant les applications froides, le plus léger contact était insupportable.

Cependant les articulations du coude et du doigt indicateur droit n'avaient éprouvé aucune amélioration depuis le début du traitement, tandis que le mieux s'était manifesté dans toutes les autres jointures.

Le vendredi, je pansai les deux orteils, les deux genoux et les deux coudes.

Le samedi, le toucher pouvait être supporté par le coude droit, ce qui était impossible la veille. J'étendis les applications à l'articulation du doigt indicateur, les douleurs y disparurent comme des autres jointures.

Le dimanche, même traitement.

Le lundi, huit jours après le début du traitement, les douleurs avaient disparu et le mouvement était complètement rétabli dans les articulations du membre supérieur et dans celles des deux orteils; les mouvements s'exécutaient librement dans le genou du côté gauche, qui avait presque repris son volume naturel; le genou du côté droit était seulement un peu gonflé et douloureux.

Dans le cours de la deuxième semaine du traitement, troisième semaine de la maladie, je purgeai ce malade deux fois, et je fis quelques applications froides de compresses imbibées d'eau-de-vie camphrée sur les genoux; le malade reprit le sommeil ainsi que l'appétit, et il put commencer à se lever. Quatre semaines après l'invasion de la maladie, il fut à même de reprendre ses occupations.

Je dois dire que, lorsque j'ai commencé le traitement hydro-thérapeutique, j'ai supprimé l'usage des excitants, tels que le thé et l'eau-de-vie, ainsi que la nourriture trop copieuse que prenait le malade; je lui ai donné seulement pour boisson de la tisane de chiendent nitrée. Ce changement était utile, sans doute, mais ce n'est pas à lui qu'on doit attribuer l'amélioration, car, s'il en eût été la cause, le mieux se serait fait sentir sur toutes les jointures, tandis qu'il ne s'est produit que là où ont été faites des applications froides, et que les parties que j'avais négligé d'abord de panser avec les compresses humides sont restées pendant plusieurs jours aussi gonflées et aussi souffrantes qu'avant le traitement, tant que je ne les ai pas soumises à des applications directes.

Les moyens que nous avons examinés jusqu'ici, et qui appartiennent à la classe des antiphlogistiques, conviennent surtout lorsque les symptômes de l'attaque de goutte s'accroissent en étendue et en intensité, quand la maladie a un caractère inflammatoire et que les sujets ne sont pas trop avancés en âge; mais lorsque l'inflammation des jointures est arrivée à la période stationnaire ou décroissante, sans doute les moyens dont nous avons parlé jusqu'à présent ne sauraient convenir, si j'en juge par l'analogie entre les attaques de rhumatisme aigu et celles de la goutte. C'est alors que conviennent, surtout à l'intérieur, les purgatifs et les sudorifiques, et à l'extérieur, les applications de substances légèrement excitantes, comme le cataplasme de Pradier, celui de mie de pain et d'eau-de-vie camphrée conseillé par Scudamore (voyez l'article *arthrite aiguë*).

Les moyens internes ne doivent point être considérés comme spécifiques dans le traitement de l'accès de goutte aiguë, ils ne sont propres qu'à remplir certaines indications déterminées. Si le malade est accablé par l'insomnie que lui causent les douleurs, on peut recourir à l'usage intérieur de l'opium à faible dose; le plus souvent il est utile de le donner mélangé à d'autres substances, telles que l'ipécacuanha, la poudre de Dower, la muscade et le safran, comme dans les gouttes noires. La belladone, la ciguë et surtout l'aconit, à la dose de 5 centigrammes à 1 gramme, peuvent être employés dans les mêmes cas. Les toniques et les amers, tels que la gentiane, la myrrhe, l'aristoloche, la petite centaurée, les sommités de petit chêne, associés, comme on le voit dans la poudre du duc de Portland, conviennent chez les sujets dont les organes digestifs, débilités ou atteints d'atonie, ont besoin d'une légère stimulation. Les purgatifs, utiles surtout vers la fin de l'attaque, ne doivent pas être choisis parmi ceux qui jouissent de propriétés émollientes, telle que la manne. On doit préférer les purgatifs dont l'action est fortifiante, tels que la rhubarbe et les sels neutres; ceux dont l'efficacité a été quelquefois la plus évidente sont les plus énergiques, comme le jalap, la scamonée, etc.

Traitement de la goutte chronique.

Le traitement de la goutte chronique consiste essentiellement à soustraire le malade à l'action des causes productrices de cette affection. Ainsi il doit s'abstenir de repas copieux, d'aliments épicés, se priver de liqueurs, de vin pur, de café, et en général de tous les excitants.

S'il est admis par tous les médecins que les goutteux doivent s'abstenir de substances excitantes, le genre *d'aliments* dont ils doivent faire usage n'est pas aussi rigoureusement déterminé. Suivant les uns, leur alimentation doit être exclusivement végétale; suivant les autres, la nourriture animale ou la nourriture mixte doivent être préférées. L'analyse des causes sous l'influence desquelles se produit spécialement la goutte avec sécrétion d'urate de soude, et les connaissances que nous possédons sur l'origine de cette matière azotée, me conduisent à penser avec plusieurs auteurs, M. Magendie entre autres, que l'alimentation végétale est spécialement indiquée; il est probable que les auteurs qui ont blâmé ce genre de nourriture, et qui disent en avoir observé de fâcheux effets, ont confondu sous le nom de goutte toutes les maladies des articulations avec nodosités; or, comme dans ce nombre se trouvent beaucoup d'hydarthroses, de tumeurs fibreuses, fibro-cartilagineuses, à la production desquelles une alimentation trop exclusivement animale est complètement étrangère, il n'est pas étonnant que la privation de ce genre d'alimentation ne soit pas indispensable. Mais, dans la goutte proprement dite, celle qui nous occupe et qui se développe habituellement sous l'influence d'une nourriture trop substantielle ou trop exclusivement animale, la cessation de ce mode d'alimentation est incontestablement indiquée; il ne peut y avoir d'exception que pour les cas où les végétaux ne pourraient être supportés et ceux où l'affaiblissement de la santé générale réclamerait impérieusement l'usage des toniques.

Les goutteux doivent éviter la vie sédentaire; tous les auteurs sont d'accord sur ce point que *l'exercice* leur est utile; mais souvent le mouvement est contraire à leurs goûts, à leurs habitudes, et l'état des articulations ne le permet pas toujours. Aussi, l'exercice doit-il être combiné avec l'emploi de moyens qui diminuent les douleurs et facilitent le jeu des articulations. Il en est de même du régime végétal; il importe de le rendre supportable en relevant les forces de l'économie et en rendant plus actives les fonctions de l'estomac.

Quant aux *vêtements*, la plupart des auteurs veulent qu'ils soient chauds et souvent renouvelés. M. Turck insiste pour que les malades portent des chaussures larges et conduisant mal le calorique; les vêtements de flanelle sont regardés comme indispensables. Je ne puis que m'associer à l'opinion de ces auteurs dans le cas où les malades ne font pas des lotions froides ou ne prennent pas des bains froids; mais s'ils suivent l'une ou l'autre de ces pratiques, une fois rendus insensibles aux transitions de température, ils doivent porter des vêtements légers, et qui permettent à l'air d'être en contact avec leur peau.

Les moyens hygiéniques dirigés surtout d'après cette idée, qu'il faut placer les malades dans des conditions opposées à celles au milieu desquelles la goutte s'est produite, sont de la plus haute importance; ils sont toutefois impuissants à guérir, et toujours on doit leur associer des moyens thérapeutiques. D'après quels principes ces moyens doivent-ils être administrés?

Incontestablement l'on doit avoir pour but d'exciter autant que possible les sécrétions cutanées et urinaires. Quand on réfléchit que, dans la goutte chronique, toutes ces sécrétions paraissent moins acides que dans l'état normal, qu'elles sont insuffisantes pour l'élimination des matières qui normalement devraient être rejetées, on conçoit la nécessité de les rendre plus actives; cette nécessité est mise hors de doute par cette observation que, dans l'accès de goutte aiguë, toutes ces sécrétions, quelque temps ralenties, prennent une activité extrême, comme pour réparer en quelques jours l'inertie trop longtemps prolongée de la peau et des reins.

A l'indication d'exciter les sécrétions cutanées et urinaires, se joint celle de diminuer la proportion trop considérable d'acide urique et d'urate de soude par l'emploi des alcalis qui peuvent les dissoudre. Ces substances, comme nous l'avons vu, n'étant point éliminées par les urines, vont se déposer sur les articulations.

Les autres indications, comme celle de fortifier les fonctions de l'estomac affaiblies, ne sont qu'accessoires; on les remplit par l'emploi des médicaments que nous avons indiqués à la fin de l'article consacré au traitement de l'attaque de goutte aiguë.

Les moyens qui ont été le plus souvent conseillés dans la goutte chronique, sont les sudorifiques et les diurétiques, tels que la décoction de bois sudorifiques, la résine de gayac, le sel ammoniac, le carbonate et l'acétate d'ammoniaque; le nitrate de potasse, les bourgeons de sapin, la douce-amère, la bardane, l'esprit de Mindererus. Mais, comme je l'ai souvent répété, rien n'est moins prouvé que l'utilité thérapeutique de ces moyens internes, et l'on peut douter qu'ils rétablissent véritablement les fonctions normales des reins et de la peau; pour remplir ces indications, ici, comme en traitant du rhumatisme chronique, nous sommes ramenés à l'emploi des préparations sulfureuses, salines, et à celle de l'eau froide administrée comme agent de stimulation.

Les eaux minérales sulfureuses et salines sont loin de jouir dans la goutte de la même réputation que dans le rhumatisme chronique; sans doute l'excitation qu'elles produisent est généralement trop énergique pour les goutteux, parmi lesquels l'on observe fréquemment des tempéraments pléthoriques et nerveux. Le traitement par l'eau froide paraît devoir être recommandé spécialement ici, comme dans le rhumatisme chronique inflammatoire. Voici quelques-unes des recherches dont il a été l'objet.

On lit dans Barthez (1) le passage suivant :

« L'application de l'eau froide et des bains froids peuvent être d'une utilité plus commune sans comparaison que ne seraient les bains chauds, pour la préservation des retours des attaques de gouttes.

Ainsi, Stoll conseille de faire tous les matins des frictions sur le corps, qui ne soit pas chaud ou en moiteur, avec une éponge imbibée d'eau froide, après quoi le malade, bien essuyé et bien couvert, doit faire de l'exercice.

« Grant dit que le marcher à gué dans une eau claire, comme pour la pêche, est le plus avantageux des exercices et le seul spécifique qu'il connaisse pour prévenir le retour des accès de goutte et pour rétablir les goutteux.

« Villiams conseille, pour la cure radicale de la goutte, les bains froids pris chaque jour par immersion, la tête la première, où l'on ne reste qu'une demi-minute ou un quart de minute, après avoir plongé ; il veut que lorsque le malade sort de ce bain, il soit bien frotté avec des linges chauds et rudes, et qu'il fasse de l'exercice ensuite. »

A propos du conseil donné par Grant, de marcher à gué dans une eau claire, Barthez écrit en note : « Ceci me rappelle ce que dit Strabon du fleuve Cydnus, que l'eau en est froide et le courant rapide, et par cette raison il est utile de s'y mouiller, tant aux bestiaux qui ont les ligaments des articulations épaissis, qu'aux hommes qui sont attaqués de podagre. Pline a cité aussi une lettre de Tassius de Parme à Marc-Antoine, qui atteste aussi l'utilité des eaux du Cydnus pendant la goutte.

En terminant Barthez ajoute : « En général, on ne peut contester l'utilité que les bains froids, dont chacnn est pris pendant peu de temps et suivi d'un exercice modéré, ont pour exciter les forces de la constitution chez plusieurs hommes sujets à la goutte, pourvu que ces bains soient employés dans des circonstances favorables et combinés avec un régime fortifiant approprié. »

(1) *Traité des maladies goutteuses*, tome I, p. 196.

Je me contente de citer ces faits et j'omets à dessein les explications tout hypothétiques qu'en donne Barthez.

A la page 200, le même auteur, abordant la question de savoir quelles sont les boissons et les aliments les plus favorables aux gontteux, dit : « Il est certain que l'eau froide est la meilleure boisson des goutteux.

« Prosper Martianus a vu des goutteux qui buvaient du vin se délivrer entièrement de la goutte en ne buvant que de l'eau et en s'abstenant d'aliments âcres pendant plusieurs années. »

La plupart des auteurs qui ont écrit sur l'hydrothérapie vantent les effets de cette méthode dans la goutte ; ils assurent que les sueurs des goutteux traités par l'eau froide contiennent des concrétions d'acide urique.

Je n'ai jamais eu l'occasion de vérifier les assertions de ces auteurs, mais je ne doute pas que l'hydrothérapie ne puisse produire de très-bons effets. Les bains froids activent les forces digestives, et, lorsqu'on en fait usage avec toutes les précautions prises dans les établissements hydrothérapiques, on soumet sans inconvénients le malade à un régime exclusivement végétal, de telle sorte que l'on cherche tout à la fois à éloigner de lui les matériaux qui fournissent à la sécrétion de l'acide urique et à faciliter l'évacuation de cette substance par les sueurs abondantes qu'on provoque par un ensemble de moyens parmi lesquels l'exercice doit surtout être pris en considération, car il contribue beaucoup à améliorer l'état des articulations affectées de goutte peu avancée.

Des alcalis. — Nous avons dit que les connaissances chimiques que nous possédons sur la nature des concrétions goutteuses conduisaient à recourir à l'emploi des alcalis dans la goutte chronique ; soit résultat de connaissances analogues, soit effet d'expériences heureuses tentées empiriquement avec les alcalis, les anciens en conseillaient fréquemment l'usage dans le traitement de la goutte. Le savon était administré par Boerhaave à la dose de 4 gram. par jour, en trois fois ; il conseillait d'en continuer l'usage pendant très-longtemps, jusqu'à une année.

Clark considérait le savon comme le meilleur dissolvant de

la matière goutteuse, et le donnait pour cet effet à haute dose, 15 à 30 grammes par jour, pendant un mois.

Sans doute, employés de la sorte, les alcalis produisaient des effets avantageux ; mais on conçoit que leur efficacité soit encore plus complète si on les administre en bains et en boissons, et qu'on se serve de leurs préparations naturelles. C'est ce qu'a fait M. Petit, l'un des médecins des eaux de Vichy. Depuis la brochure qu'il a publiée à ce sujet, les goutteux se rendent chaque année en grand nombre à Vichy, et suivent un traitement par des bains alcalins et des boissons alcalines. La science n'est point encore complètement fixée sur l'utilité de ces moyens. M. Prunelle, dont l'autorité est imposante, ne partage pas l'opinion de M. Petit sur l'efficacité du traitement alcalin dans la goutte. Une question aussi grave ne peut être résolue que par l'expérience. Si j'en juge par les observations qui m'ont été transmises, un certain nombre de goutteux auraient été guéris ou remarquablement soulagés à la suite du traitement par les eaux de Vichy ; peut-être, si les faits que l'on a recueillis semblent contradictoires, c'est que l'on a traité tout à la fois comme goutteux des malades qui avaient des gonflements articulaires dus à des épanchements de sérosité, des formations de tissus fibreux, aussi bien que des malades qui avaient des concrétions d'urate de soude, ou qui étaient disposés à en avoir ; c'est chez ces derniers seuls que, suivant la théorie, les alcalis conviennent de préférence à tous autres moyens. Encore n'a-t-on lieu d'espérer un véritable succès que chez ceux dont les articulations ne sont point encore le siége de concrétions volumineuses. Quoi qu'il en soit, il nous paraît que le traitement par les eaux alcalines doit être employé dans la goutte véritable, et que des recherches doivent être poursuivies sur cette question.

Une autre méthode dans l'administration des alcalis a été proposée par M. Turck (1). Cet auteur ayant été conduit à employer les lotions alcalines sur toute la surface du corps, essaya d'abord des solutions de potasse et de soude marquant 10 degrés à l'aréo-

(1) *Traité de la goutte.*

mètre de Baumé ; mais la peau s'irrita promptement sous l'influence de ce remède, elle se couvrit d'une multitude de petits boutons rouges, et devint le siége de démangeaisons et de cuissons douloureuses.

En mélangeant aux dissolutions alcalines des décoctions mucilagineuses, du savon ou de l'huile, en les remplaçant par des bicarbonates alcalins, il ne put réussir. Si la solution gardait une alcalinité suffisante, elle continuait à irriter la peau, et si son alcalinité était très-affaiblie, elle était sans action sur la maladie. Il pensa, pour éviter ces inconvénients, à saturer la potasse ou la soude par l'alumine, qui joue le rôle d'acide dans sa combinaison avec les alcalis, mais qui se dégage aisément de cette combinaison.

Pour préparer l'aluminate de potasse, M. Turck prend, d'une part, de la potasse à l'alcool, de l'autre, de l'alumine précipitée par l'ammoniaque d'une solution d'alun et convenablement lavée et desséchée; il fait dissoudre l'alumine dans la potasse, de manière à obtenir une saturation complète. L'aluminate de potasse est dissous dans l'eau, et l'on prépare ainsi des lessives alcalines qui marquent de 2° à 12° à l'aréomètre de Baumé ; on commence par l'emploi des plus faibles et on passe graduellement à l'emploi des plus fortes.

M. Turck, conduit par des vues théoriques qu'il serait trop long d'examiner ici, ajoute à la solution d'aluminate de potasse, de la gomme arabique, de la térébenthine, de l'alcool, etc., etc., mais rien ne prouve rigoureusement l'utilité de toutes ces additions.

Les malades doivent se laver le corps 2 ou 3 fois dans la journée avec cette solution alcaline froide. Voici, suivant l'auteur, les effets immédiats qu'elle produit. Quand on fait, sur toute la surface de la peau, des lotions avec une dissolution alcaline, après le refroidissement léger résultant du contact d'un liquide évaporable, on éprouve une chaleur générale qui indique que l'action du derme est augmentée. Si les lotions sont réitérées et secondées par l'action de moyens convenables, le corps, au bout de quelque temps, se couvre d'une sueur manifestement plus acide que la sueur ordinaire; elle rougit davantage le papier de tournesol; les urines deviennent aussi plus acides que d'habitude ; les reins sont influencés d'une manière directe par la peau, en partageant avec elle la portion d'activité qu'elle a acquise.

Les résultats qu'on peut obtenir des lotions alcalines dans la goutte chronique sont imparfaitement connus. M. Turck insiste beaucoup sur leur efficacité, sans entrer dans aucun détail sur les faits qui l'ont conduit à l'admettre; la seule observation particulière qu'il cite est celle qu'il a recueillie sur lui-même, dans laquelle on voit que l'usage des lotions alcalines a rendu les accès de goutte beaucoup plus rares et beaucoup moins intenses. Il est à regretter que l'auteur, beaucoup plus préoccupé de faire prévaloir certaines théories électro-chimiques que de s'appuyer sur des observations recueillies au lit des malades, ait trop peu insisté sur les preuves auxquelles les cliniciens attachent le plus d'importance.

Quoi qu'il en soit, la longue succession de travaux que nous venons d'exposer conduit à donner une haute importance à l'emploi des alcalis dans le traitement de la goutte. Parmi les divers modes d'administration de ce moyen, je préférerais les eaux de Vichy, si le malade pouvait s'y rendre, et dans les cas où un semblable déplacement serait impossible, je prescrirais les lotions alcalines de M. Turck et, au besoin, le savon conseillé par Boerrhaave ou les boissons qui contiennent du bicarbonate de soude.

Sans doute, si les concrétions goutteuses réclament un traitement local, ce sont les alcalis qui doivent être préférés. L'expérience paraît, du reste, avoir confirmé leur supériorité sur les autres moyens, car ils tiennent une large place parmi les topiques recommandés dans la goutte, comme le prouve la citation suivante empruntée à Barthez :

« MM. Fournier et Laugier, dit l'auteur que je viens de citer, ont proposé, pour résoudre les tufs, divers topiques dont la base est le sel de tartre dissous dans un véhicule approprié. On peut préférer des fomentations avec la dissolution du carbonate de soude, qui a été aussi trouvée efficace pour opérer cette résolution, et qui est plus doux que le carbonate de potasse.

« On a recommandé aussi, pour la même fin, l'application de la poudre d'écailles d'huîtres calcinées (que Galien dit dessécher singulièrement les tumeurs goutteuses) ; le savon combiné avec le beurre de cacao mis en pâte qu'on peut adapter aux gants et aux bas (Liger) ; un cataplasme de savon cuit auquel on ajoute du camphre (Quarin) ; l'application du fromage devenu âcre et fétide (Galien et Paulmier, qui regarde ce remède comme spécifique pour résoudre ces tufs). »

Je ferai observer en terminant que les écailles d'huîtres produisent de la chaux lorsqu'elles sont calcinées, et que le fromage en putréfaction contient de l'ammoniaque.

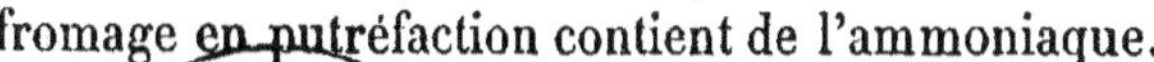

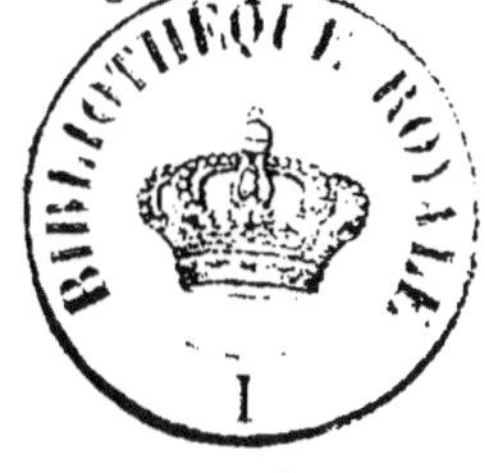

FIN DU TOME PREMIER.

TABLE

DES

MATIÈRES CONTENUES DANS LE PREMIER VOLUME.

PREMIÈRE PARTIE.

MALADIES DES ARTICULATIONS EN GÉNÉRAL 5

CHAPITRE PREMIER.

ANATOMIE PATHOLOGIQUE GÉNÉRALE DES MALADIES ARTICULAIRES. *id.*

Anatomie pathologique générale des parties molles des articulations. 7

A. Congestions sanguines. . . . . *id.*

B. Sécrétion de sérosité 8

C. Lymphe plastique et divers produits de son organisation 9

D. Pus 23

E. Matière tuberculeuse 25

F. Epanchement de sang. . . . . *id.*

G. Sécrétion d'urate de soude et de chaux 26

H. Ulcérations . . . . *id.*

Association des lésions élémentaires 27

Anatomie pathologique générale des extrémités des os. . 28

A. Congestion sanguine 29

B. Lymphe plastique et produits de son organisation. 30

C. Pus dans les os. 32

D. Tubercules des os. . . . . *id.*

E. Matière splénique dans les os . . . . *id.*

F. Ulcération des os 33

G. Nécroses 34

Association des diverses lésions élémentaires dans les extrémités osseuses 36
De la carie 37
Anatomie pathologique des cartilages d'incrustation. . . 41
Ulcération des cartilages 43
Disgrégation des cartilages 44
Décollement des cartilages 45
Gonflement des cartilages. . . . . *id.*
Ramollissement des cartilages 46
Méthode à suivre dans l'examen anatomique des articulations malades. 48
Des injections forcées pratiquées après la mort dans les articulations. 50
§ 1. Des procédés opératoires dans les injections forcées des articulations 52
§ 2. Des effets généraux produits sur le cadavre par les injections forcées de liquide dans les articulations. 55
Mouvements que les injections de liquide dans les articulations communiquent aux os. , ... 56
Capacité et forme que la capsule synoviale peut acquérir sans se rompre pendant l'accomplissement des mouvements articulaires produits par les injections. 58
Ruptures des capsules fibreuses qui peuvent accompagner les injections forcées dans les articulations et épanchements qui en sont la suite 62
§ 3. Des causes physiques auxquelles on doit attribuer les effets produits par les injections forcées de liquide dans les articulations 63

CHAPITRE II.

Étiologie générale des maladies articulaires 65
§ 1. *Causes physiques des maladies articulaires* 66
§ 2. *Effet de l'immobilité prolongée des articulations*. . . 67
Effets des positions des membres dans les maladies articulaires 78
Causes des positions qu'adoptent les malades dans les lésions articulaires 80

Des effets que produisent les positions dans les maladies des articulations. 83
§ 2. Circonstances extérieures au milieu desquelles peuvent se développer les maladies articulaires . 87
Des refroidissements. 88
Du séjour dans des habitations humides 92
§ 3. Causes internes des maladies articulaires. . . . 99

CHAPITRE III.

Du diagnostic des maladies articulaires. 105

CHAPITRE IV.

Thérapeutique générale des maladies articulaires. . . . 118
§ 1. Traitement local. 119
Traitement mécanique. 121
Des moyens de ramener les membres d'une mauvaise à une bonne position.. . . . . *ib.*
Des moyens de rendre immobiles les articulations malades.. 124
De l'immobilisation des jointures dans le décubitus dorsal. . . . . *ib.*
De l'immobilisation des jointures dans la station et la marche 131
Des moyens de rétablir les mouvements des articulations. . . . . *ib.*
Des moyens de comprimer les articulations.. . . 133
Des applications locales dans le traitement des maladies articulaires. 138
Des douches dans le traitement local des maladies articulaires. 145
De la cautérisation superficielle dans les maladies des articulations 148
De la cautérisation par la potasse et le caustique de Vienne 149
De la cautérisation par le chlorure de zinc 150
De la cautérisation par le fer rouge 151
De la cautérisation par les moxas 155

Des eschares produites par les différents procédés de cautérisation actuelle 157
Du raccornissement de la peau déterminé par l'action du feu . . . . *ib.*
De la pénétration de la chaleur aux parties profondes. 158
Inflammation consécutive à l'action du feu 162
Des amputations et des résections dans les maladies graves des articulations. 163
§ 2. Traitement général des maladies articulaires. . . 166
Moyens hygiéniques. 168
Des bains de vapeurs humides 170
Des bains russes. 172
Des bains froids administrés suivant les procédés hydro-thérapeutiques 173
Douches froides. 176
Agents tirés de la matière médicale. 178
Des eaux minérales sulfureuses et des préparations de soufre . . . . *ib.*
Des eaux salines. 183
Des préparations alcalines 186
De l'iode et de ses préparations. 188

DEUXIÈME PARTIE.

Des diverses espèces de maladies articulaires. 193

CHAPITRE PREMIER.

De l'entorse. 200
Anatomie pathologique des lésions physiques consécutives aux mouvements forcés 201
Anatomie pathologique des lésions vitales consécutives aux mouvements forcés 214
Symptômes 218
Conséquences et pronostic 221
Traitement 223
De l'immobilité à la suite des entorses. 232

Mouvements artificiels et massage 236
Traitement de l'inflammation aiguë consécutive aux entorses. 242
Traitement des lésions chroniques consécutives aux entorses. 243

CHAPITRE II.

CONTUSIONS DES ARTICULATIONS. 247

CHAPITRE III.

DES PLAIES DES ARTICULATIONS 254
Causes de la gravité des plaies des articulations . . . 259
Diagnostic. 264
Pronostic 265
Traitement . . . . *ib.*
Des cas où l'inflammation aiguë est développée. . 274
Des cas où le sang se décompose dans la cavité articulaire et où le malade est en proie à des accidents putrides. 276
Des cas où l'articulation ouverte est devenue le siége d'une suppuration abondante. 280

CHAPITRE IV.

DE L'ARTHRITE AIGUE 285
Anatomie pathologique 287
Causes 295
Symptômes 297
Pronostic 301
Traitement 302

CHAPITRE V.

DU RHUMATISME ARTICULAIRE AIGU 323
Du rhumatisme aigu inflammatoire. 326
Anatomie pathologique des articulations dans le rhumatisme inflammatoire aigu 328

De la coïncidence des inflammations internes avec les inflammations articulaires dans le rhumatisme aigu. 333
Considérations générales sur le rhumatisme inflammatoire aigu 340
Traitement du rhumatisme articulaire aigu. 342
Conditions hygiéniques. 347
Traitement du rhumatisme aigu d'après Barthez. . . 349
Traitement du rhumatisme articulaire aigu d'après Duringe 351
Traitement par les saignées répétées. 352
Traitement par le nitrate de potasse. 357
Traitement par l'opium. 362
Traitement par l'émétique à haute dose. 364
Traitement par le quinquina et le sulfate de quinine à haute dose. 366
Traitement par les procédés hydro-thérapeutiques. . 369
Conclusion 374
Des rhumatismes aigus consécutifs. 376
Du rhumatisme blennorrhagique. . . . . *ib.*
Du rhumatisme aigu suite de l'affection purulente. . . 380
Du rhumatisme aigu consécutif à la morve. 386
Du rhumatisme puerpéral 387
Du rhumatisme aigu, suite d'une distension du canal de l'urèthre. 396
Du rhumatisme articulaire aigu consécutif aux fièvres éruptives 400

CHAPITRE VI.

De l'arthrite chronique. 405
Anatomie pathologique de l'arthrite chronique avec production et organisation de la lymphe plastique. . 407
Causes 412
Symptômes 413
Pronostic 416
Traitement. . . . . *ib.*

CHAPITRE VII.

DES HYDARTHROSES 427
Anatomie pathologique . . . . ib.
Symptômes 433
Causes 440
Conséquences et pronostic. 441
Traitement des hydarthroses. . . . . ib.
Cautérisation 446
Opération que l'on peut pratiquer dans le traitement des hydarthroses. 447
De la ponction simple dans les hydarthroses . . 450
De l'incision sous-cutanée de la synoviale dans les hydarthroses 451
De la ponction suivie d'injections irritantes dans les hydarthroses. 454

CHAPITRE VIII.

DES CORPS ÉTRANGERS DES ARTICULATIONS. 468
Anatomie pathologique. . . . . ib.
Formation des corps étrangers des articulations. . . 473
Symptômes 479
Traitement 482

CHAPITRE IX.

DU RHUMATISME CHRONIQUE 490
Observations. 493
Anatomie pathologique 499
Causes 506
Symptômes 509
Considérations 512
Traitement 519
Bains de vapeurs simples et à la russe. 525
Eaux minérales sulfureuses et salines . . . . . . ib.
Hydrothérapie. 528

CHAPITRE X.

De la goutte 539
Anatomie pathologique 541
Symptômes et marche des accès de goutte aiguë . . . 545
Symptômes et marche de la goutte chronique. . . . 550
Causes. 553
Traitement 556
Traitement de l'attaque de goutte aiguë . . . . . *ib.*
Traitement de la goutte chronique. 565

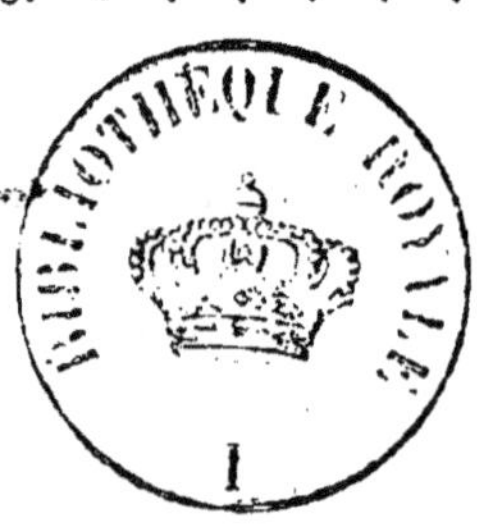

FIN DE LA TABLE DU PREMIER VOLUME.

www.ingramcontent.com/pod-product-compliance
Lightning Source LLC
LaVergne TN
LVHW010117230826
846091LV00001BA/65

* 9 7 8 2 3 2 9 3 7 2 7 1 6 *